P. E. Ochsner (Hrsg.) • **Die Hüfttotalprothese**

Springer
Berlin
Heidelberg
New York
Barcelona
Hongkong
London
Mailand
Paris
Tokio

Peter E. Ochsner (Hrsg.)

Die Hüfttotalprothese
Implantationstechnik
und lokale Komplikationen

Eine Darstellung auf der Basis des Systems nach M. E. Müller
unter Einbezug einer Langzeitkontrolle

Unter Mitarbeit von
M. Brunazzi · P. Ferrat · S. Häfliger · M. Klein
G. Kohler · M. Lüem · T. Maurer · T. Münch · B. Nachbur
P. E. Ochsner · A.S. Pirwitz · U. Riede · M. Sarungi
M. Schafroth · A. Schweizer · R. Sommacal · H.R. Stöckli
Y. Thomann · D. Toia · J. Vaeckenstedt · W. Zimmerli

Geleitwort von M. E. Müller

Mit 169 zum Teil farbigen Abbildungen
und 24 Tabellen

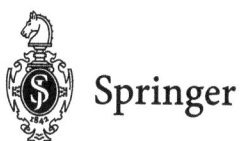

Professor Dr. med. PETER EMIL OCHSNER
Chefarzt der Orthopädischen Klinik
Kantonsspital

CH-4410 Liestal
Schweiz

ISBN-13: 978-3-642-63943-2   e-ISBN-13: 978-3-642-59346-8
DOI: 10.1007/978-3-642-59346-8

Die Deutsche Bibliothek – CIP-Einheitsaufnahme
Die Hüfttotalprothese: Implantationstechnik und lokale Komplikationen /
Hrsg.: Peter E. Ochsner. –
Berlin; Heidelberg; New York; Barcelona; Hongkong; London;
Mailand; Paris; Tokio: Springer, 2003

Dieses Werk ist urheberrechtlich geschützt. Die dadurch begründeten Rechte, insbesondere die der Übersetzung, des Nachdrucks, des Vortrags, der Entnahme von Abbildungen und Tabellen, der Funksendung, der Mikroverfilmung oder der Vervielfältigung auf anderen Wegen und der Speicherung in Datenverarbeitungsanlagen, bleiben, auch bei nur auszugsweiser Verwertung, vorbehalten. Eine Vervielfältigung dieses Werkes oder von Teilen dieses Werkes ist auch im Einzelfall nur in den Grenzen der gesetzlichen Bestimmungen des Urheberrechtsgesetzes der Bundesrepublik Deutschland vom 9. September 1965 in der jeweils geltenden Fassung zulässig. Sie ist grundsätzlich vergütungspflichtig. Zuwiderhandlungen unterliegen den Strafbestimmungen des Urheberrechtsgesetzes.

Springer-Verlag Berlin Heidelberg New York
ein Unternehmen der BertelsmannSpringer Science+Business Media GmbH

http://www.springer.de/medizin

© Springer-Verlag Berlin Heidelberg 2003
Softcover reprint of the hardcover 1st edition 2003
Die Wiedergabe von Gebrauchsnamen, Handelsnamen, Warenbezeichnungen usw. in diesem Werk berechtigt auch ohne besondere Kennzeichnung nicht zu der Annahme, daß solche Namen im Sinne der Warenzeichen- und Markenschutzgesetzgebung als frei zu betrachten wären und daher von jedermann benutzt werden dürften.

Produkthaftung: Für Angaben über Dosierungsanweisungen und Applikationsformen kann vom Verlag keine Gewähr übernommen werden. Derartige Angaben müssen vom jeweiligen Anwender im Einzelfall anhand anderer Literaturstellen auf ihre Richtigkeit überprüft werden.

Zeichnungen: J. Kühn, Heidelberg
Grafiken: G. Hippmann, Nürnberg
Umschlaggestaltung: deblik Berlin
Satz und Reproduktionen: AM-productions GmbH, Wiesloch
Druck- und Bindearbeiten: Stürtz AG, Würzburg
Gedruckt auf säurefreiem Papier   SPIN 10862268   24/3130PF   5 4 3 2 1 0

Dieses Buch
ist Maurice E. Müller
und Hans Willenegger
und unseren Patienten
gewidmet

Geleitwort

Das Buch „Die Hüfttotalprothese" von Peter Ochsner und seinen Mitarbeitern ist in der Chirurgie *einzigartig, beispielhaft, lehrreich* und *wertvoll*.

Kurz nach Übernahme der neu gegründeten Abteilung und späteren Klinik für orthopädische Chirurgie in Liestal im Juni 1984 beschloss der neue Chefarzt, Peter E. Ochsner, die Totalprothesenoperationen lückenlos prospektiv zu dokumentieren und während mindestens 10 Jahren regelmäßig zu kontrollieren.

Bereits der ehemalige Chefarzt der chirurgischen Klinik, Professor Hans Willenegger, richtete ein Dokumentationssekretariat ein. Als System wählte Peter Ochsner die 1984 vom MEM-Institut für Dokumentation in Bern eben entwickelten Codeblätter A (erster Klinikaufenthalt), B (Wechseleingriff) und C (Nachkontrolle) mit pro Blatt mehr als 400 Markierungsfeldern sowie die Röntgenbildkarte mit den aufgeklebten Kopien der maßgeblichen Bilder und den präoperativen Planungen. Ab 1991 wurden die von der IDES („International Documentation and Evaluation System") überarbeiteten und von der SICOT angenommenen neuen Formulare verwendet.

Es zeigte sich, dass mit etwas Disziplin das lückenlose Ausfüllen des A-Blattes problemlos war, sofern jeder Operateur gewillt ist, den Operationsbericht *sofort* nach dem Eingriff einzutragen. Dies nahm kaum mehr als 5 Minuten Zeit in Anspruch. Laut Peter Ochsner war die Planung der Nachkontrollen schwieriger. Trotzdem konnten über 96% der operierten, noch lebenden Patienten aufgeboten und nachkontrolliert werden.

Wenn die Codeblätter richtig markiert und vom optischen Leser oder von Hand in die Datenbank übertragen worden sind, eröffnet sich dem Chefarzt eine unglaubliche Quelle von Informationen. Der Computer liefert ihm auf Knopfdruck nicht nur die vollständigen Krankengeschichten, sondern jegliche gewünschte statistische Aufzählung oder Listen mit der Zusammenfassung der Daten. Im Jahr 2000 standen mehr als 1500 Primärtotalprothesen und 478 Revisionen zur Verfügung. Um einen genügenden Kontrollzeitraum der Patienten mit Komplikationen zu gewährleisten, wurde beschlossen, für die statistische Auswertung nur die operierten Patienten vor 1997 zu berücksichtigen. Ohne die Verstorbenen ergab das 1081 Primärfälle und 330 Wechseleingriffe. Jede Gruppe von Komplikationen wurde nach allen möglichen Kriterien unter die Lupe genommen. Es lassen sich nicht nur Anzahl, Ursache, Behandlung und Resultat, frühere Eingriffe, Alter und Gewicht, sondern auch genaue Diagnosen, per- oder postoperative Fehlerquellen und Komplikationen lokaler und allgemeiner Natur eruieren.

Die verschiedenen Kapitel, wie Operationstechnik und Planung, postoperative Hämatome und Luxationen, Frakturen und andere peroperative Komplikationen, Trochanterprobleme, Beinlängendifferenzen, Hinken, periartikuläre Verknöcherungen, Schmerzen, Revisionsraten werden in diesem Buch von verschiedenen Mitarbeitern möglichst eingehend und objektiv besprochen. Bei den schwierigen Kapiteln über Infektionen, Nerven- und Gefäßläsionen ließ sich Peter Ochsner von bekannten Spezialisten begleiten. Besonderes Gewicht wurde auf die präoperative Aufklärung des Patienten gelegt. Außerdem wurde die Literatur der letzten fünf Jahre aus den wichtigsten orthopädischen Zeitschriften bearbeitet und mit den eigenen Ergebnissen verglichen. Die Daten stellen ein Kollektiv aller operierten Fälle der Klinik dar, d.h. etwa ein Drittel wurde vom Chefarzt selber, ein Drittel von den Oberärzten und erfahrenen Assistenten und das letzte Drittel von jüngeren Assistenten operiert.

Im Laufe der letzten fünf Jahre hat die Technik der medizinischen Dokumentation stürmische Fortschritte erfahren. Elektronische Krankengeschichten, gekoppelt mit digitaler Archivierung von Röntgenbildern und integrierter Qualitätskontrolle, unabhängig vom Fachgebiet, sind an der Tagesordnung. Alle wichtigen Informationen für Klinikchef, Operateur, Krankenschwester, Patient, Verwaltung, klinischen Forscher, Krankenkasse, Politiker des Gesundheitsdienstes, Medizinaltechnik sowie Juristen ließen sich in derselben Datenbank sammeln. Gleichzeitig könnten die schriftlichen Arbeiten der Assistenten stark reduziert werden. Heute stellt sich hauptsächlich die Frage, ob die Informationen via Internetplattform oder via optischen Lesern gespeichert werden sollten.

Wie rasch diese Entwicklung in den Schweizer Spitälern Realität wird, steht in den Sternen geschrieben. Sicher ist, dass eine systematische prospektive, lückenlose, patientenorientierte Dokumentation nicht aufgehalten werden kann. Sie soll zum Qualitätsmaßstab für Operationen eines verantwortungsbewussten Orthopäden werden.

Zusammenfassend ist das Werk von Peter Ochsner und seinen Mitarbeitern deshalb *einzigartig*, weil alle Hüfttotalprotheseneingriffe zwischen 1984 und 1997 am Kantonsspital Liestal mit Hunderten von Informationen prospektiv und nahezu lückenlos (>96%) dokumentiert worden sind. Es zeigt in *beispielhafter* Weise, wie die prospektiv gesammelten und gespeicherten Daten einer ganzen Klinik nach Jahren in Buchform publiziert werden können.

Lehrreich ist das Buch in mancher Hinsicht. Es zeigt auf, dass durch eine lückenlose Dokumentation die Qualität einer Equipe erkennbar wird, und liefert Oberärzten und Assistenten eine Menge von Grundlagen für Vorträge und wissenschaftliche Arbeiten. Die dadurch gewonnenen Erfahrungen werden sie zeitlebens verwenden können.

Das Buch ist besonders für diejenigen *wertvoll*, die sich darum bemühen, Hüfttotalprothesen korrekt einzusetzen, Komplikationen zu vermeiden und letztere kompetent zu behandeln. Es hilft dem jungen Orthopäden, sich fundierte Kenntnisse in diesen Gebieten zu erwerben. Aufgrund des Reichtums an zahlreichen Detailinformationen erlaubt es aber auch besonders dem erfahrenen Orthopäden, sich vertieft mit den Problemen der Komplikationen und der Möglichkeiten einer systematischen Dokumentation zu beschäftigen.

Das Buch ist all denjenigen zu empfehlen, die sich mit hüftchirurgischen und statistischen Problemen in der Medizin befassen, und ist auch für praktische Ärzte besonders interessant.

MAURICE E. MÜLLER

Vorwort

Mit diesem Buch möchten wir möglichst viele praktisch verwertbare Anregungen zur Operationstechnik der Hüfttotalprothesen, wie auch zur Verhinderung und Behandlung von Komplikationen vermitteln. In Kapitel 3 zur Operationstechnik wird auf besondere Konstruktionsmerkmale der verwendeten Implantate, die Operationsplanung und den detaillierten Operationsablauf bei Primär- und Revisionseingriffen eingegangen. In den einheitlich gegliederten Kapiteln über die Komplikationen werden die Stichworte Definitionen, Häufigkeit, Prophylaxe, Therapie und Literaturbezüge ins Zentrum gestellt. Zahlreiche, zum Teil ausführlich beschriebene und bebilderte Beispiele und Skizzen sollen zur gedanklichen Auseinandersetzung herausfordern. Viele Querverweise sollen der Verständnisförderung dienen. Den Themen Dokumentation, Patientengut und präoperative Aufklärung sind gesonderte Kapitel gewidmet. Ein wissenschaftliches Kernstück stellen die vollständig zusammengestellten Überlebenskurven der verwendeten Implantate dar. Sie beinhalten alle von M.E. Müller entwickelten und aktuell käuflichen Implantate sowie den SL-Revisionsschaft nach Wagner.

Es sei daran erinnert, dass M.E. Müller 1977 – vor gerade 25 Jahren – zwei seiner wichtigsten Implantate, die Geradschaftprothese und die Pfannendachschale einführte.

Das Buch soll den jüngeren, wie auch den erfahrenen Orthopäden anregen, seine eigenen Erfahrungen und Probleme mit denjenigen einer Klinik zu vergleichen, die sich bemüht, ihr Patientengut seit 18 Jahren durch stetige Nachkontrollen zu überprüfen. Die Anregung zur einheitlichen Operationstechnik und systematischen Dokumentation der Hüfttotalprothesen erhielt der Herausgeber dieses Buches bei seinem Stellenantritt 1984 in Liestal von Maurice E. Müller, der den Start wissenschaftlicher Tätigkeit an der neu gegründeten Orthopädischen Klinik auch finanziell unterstützte. Seit 1989 wurde der Herausgeber auch regelmäßig zu den Sitzungen der technischen Kommission der Firma Protek eingeladen. Diese Kommission war aus Ingenieuren, Marketingspezialisten und Orthopäden wie H.-B. Burch, R. Ganz, N. Gschwend, E. Morscher, R. Schneider, H. Vasey und H. Wagner zusammengesetzt. M.E. Müller gelang mit dieser Kommission die zielgerichtete Weiterentwicklung der Hüft- und Knieprothetik. Mit der Übertragung seiner Firma an Sulzer Orthopaedics wurden diese Aktivitäten leider reduziert. Ausschließlich für die Betreuung der von M.E. Müller entwickelten Produkte blieb eine ähnlich zusammengesetzte, aber kleinere Gruppe erhalten, deren Leitung M.E. Müller seit einiger Zeit dem Herausgeber übertragen hat. Die durch M.E. Müller vermittelte Freude am Thema und die Verpflichtung unserer Klinik, diese Produkte wissenschaftlich zu begleiten, waren Hauptantrieb zur Verfassung dieses Buches.

Im Jahr 1950 erschien die erste Arbeit von M.E. Müller zur Arthroplastik des Hüftgelenkes, die eine Analyse der Resultate seines damaligen Gastgebers van

Nes am Anna-Spital in Leiden nach Smith-Petersen-Schalen und Femurkopfprothesen gemäß Judet zum Ziele hatte [2]. Die beiden Themen Operationstechnik und Management von Komplikationen ziehen sich wie ein roter Faden durch die Hauptarbeiten Müllers über Hüfttotalprothese [3, 4, 5]. Auf drei andere Publikationen, die die Behandlung der Komplikationen zum Hauptthema hatten, sei hingewiesen, nämlich auf einen Kongressübersicht von Postel 1970 [6] und zwei Bücher, herausgegeben durch Ling 1984 [1] und durch Steinberg u. Garino 1999 [7].

Beim vorgelegten Buch verfolgen wir durch die Verbindung der Operationstechnik mit der Behandlung von Komplikationen die Linie von M.E. Müller. Als wissenschaftlicher Rückhalt wurde dem Buch neben der Analyse der Literatur die Auswertung des gesamten eigenen Krankengutes zugrundegelegt. Das seit 1984 in Betrieb genommene MEM-Hüftdokumentationssystem ermöglichte die Datenauswertung. Die Tradition lückenloser Dokumentation wurde in Liestal von Hans Willenegger, dem ehemaligen chirurgischen Chefarzt, aufgebaut, der neben M.E. Müller einer der vier Hauptbegründer der Arbeitsgemeinschaft für Osteosynthesefragen war. Hans Willenegger richtete ein Dokumentationssekretariat ein, welches die minutiöse Nachkontrolle aller Osteosynthesen organisierte und die Daten erfasste. Diese Einrichtung steht uns auch heute zur Verfügung. Willeneggers stetige Bereitschaft, Patienten mit Komplikationen zur Behandlung zu übernehmen, führt bis heute zu einem zunehmenden Zufluss von Patienten mit Komplikationen an unsere Klinik. Aus der Behandlung dieser Patienten resultiert ein Großteil unseres praktischen Erfahrungsschatzes über Komplikationsbehandlungen.

Alle orthopädischen Mitarbeiter des Buches sind der eigenen Klinik verbunden. Sie haben mit viel Energie und Eigeninitiative ihre Kapitel verfasst und gemeinsam mit dem Herausgeber vielen Überarbeitungen unterzogen. Bezüglich nicht orthopädischer Fachgebiete durften wir auf die Mitarbeit anerkannter Fachleute zählen, namentlich auf den Gefäßchirurgen Bernhard Nachbur, den Neurologen Hansruedi Stöckli, den Infektiologen Werner Zimmerli und unseren Ingenieur Martin Lüem. Durch die Zusammenarbeit mit dem Institut für Medizinische Biometrie und Medizinische Informatik in Freibug im Breisgau unter der Leitung von Martin Schuhmacher wurde eine korrekte Auswertung unseres Krankengutes erst möglich. Eine zentrale Stellung kommt der Dokumentation zu. Frau Susanna Häfliger garantierte als Dokumentationssekretärin die akribische Patientenerfassung, wobei das M.E. Müller-Institut in Bern, vor allem Frau Thomet und Frau Rösli, uns partnerschaftlich in der Vervollkommnung unserer Datenbank unterstützten. Im pathologischen Institut des Kanton Basellandschaft (Prof. Gieri Cathomas) durften wir die anatomischen Präparationen als Grundlage für die entsprechenden Zeichnungen in den Kapiteln 11 und 13 durchführen. Die histologischen Untersuchungen entstammen dem gemeinsamen Laboratorium Orthopaedie Kantonsspital Liestal – Stratec AG Oberdorf unter Leitung von Peter Zimmermann. Die fotografischen Arbeiten besorgte Frau Ursula von Allmen mit kundiger Hand und Frau Anna Berchtold widmete sich der Literaturbeschaffung. Die Firma Sulzer Orthopaedics unterstützt unsere wissenschaftlicher Tätigkeit finanziell unter ausdrücklichem Verzicht auf eine Beeinflussung der Resultate. Histologische Untersuchungen erlaubt uns das durch die Firma Stratec zur Verfügung gestellte Laboratorium unter der Leitung von Peter Zimmermann. Die beiden Spitaldirektoren Hans Bider und Heinz Schneider stellten für die wissenschaftlichen Projekte der Orthopädischen Klinik großzügig die notwendigen Räumlichkeiten zur Verfügung. Allen Genannten möchte ich meinen herzlichen Dank aussprechen. Es sei aber auch besonders jener zahlreichen Mitarbeiter gedacht, die ohne genannt zu werden, Tausende von Nachkontrollen durchführten und den Buchmitarbeitern den zeitlichen Raum zur Verfassung desselben ließen.

Dem Springer-Verlag möchte ich für die sachdienliche und mehrfarbige Gestaltung des Buches, die mir sehr gut gefällt, danken. Herr Kühn hat es übernommen, meine Orginalzeichnungen und die anatomischen Fotos in Druckvorlagen umzuarbeiten. Frau Schröder, Herr Dr. Schmidt, Frau Hofmann und Frau Pfaff bearbeiteten das Buch zusammen mit zahlreichen Mitarbeitern mit viel Umsicht und Einfühlungsvermögen. Sie haben mich immer wieder mit schönen Gestaltungsdetails überrascht.

Dieses Buch möchten wir sowohl unseren Patienten als auch Maurice E. Müller und Hans Willenegger widmen. Für unsere Patienten möchten wir erreichen, dass sie keine vermeidbaren Leiden ertragen müssen. M.E. Müller statten wir unseren Dank ab für die fortwährende und großzügige Unterstützung unserer Tätigkeit. Hans Willenegger verdanken wir die Motivation für unseren Einsatz zugunsten von Patienten, die unter Komplikationen leiden und das Selbstverständnis, das unser Spital wissenschaftlicher Arbeit entgegenbringt.

Liestal, im April 2002

P. E. OCHSNER

Literatur

1. Ling RSM (Hrsg) (1984) Complications of total hip replacement. Churchill Livingstone, Edinburgh
2. Müller M, Sibay R (1950) Zur Arthroplastik des Hüftgelenkes. Z Orthop 80: 8–16
3. Müller ME (1966) Proceedings, SICOT Congress Paris, pp 323-333
4. Müller ME (1970) Total hip prosthesis. Clin Orthop 72: 46–68
5. Müller ME, Jaberg H (1990) Total hip reconstruction. In: McCollister E (ed) Surgery of the musculoscletal system; 2nd edn. Churchill Livingstone, New York, pp 2979–3017
6. Postel M (1970) Les complications des prothèses totales de Hanche. Revue Chir Orthop 56: 27–120
7. Steinberg ME, Garino JP (eds) (1999) Revision total hip arthroplasty. Lippincott Williams & Wilkins, Philadelphia

Inhaltsverzeichnis

1 Dokumentation 1
S. Häfliger und P. E. Ochsner

1.1 Prospektiv erhobene Daten 1
1.2 Retrospektiv integrierte Daten 2
1.3 Datenerfassung 2
1.4 Datenkorrektur 3
1.5 Datengrundlagen 3
Literatur 4

2 Patientengut 5
M. Lüem

2.1 Einleitung 5
2.2 Grobanalyse des Krankengutes 5
    2.2.1 Erfasste Fälle 5
    2.2.2 Charakteristiken des Krankengutes 6
2.3 Verwendete Prothesen 7
    2.3.1 Primäroperationen der Hüftpfanne 7
    2.3.2 Revisionsoperationen der Hüftpfanne 9
    2.3.3 Primäroperationen des Schaftes 9
    2.3.4 Revisionsoperationen des Schaftes 12
2.4 Häufigkeit der Komplikationen 13
Literatur 13

3 Operationstechnik 15
P. E. Ochsner und A. Schweizer

3.1 Einleitung 15
3.2 Konzept der Hüfttotalprothetik nach M. E. Müller 16
3.3 Implantate und deren Indikationen 16
    3.3.1 Pfannenimplantate 17
        Allgemeines zur Implantation 17
        Primäre Stabilität und Verhinderung einer Wanderung
        durch Verschraubung 17
        Überprüfung der Wanderung von Pfannenimplantaten
        (EBRA) 20
        Verwendete Pfannenimplantate 21
        – Zementierte Polyethylenpfanne 21

			– Nichtzementierte SL-Pfanne	21
			– Pfannendachschale	21
			– Stützschale nach Burch-Schneider	22
		3.3.2	Wahl der Schaftimplantate	22
			Zementierte Geradschaftsysteme	22
			Nicht zementierte Femurkomponenten	26
	3.4	Operationsplanung		26
		3.4.1	Planungsvorbereitungen	26
		3.4.2	Ziele der Planung	26
		3.4.3	Standardplanung einer Primärtotalprothese	28
		3.4.4	Beispiel einer Planung einer komplexen Primärprothese	36
		3.4.5	Planung von Revisionsoperationen	36
	3.5	Operationsvorbereitung		44
		3.5.1	Präoperative Patientenuntersuchung	44
		3.5.2	Anästhesievorbereitung	44
		3.5.3	Instrumentelle Vorbereitung	44
		3.5.4	Lagerung des Patienten	44
	3.6	Operationsablauf bei Primärprothesen		46
		3.6.1	Zugang	46
		3.6.2	Pfannenimplantation	47
		3.6.3	Schaftimplantation	50
		3.6.4	Wundverschluss	53
	3.7	Operationsablauf bei Revisionsoperationen		54
		3.7.1	Zugang	54
		3.7.2	Prothesenentfernung	54
		3.7.3	Reimpantation	56
	3.8	Nachbehandlung		56
	Literatur			57

4 Postoperative Hämatome 59
M. KLEIN und D. TOIA

4.1	Einleitung		59
4.2	Häufigkeit		59
	4.2.1	Häufigkeit im eigenen Krankengut	59
	4.2.2	Häufigkeit in der Literatur	60
4.3	Präventive Maßnahmen		60
	4.3.1	Hämatomverhinderung	60
	4.3.2	Thromboseprophylaxe	61
4.4	Therapie bei Hämatomen		61
	4.4.1	Punktion	61
	4.4.2	Revision	61
	4.4.3	Embolisation blutender Gefäße	62
	4.4.4	Infizierte Hämatome	63
	4.4.5	Hospitalisationsdauer	63
4.5	Schlussfolgerung		63
Literatur			63

5	**Infektionen**	65

M. Schafroth, W. Zimmerli, M. Brunazzi und P. E. Ochsner

5.1	Einteilung, Definitionen	65
	5.1.1 Exogene versus hämatogene Infektion	65
	5.1.2 Die implantatgebundene Infektion	66
	5.1.3 Manifestationszeitpunkt der Infektion	66
	5.1.4 Pathogenität und Virulenz der Erreger	67
	5.1.5 Weichteilverhältnisse	68
	5.1.6 Wahrscheinlichkeit der Infektion	68
5.2	Diagnose	69
	5.2.1 Anamnese und Klinik	69
	5.2.2 Labor	69
	5.2.3 Bildgebende Verfahren	69
	5.2.4 Intraoperativer Befund	70
	5.2.5 Mikrobiologische Untersuchungen	70
	5.2.6 Histologische Untersuchung	72
	5.2.7 Der (verpasste) Infekt im hohen Alter	72
5.3	Häufigkeit	74
	5.3.1 Häufigkeit im eigenen Krankengut	74
	5.3.2 Häufigkeit in der Literatur	74
5.4	Risikofaktoren	74
	5.4.1 Patientenspezifische Risikofaktoren	74
	5.4.2 Allgemeine Risikofaktoren	75
5.5	Präventive Maßnahmen	75
	5.5.1 Gesicherte Maßnahmen	75
	5.5.2 Vermutet wirksame Maßnahmen	75
5.6	Therapie bei infizierten Hüfttotalprothesen	76
	5.6.1 Operatives Behandlungskonzept	76
	5.6.2 Therapiebausteine	82
	Débridement	82
	Spülsaugdrainage	82
	Spacer-Herstellung	83
	Reimplantation	84
	Revision bei Flüssigkeitsretention	84
	Reimplantation nach Langzeitzustand einer Girdlestone-Hüfte	84
	5.6.3 Antibiotikatherapie	84
	5.6.4 Eigene Resultate	85
	5.6.5 Vergleich mit publizierten Daten	88
5.7	Schlussbemerkungen	88
Literatur		89

6	**Hüftluxationen nach Totalprothesen**	91

G. Kohler

6.1	Definitionen, Impingement	91
	6.1.1 Definitionen	91
	6.1.2 Impingement und Luxation	97
6.2	Häufigkeit	99
	6.2.1 Häufigkeit in unserem Krankengut	99
	6.2.2 Häufigkeit in der Literatur	101

6.3	Risikofaktoren	102
6.4	Präventive Maßnahmen	102
6.5	Therapie der Luxationen	103
	6.5.1 Eigene Maßnahmen	103
	6.5.2 Literatur zur Luxationsbehandlung	104
	6.5.3 Übersicht über die möglichen Behandlungsmaßnahmen bei Luxationen	104
6.6	Diskussion	105
	6.6.1 Frühluxationen	105
	6.6.2 Spätluxationen	105
Literatur		106

7 Die periprothetischen Fissuren, Frakturen und Perforationen des proximalen Femurschaftes ... 107
T. MÜNCH

7.1	Einführung, Definitionen	107
	7.1.1 Frakturtypen	107
	7.1.2 Lokalisation	109
	7.1.3 Zeitpunkt der Entstehung / Erfassung	109
	7.1.4 Festigkeit der Prothese	111
7.2	Häufigkeit	111
	7.2.1 Häufigkeit in unserem Krankengut	111
	7.2.2 Häufigkeit in der Literatur	113
7.3	Risikofaktoren	113
7.4	Präventive Maßnahmen	114
7.5	Therapie der Komplikationen	114
	7.5.1 Fissuren und Frakturen bei Primärprothesen	114
	Intraoperativ festgestellte Fissuren/Frakturen	114
	Postoperativ festgestellte Frakturen und Perforationen	117
	Frakturen bei lockerer Prothese	119
	7.5.2 Fissuren und Frakturen bei Revisionsprothesen	119
	7.5.3 Nachbehandlung und Komplikationen nach Osteosynthesen	120
	7.5.4 Resultate nach Osteosynthesen bei Fissuren und Frakturen	120
	7.5.5 Literatur zur Therapie bei Fissuren und Frakturen	120
7.6	Schlussfolgerungen	121
Literatur		122

8 Trochanterprobleme ... 123
M. SARUNGI

8.1.	Einführung, Definitionen	123
8.2	Häufigkeit der Trochanterfrakturen und -osteotomien	126
	8.2.1 Häufigkeit in unserem Krankengut	126
	8.2.2 Häufigkeit in der Literatur	127
8.3	Risikofaktoren bei Trochanterfrakturen	127
8.4	Indikationen für Trochanterosteotomien – Verhinderung von Trochanterfrakturen	128
	8.4.1 Indikationen für Osteotomien des Trochanter major	128
	8.4.2 Verhinderung von Trochanterfrakturen	128

8.5	Osteosynthesetechnik bei Osteotomien und Frakturen		129
	8.5.1	In unserem Krankengut angewandte Methoden	129
	8.5.2	Osteosynthese von Trochanterosteotomien	129
	8.5.3	Osteosynthese von Trochanterfrakturen und -pseudarthrosen	130
8.6.	Resultate nach Trochanterfrakturen und -osteotomien		133
	8.6.1	Pseudarthroserate	133
	8.6.2	Klinische Resultate	134
Literatur			135

9 Beinlängendifferenzen ... 137
A.-S. Pirwitz

9.1.	Definitionen, Einteilung		137
	9.1.1	Reelle Beinlängendifferenz	137
	9.1.2	Funktionelle Beinlängendifferenz	140
	9.1.3	Mischform	140
9.2	Häufigkeit in unserem Krankengut		140
	9.2.1	Material und Methodik	140
	9.2.2	Analyse des Patientenguts	140
9.3.	Häufigkeit der Literatur		143
9.4.	Präventive Maßnahmen		144
	9.4.1	Klinische und radiologische Erfassung	144
	9.4.2	Präoperative Planung bei Beinlängendifferenzen	144
	9.4.3	Intraoperative Referenzpunkte	145
9.5.	Therapie bei postoperativer Beinlängendifferenz		145
	9.5.1	Direkt postoperativ bestehende Beinlängendifferenz	145
	9.5.2	Postoperativ sukzessiv entstandene Beinlängendifferenz	146
	9.5.3	Literatur zur Therapie der Beinlängendifferenz	146
9.6	Schlussfolgerungen		146
Literatur			146

10 Hinken ... 147
P. Ferrat

10.1	Definitionen		147
	10.1.1	Allgemeines	147
	10.1.2	Normaler Gang	147
	10.1.3	Hinken	148
10.2.	Häufigkeit		148
	10.2.1	Häufigkeit in unserem Krankengut	148
		Primäroperationen	148
		Revisionen	149
	10.2.2	Häufigkeit in der Literatur	151
10.3	Risikofaktoren		152
10.4	Präventive Maßnahmen		152
10.5	Therapie		152
10.6.	Diskussion		153
Literatur			153

11 Neurologische Komplikationen 155
Y. THOMANN und H.-R. STÖCKLI

11.1	Definitionen	156
	11.1.1 Die Schädigungsmechanismen	156
	11.1.2 Schweregrade der Nervenschädigung	156
	11.1.3 Schwere der Lähmungen	156
	11.1.4 Schmerz und Nervenläsion	157
11.2	Krankheitsbilder und deren klinische Diagnose	157
	11.2.1 N. ischiadicus	157
	11.2.2 N. femoralis	159
	11.2.3 N. glutaeus superior	161
	11.2.4 N. obturatorius	163
	11.2.5 N. cutaneus femoris lateralis	163
11.3	Neurologische Untersuchung	163
	11.3.1 Klinische Untersuchung	163
	11.3.2 Elektrophysiologische Diagnostik und Methoden	164
	Elektrophysiologische Methoden	164
	Zeitplan und Fragestellungen bei elektrophysiologischen Untersuchungen	164
11.4.	Häufigkeit und Verlauf neurologischer Komplikationen	165
	11.4.1 Vorkommen und Verlauf in unserem Krankengut	165
	11.4.2 Häufigkeit in der Literatur	167
11.5	Risikofaktoren	169
11.6	Präventive Maßnahmen	171
11.7	Therapie bei Nervenschädigungen	171
	11.7.1 Grundlagen zur Therapie	171
	11.7.2 Therapiebausteine	171
	Lagerung	171
	Krankengymnastik	171
	Schmerzbehandlung	172
	Orthesen	172
	Operative Maßnahmen	172
	Elektrostimulation	173
	11.7.3 Begleitende Wirbelsäulenprobleme	173
Literatur		173

12 Periartikuläre Verknöcherungen 175
J. VAECKENSTEDT

12.1	Einführung	175
12.2	Definitionen	176
12.3	Klassifikation	176
12.4	Entstehung	177
12.5	Klinik und radiologisches Erscheinungsbild	177
12.6	Häufigkeit	179
	12.6.1 Häufigkeit in unserem Krankengut	179
	12.6.2 Häufigkeit in der Literatur	180
12.7	Risikofaktoren	181
12.8	Präventive Maßnahmen	181
	12.8.1 Übersicht der möglichen Maßnahmen	181
	12.8.2 Literatur zu den prophylaktischen Maßnahmen	181

12.9   Therapie bei Verknöcherungen................................. 182
         12.9.1.   Vorgehen an unserer Klinik............................ 182
         12.9.2   Literatur zur Therapie bei Verknöcherungen............... 183
12.10   Schlussfolgerungen.. 183
Literatur.. 184

13   Gefäßverletzungen... 185
P. E. Ochsner und B. Nachbur

13.1   Einleitung, Definitionen....................................... 185
         13.1.1   Zeitpunkt der klinischen Manifestation.................... 186
         13.1.2   Art der Gefäßverletzung............................... 186
         13.1.3   Schädigungsursache................................... 187
         13.1.4   Betroffene Arterien / Venen............................ 187
13.2   Häufigkeit... 188
         13.2.1   Häufigkeit in unserem Krankengut....................... 188
         13.2.2   Häufigkeit in der Literatur............................. 188
13.3.   Bekannte Ursachen von Gefäßverletzungen....................... 188
         13.3.1   Eigene Fälle... 188
         13.3.2   Zur Verfügung gestellte Fälle mit tödlichem Ausgang......... 189
         13.3.3   Kasuistik aus der Literatur............................. 191
13.4.   Präventive Maßnahmen.. 194
         13.4.1   Maßnahmen zur Reduktion der Verletzungshäufigkeit........ 194
         13.4.2   Prophylaxe vor Verletzungen bei der Verschraubung
                   der verwendeten Pfannenimplantate...................... 194
                   Nichtzementierte SL-Pfanne............................ 194
                   Pfannendachschale.................................... 198
                   Stützschale nach Burch-Schneider........................ 198
         13.4.3   Allgemeine Vorsichtsmaßnahmen......................... 198
13.5   Therapie bei Gefäßverletzungen................................. 198
         13.5.1   Intraoperative Massenblutung........................... 198
                   Zeitgerechtes Erkennen................................ 198
                   Intraoperative Notfallversorgung:
                   Vordere, untere Lumbotomie............................ 198
         13.5.2   Erkennen einer postoperativen Blutung oder Ischämie....... 200
Literatur.. 201

14   Schmerzen... 203
P. E. Ochsner

14.1   Abklärungsmöglichkeiten, Untersuchungen....................... 203
14.2.   Schmerzen im Rahmen häufiger organischer Komplikationen....... 205
14.3.   Fremdkörpergefühl... 205
14.4.   Seltene Schmerzphänomene..................................... 205
         14.4.1   Leistenschmerzen..................................... 205
         14.4.2   Gesäßschmerzen...................................... 208
         14.4.3   Trochanterschmerzen.................................. 208
         14.4.4   Oberschenkelschmerzen................................ 210
         14.4.5   Narbenschmerzen..................................... 211
         14.4.6   Schmerzen nach Gefäß- und Nervenverletzungen............ 211

	14.4.7 Rückenprobleme	213
	14.4.8 Polymyalgia rheumatica	213
14.5.	Komplexe Krankheitsbilder	213
Literatur		215

15 Revisionsraten aufgrund aseptischer Lockerung nach Primär- und Revisionsoperationen ... 217
P. E. Ochsner, U. Riede, M. Lüem, T. Maurer und R. Sommacal

15.1	Definitionen	217
15.2	Entstehung der Kurven	218
15.3	Analyse der Revisionen nach Primäroperationen	219
	15.3.1 Gesamtübersicht	219
	15.3.2 Schaftkomponenten	219
	Geradschaftprothese	220
	SL-Prothese, proximal grob gestrahlt	220
	Virtec-Prothese	221
	CDH-Prothese	221
	15.3.3 Pfannenkomponenten	221
	Polyethylenpfanne (PE)	222
	Pfannendachschale nach M. E. Müller	222
	SL-Pfanne, nicht zementiert, Variante I und II	223
	Stützschale nach Burch-Schneider	224
15.4.	Analyse der Re-Revisionen nach Revisionsoperationen	224
	15.4.1 Gesamtübersicht	224
	15.4.2 Schaftkomponenten	224
	15.4.3 Pfannenkomponenten	225
15.5	Schlussfolgerungen	225
	15.5.1 Bestätigte Implantate	225
	15.5.2 Aufgegebene Implantate	226
	15.5.3 Wieder eingeführte Implantate	226
	15.5.4 Noch ausstehende Entscheidungen	226
	15.5.5 Schwierigkeiten der Beurteilung einer Einzelkomponente als Gegenüber einer schlechteren Partnerkomponente	226
	15.5.6 Vergleichende Beurteilung der Kaplan-Meier- und der „Competing-risk-Kurve"	226
	15.5.7 Beurteilung der großzügigen Wechselpolitik	227
Literatur		227

16 Präoperative Aufklärung ... 229
P. E. Ochsner

16.1	Ziel und Inhalt der Aufklärung	229
	16.1.1 Zu erwartender Nutzen für den Patienten	229
	16.1.2 Alternativen	230
	16.1.3 Behandlungsablauf	230
	16.1.4 Risiken	230
	16.1.5 Kosten	230
16.2	Rahmenbedingungen des Aufklärungsgesprächs	231
	16.2.1 Ärztliche Abklärung des Umfelds	231

		16.2.2 Zeitpunkt der Aufklärung	231
		16.2.3 Person des Aufklärers	231
	16.3	Rechtliche Aspekte der Aufklärung	232
		16.3.1 Anspruch auf Aufklärung	232
		16.3.2 Umfang	232
		16.3.3 Protokollierung	232
	16.4	Spezifische Aufklärung vor Hüfttotalprothesenoperationen	235
		16.4.1 Komplikationen allgemeiner Natur	235
		16.4.2 Lokale Komplikationen	235
		16.4.3 Spezifische Probleme bei Revisionsoperationen	235
		16.4.4 Beeinflussung der Lebensqualität durch Komplikationen	236
Literatur			236

Sachverzeichnis 237

Autorenverzeichnis

BRUNAZZI, MARCO, Dr. med.
Chefarzt
Orthopädie/Traumatologie
des Bewegungsapparates
Thurgauisches Kantonsspital
CH-8500 Frauenfeld
Schweiz
e-mail: marco.brunazzi@kttg.ch

FERRAT, PIA, Dr. med.
Oberärztin
Universitätskinderklinik beider Basel
Kantonsspital
CH-4101 Bruderholz
Schweiz
e-mail: pia.ferrat@ksli.ch

HÄFLIGER, SUSANNA
Dokumentationsmitarbeiterin
Wissenschaftliche Abteilung
der Orthopädischen Klinik
Kantonsspital
CH-4410 Liestal
Schweiz
e-mail: susanna.haefliger@ksli.ch

KLEIN, MATTHIAS, Dr. med.
Oberarzt
Orthopädische Klinik
Kantonsspital
CH-4101 Bruderholz
Schweiz
e-mail: matthias.klein@ksbh.ch

KOHLER, GREGOR, Dr. med.
Leitender Arzt
Orthopädie/Traumatologie
des Bewegungsapparates
Thurgauisches Kantonsspital
CH-8500 Frauenfeld
Schweiz
e-mail: gregor.kohler.@kttg.ch

LÜEM, MARTIN, Dipl. Ing. HTL
Wissenschaftliche Abteilung
der Orthopädischen Klinik
Kantonsspital
CH-4410 Liestal
Schweiz
e-mail: martin.lueem@ksli.ch

MAURER, THOMAS, Dr. med.
Oberarzt
Orthopädische Klinik
CH-4410 Liestal
Schweiz
e-mail: thomas.maurer@ksli.ch

MÜNCH, THIERRY, Dr. med.
Praxis im Kurzentrum
Roberstenstr. 31
CH-4310 Rheinfelden
Schweiz
e-mail: twhmuench@bluewin.ch

NACHBUR, BERNHARD, Prof. Dr. med.
Talmoosstr. 48
CH-3063 Ittigen
Schweiz
e-mail: nachbur@bluewin.ch

OCHSNER, PETER EMIL, Prof. Dr. med.
Chefarzt
Orthopädische Klinik
Kantonsspital
CH-4410 Liestal
Schweiz
e-mail: peter.ochsner@ksli.ch

PIRWITZ, ANJA-S., Dr. med.
Hôpitaux de la ville
CH-2000 Neuchâtel
Schweiz
e-mail: pir-bie@bluewin.ch

Riede Ulf, Dr. med.
Orthopädische Klinik
Kantonsspital
CH-4410 Liestal
Schweiz
e-mail: ulf.riede@ksli.ch

Sarungi, Martin, MD
Department of Orthopaedic
and Trauma Surgery
MAV Hospital
H-1062 Budapest
Ungarn
e-mail: sarungi@dpg.hu

Schafroth, Mathias, Dr. med.
Oberarzt
Academisch Medisch Centrum
NL-1107 WR Amsterdam
Niederlande
e-mail:
m.u.schafroth@amc.uva.nl

Schweizer, Andreas, Dr. med.
Orthopädische Klinik
Kantonsspital
CH-4410 Liestal
Schweiz
e-mail: andreas.schweizer@ksli.ch

Sommacal, Renato, Dr. med.
Werner Kälin-Str. 16
CH-8840 Einsiedeln
Schweiz
e-mail:
orthopaedie.einsiedeln@bluewin.ch

Stöckli, Hans Rudolf, Dr. med.
Konsiliararzt für Neurologie
Kantonsspital
CH-4410 Liestal
Schweiz
e-mail: hrstoeckli@datacomm.ch

Thomann, Yves, Dr. med.
Praxis im Kurzentrum
Roberstenstr. 31
CH-4310 Rheinfelden
Schweiz
e-mail: yrthomann@bluewin.ch

Toia, Damien, Dr. med.
Chefarzt Radiologie
Institut für Radiologie
Kantonsspital
CH-4410 Liestal
Schweiz
e-mail: damien.toia@ksli.ch

Vaeckenstedt, Joachim, Dr. med.
SUVA Basel
St. Jakobsstr. 24
CH-4002 Basel
Schweiz
e-mail: vaeckenstedt@web.de

Zimmerli, Werner, Prof. Dr. med.
Ordinarius für Innere Medizin
Medizinische Universitätsklinik
Kantonsspital
CH-4410 Liestal
Schweiz
e-mail: werner.zimmerli@ksli.ch

Dokumentation

S. Häfliger und P. E. Ochsner

Die Daten zu diesem Buch stammen aus verschiedenen Dokumentationsquellen, die teilweise prospektiven, teilweise retrospektiven Charakter haben.

1.1 Prospektiv erhobene Daten

Seit Herbst 1984 wurden alle Primär- und Revisionsprothesen der Hüfte mit dem MEM-Dokumentationssystem registriert und nach 4 Monaten bzw. einem Jahr kontrolliert. Um besser für die Analyse von Testserien vorbereitet zu sein, wurde zunächst eine alle zwei Jahre stattfindende Kontrolle eingeführt. Beim Aufbau der EBRA-Wanderungsanalyse zur Bestimmung der Wanderung von Hüftpfannen gegenüber dem knöchernen Becken zeigte sich, dass eine Vermessung erst nach dem Vorliegen von 4 Röntgenbildern möglich war. Dies führte zur Herstellung von Röntgenbildern des Beckens postoperativ, nach 4 Monaten, sowie 1 und 2 Jahren. Zusätzliche Kontrollen nach 5, 10 und 15 Jahren erlauben es, dem üblichen Standard vergleichbare Auswertungen durchzuführen. Werden bei einer Routinekontrolle überwachungsbedürftige Befunde erhoben, werden Zwischenkontrollen anberaumt, welche ebenfalls voll dokumentiert werden. Die Kontrolle der Patienten erfolgt somit zu vergleichbaren Zeitpunkten (Abb. 1.1), sodass die Entwicklung der Ergebnisse in Relation zum Zeitabstand zur Operation analysiert werden kann.

Die Daten der Patienten werden auf drei verschiedenen Dokumentationsbogen erfasst. Je ein Bogen (A, B) ist vorgesehen für Primär- und Revisionsoperationen. Er umfasst über den präoperativen Zustand, die Operation und den postoperativen Verlauf Fragen nach dem Multiple-choice-System. Ein dritter Bogen (C) ist für die Nachkontrollen bestimmt. Das Fragebogenkonzept wurde zunächst in seiner Version von 1984 verwendet. Im Jahr 1992 wurden die Fragen erweitert, internationalisiert und als IDES (International Documentation and Evaluation System) bekannt. Damit gelang es auch, die Definition der Begriffe und Fragen zu vereinheitlichen [1]. Ein großer Vorteil des Systems besteht darin, nicht nur Fragen zur Gelenkfunktion, sondern auch zu den Fähigkeiten aufzuzeigen. Damit ist er über die Jahre hinweg aktuell geblieben. Ein Nachteil besteht darin, dass der international verbreitete „Harris hip score" [1] nur annäherungsweise und nur für die postoperative Phase bestimmt werden kann. Demgegenüber ist der Score nach Merle d'Aubigné [2] voll enthalten.

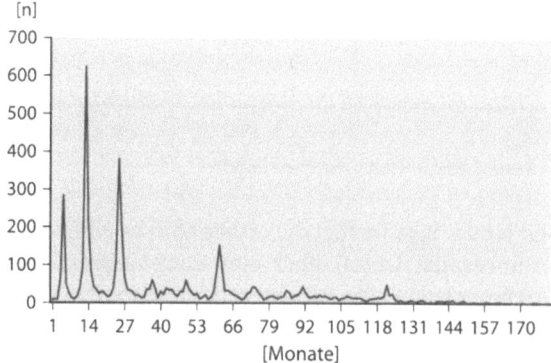

Abb. 1.1. Darstellung der Gesamtheit aller Nachkontrollen der Patienten in der Zeit von 1984 bis 2000 bezogen auf den Zeitpunkt nach der Operation (postoperativer Monat). Die Bündelung der Nachkontrollen nach 4 Monaten, 1, 2, 5 und 10 Jahren ist deutlich erkennbar.

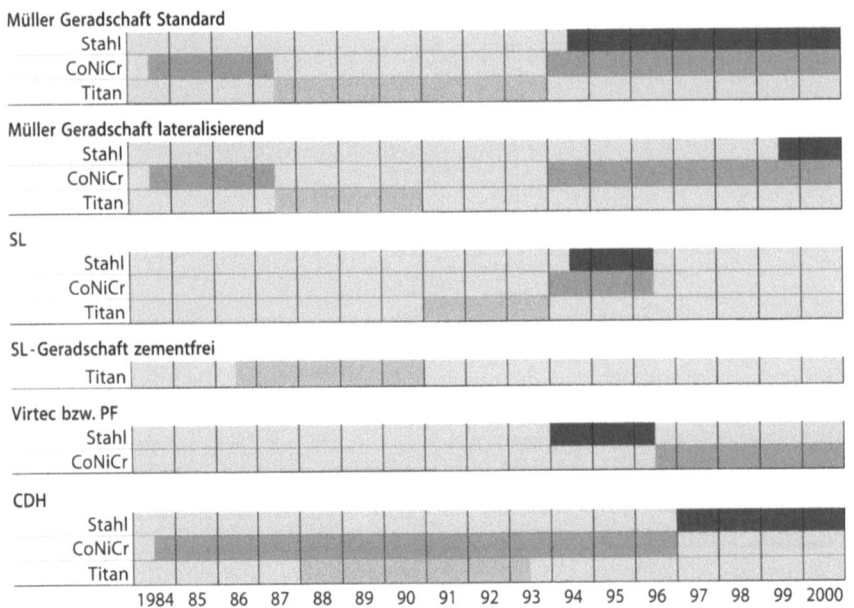

Abb. 1.2. Wechsel der Prothesentypen im Zeitraum 1984 bis 2000 am Beispiel der Femurkomponenten (s. auch Abb. 3.9). Die Stahlvarianten der Geradschaftprothese und der SL-Prothese kommen bzw. kamen als Träger unipolarer Kopfprothesen zur Anwendung. Mit wenig Ausnahmen erfolgt der Wechsel vom einen zum anderen Typ nicht überschneidend, sondern an einem festen Datum.

Prospektiv wurde auch der Wechsel der Implantate und der verwendeten Materialien erfasst. Wurde z.B. die Geradschaftprothese aus Chrom-Kobalt-Legierung ersetzt durch eine Titanlegierung, so erfolgte der Wechsel aller Prothesen aller Größen an einem festgelegten Datum (Abb. 1.2). Dies war gerade für die wissenschaftliche Aufarbeitung der Probleme, die wir mit der zementierten Titanprothese hatten, von großer Bedeutung, realisierten wir doch die Bedeutung dieser Änderung in keiner Weise. Nur durch diese klare Trennung zwischen dem Einsatz beider Produkte konnten wir die Fälle eindeutig den entsprechenden Gruppen zuordnen. Auch beim Wechsel des verwendeten Knochenzementes gingen wir gleich vor. Nicht derart scharf getrennt war der Einsatz neuer Implantationsmethoden, wie z.B. die Einführung der motorisierten Femurraspel. Solche Veränderungen wurden jeweils eine Zeit lang ausprobiert.

1.2
Retrospektiv integrierte Daten

Seit Januar 1993 verfügt die orthopädische Klinik am Kantonsspital Liestal über eine computergestützte Dokumentation aller Patienten. In diese werden auch alle Patienten aufgenommen, welche aufgrund früherer Operationen wieder zur Kontrolle kamen. Der Wert dieser Dokumentation besteht besonders darin, dass Zusatzinformationen zu Patienten mit ungünstigem Verlauf ohne Aufsuchen der Krankengeschichten detailliert an jedem Arbeitsplatz abrufbar sind. Eine statistische Auswertung dieser Daten ist allerdings nicht möglich.

Im Februar 2001 wurde die wissenschaftliche und die klinische Dokumentation im „Qualicare-System" vereinigt. Alle Daten stehen nun in einem System zur Verfügung. Auch einfache Auswertungen, zum Beispiel mit Überlebenskurven nach Kaplan/Meier sind möglich. Die Vernetzung mit den Röntgenbildern, den klinischen Fotos und den vorhandenen Diapositiven ist in Vorbereitung.

1.3
Datenerfassung

Unsere Dokumentationssekretärin ist dafür verantwortlich, dass Ende jedes Jahres anlässlich der Erstellung der Jahresstatistik überprüft wird, ob alle Patienten in die wissenschaftliche MEM-Dokumentation aufgenommen wurden. Periodisch werden so einzelne Patienten nachträglich erfasst, damit die Kontrollen vollständig bleiben. Aufgrund der bereinigten Listen werden die Patienten zu den prospektiven Kontrollen aufgeboten. Nicht erscheinende Patienten werden persönlich kontaktiert. Bei nicht erreichbaren Patienten recherchiert die Dokumentationssekretärin selbständig über die Gemeindebehörden. Ein allfälliges Todesdatum wird registriert. Nicht transportfähige Patienten werden zum Ausfüllen eines Fragebogens aufgefordert. Kann der Patient diesen nicht mehr selbst beantworten, so befragen wir seine Betreuer.

Die Daten der Grunddokumentation (A- und B-Bogen) werden gemeinsam durch den Operateur und den betreuenden Assistenten erfasst. Bei Nachkontrollen werden die subjektiven Daten seit 1995 mittels eines Fragebogens erfasst, der dem Patienten vor der eigentlichen Untersuchung zum Ausfüllen ausgehändigt wird. Die klinischen Daten erhebt der untersuchende Arzt. Da der Ausbildungszustand der beteiligten Ärzte sehr unterschiedlich ist (Studenten, Weiterbildungsassistenten, Fachärzte, Chefarzt), schleichen sich notgedrungen auch Fehler ein, wie z.B. besonders bei der Analyse der Beinlängendifferenzen (Kap. 9) deutlich wurde. Die Dokumentationssekretärin überprüft die Daten. Beim Einlesen der Blätter über ein spezielles Gerät werden die Daten aufgrund des MEM-Dokumentationsprogramms einer einfachen, automatisierten Plausibilitätsüberprüfung unterzogen. Unmögliche Antwortkombinationen werden angezeigt, worauf die Korrektur veranlasst wird. Alle überprüften Daten werden periodisch dem MEM-Institut in Bern und dem Institut für Biometrie und medizinische Informatik der Universität Freiburg im Breisgau zur Überprüfung und gemeinsamen Auswertung zur Verfügung gestellt.

1.4
Datenkorrektur

Wird ein Teil des Krankengutes wissenschaftlich bearbeitet, so wird aus dem Gesamtmaterial ein Teilkollektiv gebildet. Gleichzeitig erfolgt eine Überprüfung der Daten speziell im Hinblick auf die geplante Bearbeitung. Dabei werden regelmäßig zahlreiche Fehler entdeckt, wie z.B. falsche Bezeichnung der Prothesengröße, der verwendeten Metalllegierung und anderes. Eine besonders wichtige Grundlage unserer Datenüberprüfungen stellt die Tatsache dar, dass neue Implantate jeweils an einem bestimmten Tag in allen Größen neu eingeführt, und ersetzte Implantate am gleichen Tag vollständig zurückgezogen werden (Abb. 1.2). Dies erlaubt die Überprüfung von Detailangaben zu den Implantaten, die von den Operateuren und nachbehandelnden Assistenten in die Fragebogen eingetragen werden. Auch stellen wir beispielsweise bei einer Auswertung das häufige Fehlen der Eintragungen über Gewicht und Größe der Patienten fest. Die Dokumentationssekretärin – unterstützt durch den Wissenschaftsassistenten – hat die Aufgabe, diese Fehler immer auch im Grunddatensatz zu korrigieren. Periodisch werden die korrigierten Daten mit den wissenschaftlichen Partnern ausgetauscht. Die Datenkorrektur stellt einen außerordentlich wichtigen, zugleich aber einen sehr aufwendigen Arbeitsprozess dar. Damit wird auch deutlich, dass die wissenschaftlichen, prospekiv erhobenen Daten nicht voll integrierter Teil der regulären Krankengeschichte sein dürfen, welche von Gesetzes wegen keine spätere Veränderung erfahren dürfen.

1.5
Datengrundlagen

Für die statistische Bearbeitung der Komplikationen, die in diesem Buch behandelt werden, stützen wir uns auf alle bis Ende 1996 operierten Patienten, die alle eine Basisdokumentation aufweisen. Nur bei 4,3% der Patienten konnte keine klinische Nachkontrolle durchgeführt werden. Grundlage für die Erfassung der Komplikationen sind die Jahreskontrollen. Vorteil des verwendeten Dokumentationssystems ist es, dass die Fragen vor und nach der Operation jeweils identisch formuliert und somit vergleichbar sind. Auch fanden wir zu den meisten häufigen Komplikationen entsprechende Kontrollrubriken. Daneben traten einige echte Probleme zutage:
- In der Rubrik „präoperative Angaben" fehlen Informationen zum präoperativ beobachteten Hinken. Somit ist kein Vergleich zum präoperativen Zustand möglich.
- Bei der Erfassung der funktionellen Beinlängendifferenz fehlt eine genaue Angabe der Erfassungsmethode. Zudem wird nicht zwischen korrigierbaren und nichtkorrigierbaren Beinlängendifferenzen unterschieden.
- Neurologische Komplikationen sind seit 1984 erfasst. Wegen der großen Bedeutung dieser Komplikationen haben wir uns aber 1988 entschlossen, sofort postoperativ beginnend systematisch nach denselben zu suchen und Betroffene dem konsiliarischen Neurologen, H.R. Stöckli, vorzustellen der sich diesen Patienten mit ganz besonderer Akribie gewidmet hat.

In allen bearbeiteten Komplikationsfällen wurden zusätzlich zu den bis Ende 2000 erfassten Daten der MEM-Dokumentation die Krankengeschichten, meist über das „Emil-System" miteinbezogen.

Literatur

1. Harris WH (1969) Traumatic arthritis of the hip after dislocation and acetabular fractures: treatment by mold arthroplasty. An end-result study using a new method of result evaluation. J Bone Joint Surg Am 51: 737–755
2. Merle d'Aubigné R, Cauchoix J, Ramadier JV (1949) Evaluation chiffrée de la fonction de la hanche. Application à l'étude des résultats des opérations mobilisatrices de la hanche. Rev Chir Orthop 35: 541–548
3. SICOT Presidential Commission on Documentation and Evaluation (1990) Report of the SICOT Presidential Commission on Documentation and Evaluation. Int Orthop 14: 221–229

Patientengut

M. Lüem

Zwischen Juni 1984 und Ende 2000 erfassten wir 1570 Primär- und 479 Wechseloperationen (Abb. 2.1). Bei den Primäroperationen waren die Männer mit 55%, bei den Wechseln mit 63% deutlich übervertreten.

Pfannenseitig verwendeten wir vorwiegend Müller-Originalprodukte. Bei Primäroperationen setzten wir besonders die zementierte Polyethylenpfanne (PE), die Pfannendachschale (ARR) und die nicht zementierte SL-Pfanne ein (Abb. 2.5–2.7). Sekundär standen als Revisionsimplantate die ARR mit der zementierten PE-Pfanne und die Stützschale nach Burch-Schneider (BS) im Vordergrund, während die SL-Pfanne und die zementierte PE-Pfanne seltener verwendet wurden.

Schaftseitig (Abb. 2.8–2.10) wurden in 95% der Erstimplantationen und 48% der Wechselfälle Original Müller-Produkte eingesetzt. In der Periode 1984 bis 1990 wurde bei 9 von 10 Operationen ein Geradschaft eingesetzt. Eine Neuentwicklung aus einer Titanlegierung, der sog. zementierte SL-Schaft, löste in der Periode 1990–1996 den Geradschaft fast vollständig ab. Im Sommer 1996 wurde eine randomisierte Studie (Geradschaft vs. Virtec-Schaft) begonnen. Bei 95% der primären Implantationen wurde der Schaft zementiert. Bei den Wechseloperationen war die Entwicklung zwischen 1984 und 1990 ähnlich, wie bei den Primärprothesen. Mit Beginn 1988 wurde für Revisionen zusätzlich der nicht zementierte Wagnerschaft und 1994 die PF-Prothese eingeführt. Insgesamt setzten wir bei 76% der Wechseloperationen einen zementierten Schaft ein.

2.1 Einleitung

Durch die Einführung der systematischen Dokumentation und Erfassung aller Implantationen von Hüftprothesen gleichzeitig mit der Gründung der Orthopädischen Klinik im Juni 1984 ist die statistische Auswertung als Routine und für spezifische Fragestellungen einfach und schnell möglich (vgl. Kap. 1). Alle Zahlen sind dieser Datenbank entnommen. Für die Verifizierung der Zahlen dienten zudem Röntgenbilder, Operationsberichte und – falls vorhanden – entfernte Implantate.

2.2 Grobanalyse des Krankengutes

2.2.1 Erfasste Fälle

Seit Beginn der elektronischen Erfassung Mitte 1984 bis Ende 2000 haben wir am Kantonsspital Liestal 2049 Hüfttotalprothesen (1570 Primärimplantationen, 479 Revisionen) registriert. Um über eine ausreichend lange Nachkontrollzeit zu verfügen, haben wir uns bei der statistischen Auswertung in diesem Buch auf diejenigen Fälle gestützt, die bis Ende 1996 erfasst wurden (Tabelle 2.1).

- **Primäroperationen.** 1098 Patienten erhielten eine Erstprothese. Dabei handelte es sich um 606 Männer (55%) und 492 Frauen (45%). Von 1098 Patienten verstarben 17 vor der Jahreskontrolle. Von den verbleibenden 1081 Patienten konnten 96,7% nach einem Jahr klinisch und radiologisch überprüft werden.

- **Wechseloperationen.** Bei 330 Patienten (209 bzw. 63% Männer und 121 bzw. 37% Frauen) wurde eine Wechseloperation durchgeführt. Dabei handelte es

Kapitel 2 Patientengut

Tabelle 2.1. Übersicht der Nachkontrollen des Krankengutes 1984–1996 nach einem Jahr

	Primärfälle		Wechselfälle	
	[n]	[%]	[n]	[%]
Erfasste Patienten	1098		330	
Vor der Jahreskontrolle verstorben	17	1,5	11	3,3
Kontrollierbare Patienten	1081	100	319	100
Nach 1 Jahr kontrolliert	1046	96,7	292	91,5
Keine Kontrollen	35	3,3	27	8,5
Entfernter Wohnort	10 von 35	29	8 von 27	30
Schlechter Allgemeinzustand	11 von 35	31	13 von 27	48
Andere Gründe	14 von 35	40	6 von 27	22

sich um 153 Totalprothesenwechsel, sowie 81 Pfannen- und 96 Schaftwechsel. Von den 330 Patienten verstarben 11 vor der Jahreskontrolle, von den verbleibenden 319 kamen 91.5% nach einem Jahr zur Nachkontrolle (Tabelle 2.1).

Die Patienten wurden nach dem Grund für das Nichterscheinen zur Jahreskontrolle gefragt. Nach Erstimplantationen war es für ein Drittel der nicht kontrollierten Patienten der weite Weg, für die Übrigen waren es verschiedene Gründe. Nach Revisionsoperationen erschienen die Hälfte der nicht kontrollierten Patienten wegen des Allgemeinzustandes, ein Drittel wegen des weiten Weges und nur ein Sechstel wegen verschiedener Gründe nicht zur Nachkontrolle.

2.2.2
Charakteristiken des Krankengutes

■ **Übersicht der Patientendaten.** Die Primäroperationen wurden zu 61% (674) von Oberärzten und Assistenten durchgeführt. Die restlichen 39% (424) wurden durch den Chefarzt operiert. Bei den Wechseloperationen liegt der Anteil des Chefarztes bei zwei Dritteln (69%), der Oberärzte bei einem Drittel (31%). Die Zahl der implantierten Totalprothesen ist von 70 im Jahre 1985 auf über 150 im Jahre 1996 linear angestiegen (Abb. 2.1).

■ **Alter bei Operation und durchschnittliche Hospitalisationsdauer.** Das Durchschnittsalter der Patienten bei der Operation war sehr konstant. Es betrug bei Primäroperationen 68,2 ± 1,5 Jahre (Abb. 2.2) und bei den Revisionen 75,6±2,25 Jahre (Abb. 2.3). Bei Primäroperationen ist die durchschnittliche Hospitalisationszeit (Abb. 2.4) in der beobachteten Periode

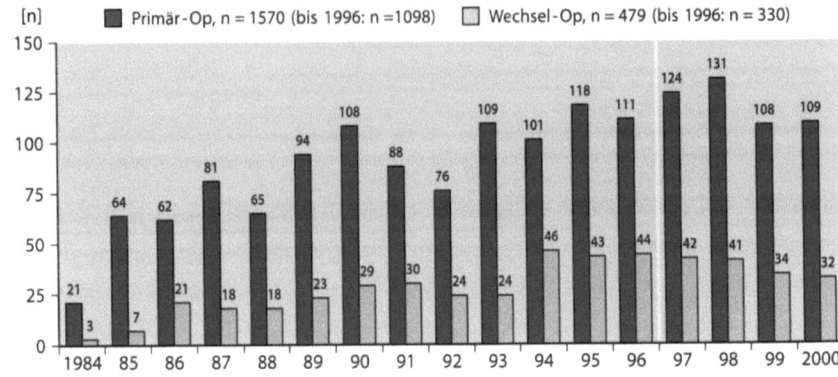

Abb. 2.1. Übersicht der seit dem Beginn der elektronischen Erfassung Juni 1984 bis Ende 2000 (1996) implantierten Hüfttotalprothesen gegliedert nach den Operationsjahren

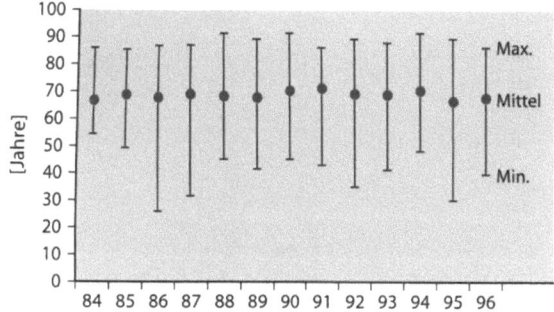

Abb. 2.2. Durchschnittsalter der Patienten bei Primäroperationen

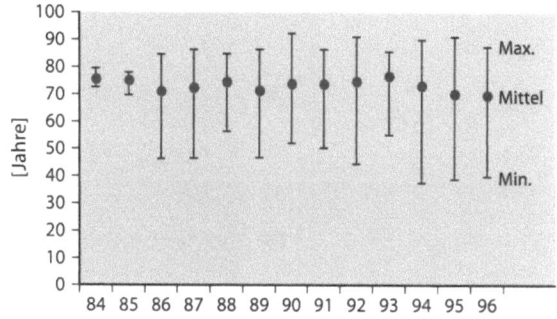

Abb. 2.3. Durchschnittsalter der Patienten bei Wechseloperationen

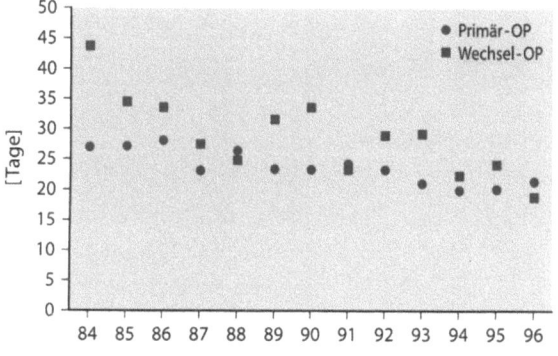

Abb. 2.4. Durchschnittliche Hospitalisationsdauer der Patienten bei Primär- und Wechseloperationen

von 27 ± 6.7 auf 21 ± 5.5 Tage gesunken. Bei Wechseloperationen ist die Hospitalisationsdauer in derselben Periode von über 40 auf 21 gesunken.

- **Diagnosen.** Die am häufigsten gestellte Diagnose bei Erstoperationen ist mit 71% die primäre Arthrose, wobei in diese Gruppe auch Patienten eingegliedert wurden, die leichte Abweichungen der Kopfform aufwiesen. Besonders vermerkt wurden Dysplasien (19%), Femurkopfnekrosen (4%), Frakturen (3,5%) und diverse (2.5%). Bei den Revisionen ist in 82% der Fälle die aseptische Lockerung Hauptrevisionsgrund. Im übrigen beobachtete man Zustände nach Girdlestone-Operationen (4%), Trochanterpathologien (3%), Infekten (2%), Frakturen (2%) und bei diversen Diagnosen (7%).

2.3
Verwendete Prothesen

Die Übersichtsdarstellung der zwischen Mitte 1984 und Ende 1996 durchgeführten Operationen zeigt gewisse Schwankungen (Abb. 2.1). Der vorübergehende Rückgang der Zahlen nach 1990 ist vermutlich auf den Austritt von zwei Oberärzten zurückzuführen, die am Standort unseres Spitals eine Doppelpraxis eröffneten. Der erhöhte Anteil von auswärts voroperierten Patienten einerseits, sowie die vermehrte Zahl von Frühlockerungen zementierter Titanschäfte andererseits erklären die höheren Zahlen der Wechseloperationen seit 1994.

2.3.1
Primäroperationen der Hüftpfanne

In den Jahren 1984 bis 1986 wurden zu über 90% zementierte Polyäthylen (PE)-Pfannen implantiert (Abb. 2.5 und 2.6; Tabelle 2.2). Ab 1987 überwog der Anteil der zementierten PE-Pfannen, die mit Pfahlschrauben kombiniert wurden. In den Jahren 1987 und 1988 entfielen 40% auf PE-Pfannen mit Pfahlschrauben, 40% auf ARR und 20% auf zementierte PE-Pfannen ohne Pfahlschrauben. Der Anteil der beiden genannten Formen zementierter PE-Pfannen nahm sukzessive ab, um 1990 ganz zu verschwinden. Die ohne Pfahlschrauben zementierte PE-Pfanne wurde wegen günstiger Ergebnisse über mindestens 10 Jahre (s. auch Kap. 15) für Patienten mit geringer Lebenserwartung ab 1996 wieder gelegentlich verwendet.

Durch die Einführung der aus Reintitan gefertigten hemisphärischen SL-Pfanne im März 1988, sank der Anteil der ARR und PE-Pfannen. Erst ab 1995 stieg der Anteil der primär implantierten ARR wieder auf 25%. Der Anteil an SL-Pfannen lag seit ihrer Einführung immer über 70%. Zusammen entfielen 661 von 1098 Primärimplantationen auf die SL-Pfanne. Der Anteil der ARR liegt bei 17% des Gesamtkollek-

Tabelle 2.2. Übersicht über die verwendeten Pfannenkomponenten 1984--1996

Pfannenseite	Primär	Wechsel	Total
SL-Pfanne	661	40	701
Pfannendachschale nach Müller	203	144	347
PE-Pfanne zementiert	117	6	123
PE-Pfanne und Pfahlschrauben	110	3	113
Stützschale nach Burch-Schneider	7	40	47
Revisionspfanne nach Wagner	0	1	1
Gesamt	1098	234	1332

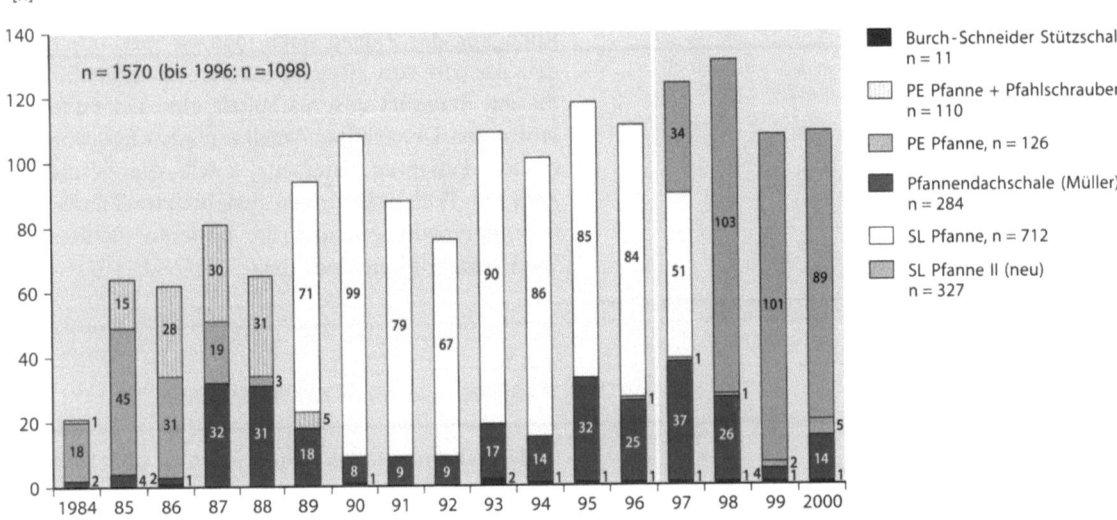

Abb. 2.5. Primäre Pfannenimplantationen 1984–2000 (1996) nach Jahren aufgegliedert

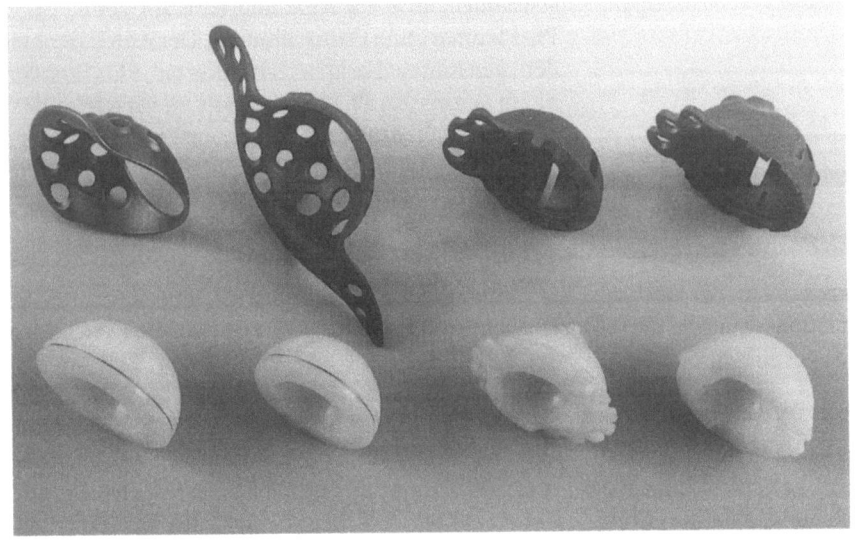

Abb. 2.6. Hauptsächlich verwendete Pfannenimplantate: V.l.n.r: Pfannendachschale nach ME Müller, Stützschale nach Burch-Schneider, SL-Pfanne nach ME Müller, SL-Schale nach Müller-Ochsner

tivs. In sieben Fällen wurde primär eine Stützschale nach Burch-Schneider implantiert (s. unten).

Als Gleitpaarungen verwendeten wir zu 21% Polyethylen-Metall- und zu 68% PE-Keramik-Paarungen. Seit ihrer Einführung im März 1992 wurde die Metall-Metall-Paarung (Handelsname: Metasul) 124-mal (11%) eingesetzt.

ren intraoperativen Formbarkeit und einer besseren Integration mit dem Knochen postoperativ. Durch Grobstrahlung ab 1995 konnte Letztere noch verbessert werden.

Als Gleitpaarung verwendeten wir bei Wechseloperationen in 36% Polyethylen-Metall, in 61% PE-Keramik und in 3% Metall-Metall.

2.3.2
Revisionsoperationen der Hüftpfanne

Bei 61% (144 von 234) aller Pfannen-Wechseloperationen wurde die Pfannendachschale (ARR) verwendet. Sie ist ab 1992 bei einem stetigen Anteil von 50–60% das weitaus am häufigsten verwendete Revisionsimplantat.

17% (40 von 234) entfielen auf die SL-Pfanne. Da wir sie vorwiegend als Primärpfanne betrachten, haben wir die SL-Pfanne in der letzten Zeit nur selten als Revisionspfanne eingesetzt (Abb. 2.6, 2.7, Tabelle 2.2).

Mit der Burch-Schneider-Stützschale konnte zudem ein Implantat gefunden werden, das der steigenden Zahl zweiter und dritter Wechseloperationen und komplexen Situationen mit stark zerstörtem azetabulären Knochenstock gerecht wird. Die häufigere Verwendung ab 1994 ist auf die Zuweisung von Problemfällen einerseits, sowie auf die Einführung einer neuen Probeschale zur Vereinfachung der Implantation andererseits zurückzuführen (Abb. 3.10). Analog zur ARR wurde auch die Stützschale ab 1987 nicht mehr aus Stahl, sondern aus Reintitan gefertigt. Diese Weiterentwicklung hat den Vorteil einer besse-

2.3.3
Primäroperationen des Schaftes

Der Original M.E. Müller-Geradschaft (mit einem Zementabstützkragen) ist in den Jahren 1984 bis 1990 in mehr als 90% aller Primäroperationen als zementiertes Primärimplantat eingesetzt worden. Nicht zementierte SL-Geradschaftprothesen mit Aufsteckkragen wurden zwischen 1986 und 1989 in 31 Fällen verwendet (Abb. 2.8, 2.9, Tabelle 2.3).

Anfang Juli 1987 wurde bei der Produktion der Geradschaftprothesen nach Müller von der steifen Kobalt-Nickel-Chrom-Legierung (Handelsname Protasul-10) auf die elastischere Titan-Aluminium-Niob-Legierung (Handelsname Protasul-100) umgestellt. An Form und Oberflächengestaltung sind keine Änderungen vorgenommen worden.

Im Jahr 1990 wurde der klassische Geradschaft durch den SL-Geradschaft ersetzt, der keinen Zementabstützkragen und keine ventrale bzw. dorsale Furche aufweist, etwas dicker und kantiger und proximal grob gestrahlt ist. In der Folge wurde in über 90% der Primäroperationen dieser Schaft verwendet. Ende 1993 gab es erneut einen Wechsel beim Schaftmaterial. Wegen sich mehrender Schaftwechsel [1]

Tabelle 2.3. Übersicht über die verwendeten Femurkomponenten 1984–1996

Schaftseite	Primär	Wechsel	Gesamt
Geradschaft nach Müller	459	63	522
SL-Schaft	488	35	523
Virtec/PF-Schaft	50	62	112
CDH-Schaft	55	8	63
SL-Revisionsschaft nach Wagner	3	54	57
Bogenschaft 180 nach Müller	5	15	20
SL-Schaft nicht zementiert mit Kragen	31	4	35
CLS-Schaft	5	3	8
Andere	2	5	7
Gesamt	1098	249	1347

10 KAPITEL 2 **Patientengut**

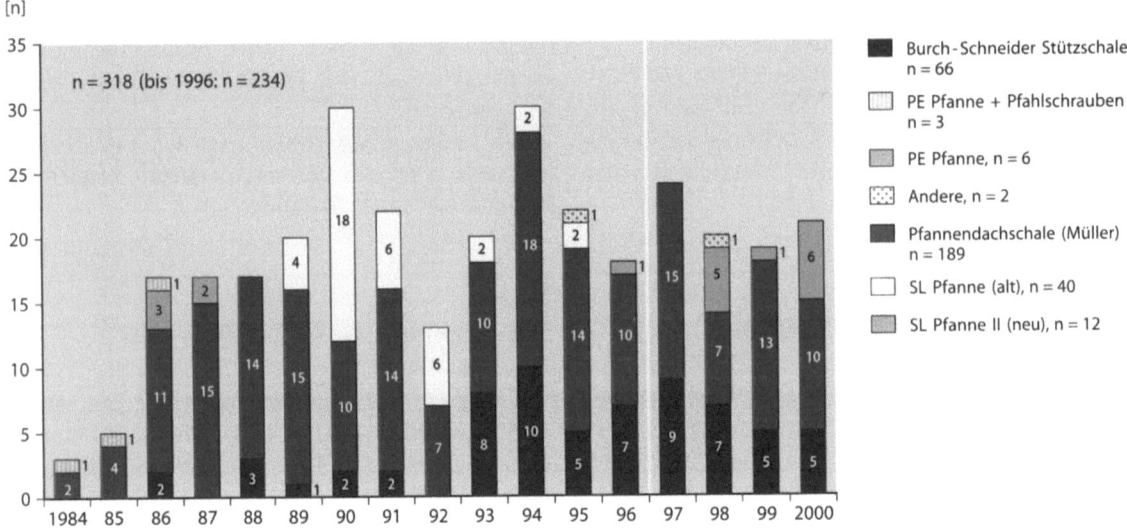

Abb. 2.7. Pfannenwechsel 1984–2000 (1996) nach Jahren aufgegliedert

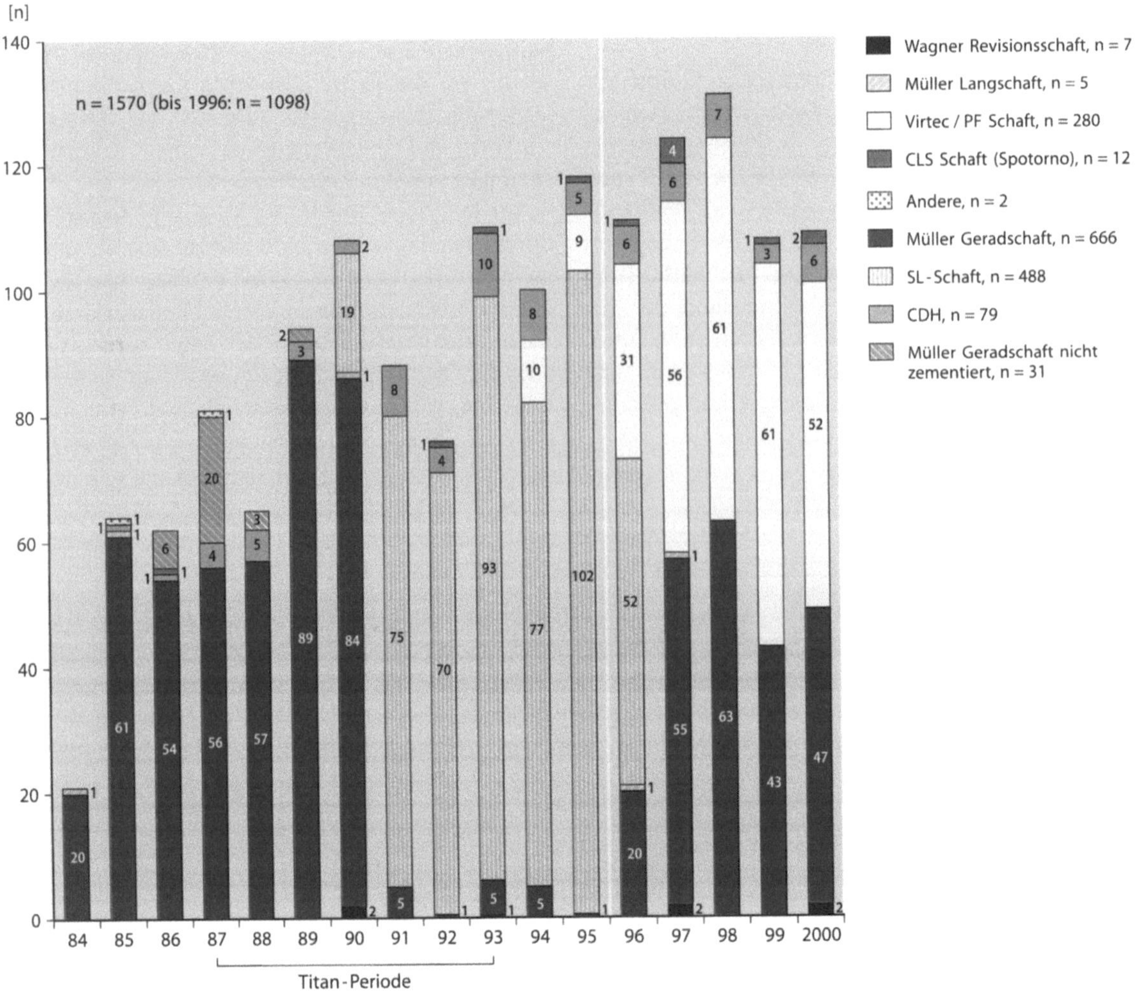

Abb. 2.8. Primäre Schaftimplantationen 1984–1996 nach Jahren aufgegliedert

Abb. 2.9. a Verwendete Schaftimplantate für Primärimplantationen: (von links nach rechts); *oben*: Bogenschaft, Geradschaft Monoblock 32 mm, CDH-Schaft, Geradschaft Standard, Geradschaft lateralisierend; *unten*: SL-Schaft, SL-Schaft nicht zementiert mit Kragen, CLS-Schaft, Virtec Standard, Virtec lateralisierend.
b Verwendete Schaftimplantate für Wechseloperationen: (von links nach rechts) Langschaft nach MEM, SL-Revisionsschaft nach Wagner (L=385 mm), Virtec-Langschaft (Größe 8/225 und 10/265)

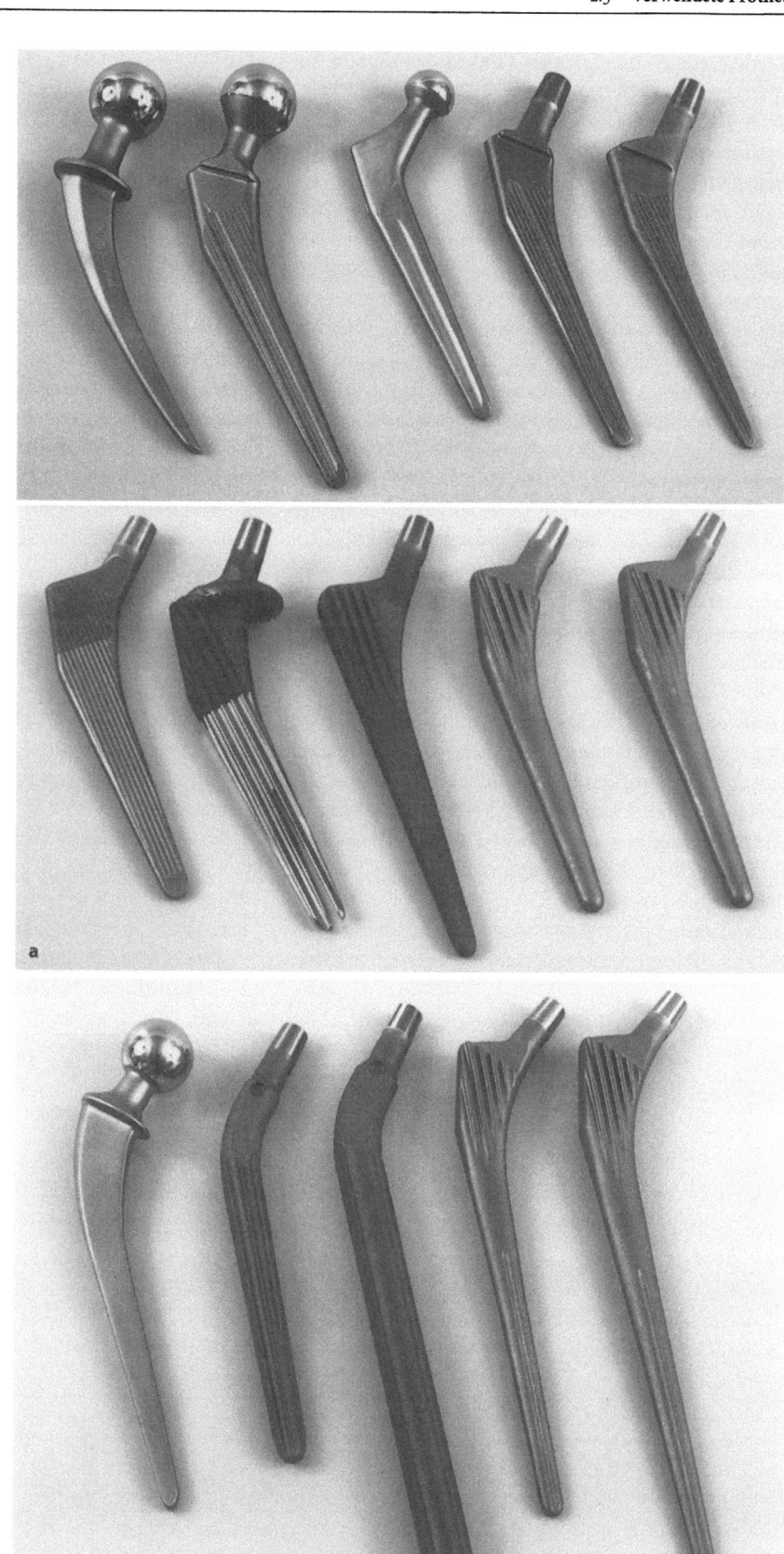

wurde für alle zementierten Geradschaftsysteme die Titanlegierung wieder durch die altbewährte Kobalt-Chrom-Legierung (Protasul-10) abgelöst. Das SL-Schaftsystem wurde von uns Mitte Juli 1996 definitiv aufgegeben.

Im Januar 1994 wurde der PF-Schaft eingeführt. Dies ist ebenfalls eine Geradschaftprothese, aber aus Stahl (FeCrNi) gefertigt. Der Unterschied besteht hauptsächlich in der ovalen Form des Schaftquerschnitts und der erhöhten proximalen Steifigkeit bei guter Rotationsstabilität. Vom Januar 1994 bis Juli 1996 fanden 29 (3%) Primäroperationen mit diesem System statt. Nach der Absetzung des SL-Schaftes wurde ab Mitte 1996 der Original Müller-Geradschaft erneut verwendet. Gleichzeitig wurde der PF-Schaft ohne Änderungen am Design aus der bewährten Protasul-10-Legierung (CoNiCr) produziert und als Virtec-Schaft lanciert. Der Einsatz erfolgte konkurrierend mit der ursprünglichen Müller-Geradschaft-Prothese im Rahmen einer prospektiv randomisierten Studie.

Ein CDH („congenital dysplastic hip")-Schaft wurde in etwa 5% der Primäroperationen besonders bei Dysplasiehüften implantiert. Diese Prothese gehört ebenfalls zur Familie der Geradschaftprothesen. Sie weist aber einen kleineren CCD-Winkel (Centrum-Collum-Diaphyse) auf. Die CDH-Prothese ist ein Monoblock-System ohne modularen Kopf. Auch dieser Schaft wurde teils in der Titan-Legierung gefertigt. Da die Titanlegierung als solche zu weich wäre für die Artikulation mit Polyäthylen, löste man das Problem mit einer Titan-Nitrid-Schicht auf der Kugeloberfläche.

Lediglich in fünf Fällen (0,5%) wurde ein nicht zementierter Spotorno-Schaft (CLS) implantiert.

2.3.4
Revisionsoperationen des Schaftes

Wie bei den Primäroperationen ist bei den Wechseloperationen der Geradschaft die am meisten implantierte Prothese, dies zumindest bis 1990. In 4 Fällen wurde der nicht zementierte SL-Geradschaft (mit Kragen) als Revisionsimplantat verwendet (Abb. 2.9 und 2.10, Tabelle 2.3). Der CLS-Schaft wurde dreimal eingesetzt.

Als 1988 die ersten nicht-zementierten SL-Revisionsschäfte nach Wagner aus der Titanlegierung Protasul-100 implantiert wurden, stieg deren Anwendung bei Revisionen stetig an. Ähnlich wie bei der Stützschale nach Burch-Schneider erklärt sich die Zunahme weniger aus dem Misserfolg der Versorgung mit dem zementierten Geradschaft, als aus dem Anstieg von Zuweisungen von Patienten zur erneuten Revision bzw. zur Revision bei stark zerstörtem Femurschaft.

Als sehr geeignet für zementierte Wechseloperationen hat sich der PF- bzw. Virtec-Schaft erwiesen. Ab 1994 ist die Verwendung von 12 (34%) auf 29 im Jahre 1996 (70%) angestiegen.

Der SL-Geradschaft fand in 35 Fällen Anwendung als zementiertes Wechselimplantat, der CDH-Schaft in acht.

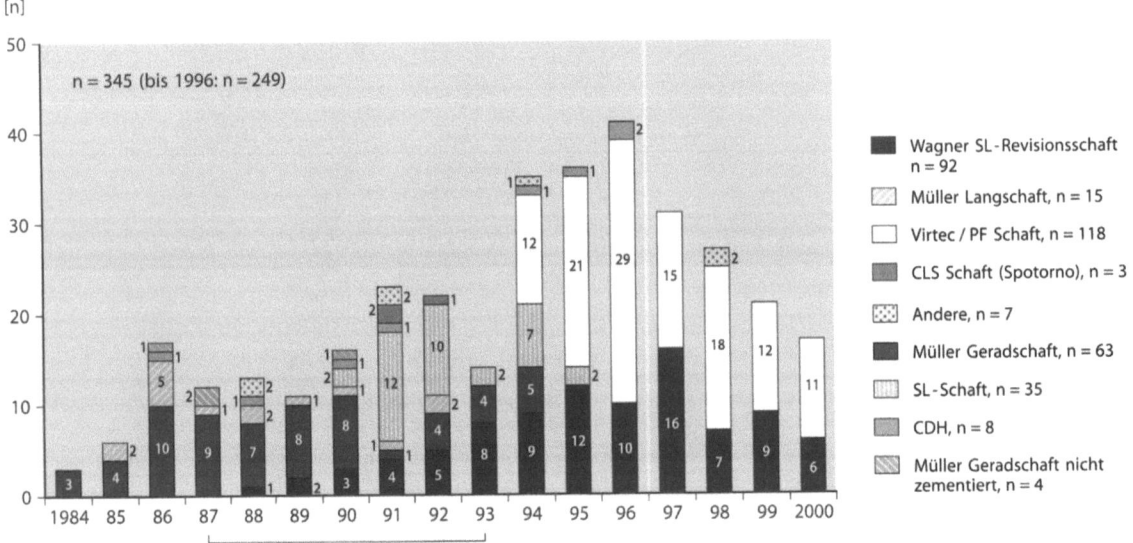

Abb. 2.10. Schaftwechsel 1984–2000 (1996) nach Jahren aufgegliedert

2.4 Häufigkeit der Komplikationen

Das Hinken und die Beinlängendifferenzen sind die am meisten beobachteten Komplikationen. Verständlicherweise betreffen sie häufiger Patienten nach Wechseloperationen (Abb. 2.11). Von den übrigen Komplikationen (Abb. 2.12) sind in unserem Krankengut Hämatome und Infekte bei Revisionen häufiger, aber Luxationen, Frakturen und neurologische Komplikationen überraschenderweise seltener als bei Primäroperationen.

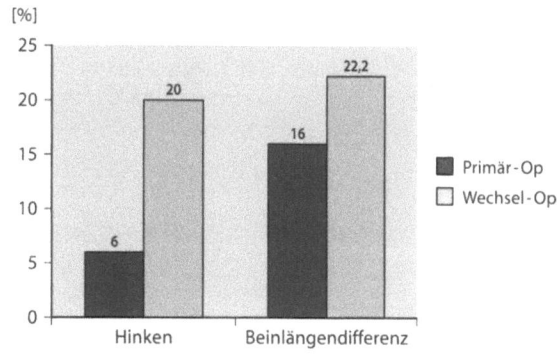

Abb. 2.11. Die häufigsten lokalen Komplikationen: Hinken und Beinlängendifferenz

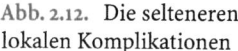

Abb. 2.12. Die selteneren lokalen Komplikationen

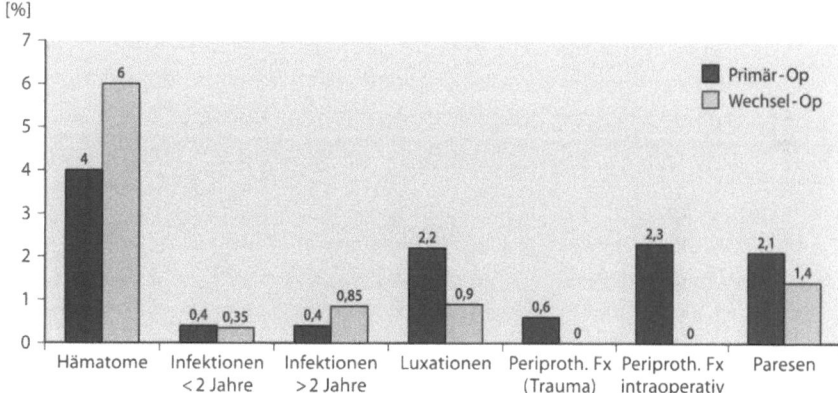

Literatur

1. Maurer TB, Ochsner P, Schwarzer G, Schumacher M (2001) Increased loosening of cemented straight stem prostheses made from titanium alloys. An analysis and comparison with prostheses made of cobalt-chromium-nickel alloy. Int Orthop (SICOT) 25: 77–80

Operationstechnik

P. E. Ochsner und A. Schweizer

Dieses Kapitel dient zur Beurteilung und Erlernung der Verwendung des Prothesensystems nach M.E. Müller. Der Leser der Komplikationskapitel soll durch das Studium erfassen können, auf welcher Grundlage die Komplikationen entstanden sind.

Das Konzept der Hüfttotalprothetik nach M.E. Müller basiert auf sechs Punkten: der Einfachheit der Planung der Operationen, den zuverlässigen Instrumenten, dem standardisierten Operationsablauf, den vorbereiteten Problemlösungen beim Auftreten von Komplikationen, der Entfernbarkeit der Implantate und der Dokumentation der Ergebnisse. Die genaue Planung der Eingriffe wird anhand von Beispielen für typische Primäroperationen und Revisionen vorgestellt. Sie soll erlauben, sich mit den auftretenden Problemen präoperativ vertieft zu befassen und das Resultat mit der Planung zu vergleichen. Detailliert wird die Operationstechnik bei Primäroperationen beschrieben und die verwendeten Varianten angegeben. Dabei wird auch auf die besonders wichtigen Instrumente und deren Gebrauch eingegangen. Auf besondere Gefahren wird hingewiesen. Bezüglich der Revisionseingriffe beschränkt sich die Darstellung auf die Technik des Zugangs und der Prothesenentfernung, während Hinweise zur Implantation bei der Planung gegeben werden.

3.1 Einleitung

Die orthopädische Klinik am Kantonsspital Liestal ist eine Weiterbildungsklinik, an der jedes Jahr – teilweise in Rotation mit den anderen Weiterbildungskliniken, die am Lehrbetrieb der Universität Basel beteiligt sind – 2 bis 4 zukünftige Orthopäden neu mit unserer Operationstechnik vertraut gemacht werden. Um diesen Lehrbetrieb einheitlich zu gestalten, verwenden alle Mitarbeiter dieselbe Operationsmethode. Änderungen werden im Voraus besprochen und an gewissen Daten verbindlich eingeführt (s. auch Tabelle 2.1). Dieses Kapitel hat in diesem Buch eine doppelte Funktion:

- Der Leser der Komplikationskapitel soll hier die Details der verwendeten Operationstechnik finden. Dadurch wird er in die Lage versetzt, im Licht seiner eigenen Technik besser beurteilen zu können, inwiefern Häufungen von Komplikationen unserer oder seiner Operationstechnik anzulasten sind. Wir sind allen Lesern für Hinweise auf nicht erkannte Fehler der Technik dankbar.
- Der Interessent der Operationstechnik soll das System zur Implantation und Revision von Hüfttotalprothesen, wie es M.E. Müller erarbeitet hat, so übersichtlich gegliedert vorfinden, dass er es sich auf Wunsch auch selbst aneignen kann. Dieses System bleibt bis heute eines der vollständigsten der Welt. Zwar wurde es ausführlich 1989 von Schneider [16] in Buchform und 1992 durch M.E. Müller selbst [14] erläutert. In der Zwischenzeit hat es aber wieder zahlreiche Änderungen erfahren, die eine neue Darstellung notwendig machen.

3.2
Konzept der Hüfttotalprothetik nach M.E. Müller

Analysiert man die Arbeiten von M.E. Müller zur Hüfttotalprothetik, so lassen sich seine Richtlinien vereinfacht in ein Konzept von 6 Punkten zusammenfassen:

- einfache Planbarkeit der Operation,
- zuverlässige Instrumente,
- standardisierter Operationsablauf,
- vorbereitete Problemlösungen bei Komplikationen,
- Entfernbarkeit der Implantate,
- Dokumentation der Ergebnisse.

■ **Einfache Planbarkeit der Operation.** Dem Operateur sollen einfach nachvollziehbare Mittel zur detaillierten Planung der bevorstehenden Operation in die Hand gegeben werden. Die Planung soll so genau sein, dass bei geeigneter Operationstechnik das Operationsergebnis mit der Planung übereinstimmt, oder dass bei Operationsschwierigkeiten Fehlbeurteilungen bei der Planung offen gelegt werden können.

■ **Zuverlässige Instrumente.** Jahrzehntelang bemühte sich M.E. Müller persönlich darum, qualitativ hochwertige, aber einfache und präzise Instrumente zur Prothesenimplantation zu entwickeln. Die Details der Instrumentengestaltung wurden direkt am Operationstisch mit dem Instrumentenhersteller besprochen. Der erste technische Partner war Robert Mathys senior (†), der die Instrumente unzählige Male ändern oder neu anfertigen musste, bis M.E. Müller mit ihnen zufrieden war. Sein letzter technischer Begleiter zur Instrumentenentwicklung war Jürg Küfer. Verständlich, dass M.E. Müller es ungern hört, wenn seine Knochen- bzw. Weichteilhebel pauschal als „Hohmann" bezeichnet werden. Hohmann beschrieb nämlich ausschließlich einen vorne breit gestalteten Hebel, welcher bei einer Osteotomie zum Schutze der Weichteile paarweise um den Knochen gelegt wird.

■ **Standardisierter Operationsablauf.** Zur Garantie einer regelmäßigen Qualität hält M.E. Müller es für wichtig, dass ein Eingriff im Regelfall einem standardisierten Ablauf folgt. Dies bewährt sich vor allem für die Ausbildung junger Operateure und als Richtlinie für ein großes Team zur Erreichung einer konstanten Qualität. M.E. Müller hat zu allen seinen Implantaten Operationsanleitungen verfasst, die diesen Vorstellungen entsprechen [14].

■ **Vorbereitete Problemlösungen bei Komplikationen.** Schon 1966 beschrieb M.E. Müller [13] Komplikationen nach Hüfttotalprothesen und erkannte, dass frühzeitig auftretende Komplikationen die schlimmsten Feinde langfristig guter Resultate sind. Das durch ihn entwickelte Prothesensystem enthält folgerichtig Implantate und Instrumente zur Behebung von Früh- und Spätkomplikationen. Die Pfannendachschale, die Stützschale nach Burch-Schneider, Langschaftprothesen sowie viele spezielle Instrumente sind die Resultate dieser Bemühungen.

■ **Entfernbarkeit der Implantate.** Jedes Implantat dieses Systems wurde vor seiner Einführung auf seine Entfernbarkeit hin überprüft. Der Patient soll davor geschützt werden, dass für ihn bei der Entfernung besondere Risiken entstehen, wie wir sie zum Beispiel von der Sulmesh-Pfanne nach Morscher oder den Porometallschäften nach Lord kennen.

■ **Dokumentation der Ergebnisse.** M.E. Müller führte 1958 für die Frakturbehandlung eine genaue und prospektiv aufgebaute Dokumentation ein. Mit diesem System gelang es ihm, Fehlleistungen der Osteosynthesetechnik früh zu erkennen und zu beheben. Aufgrund dieser Erfahrung gelang es ihm, zur Verbesserung der Hüfttotalprothetik ein noch weit effizienteres Dokumentationssystem zu entwickeln. Regelmäßige Kontrollen dienen dem einzelnen Patienten zur Früherkennung ihn bedrohender Probleme, aber auch dem Entwickler zur Erfassung von Systemfehlern. Die Behebung derselben soll helfen, Implantate und Instrumente zu verbessern. Seit 1984 werden am Kantonsspital Liestal alle Hüfttotalprothesenimplantationen dokumentiert und nachkontrolliert (s. auch Kap. 1).

3.3
Implantate und deren Indikationen

In diesem Abschnitt werden die verschiedenen, bei uns verwendeten Implantate analysiert, wobei auch einige grundsätzliche Aspekte der Implantation erläutert werden. Die Überlebenskurven sind in Kap. 15 zusammengestellt.

3.3.1
Pfannenimplantate

Allgemeines zur Implantation

Das normale Acetabulum. Beim normalen Acetabulum nähert sich die knöcherne Kontur des Femurkopfes der Köhlerschen Tränenfigur bis etwa 5–8 mm (Abb. 3.1a). Die Kraftübertragung von der Hüfte auf das Becken erfolgt – ausgehend vom Zentrum des Hüftkopfes – über eine kräftige, sanduhrförmige Knochensäule in Richtung Iliosakralgelenk.

Um kranial einen kräftigen mechanischen Widerstand zu erhalten soll nach Möglichkeit die gut durchblutete subchondrale Sklerose erhalten werden (Abb. 3.1b,c).

Abnutzung des Acetabulums und dessen Wiederherstellung. Das Acetabulum wird bei einer Abnutzung am häufigsten queroval ausgewalzt und nach kranial verlagert. Der quere Durchmesser wird dadurch vergrößert (Abb. 3.1b,c, 3.6a), während der sagittale Durchmesser weniger zunimmt (Abb. 3.6b).

Soll ein Implantat mit dem Knochenstock zusammenpassen, so bestehen verschiedene Möglichkeiten:
- Das Implantat wird dem knöchernen Bett angepasst. Dies führt zu einer Vielzahl von verschiedenen Implantaten.
- Der bestehende Knochenstock wird einem möglichst günstig vorgeformten Implantat angepasst. Dabei ist eine sphärische Form mit weniger Knochenverlust erreichbar, als eine konische. Ist das Implantat etwas überdimensioniert (maximal 2 mm), so kommt es zu einer guten Verklemmung.
- Wegen der meist querovalen Form des Acetabulum wird bei kreisförmigem Fräsen bis zum queren Durchmesser ventral und dorsal unnötig viel Knochen geopfert. Als Alternative zum vermehrten Auffräsen kann das Implantat ventral und dorsal verklemmt werden, während die lateral, ausnahmsweise medial verbleibenden Spalträume mit Zement (Abb. 3.1b) oder mit Spongiosa aus dem Femurkopf gefüllt werden (Abb. 3.1c).
- Bei Pfannendefekten, wie bei einer schweren kongenitalen Hüftdysplasie oder einem ausgeprochenen Defekt bei Pfannenlockerung bieten sich ein fester autologer Knochenblock (Abb. 3.8), oder Spongiosa unter Schutz einer kräftigen Pfannenarmierung (Abb. 3.1d,e) als Aufbaumaterial an, welches sich anschließend zu einem kräftigen Knochenstock umbaut.

Wahl des Kopfzentrums und der Pfannenstellung. Wir streben grundsätzlich die Wiederherstellung des ursprünglichen Kopfzentrums an (Abb. 3.6, Abb. 3.8). Üblicherweise wird dieses bei einer fortschreitenden Koxarthrose zunehmend nach lateral, kranial und ventral verschoben (Abb. 3.6a–c, 3.8a). Dies bedeutet, dass das Zentrum meistens nach medial, dorsal und distal zurückversetzt wird. Lediglich bei der Protrusionskoxarthrose wird das Kopfzentrum nach ventral und lateral verschoben (Abb. 3.7.). Es gibt wichtige Hinweise, dass ein korrektes Kopfzentrum gepaart mit einer Inklination der Pfanne von 35–40° die Lebensdauer des Implantates verlängert [5]. Eine Anteversion von 14–18° ist wichtige Voraussetzung zur Verhinderung eines ventralen Impingements und von Luxationen (Kap. 6). Bei Pfannenrevisionen ist das genaue Studium der pathologischen Pfannenlage wichtige Voraussetzung für einen Erfolg (Abb. 3.9).

Primäre Stabilität und Verhinderung einer Wanderung durch Verschraubung

Ziel beim Ersatz der Hüftgelenkspfanne ist eine primäre Stabilität, die eine sofortige volle Belastung erlaubt. Sie respektiert die Regeln einer stabilen Osteosynthese, unter deren Schutz sich durch einen knöchernen Umbau bzw. eine knöcherne Integration eine dauernde sekundäre Stabilität einstellt, welche für eine Prothese unerlässliche Bedingung ist. Die Wiederherstellung und der Erhalt des natürlichen Kopfzentrums ist Teil und Ziel der primären Osteosynthese. Eine sekundäre Wanderung soll dabei ausgeschlossen werden. Gemeinsames Grundprinzip der Osteosynthese ist die Verschraubung. Angesichts der verschiedensten Pfannendefekte ist zur Erreichung der Stabilität der Aufwand der Verschraubung verschieden und sind verschiedene Armierungen notwendig. Die Grundtechnik und das Ziel der Verschraubung bleiben aber gleich.

- **Grundsatz der Verschraubung.** Stärkste Verankerungszone ist der konische Verstrebungspfeiler kranial des Acetabulums in Richtung Iliosakralgelenk (Abb. 3.1a–e, 3.2). In dieser Zone finden Schrauben praktisch immer Halt. Liegt eine starke Osteoporose vor, ist der feste Sitz der Schraube oft nur garantiert, wenn die Spitze die gegenseitige Kortikalis fasst. Bei unsorgfältiger Verschraubung besteht das Risiko der Verletzung von Gefäßen (s. auch Abschn. 13.4.2). Besonders bei zu ventraler Verschraubung sind die ex-

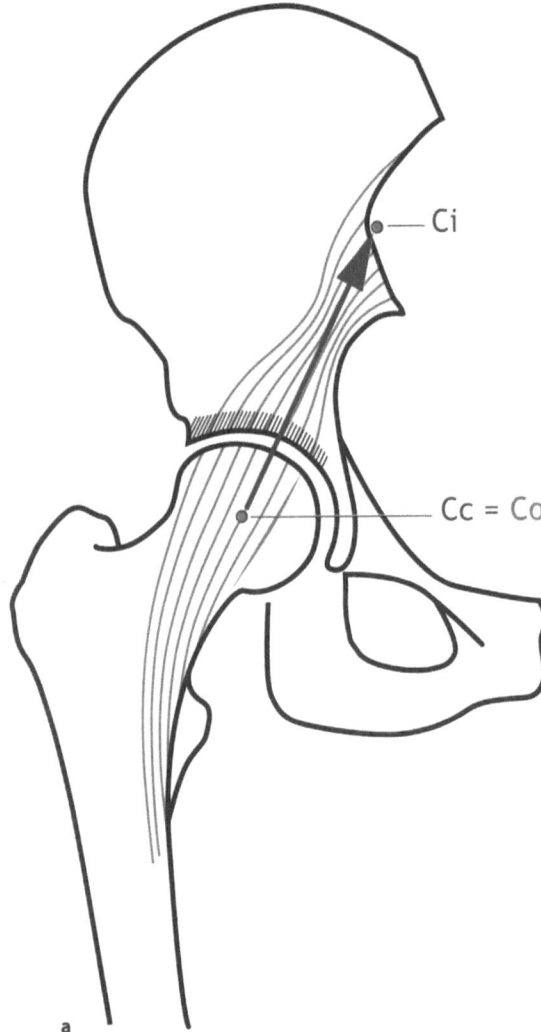

Abb. 3.1 a-e. Pfannenimplantate und ihre Verankerung. b,c Schnittbilder durch das Becken mit Aufsicht auf das Implantat analog Abb. 3.6. Fremdknochen (*allo*)

a Normale Hüftgelenkpfanne. Die durchschnittliche Resultante der Kraftübertragung verläuft annäherungsweise vom Zentrum des Hüftgelenkes (*Cc*) zum Zentrum des Iliosakralgelenkes (*Ci*). Diese Verbindung verläuft auch mitten durch den sanduhrartig angeordneten Knochenpfeiler, der das Azetabulum mit dem Iliosakralgelenk verbindet und der sich für eine gute Schraubenverankerung anbietet. Die Schrauben finden hier einen festen Halt. Bei intraossärer Schraubenlage werden keine Weichteilstrukturen verletzt.

b Verankerung einer Polyethylenpfanne mit Knochenzement: Das Acetabulum wird so ausgefräst, dass das zu lateral gelegene präoperative Kopfzentrum (*Ch*) nach medial korrigiert wird, sodass das Zentrum der Kunstpfanne mit dem natürlichen Kopfzentrum der gesunden Gegenseite (*Co*) übereinstimmt und dass die subchondrale Sklerosezone (*Sc*) erhalten bleibt. Verankerungslöcher von ca. 6 mm Durchmesser entlang des Pfannenrands verzahnen den Zement mit dem Knochen. Die Dicke des Knochenzements (*ce*) soll kranial mindestens 2–4 mm betragen

c Verankerung einer nicht zementierten SL-II Pfanne: Die Vorbereitung des Acetabulums geschieht wie bei **a**. Da das arthrotische Acetabulum in der Regel queroval ist, bleiben medial und lateral noch kleine Hohlräume, während sich die Schale ventral und dorsal schon fest verklemmt. Die Hohlräume werden mit autologer Spongiosa aus dem Femurkopf (*auto*) gefüllt. Anschließend wird die Pfanne eingeschlagen und mit 2–3 Schrauben in Richtung des Zentrums des Iliosakralgelenks primär stabil verankert. Über Risiken bei der Verschraubung s. Abb. 13.8

d Verankerung einer Pfannendachschale: Unregelmäßige Hohlräume werden vorzugsweise mit autologem (*auto*) Knochen gefüllt. Die Pfannendachschale wird fest in Richtung Iliosakralgelenk verschraubt. Die vorstehenden Schraubenköpfe bringen eine willkommene Distalisierung der Polyäthylenpfanne bzw. des Kopfzentrums mit sich, wenn auch auf unserer Zeichnung nicht ganz bis zum natürlichen Zentrum. Wird eine kleinere Pfanne gewählt, kommt es zu einer zusätzlichen Medialisierung des Kopfzentrums. Über Risiken bei der Verschraubung s. Abb. 13.9

e Verankerung einer Stützschale nach Burch-Schneider: Die Stützschale erlaubt es, trotz fehlender kranialer Abstützung eine primäre Stabilität zu erreichen. Die dem Os ilii angebogene Lasche wird durch horizontale oder leicht nach distal und dorsal geneigte Schrauben verankert. Die distale Spitze im Os ischii verhindert eine Protrusion. Die kranialen Defekte werden mit autologer Spongiosa aufgefüllt. Mediale Hohlräume können mit Fremdknochen (*allo*) gefüllt werden. Beim Einzementieren der Polyethylenpfanne wird die Primärstabilität durch einen zusätzlichen mediokranialen Zementpfeiler (*ce*) verbessert. Das in der Zeichnung trotz der Distalisierung noch zu kraniale Pfannenzentrum (*Cc*) liegt auf der Verbindung zum Iliosakralgelenk. Über Risiken bei der Verschraubung s. Abb. 13.11

3.3 Implantate und deren Indikationen 19

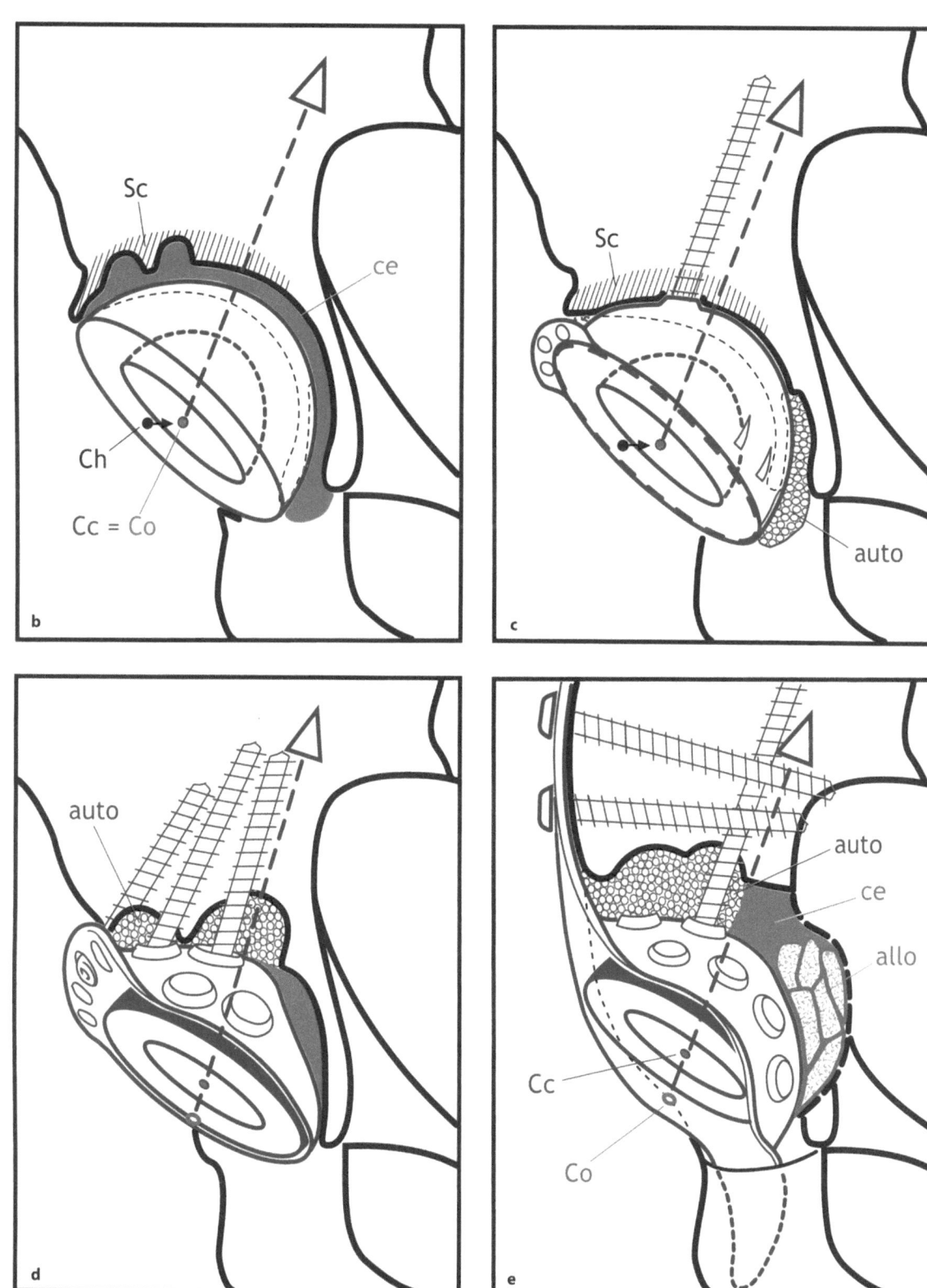

Abb. 3.1 b-e

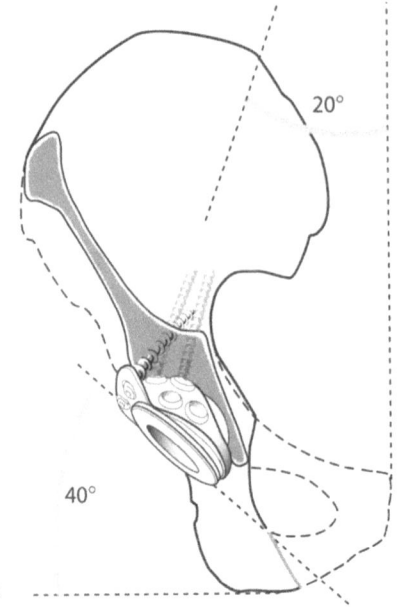

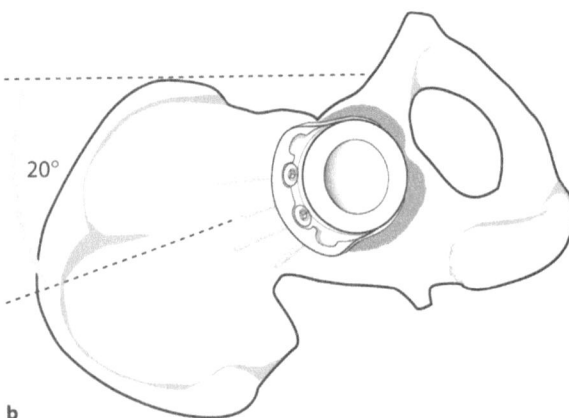

Abb. 3.2a,b. Räumliche Orientierung der Schraubenverankerung (Beispiel: Pfannendachschale nach M.E. Müller)
a Frontalansicht, Os ilii teilweise frontal aufgeschnitten
b Seitenansicht: Als erste Schraube wird die zentrale Schraube eingebracht. Das Loch wird in Richtung der Resultante nach kranial, sowie 20° nach medial und 20° nach dorsal gebohrt. Die übrigen Schrauben werden konisch der Ersten in der Richtung angepasst. Ist die Knochenstruktur sehr schlecht, z.B. bei chronischer Polyarthritis, so empfiehlt sich eine zylindrische Anordnung der Schrauben mit knapper Perforation der begrenzenden Kortikalis durch die Schraubenspitzen, wodurch der Sitz markant verbessert werden kann. Zu ventrale oder zu dorsale Schrauben sollen wegen der Gefahr der Gefäß- oder Nervenverletzung vermieden werden (s. auch Abschn. 13.4, Abb. 13.9)

ternen Iliakalgefäße exponiert (Abb. 13.3–13.7). Demgegenüber sind Nervenschädigungen nur ausnahmsweise beschrieben.

Schraubenbrüche. Kommt es bei einem schlecht tragenden Knochenstock trotz vermeintlich primärer Stabilität zur Migration, so sind Ermüdungsbrüche der Schrauben durch Überlastung möglich.

Überprüfung der Wanderung von Pfannenimplantaten (EBRA)

Um die Tauglichkeit der Methoden zur sofort stabilen Pfannenverankerung zu überprüfen, haben wir uns nach tauglichen Kontrollmethoden umgesehen. Bewusst haben wir dabei nicht die RSA-Methode gewählt, da der zeitliche und finanzielle Aufwand dieser Untersuchung pro Patient zu groß ist bei allerdings eindrücklicher Genauigkeit. Im Vergleich zu dieser Methode haben wir vier Messtechniken untersucht, bei denen der Aufwand wesentlich geringer ist [7, 8]. Dabei ist das Verhältnis zwischen Aufwand und Genauigkeit für die Einbildröntgenanalyse (EBRA) der Innsbrucker Studiengruppe [9] besonders günstig. Voraussetzung für diese Messmethode sind einheitlich aufgenomme ap-Beckenröntgenbilder (Abb. 3.5a). Die regelmäßige Herstellung verwertbarer Bilder braucht zwar eine gewisse Schulung des Personals der Röntgenabteilung. Die Bilder sind aber sowohl für die klinische Beurteilung, wie für die Vermessung verwendbar – im Gegensatz zur RSA-Methode, bei der die Messaufnahmen klinisch weitgehend wertlos sind.

Die Genauigkeit der Messmethode liegt bei ±1 mm. Sie steigt mit der Anzahl verwertbarer Röntgenbilder. Da nach unseren bisherigen Erfahrungen die Toleranz einer Pfanne, die fest einheilt, bei maximal 1,6 mm Verschiebung liegt, ist diese Genauigkeit zwar nicht als ausgezeichnet, aber als ausreichend zu bezeichnen. Wir haben die klassische Darstellung der Wanderung mit Kurven um eine pseudodreidimensionale Darstellung ergänzt [3].

In aller Regel erreichen wir durch die dargestellten Operationstechniken eine dauerhaft stabile Verankerung, sogar in Situationen mit großen Defekten (Abb. 5.11e, 5.13e). Auch bei der Verwendung großer Aufbauspäne zur Überwindung von Pfannendefekten bleiben Pfannen stabil, wenn die unmittelbare Kraftübertragung nach der Operation vom gewachsenen Knochenstock übernommen wird (Abb. 3.8, 9.1). Gelegentlich findet man eine leichte Wanderungstendenz, wobei in Ausnahmefällen auch eine langsame Verformung des Azetabulums möglich sein könnte (Abb. 3.11d).

Verwendete Pfannenimplantate

In der Beobachtungsperiode verwendeten wir 4 verschiedene Gruppen von Pfannenimplantaten, die sphärisch gestaltet sind und die wir alle heute noch einsetzen:

- **Zementierte Polyethylenpfanne** (Abb. 2.6, Abb. 3.1b): Bei der zementierten Pfanne wird der Spaltraum zwischen Kunstpfanne und Acetabulum durch Knochenzement gefüllt. Unsere Langzeitresultate waren dann gut, wenn die Zementschicht kranial mindestens 2–4 mm dick war. Der Zement verhindert den Kontakt zwischen Polyethylen und Knochen auch im Fall einer langsamen Lockerung mit entsprechender Ausbreitung von Granulationsgewebe zwischen Implantat und Knochen. Auch scheint eine Wiederherstellung des natürlichen Kopfzentrums und eine Inklination von 35–40° die Langlebigkeit des Implantats günstig zu beeinflussen [5]. Wegen günstiger Ergebnisse im Zeitraum von 5–15 Jahren verwenden wir diese Lösung neuerdings wieder gelegentlich bei Primärversorgungen alter Patienten (Abb. 2.5). Der Versuch Schneiders [16], das knöcherne Acetabulum zusätzlich mit sog. Pfahlschrauben zu armieren, um die Druckverteilung auf eine größere Knochenoberfläche zu erzwingen, ergab schlechtere Langzeitresultate (Abb. 15.7, 15.8).

- **Nichtzementierte SL-Pfanne** (Abb. 2.6, 3.1c): Eine nicht zementierte sphärische Pfanne verlangt eine möglichst passgenaue Form des gefrästen Azetabulums. Bei ovaler Verformung des Acetabulums werden nach Zentrierung des Pfannenzentrums bestehende Hohlräume in der Frontalebene mit autologem Knochen gefüllt. Die orginale SL-Pfanne nach M.E. Müller wurde 1997 gegen eine Weiterentwicklung mit dünnerer Wand, gröberer Oberfläche und Verzahnungskeilen an der Außenfläche eingetauscht (Abb. 2.5, 2.6).

- **Pfannendachschale** (Abb. 2.6, 3.1d): Ist der tragende Knochenstock des Acetabulums unregelmäßig, unterbrochen durch Geröllzysten bei Primärprothesen oder durch mit Granulationsgewebe gefüllte Defekte bei Revisionsfällen, eignet sich die Pfannendachschale nach M.E. Müller. Nach Säuberung der Hohlräume wird das Acetabulum mit der Pfannenfräse etwas ausgeglichen. Die verbleibenden Lücken werden mit autologer Spongiosa ausgefüllt. Die Pfannendachschale wird verklemmt und kranial fest auf den verbleibenden Knochenstock aufgeschlagen. Dabei soll der mediale Ring der Schale direkt auf der medialen Azetabulumwand aufliegen (Abb. 3.12). Anschließend erfolgt die Verschraubung in Richtung des Iliosakralgelenks mit 3 bis 4 festsitzenden Schrauben, die eine primär belastbare Stabilität erzielen sollen. Freiliegende autologe Spongiosa wird mit einem resorbierbaren Netz, z.B. aus Vicryl abgedeckt, damit kein Zement zwischen die Spongiosabröckel eindringen kann. Die Polyethylenpfanne kann nun in gewünschter Inklination von 35–40° und Anteversion von 14–18° einzementiert werden. Durch Wahl einer großen Pfanne wird das Kopfzentrum nach distal, mit einer kleinen Pfanne nach medial versetzt. Die Hakenschale nach Ganz empfehlen wir deshalb nicht, weil sie wegen ihrer flachen Höhlung nicht erlaubt, das Kopfzentrum genügend nach medial zu versetzen und weil die Schale bei zu kurzer Hakenlasche kraniomedial nicht auf dem Knochen aufliegt. Die Pfannendachschale findet breite Anwendung als Primär- und Revisionsimplantat (Abb. 2.5, 2.7).

- **Stützschale nach Burch-Schneider** (Abb. 2.6, 3.1e): Die Stützschale kommt bei großen Knochendefekten mit fehlender kranialer Abstützung oder Knochenunterbrechung zur Anwendung. Ihre Verwendung nimmt zu (Abb. 2.7), einerseits wegen der durch die Einführung der Probstützschale vereinfachten Implantationstechnik (Abb. 3.10), andererseits wegen der Zunahme der zu versorgenden großen Azetabulumsdefekte in unserem Krankengut. Die kraniale Lasche kann zusammen mit einem medialen Zementpfeiler so stark verankert werden, dass diese Stützschale eine kräftige Distalisierung des Pfannenzentrums erlaubt (Abb. 3.11). Die Auffüllung des kranialen Defektes geschieht mit autologem, bei alten Patienten mit allogenem Knochenmaterial (Abb. 3.11e). Die alleinige Auffüllung mit Zement (Abb. 6.6) haben wir wegen der Gefahr der Überhitzung und damit Schädigung des angrenzenden Knochens aufgegeben.

3.3.2 Wahl der Schaftimplantate

Das proximale Femur weist eine sehr unregelmäßige Innenform bei starken individuellen Unterschieden auf (Abb. 3.4a,b). Grundsätzlich finden sich metaphysär eine Antetorsion und eine Rekurvation, diaphysär eine konische Verjüngung sehr verschiedener Ausprägung und eine Antekurvation. Die engste Stelle des Femur, der Femuristhmus, befindet sich ungefähr 220–240 mm unterhalb des Kopfzentrums. Konfektionierte Prothesensysteme können diese Innenform nicht genau nachahmen. Nicht zementierte Systeme retten sich deshalb in vierschrötige Klemmformen. Dabei eignen sich je nach Individuum eher konisch (CLS) oder zylindrisch geformte Implantate (Zweymüller). Bei den zementierten Systemen werden die verbleibenden Hohlräume mit Zement gefüllt.

Bei der Beurteilung eines Prothesensystems sind die Form, die Oberfläche in ihrer mikroskopischen und makroskopischen Struktur, der Werkstoff und dessen Elastizität in Beziehung zueinander zu setzen, um eine Beurteilung abgeben zu können (s. auch Kap. 15).

Verwendete Schaftimplantate

Zementierte Geradschaftsysteme

Gemeinsamkeiten aller Systeme: Die verwendeten Geradschaftsysteme (Geradschaft 77 Standard und Lateralisierend, SL 88 und CDH, Virtec Standard und Lateralisierend) weisen eine ganze Reihe gemeinsamer Komponenten auf (Abb. 2.9a,b):

- Die folgenden gemeinsamen Eigenschaften der sechs Prothesenreihen erlauben es, eine einzige Planungsfolie (Abb. 3.3) pro Reihe zu schaffen:
  - Konstante Lateralisierung der medialen Prothesenkontur gegenüber dem Kopfzentrum. Die Gesamtlateralisierung der größeren gegenüber der kleineren Prothese nimmt entsprechend um die Hälfte der zusätzlichen Prothesenbreite zu.
  - Konstanter Schenkelhalswinkel.
  - Konstanter Keilwinkel.
- Keilform: Die Keilform ist in der Frontalebene stärker als in der Sagitalebene. Sie führt zur Selbstzentrierung und zum Dreipunktekontakt (Abb. 3.4c).
- Rotationssicherung durch einen flachen oder ovalen Querschnitt. Sie führt zu einer mehr oder weniger deutlichen Aufteilung in eine ventrale und eine dorsale Zementhälfte (Abb. 3.4c,e).
- Standard-Lateralisierende Prothese: Der Unterschied der Lateralisierung der entsprechenden Größen beträgt 6 mm. Wird auf der Standardprothese ein kurzer Kopf, auf der lateralisierenden ein langer aufgesetzt, so beträgt der Unterschied der Lateralisierung 12 mm. Die Aufteilung in diese beiden Prothesentypen erlaubt eine genauere Imitierung der präoperativen Situation. Bei Männern passt in der Regel eher die lateralisierende Prothese, bei Frauen ist oft die Standardprothese anatomischer. Es gibt Hinweise, dass bei einer stärkeren Lateralisierung der Abrieb geringer ausfällt [15] und die klinische Versorgungsqualität besser ist, aber vielleicht etwas früher eine Lockerung auftritt.
- Zementierung: Einen sehr sicheren Verbund mit dem Zement gehen feingestrahlte Prothesenoberflächen ein. In Kombination mit ventralen und dorsalen Zementabstützkragen ergibt dies einen sehr stabilen Verbund. In diesem Zusammenhang ist es sinnvoll, dass der Zement distal die Prothesenspitze 5–10 mm überragt (Abb. 3.4d).

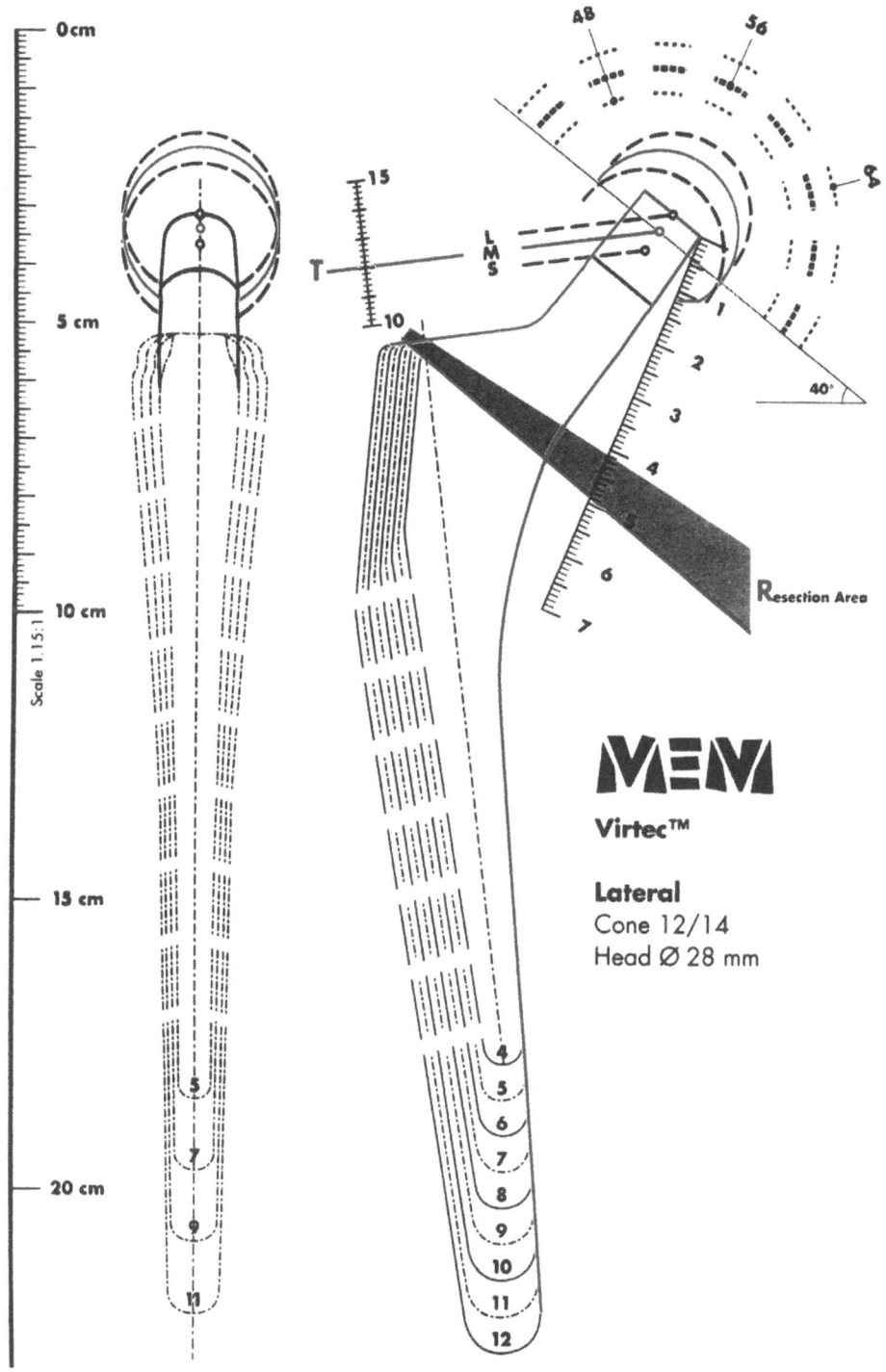

Abb. 3.3. Beispiel einer Zeichnungsschablone für eine Prothese aus dem Geradschaftsystem: Virtec lateralisierend. Die rot eingezeichneten Konturen sind allen Größen gemeinsam. Die Trochanterlinie T dient zur Erstellung und Festlegung der Distalisierung/Proximalisierung des Kopfzentrums gegenüber der Trochanterspitze. Der Ort der Kopfhalsresektion ist als Bereich angegeben, wobei direkt der Abstand vom Konusrand abgemessen werden kann. Mit aufsteigender Prothesengröße nimmt die Lateralisierung um die Hälfte der Prothesenverbreiterung zu. Die Pfanneneingangsebene ist mit 40° Inklination angegeben. Eine Inklination von 35–40°, gepaart mit einer Anteversion von 14–18° wird als ideal zur Verhinderung von Luxationen und Impingement betrachtet (Kap. 6). Beispielhaft sind drei sphärische Pfannenkonturen mit verschiedenem Durchmesser angegeben. Ergänzend ist links die laterale Prothesenprojektion aufgezeichnet

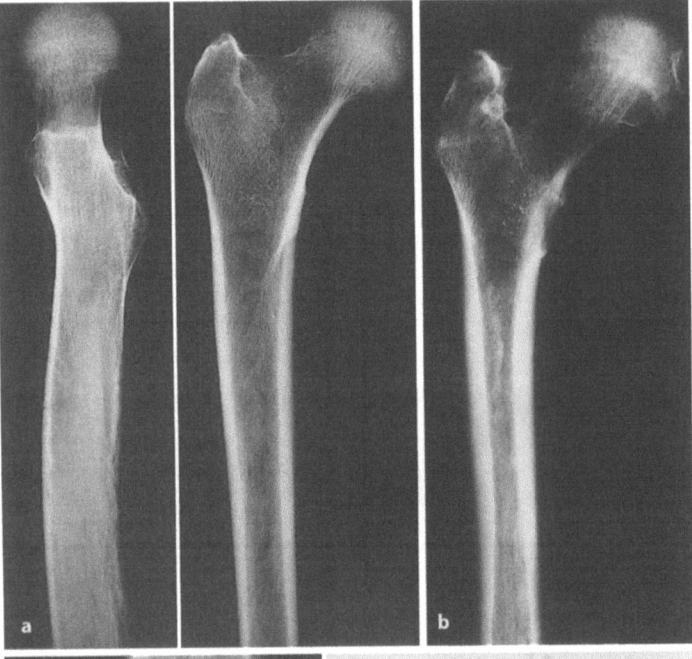

Abb. 3.4a–e. Räumliche Verhältnisse des proximalen Femur und Verankerung der Geradschaft- bzw. der Virtec-Prothese
a Proximales Femur ap und axial – Röntgenaufnahmen eines isolierten Femurs. Metaphysär besteht eine Antetorsion und eine Rekurvation, diaphysär eine Antekurvation. Die Markhöhle verjüngt sich nach distal leicht
b Proximales Femur mit sehr ausgeprägter Verjüngung der Markhöhle und markantem Isthmus

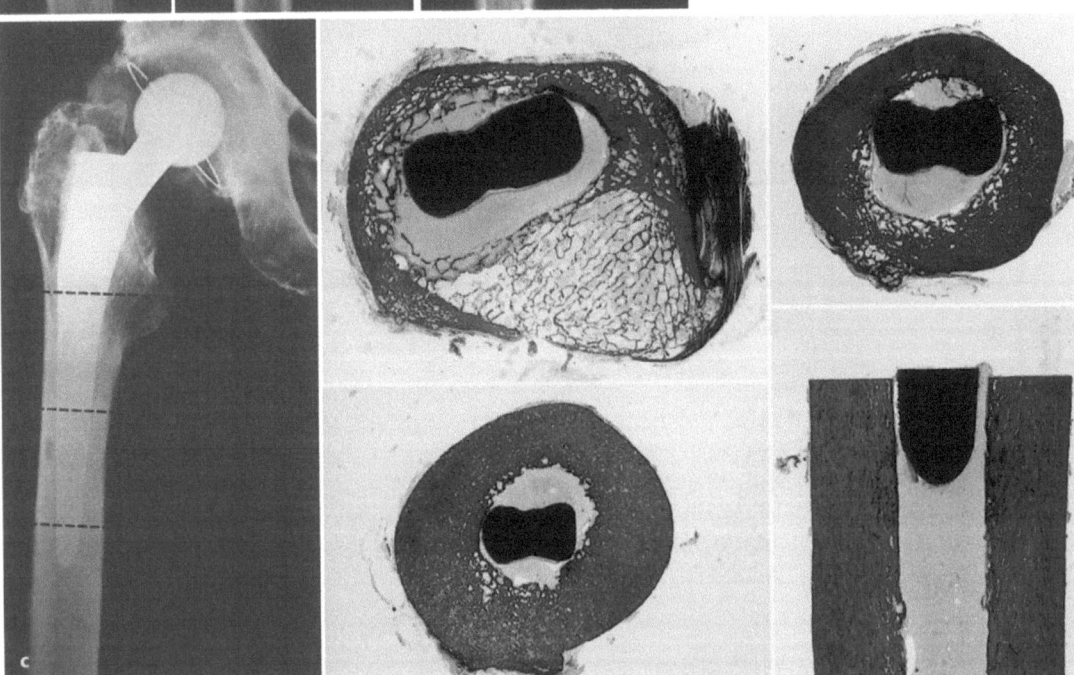

c Verankerung einer Geradschaftprothese im proximalen Femur. Post mortem Untersuchung mit unentkalkter Histologie. SE männlich, 80 Jahre (O. 8990). Bei der klinischen Kontrolle nach 11 Jahren keine Schmerzen. Tod 12 Jahre nach der Implantation. Die drei queren Sägeschliffe entsprechen den Grunschen Zonen, die distale Spitze ist frontal gesägt. Schliffdicke von ca. 100µm. Aufziehen auf milchigem Plexiglas, Färbung mit Toluidinblau. Spezielle Detailareale werden mit 6µm Dicke auf einem Spezialmikrotom geschnitten. Die laterale Kortikalis weist eine kleine Aufhellung auf als erstes Zeichen von Granulationsgewebe. Keine Zeichen einer „stress protection" im Sinne einer kortikalen Verdickung distal auf das sehr steife Implantat. Keine Saumbildung zwischen Zement und Knochen. Die Schnittbilder zeigen einzelne örtliche punktförmige Kontaktpunkte zwischen Prothese und Knochen. Die Prothese liegt typischerweise proximal mehr ventral, distal mehr dorsal. Der Zementmantel ist überall intakt und bleibt mit der Wabenstruktur des Knochens verzahnt. Die Kortikalis ist kaum verändert. Es findet sich zwischen dem Zement und dem Knochen kein Zwischengewebe. Der Zementpfropf distal der Prothesenspitze ist zu lang. Die begrenzende Markraumsperre aus Knochen des Femurkopfes ist weitgehend aufgelöst

3.3 Implantate und deren Indikationen | 25

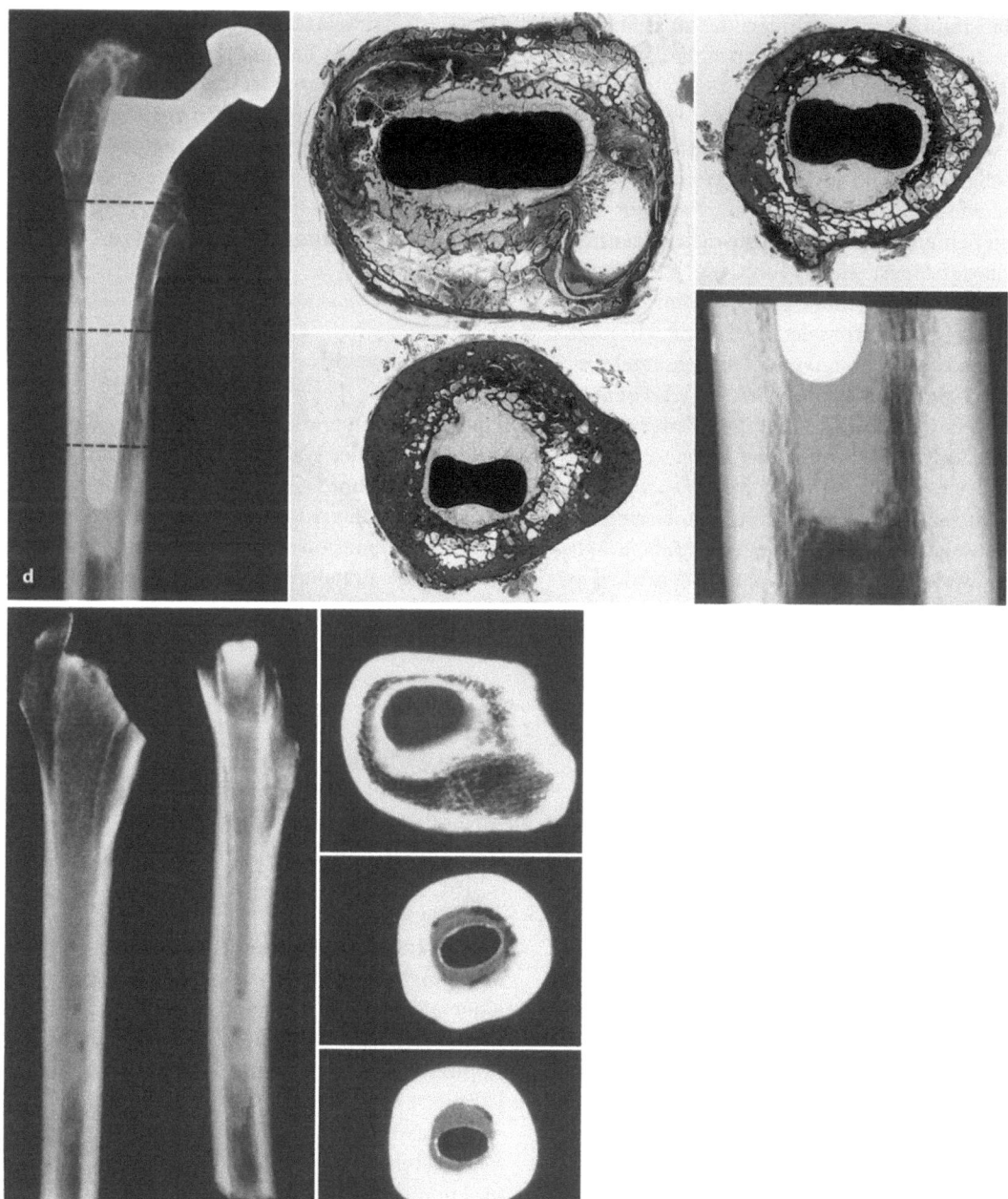

Abb. 3.4.d Zweites Beispiel: SI weiblich, 84 Jahre (O. 7884). Nach 5 Jahren beurteilt die Patientin das Resultat als sehr gut, hat keine Schmerzen, geht über eine Stunde und flektiert über 90°, nach 10 Jahren ist sie bereits sehr gebrechlich. Tod 13 Jahre nach der Implantation. Gleiche Aufarbeitung, wie bei Abb. 3.4c. Stark osteoporotisch aufgelockerte Kortikalis, besonders proximal und medial. In den Grunschen Zonen 1 und 7, also proximal beim Eintritt des Schafts in das Femur, breiten sich zwei mit Granulationsgewebe gefüllte Höhlen aus, Ausdruck des PE-Abriebs aus dem Gelenk. Distal davon ist der Zementmantel vollständig ungestört. Angrenzend an den Zement findet sich aber besonders medial und dorsal eine massive Auflockerung der Kortikalis. Besonders schön ist dies distal-medial der die Prothese überragenden Zementspitze zu sehen. Von der autologen Markraumsperre bleibt praktisch nichts zurück.
e Versuchsimplantation mit einer Virtec-Prothese aus einem für Röntgenstrahlen durchlässigen Kunststoff: Die Übersichtsbilder links ap und axial erlauben die Beurteilung eines sehr zentralen Sitzes der Prothese trotz Verzicht auf einen Zentralisierungsaufsatz („Centralizer"). Drei Schnittbilder zeigen den weitgehend regelmäßigen Zementmantel, wobei sich die Kontaktstellen zwischen Schaft und Kortikalis auf kleine Areale beschränken

Eine Markraumsperre verhindert das zu tiefe Eindringen des Zements und führt zu einer dichteren Füllung im Prothesenbereich.

Unterschiede der verwendeten Systeme (Abb. 2.9a,b):
- Geradschaft 77: Die Prothese in Standard- und lateralisierender Variante weist einen vorderen und hinteren Zementabstützkragen sowie eine zentrale Furche auf. Sie ist feingestrahlt, was nach neueren Kenntnissen zu einem guten Haften des Zements beiträgt. Der frontale Konuswinkel beträgt 6°. Für diese Prothese sind gute Langzeitergebnisse in der Literatur mehrfach belegt [11]. Die Ansicht, dass es wegen des zweiteiligen Zementmantels verhältnismäßig frühzeitig zu einer histologisch nachweisbaren Unterminierung der Verankerung wegen der Entwicklung von Granulationsgewebe kommt [4], können wir nicht unterstützen. Zwei von neun nach durchschnittlich 11 Jahren Laufzeit mit unentkalkter Technik histologisch untersuchten Prothesen seien als Beispiel angeführt (Abb. 3.4c,d).
- Die CDH-Prothese besitzt einen ovalen Querschnitt und einen frontalen Konuswinkel von 6°.
- Die SL 88-Prothese ist proximal grob gestrahlt und gegenüber der GS 77-Prothese im Querschnitt etwas rechteckiger und lateral etwas dicker als medial. Eine zentrale Furche auf der Vorder- und Rückseite, wie wir sie von der Geradschaftprothese 77 her kennen, fehlt. Der frontale Konuswinkel beträgt 6°.
- Die Virtec-Prothese ist im Querschnitt oval. Die Rotation wird einerseits durch diesen ovalen Querschnitt, andererseits durch zusätzliche Längsschlitze proximal gesichert wird (Abb. 2.9a). Wegen des eher runden Querschnitts muss man beim Einführen der Prothese sorgfältig eine fehlerhafte Antetorsion mit einem gabelförmigen Stößel verhindern. Der Zementmantel ist regelmäßiger ausgebildet als bei der Geradschaftprothese (Abb. 3.4e) Der frontale Konuswinkel beträgt 5°.

Nicht zementierte Femurkomponenten

- Als Primärimplantate: Die SL-Kragenprothese nach M.E. Müller wurde versuchsweise eingesetzt. Nicht zementierte Komponenten wurden nicht aus Prinzip, sondern wegen des speziellen Auftrags der Klinik als Weiterbildungsklinik wenig verwendet. Die gebrauchten Systeme sollten einfach und einheitlich in ihrer Operationstechnik sein.
- Als Revisionsimplantate: Zur Überbrückung großer Defekte wurde bei uns 1989 die SL-Revisionsprothese nach Wagner eingeführt, die sich klinisch gut bewährte. Als einziges nicht von M.E.-Müller konzipiertes Implantat, das von uns verwendet wird, heilt diese Prothese unter Umständen so ein, dass eine Entfernung ohne teilweise Knochenzerstörung nicht möglich ist.

3.4 Operationsplanung

Eine sorgfältige Operationsplanung ist für den Operateur das Mittel der Wahl, um ruhig und mit genauen Kenntnissen zum Fall die Operation zu beginnen. Seit Beginn der Untersuchungsperiode ist an unserer Klinik die Implantation einer Hüfttotalprothese ohne vorhergehende Erstellung einer Planungszeichnung nicht gestattet. Die Planungen werden jeweils am Morgenrapport im Team besprochen.

3.4.1 Planungsvorbereitungen

Als Grundlagen für die Planung dienen:
- Die klinische Untersuchung von Beinlängenunterschied und Hüftbeweglichkeit.
- Aktuelle Röntgenbilder:
  Becken (anteroposteriorer Strahlengang) tief auf die Symphyse zentriert, seit ca. 1990 ergänzt mit einer „Faux-profil-Aufnahme" (Abb. 3.5). Diese Projektion lässt vor allem Verschiebungen des Kopfzentrums nach vorne (Abb. 3.6b) bzw. hinten (Abb. 3.7a) erkennen. Die Bilder sollen nicht älter als 3 Monate sein. Falls vorhanden werden frühere Verlaufsbilder hervorgesucht oder angefordert und in die Beurteilung miteinbezogen.
- Planungsschablonen nach M.E. Müller für die verwendeten Prothesen (Abb. 3.3).

3.4.2 Ziele der Planung

Die Operationsplanung soll es dem Operateur ermöglichen, sich ein möglichst genaues Bild über den Operationsablauf und die möglicherweise auftretenden Probleme zu machen. Die Zeichnung dient zur Festlegung des Plans und erlaubt es, gewisse Fehler vor der Operation zu erkennen und zu korrigieren.

3.4 Operationsplanung 27

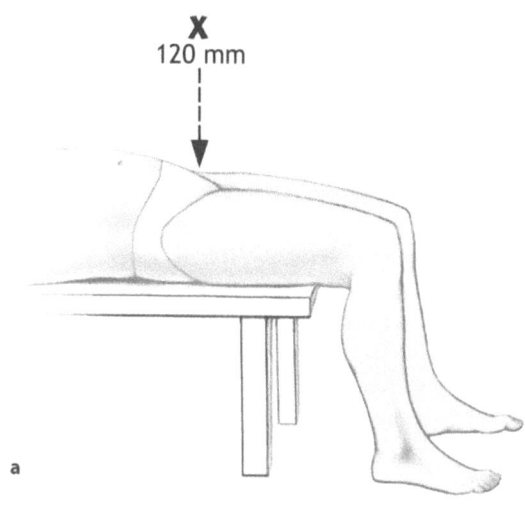

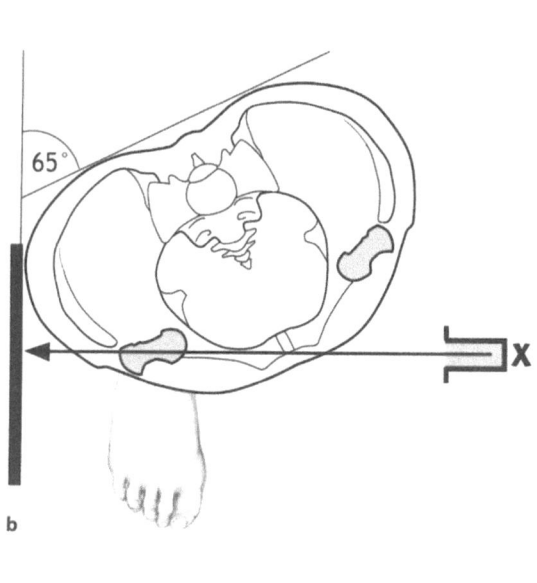

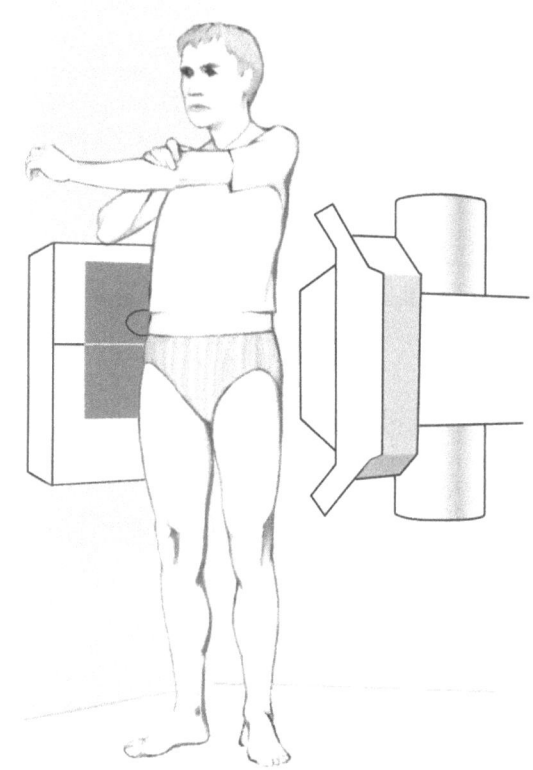

Abb. 3.5a,b. Aufnahmetechnik für reproduzierbare Standardröntgenbilder.

a Becken antero-posterior tief zentriert mit herabhängenden Beinen (Abb. 3.6.a): Die Knie berühren sich, die Unterschenkel hängen über die Tischkante und sind parallel. Der Zentralstrahl ist auf den Oberrand der Symphyse gerichtet, Film-Fokusabstand 120 cm. Darauf achten, dass das Becken nicht verkippt ist. Das postoperative Bild soll deshalb erst nach einigen Tagen gemacht werden. Keine Rasterplatten verwenden, um die Reproduzierbarkeit besser zu garantieren

b Hüfte „faux profil" [10]: Das Becken des stehenden Patienten wird 25 ° nach hinten gedreht, wodurch zwischen Bildplatte und Sakralebene ein Winkel von 65° entsteht. Der plattennahe Fuß steht parallel zum Film. Der Zentralstrahl wird auf die plattenferne Leiste gerichtet. Dabei wird die plattennahe Hüfte abgebildet (Abb. 3.6.b,c)

Das Operationsteam kann sich auf den Eingriff vorbereiten, die Implantate bereitstellen und während dem Eingriff mitdenken. Zur Erreichung dieses Zieles ist eine deutliche, groß angeschriebene Zeichnung notwendig, welche für alle Operationsteilnehmer gut sichtbar ist und gemeinsam mit den präoperativen Röntgenbildern am Lichtkasten aufgehängt wird. Durch einen Vergleich mit dem postoperativen Röntgenbild lässt sich die Richtigkeit der Operation bzw. der Zeichnung überprüfen.

3.4.3
Standardplanung einer Primärtotalprothese

Die Planung erfolgte in der in diesem Buch speziell analysierten Periode immer gleich. Im Zuge der Entwicklung der Virtec-Prothese wurde in der Zwischenzeit die Planungsschablone weiterentwickelt und anstelle des Trochanter major vermehrt der Trochanter minor als Referenzpunkt für die Längenbestimmung beigezogen (Abb. 3.3). Aus Aktualitätsgründen zeigen wir in diesem Buch die gegenwärtig verwendete Methode.

- **Planungsablauf.** Zunächst wird das Beckenröntgenbild auf seine korrekte Aufnahmetechnik hin analysiert und mittels Hilfslinien darauf vorbereitet, dass das Planungspapier korrekt platziert werden kann (Abb. 3.6a). Anschliessend wird das „Faux-profil-Bild" beurteilt (Abb. 3.6b,c). Das Zeichenpapier wird nun korrekt auf das Beckenröntgenbild gelegt (Abb. 3.6d). Die Konturen der kranken Beckenhälfte und das Zentrum des kranken Hüftkopfes (Ch) werden auf das Planungspapier übertragen. Daraufhin wird die Zeichnung auf die gesunde Beckenhälfte gedreht, wobei die Obduratumlinie und die Köhlersche Tränenfigur als vergleichende Orientierungspunkte dienen. Das Zentrum der gesunden Hüfte (Co) wird grün auf die Zeichnung übertragen. Die Pfannenimplantation wird nun unter Wiederherstellung des ursprünglichen Kopfzentrums geplant. Dazu wird die Planungsschablone mit einem Vergrößerungsmaßstab von 1,15:1 so auf die kranke Seite gelegt, dass sie parallel zur Körperachse liegt. Die kreisrunde Pfannenkontur wird so in das kranke Azetabulum eingepasst, dass postoperativ das Kopfzentrum wieder demjenigen der gesunden Körperseite entspricht. Der Durchmesser wird so gewählt, dass die subchondrale Sklerosenzone der kranken Seite im Wesentlichen erhalten bleibt (s. auch Abb. 3.6c). Die Pfannenkonturen werden jetzt auf das darüber gelegte Papier übertragen (Abb. 3.6e). Als nächster Schritt wird mit der Zeichnungsschablone (Abb. 3.3) auf der normalen Seite überprüft, auf welche Höhe die Femurkomponente in Bezug auf die Spitze des Trochanter major zu liegen kommt. Dazu wird der Prothesenstil mit der Schablone auf die Markhöhle projiziert und das Kopfzentrum der Schablone auf die Höhe des Kopfzentrums (Co) auf dem Röntgenbild gebracht. Mittels der T-Linie kann der Abstand von der Trochanterspitze nach distal (coxa vara) oder proximal (coxa valga) abgemessen werden. Auf der zu operierenden Seite wird die zu wählende Femurkomponente bestimmt und eingezeichnet (Abb. 3.6f). Die Röntgenkontrolle nach einem Jahr ergibt ein der Planung vergleichbares Bild (Abb. 3.6g).

Abb. 3.6a–d. Beispiel einer Operationsplanung bei einer Dysplasiekoxarthrose. K O weibl. 83 Jahre (O.14867)
a Auf dem Beckenröntgenbild werden die beiden Kopfzentren markiert. Zusätzlich wird je eine Linie am Unterrand der Foramina obturatoria und am Unterrand des Iliosakralgelenks gezeichnet. Eine Vertikale durch die Symphyse trifft auch das Steißbein zentral, was auf eine genaue ap-Projektion schliessen lässt
b Auf der Faux-profil-Aufnahme lässt sich erkennen, dass das Kopfzentrum deutlich nach ventral verlagert ist. Während der Operation soll es nach dorsal zurückverlagert werden
c Hilfsskizze zur Faux-profil-Aufnahme: Ch: Kopfzentrum, Cc: Zentrum des Acetabulums, Fol: Foramen obturatum links, Spi: Spina iliaca ant. inf., Sps: Spina iliaca ant. sup., Tmi: Trochanter minor, Tisch: Tuber ischii. Mit der sphärischen Pfannenfräse wird das Azetabulum nach dorsal-distal erweitert (Pfeile), wobei die subchondrale Sklerosezone (Sc) kranial erhalten wird. Rot: gefrästes Pfannenbett
d Das Transparentpapier überlappt mit dem Oberrand das untere Ende des Iliosakralgelenks, mit dem medialen Rand die Symphyse. Die Konturen und das Kopfzentrum (Ch) der zu operierenden Beckenhälfte werden auf das Papier übertragen

3.4 Operationsplanung

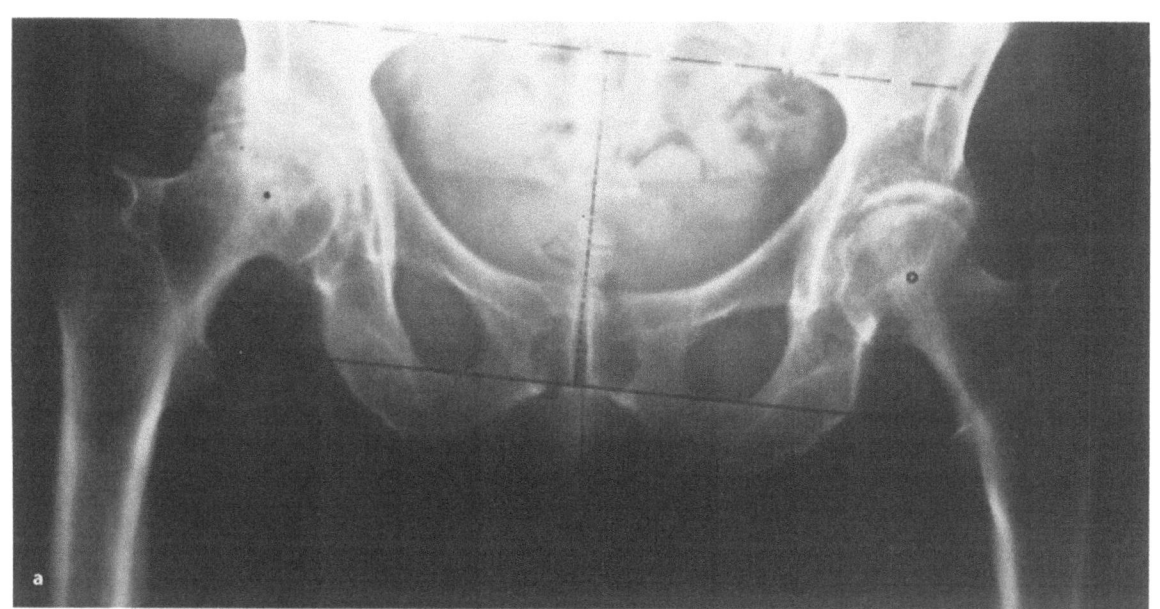

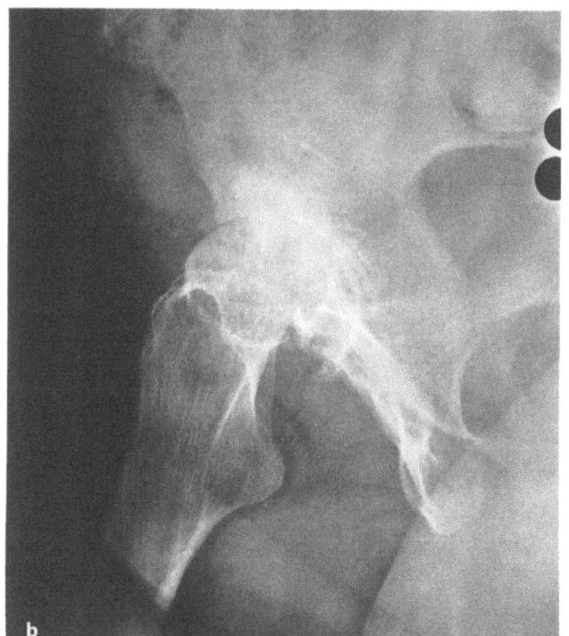

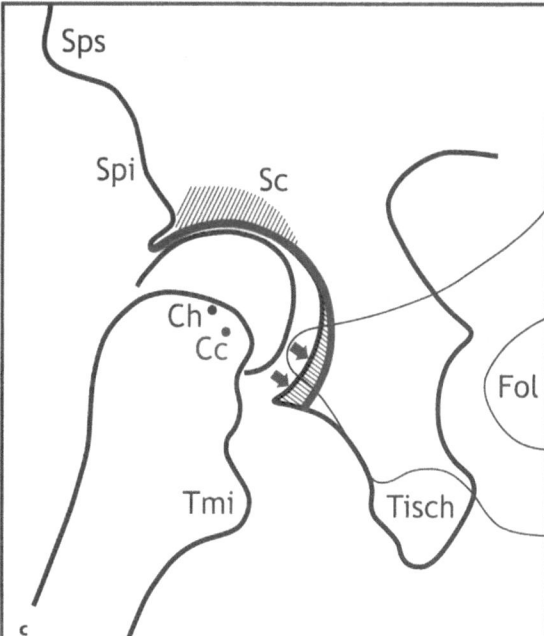

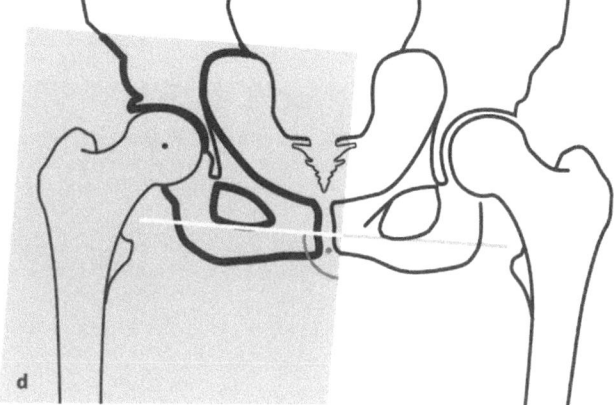

Abb. 3.6a–d

30 KAPITEL 3 Operationstechnik

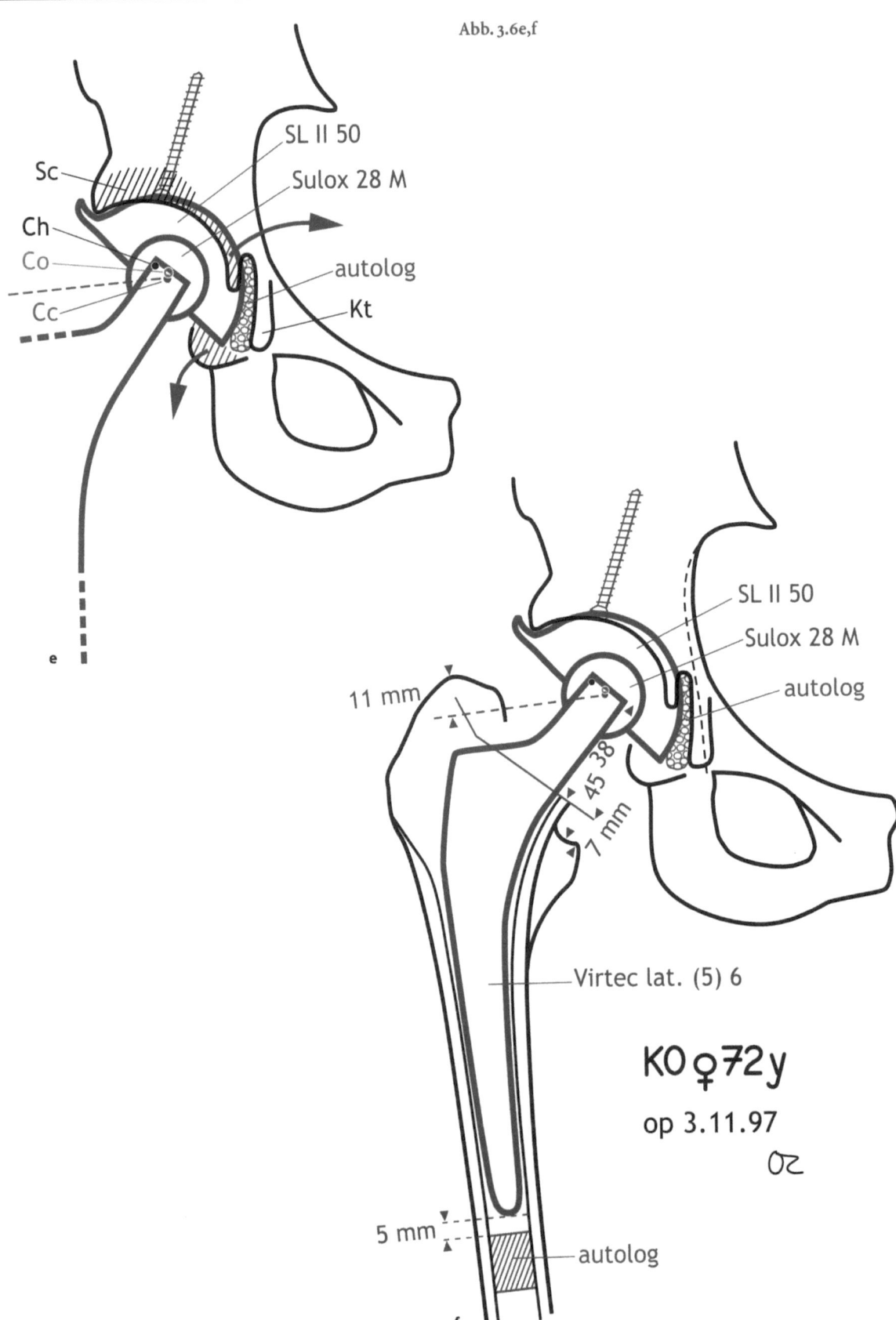

Abb. 3.6e,f

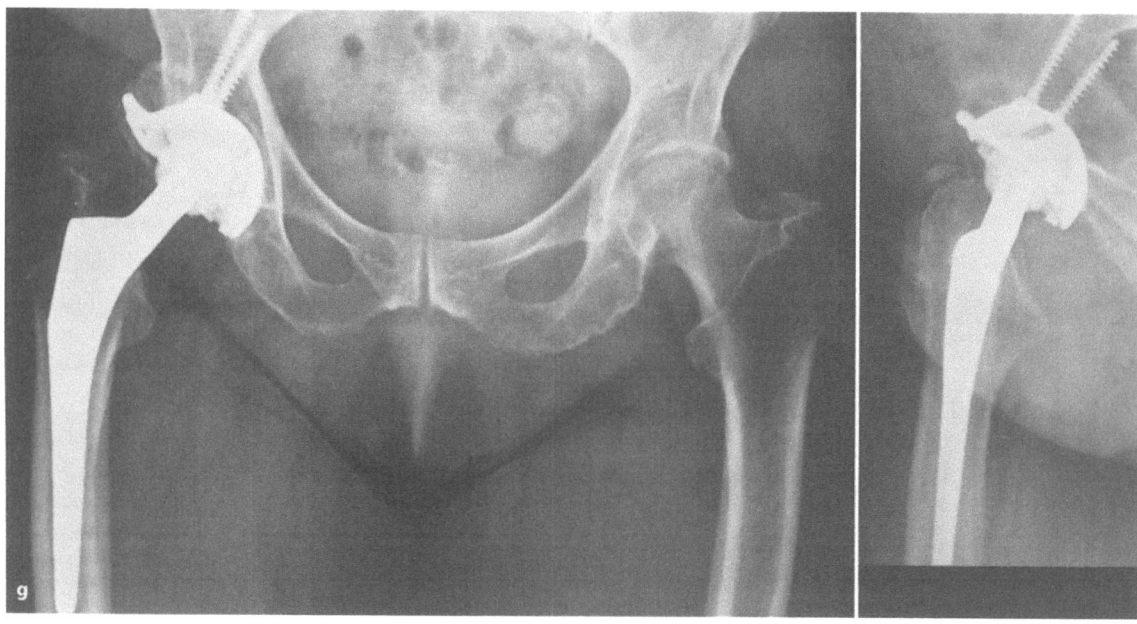

◂ **Abb. 3.6e.** Teilzeichnung nach der Pfannenplanung und dem Einzeichnen der für alle Prothesengrößen gleichen Konturen. Die rot schraffierten Knochenanteile werden entfernt, die schwarz schraffierte subchondrale Sklerosezone (Sc) erhalten

f Die Konturen des Femur und die Lage der Schenkelhalsosteotomie werden mit Hilfe der Zeichnungsschablone festgelegt. Die Schablone erlaubt die direkte Abmessung des Abstands zwischen dem Trochanter minor bzw. der geplanten Osteotomie und dem Konusrand. Alle Komponenten werden angeschrieben und die wichtigen Distanzen vermessen. Der Name des Patienten und des Operateurs sowie das Operationsdatum werden ergänzt

g Röntgenkontrolle 2 Jahre postoperativ. Die Patientin ist beschwerdefrei, kann über 1 Stunde ohne Stöcke gehen und die Hüfte 100° flektieren. Kurze Zeit später stirbt sie aus anderen Gründen

▪ **Besonderheiten.** Stark nach kranial ausgeschliffenes Acetabulum: Das neue Kopfzentrum kann auch etwas kranial, nicht aber lateral des natürlichen Zentrums der Gegenseite platziert werden [5]. Als Kompensation lässt man die Schaftkomponente um dieselbe Distanz etwas vermehrt proximal vorstehen.

Starke Dysplasiekoxarthrose: Damit der Prothesenkopf mit den vorhandenen Muskelkräften besser ins Acetabulum zentriert wird, verwenden wir vorzugsweise eine lateralisierende Schaftkomponente.

Starke Protrusion (Abb. 3.7): Durch die Lateralisierung des Kopfzentrums an seine ursprüngliche Stelle wird auch der Trochanter deutlich lateralisiert. Um kein störendes Trochanterschnappen auszulösen, verwenden wir die schmalere Standardkomponente.

Präoperative Beinlängenunterschiede: s. Kap. 9.

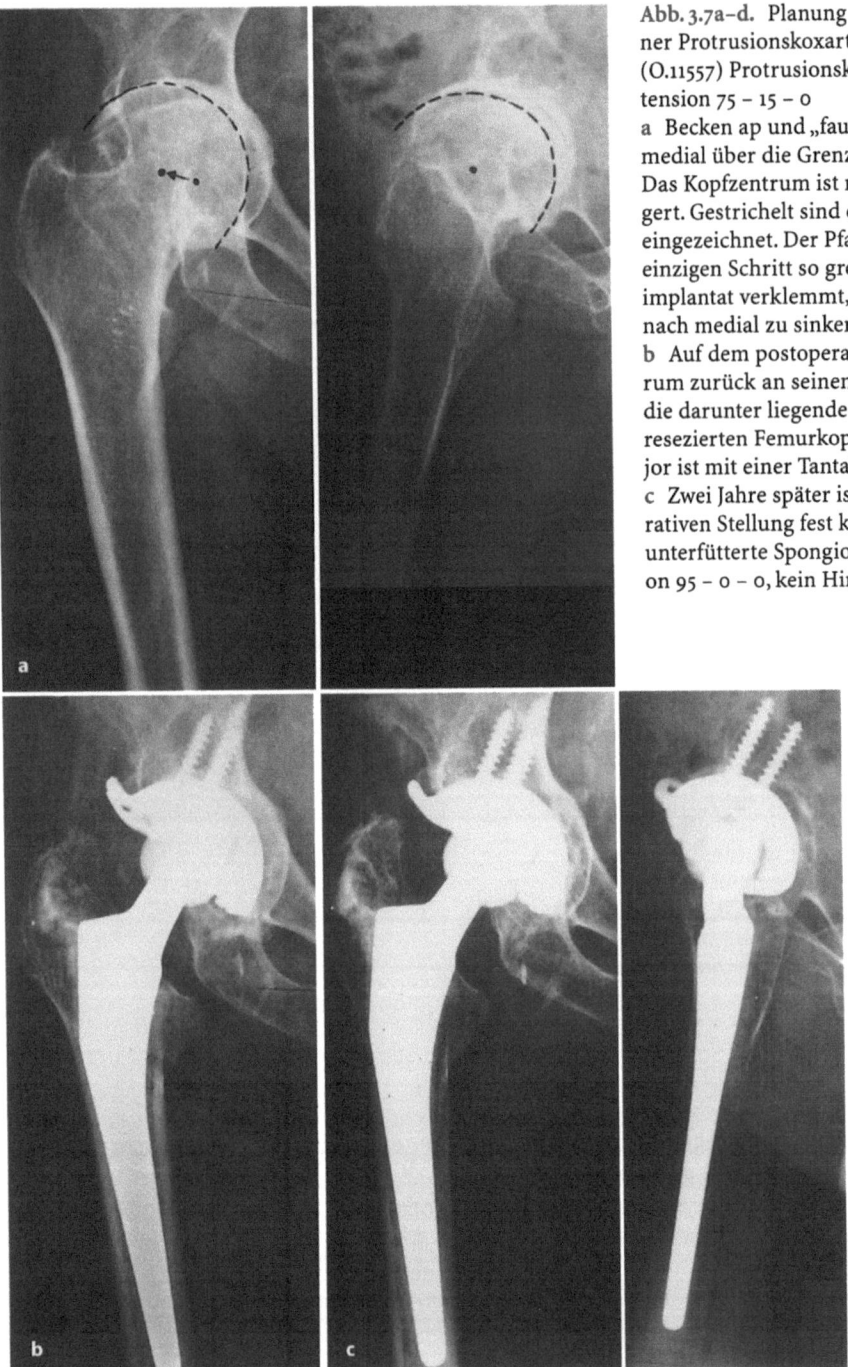

Abb. 3.7a-d. Planung der Primärversorgung bei einer Protrusionskoxarthrose (R L weibl. 80 Jahre (O.11557) Protrusionskoxarthrose bds, Flexion/Extension 75 – 15 – 0

a Becken ap und „faux profil": Die Kopfkontur ragt medial über die Grenzlinie des kleinen Beckens vor. Das Kopfzentrum ist nach dorsal und medial verlagert. Gestrichelt sind die Konturen der Kunstpfanne eingezeichnet. Der Pfanneneingang wird in einem einzigen Schritt so groß gefräst, dass das Pfannenimplantat verklemmt, ohne in die Tiefe der Höhle nach medial zu sinken

b Auf dem postoperativen Bild ist das Hüftzentrum zurück an seinen normalen Ort verlagert und die darunter liegende Höhle mit Spongiosa aus dem resezierten Femurkopf gefüllt. Der Trochanter major ist mit einer Tantalumkugel markiert

c Zwei Jahre später ist die Pfanne in ihrer postoperativen Stellung fest knöchern integriert und die unterfütterte Spongiosa umgebaut. Flexion/Extension 95 – 0 – 0, kein Hinken, keine Schmerzen

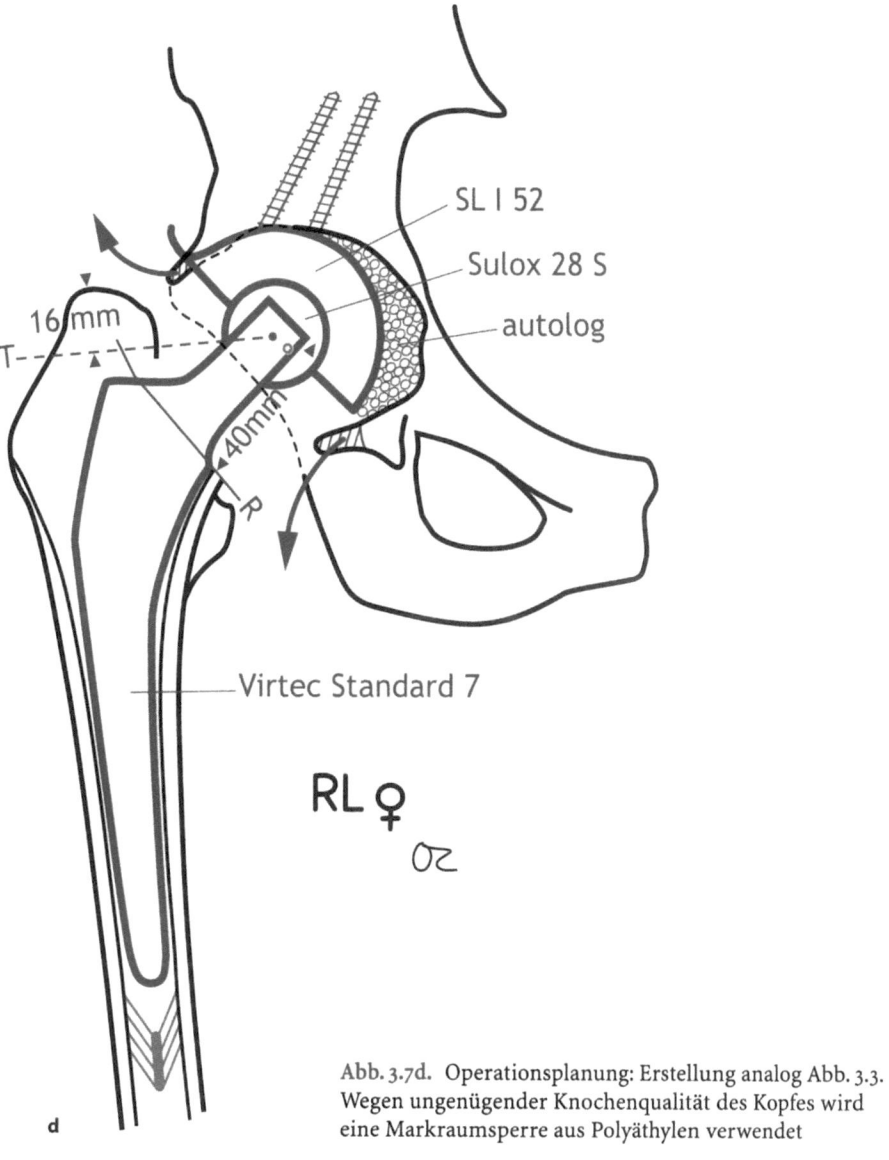

Abb. 3.7d. Operationsplanung: Erstellung analog Abb. 3.3. Wegen ungenügender Knochenqualität des Kopfes wird eine Markraumsperre aus Polyäthylen verwendet

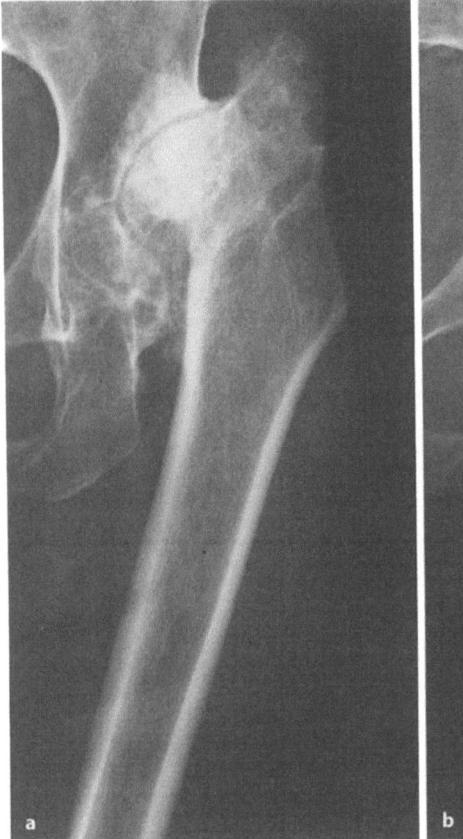
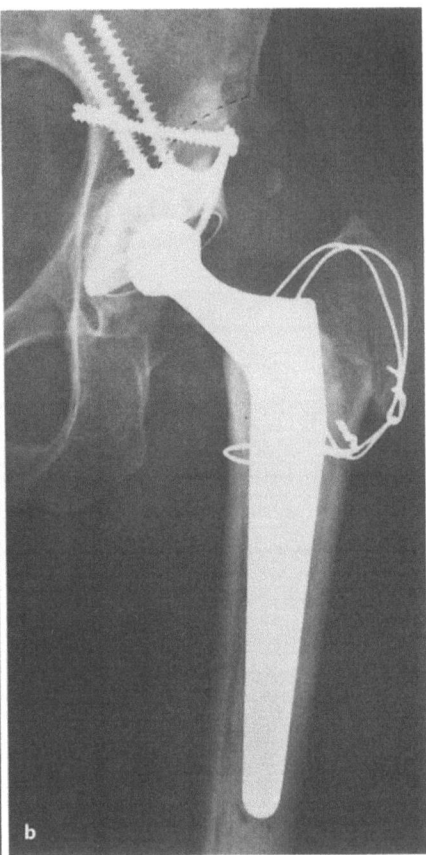

Abb. 3.8a–e. Planung einer Primärprothese bei hoher Subluxation

a G H männl. 64 Jahre (O.3095). Spickung einer Epiphyseolysis capitis femoris im Alter von 14 Jahren mit Steinmannnägeln gefolgt von einer Infektion und einer Kopfnekrose. Präoperativ massive Schmerzen bei extremer Coxa vara kombiniert mit Problemen herrührend von einer Valgusgonarthrose links und einer Varusgonarthrose rechts. Präoperativ wird ein funktioneller Beinlängenunterschied von 12 cm festgestellt (s. auch Abb. 9.1)

b Situation postoperativ. Die Grenze zum autologen Knochenspan (geformt aus einem Teil des resezierten Femurkopfes) ist gestrichelt eingezeichnet. Der Trochanter ist mit einer doppelt geführten Cerclage, ergänzt mit einer Cerclage um den Femurschaft fixiert (s. auch. Kap. 8)

c Vergleicht man zeichnerisch die gesunde (grün) mit der kranken (schwarz) Seite, so fehlt der Letzteren lateral etwa die Hälfte der azetabulären Auflagefläche. Der Pfannengrund ist durch einen großen Osteophyten ausgefüllt, der entfernt werden muss (rot schraffiert). Die geplanten Osteotomien am proximalen Femurende sind rot eingezeichnet

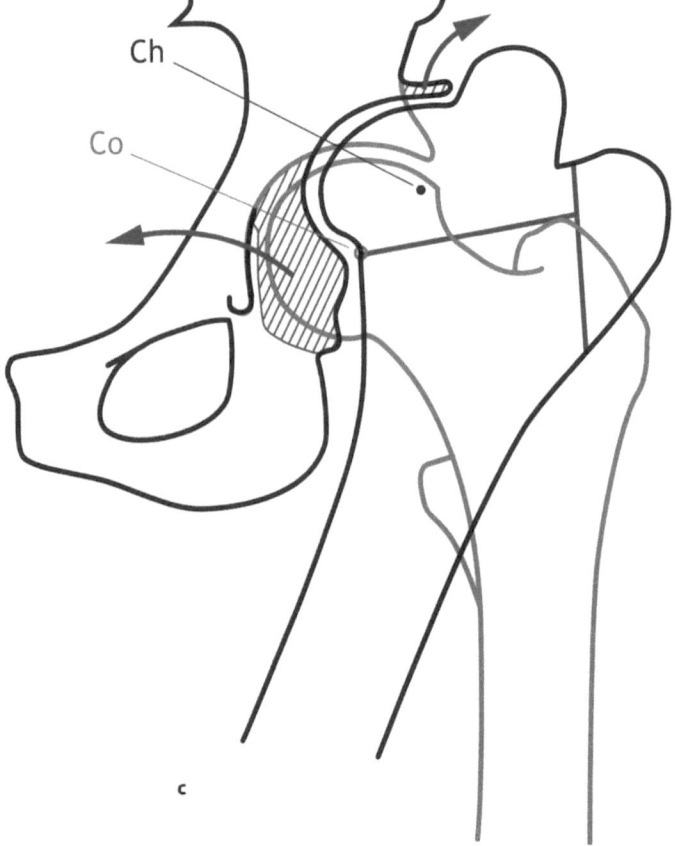

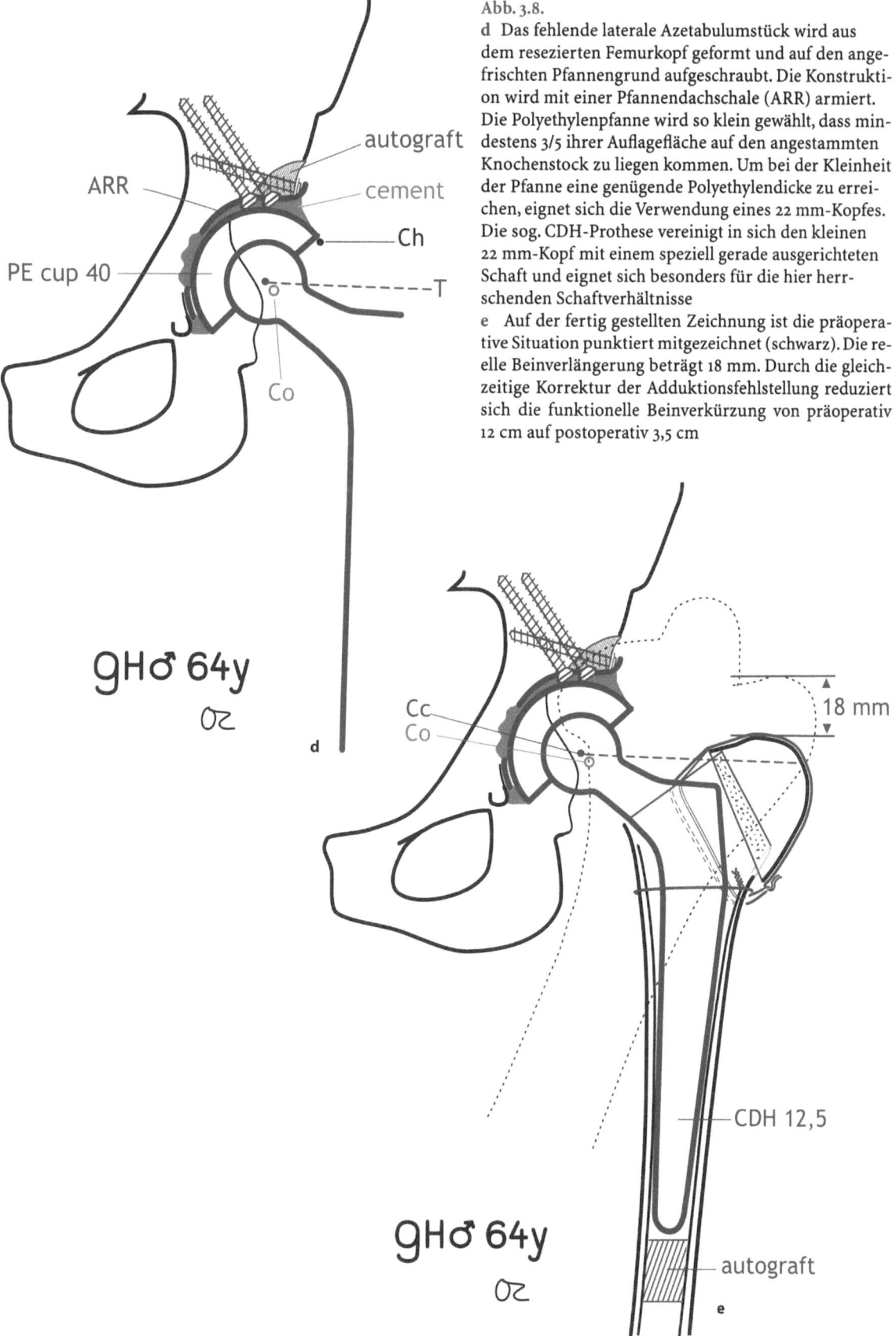

Abb. 3.8.

d Das fehlende laterale Azetabulumstück wird aus dem resezierten Femurkopf geformt und auf den angefrischten Pfannengrund aufgeschraubt. Die Konstruktion wird mit einer Pfannendachschale (ARR) armiert. Die Polyethylenpfanne wird so klein gewählt, dass mindestens 3/5 ihrer Auflagefläche auf den angestammten Knochenstock zu liegen kommen. Um bei der Kleinheit der Pfanne eine genügende Polyethylendicke zu erreichen, eignet sich die Verwendung eines 22 mm-Kopfes. Die sog. CDH-Prothese vereinigt in sich den kleinen 22 mm-Kopf mit einem speziell gerade ausgerichteten Schaft und eignet sich besonders für die hier herrschenden Schaftverhältnisse

e Auf der fertig gestellten Zeichnung ist die präoperative Situation punktiert mitgezeichnet (schwarz). Die reelle Beinverlängerung beträgt 18 mm. Durch die gleichzeitige Korrektur der Adduktionsfehlstellung reduziert sich die funktionelle Beinverkürzung von präoperativ 12 cm auf postoperativ 3,5 cm

3.4.4
Beispiel einer Planung einer komplexen Primärprothese

Als Beispiel wählen wir eine hohe Subluxation. In unserem Fall (Abb. 3.8) besteht eine ausgeprägte Adduktionskontraktur, eine Lateralisation des Kopfzentrums (Ch), ein extrem kurzer Schenkelhals bei Coxa vara und eine teilweise Zerstörung des Pfannendaches. Im ersten Planungsschritt werden die Verhältnisse der kranken mit denjenigen der gesunden Seite verglichen und die Osteotomien geplant (Abb. 3.8c). Als Nächstes wird die Rekonstruktion des Azetabulums festgelegt (Abb. 3.8d). Dabei ist zu beachten, dass das neue Kopfzentrum (Cc) unter den gewachsenen Knochenstock und nicht unter den angefügten Knochenblock zu liegen kommt. Eine Pfannendachplastik selbst aus autologem Material ist erst nach einer Umbauperiode von mehreren Monaten voll tragfähig. Auf der definitiven Zeichnung können die geplante Verlängerung und die Trochanterfixation abgelesen werden (Abb. 3.8e). In unserem Beispiel muss zur vollständigen Beinachskorrektur zusätzlich eine suprakondyläre Varisationsosteotomie durchgeführt werden. Das Resultat nach 3 Jahren ist auf Abb. 9.1c festgehalten.

3.4.5
Planung von Revisionsoperationen

■ **Pfannenseite.** Besonders bei großen Pfannendefekten verschiebt sich das Zentrum der gelockerten Pfanne meist in eine Dysplasiestellung, seltener in eine Protrusionsstellung, oder entlang der Resultanten nach kranial, dorsal und leicht medial in Richtung des Zentrums des Iliosakralgelenks (Abb. 3.9). Bei der Planung ist als wichtigste Entscheidung die Wahl des neuen Kopfzentrums zu bezeichnen. Von Beginn an haben wir danach getrachtet, dieses entweder an den ursprünglichen Ort zurückzuversetzen, oder aber bei großen Defekten allenfalls auf der Resultanten maximal 1–2 cm nach proximal wandern zu lassen.

- Kleine Defekte ohne Notwendigkeit der Distalisierung des Pfannenzentrums: Das Pfannenimplantat kann direkt auf den gewachsenen Knochenstock geschraubt werden. Es eignet sich in erster Linie die Pfannendachschale nach M.E. Müller (Abb. 2.6, Abb. 13.8). In diesem Fall dient eine autologe oder homologe Knochenplastik lediglich dazu, vom Granulationsgewebe her stammende Höhlen im Pfannendach und in den nicht belasteten Azetabulumsanteilen aufzufüllen.

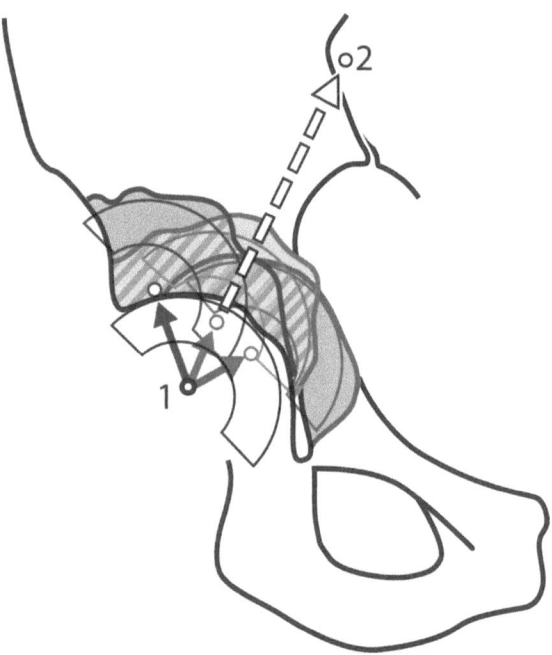

Abb. 3.9. Möglichkeiten der Verschiebung des Kopfzentrums bei massiver Pfannenlockerung. Die Knochengrenze der verschiedenen Defektformen ist mit einem dicken Strich markiert, der entsprechende Knochenverlust mit derselben Farbe schraffiert. Schwarz sind die ursprüngliche zentrische Pfannenlage mit dem Kopfzentrum und die Resultante der auf die Pfanne wirkenden Kräfte gezeichnet. Die Resultante führt vom Kopfzentrum nach kranial, dorsal und medial in Richtung des Zentrums des Iliosakralgelenks (s. auch Abb. 3.1a). Am häufigsten verschiebt sich eine lockere Pfanne in eine laterokraniale Subluxationsposition (*rot*). Weniger oft verlagert sich das Zentrum in Richtung der Resultanten (*grün*) oder in eine Protrusionsstellung (*blau*)

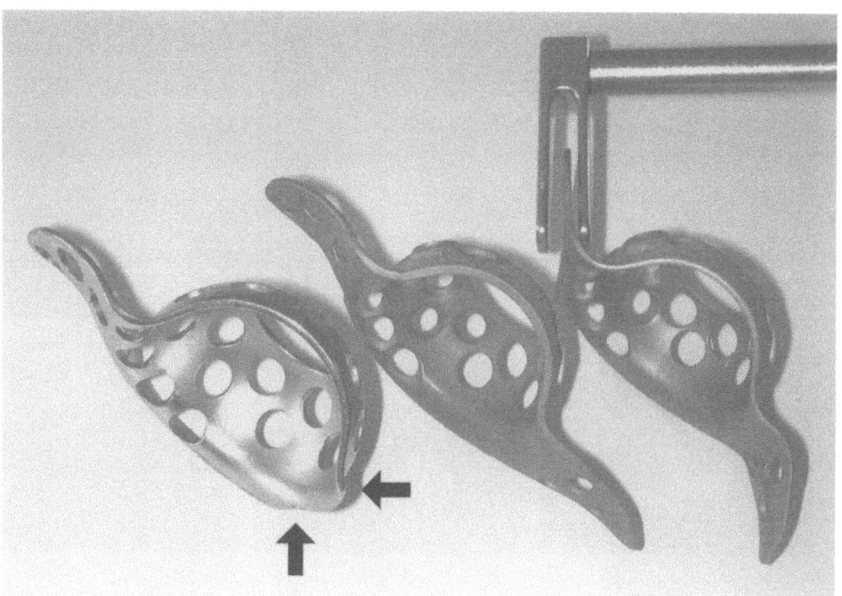

Abb. 3.10. Stützschale nach Burch-Schneider. Die Probeschale (links) mit nur markiertem Ansatz der distalen Spitze (*Pfeile*) gestattet es, dass intraoperativ die Lage der Schale und der Lasche ausgetestet wird. Entsprechend der örtlichen Situation kann die Schale aus ihrer Rohform (*Mitte*) in die passende Form (*rechts*) zurechtgebogen werden

- Große Defekte mit unvollständiger knöcherner Begrenzung: Die Stützschale nach Burch-Schneider erlaubt es, dank der seitlich am Os ilium verschraubbaren Lasche und der im Sitzbein verankerbaren distalen Spitze auch größere Azetabulumsdefekte zu überbrücken (Abb. 2.6, Abb. 3.10, 3.11). Die Stabilität der Montage und die Verankerung hoch am Os ilium erlauben es, das Kopfzentrum auch zu distalisieren und den Defekt im Pfannendach mittels einer autologen Knochenplastik so zu ersetzen, dass die tragende Knochenstruktur nach Abschluss des Umbaus wieder aus vitalem Knochen besteht. Bei der Verschraubung der Stützschale ist zur Schonung der umgebenden Gefäße und Nerven Vorsicht geboten (Abb. 13.10).

■ **Schaftseite Zementierte Revision.** Zu Beginn standen lediglich zementierte Primär- und Langschaftprothesen zur Auswahl (Abb. 2.9a,b). Bei gut erhaltenem Knochenstock wird bis heute auch bei Revisionen eine zementierte Primärprothese eingesetzt. Demgegenüber wurden zementierte Langschaftprothesen dann geplant, wenn die proximale Prothesenverankerung durch Knochendefekte oder Schaftperforationen, die anlässlich der Zemententfernung entstanden [2], kompromittiert war.

Zementierte Langschaftprothesen wurden nicht sehr häufig eingesetzt, haben sich aber entgegen den Erwartungen vieler anderweitiger Untersuchungen langfristig ohne Lockerungen gehalten. Wir haben sie deshalb durch die Einführung der Virtec-Langschaftprothese wieder aktiviert. Die Planung muss verschiedene Aspekte beachten (Abb. 3.12). Von besonderer Bedeutung sind zudem:

- Vorteile: Bei einer Verankerung im tragfähigen Knochenstock über eine zementierte Strecke von mindestens 12 cm ist sofortige Belastungsstabilität bei geringer Nachblutungstendenz gewährleistet. Verzichtet man bei proximalen Frakturen auf die Zementierung in dieser Region, kommt es zu einem knöchernen Umbau, wie bei nicht zementierten Überbrückungsprothesen (Abb. 3.12h).
- Probleme: Bei einer Prothesenlänge von mehr als 225 mm kommt die Markraumsperre jenseits des Femuristhmus zu liegen (Abb. 3.12). Damit droht die Gefahr, dass die Zementfüllung wegen ungenügendem Halt oder Dichtigkeit unbefriedigend ist. Eine temporäre transossäre Fixation der Markraumsperre mit einem Kirschnerdraht ist empfehlenswert (Abb. 3.12g,i). Bei großen Defekten ist die zur Verfügung stehende Langschaftprothese gelegentlich zu dünn. M.E.Müller führte in diesen Fällen medial und lateral vor dem Einbringen des Zements eine angebogene Halbrohrplatte ein. Der nachher eingefüllte Zement wird durch die anschließend eingebrachte Prothese punktförmig durch die Schraubenlöcher der Platte gepresst, was zu vielen Punktverankerungen führt. Halbrohrplatten können aber auch beabsichtigte Positionskorrekturen bewirken, wenn sie nachher eingeschoben werden (Abb. 3.12g,h,i)

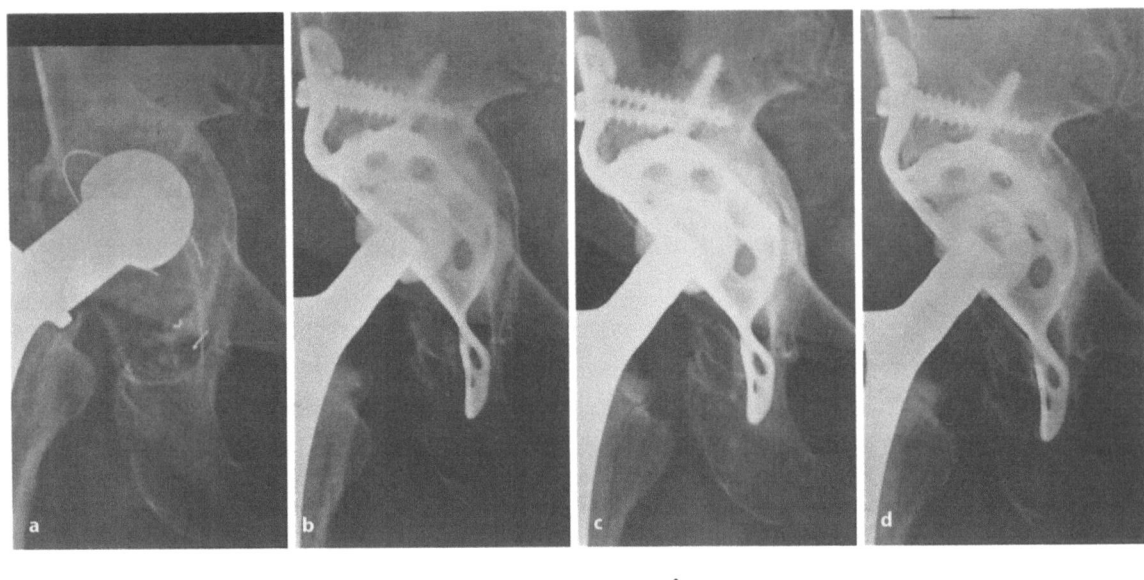

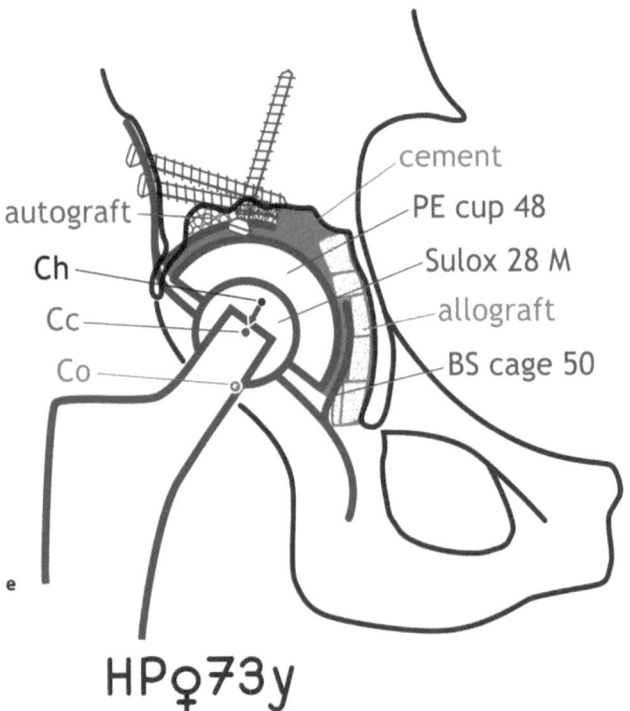

Abb. 3.11a–f. Pfannenversorgung mit einer Stützschale nach Burch-Schneider (H P weibl. 73 Jahre (O.5490)

a Massive Pfannenlockerung und -wanderung in Richtung des Iliosakralgelenks

b Postoperative Situation. Deutliche, aber nicht vollständige Distalisierung des Pfannenzentrums. Die Stützschale ist entsprechend der örtlichen Knochensituation angeformt (s. auch Abb. 3.10). Die subperiostalen Knochenreste sind durch Knochentransplantate unterfüttert und nicht in direktem Kontakt mit dem Knochenzement. Mediokranial stützt ein Zementpfeiler die Stützschale ab und bewirkt zusammen mit der Verschraubung primäre Stabilität

c 2 Jahre postoperativ kräftige Restrukturierung des umgebenden Knochens im Sinne einer sekundären Stabilität. Rund um die medial angelagerten Knochentransplantate eher überschießende Knochenbildung

d 5 Jahre postoperativ weitgehend ausgeglichene Knochenstruktur, kein Schraubenbruch

e Planungsskizze: Das präoperative Kopfzentrum (Ch) ist halbwegs nach distal verlagert (Cc) in Richtung des von der anderen Seite übertragenen Kopfzentrums (Co). Die Stützschale ist mit nach medial-distal-dorsal aus der Lasche gerichteten Schrauben gegen eine Verlagerung in Subluxation, durch den distalen Sporn zusätzlich gegen Protrusion gesichert. Die Defekte sind kranial durch autologe, medial und distal durch allogene Transplantate gefüllt

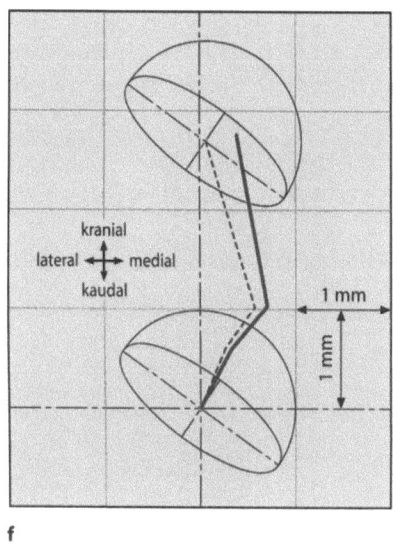 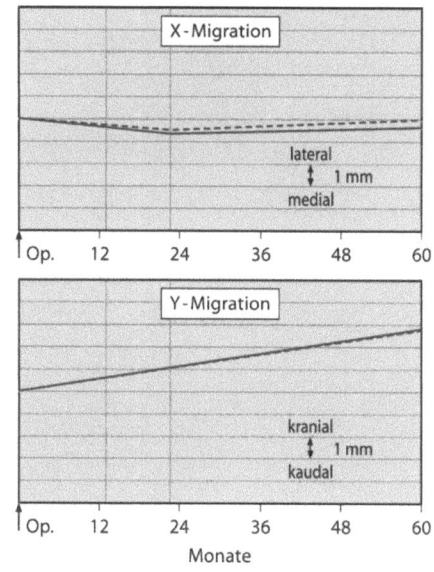

Abb. 3.11.

f EBRA-Wanderungsanalyse des Verlaufs über 4, 8 Jahre: Die pseudodreidimensionale Simulgraph-Darstellung weist ein Häuschenraster von 1 mm Kantenlänge auf. Das Pfannenzentrum (*roter Strich*) wandert insgesamt etwa 2,8 mm nach kranial, kaum nach medial. Inklination und Anteversion sind nahezu konstant. Bei vier verwertbaren Röntgenbildern (*vertikale Striche* auf den Graphiken rechts) ist eine signifikante, bisher stetige leichte Wanderung nach kranial ohne radiologische Lockerungszeichen zu beobachten, die in diesem Fall wohl eher eine Umformung des azetabulären Knochenstocks unter Belastung bedeutet. Rot gestrichelt: Wanderung des Pfannenzentrums

- Gefahren: Gerät Zement in Frakturspalten, ist ein knöcherner Umbau auch langfristig nur unvollständig und unter Umgehung dieses Zements möglich (Abb. 7.1).

■ **Schaftseite: Nichtzementierte Revision.** Ab 1988 eröffneten sich mit der nicht zementierten SL-Revisionsprothese nach Wagner Möglichkeiten einer großräumigen Überbrückung von Defektzonen [1]. Diese Revisionsprothese ist in Längen von 190 bis 385 mm erhältlich. Die Verankerung basiert auf einem 2° Konus, der bei sorgfältiger Technik auch distal des Femuristhmus Halt finden kann. Die ideale Verankerungslänge beträgt ca. 8–10 cm. Wegen der Antekurvation des Femurs sind längere Verankerungsstrecken eher weniger gegen ein Einsinken gesichert, als kürzere (Abb. 3.13).

Bei der Detailplanung (Abb. 3.14) wird die Höhe der Femurosteotomie optimiert, um einerseits den Zement und die Prothese leicht entfernen, andererseits die Prothese sicher verankern zu können. Plant man grundsätzlich eine Prothese mit einem kurzen Hals, so bleiben bei einer Verlängerung bis zu einem XL-Hals Kompensationsmöglichkeiten von 9 mm, um ein zu starkes Einsinken der Prothese oder eine unterschätzte Prothesenlänge ausgleichen zu können.

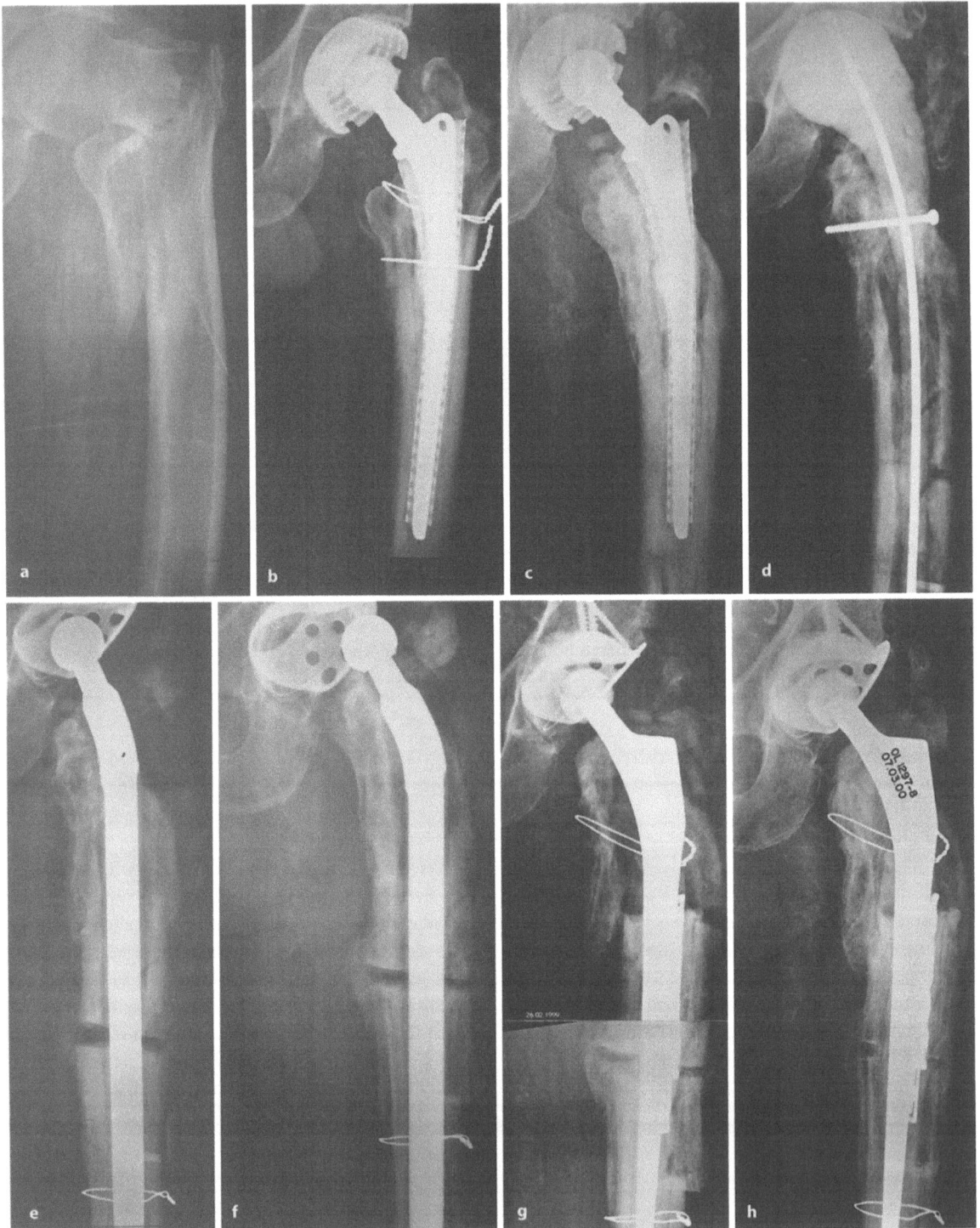

Abb. 3.12a–i. Planung einer teilzementierten Langschaftprothese als Ersatz einer nicht zementierten Prothese bei komplexem Infektfall. E H männlich 74 Jahre (O.16710) blind, 190 cm, 107 kg

a Pertrochantere Fraktur vor 3 Jahren

b Kontrolle nach 4 Monaten. Kurz darauf Luxation, weshalb ein XXL-Metallkopf eingesetzt wird. Innerhalb von 2 Jahren erfolgen wegen Infekt 4 Revisionen ohne Prothesenwechsel, aber mit Opferung des Trochanter major

c Zustand vor Prothesenentfernung. 2 Fisteln produzieren rahmigen Eiter (Staph. aureus)

d Der zementierte Titantrichter ist nur durch eine sehr tief reichende laterale Fensterung entfernbar. Spacer (s. auch Kap. 5.6.2), Spülsaugdrainage, wegen steriler Flüssigkeitsansammlung erneute Drainage nach 2 Wochen

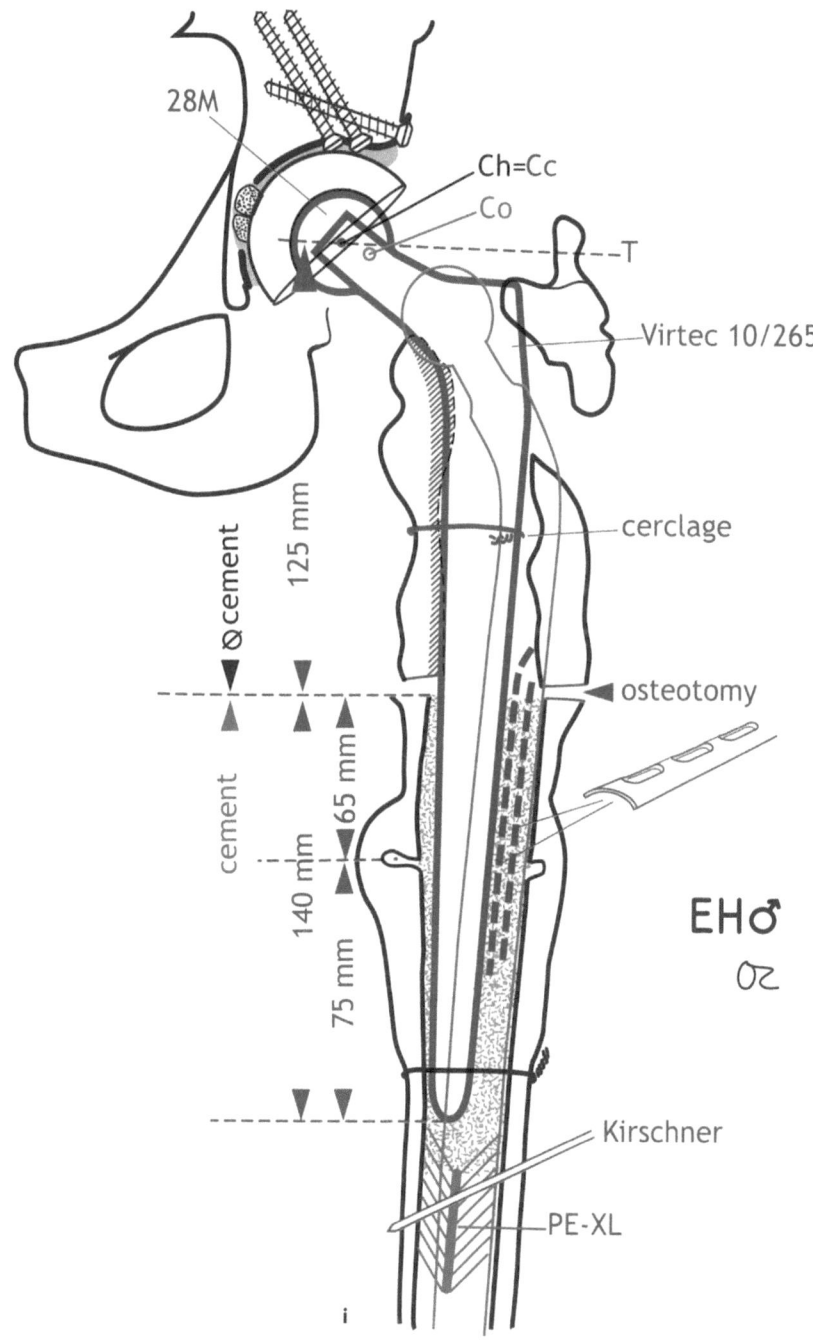

Abb. 3.12

e Reimplantation 4 Wochen nach Prothesenentfernung. Wegen fehlender Dicke eines kürzeren Implantats musste ein längeres (385/25) gewählt werden, was zu einer schlechteren Verankerung führt (Abb. 3.13)
f Durch Einsinken der Prothese um 3,5 cm kommt es zur permanenten inneren Luxation. Schaftwechsel nötig
g Zementierte Schaftrevision. Wegen sehr rigidem Gewebe konnte der Längenausgleich nicht voll erreicht werden
h Nach einem Jahr vollständiger Umbau des proximalen Femur um die Prothese herum. Nach 2 Jahren geht der Patient infektfrei mit einem Stock und in Begleitung seiner Ehefrau für 2 Stunden spazieren
i Planung der zementierten Langschaftprothese: Osteotomie so, dass distal eine 12–14 cm lange zementierte Verankerungsstrecke entsteht. Der XL-Zapfen wird distal des Femuristhmus mit einem transkutanen Kirschnerdraht vor dem Abgleiten gesichert. Zur Sicherung einer leicht varischen Stellung werden lateral zwei Halbrohrplatten in die sehr weite Markhöhle gestoßen

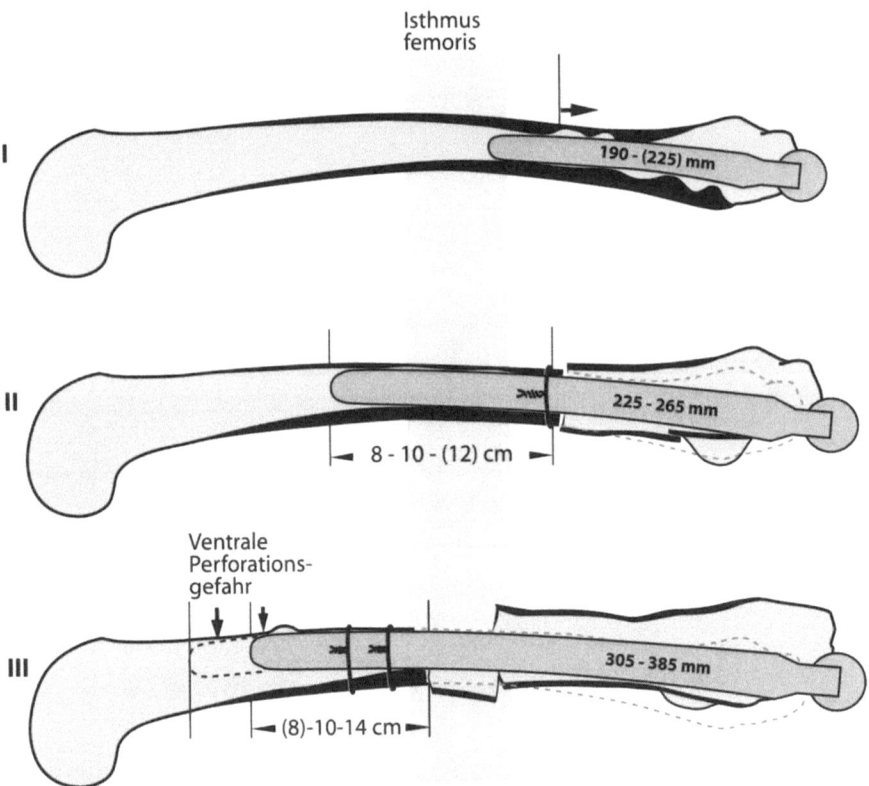

Abb. 3.13. Planung der Verankerung eines SL-Revisionsschafts in Abhängigkeit von der Defektausdehnung: Als Verankerungsstrecke wird eine Länge von 8–10 cm angestrebt. Nur bei fehlender adäquater Prothesendicke oder distal des Femuristhmus wird eine solche von 12 oder 14 cm gewählt, die wegen der Femurantekurvation in der Regel keine größere Kontaktfläche garantiert. Defektgruppe I (erhaltener Knochenmantel, teilweise verdünnt): Wahl einer kurzen Prothese(190–225 mm) zur Einführung ohne Osteotomie von proximal mit Verankerung vor dem Isthmus. Defektgruppe II (ausgedehnte metaphysäre Zerstörung): Bei Verankerung auf Höhe des Isthmus wird eine Osteotomie unmittelbar distal der Defektzone gelegt. Cerclage distal zum Schutz vor Fissuren beim Reiben des Konus. Damit wird die proximale Antekurvation (gestrichelt) aufgehoben und der Prothesenschaft (Länge 225–265 mm) kommt parallel zur Verankerungsstrecke zu liegen. Defektgruppe III (meta-diaphysäre Zerstörung): Prothesenlängen von 305–385 mm. Ein Konus kann hier nur über eine Länge von 3–4 cm gerieben werden. Die Doppelcerclage verhindert, dass beim Reibvorgang eine Fissur sich nach distal ausweitet. Durch Auflaufen der Prothesenspitze distal auf die ventrale Femurkortikalis kommt es zu zusätzlicher Stabilität. Bei zu proximaler Osteotomie trifft aber die Spitze zu steil auf die Kortikalis und es besteht Perforationsgefahr

Abb. 3.14a,b. Planung einer SL-Revisionsprothese (Defektgruppe II) B J weibl. 80 Jahre (O.11131), s. auch Abb. 5.11
a Materialentfernung: Der proximale Femurteil ist durch die chronische Infektsituation massiv umgebaut. Die Osteotomie wird distal davon auf Höhe der medialen Fistel geplant, wobei die Höhe der Osteotomie durch Masse von der Trochanterspitze und der Spitze der alten Prothese her festgelegt wird. Der proximale Teil wird zur Zement- und Prothesenentfernung frontal gespalten (Kap. 3.7.1). Nach Sicherung durch eine Doppelcerclage wird der Zement distal entfernt

b Prothesenimplantation: Stützschalenplanung analog Abb. 3.11. Schaftplanung: Es empfiehlt sich, bei der Planung einen kurzen Hals (28 S) zu Grunde zu legen, da bei stärker als erwartetem Einsinken des Schafts die Unterlänge durch die Wahl eines längeren Halses bis zu 9 mm ausgeglichen werden kann. Eine Prothese von 265 mm wird gewählt, da die Kortikalis auch distal unregelmäßig ist. Die gezeichnete Prothese überlappt im Verankerungsgebiet die Kortikalis beidseits um etwa 1 mm. Eine Größe 18–21 wird geschätzt. Unter Ausgleich der präoperativ festgestellten Verkürzung wird distal ein Konus über eine Länge von 104 mm gerie-

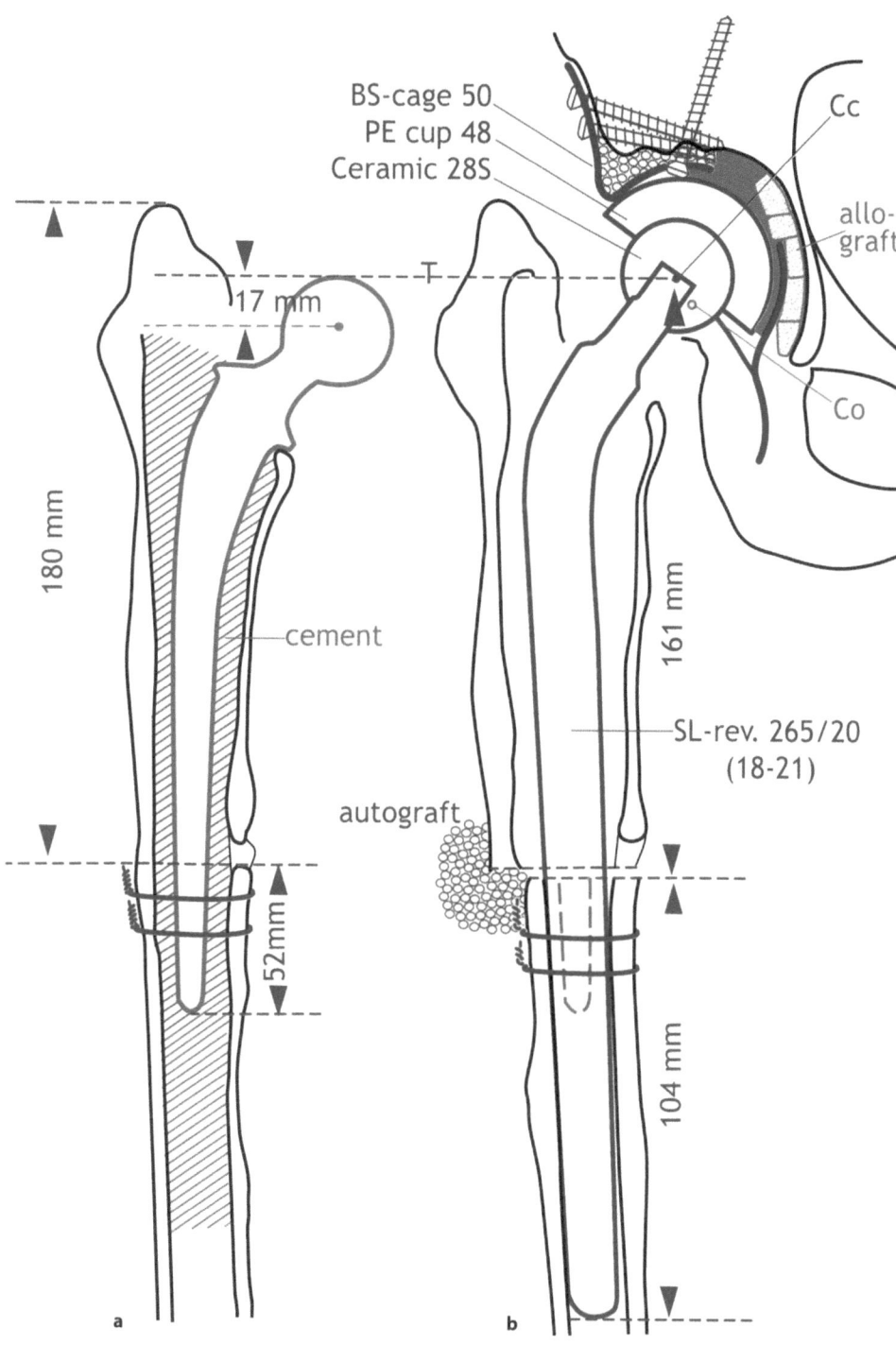

ben. Beim Ausreiben des Konus sollen auch die kleineren Reibahlen nur wenige mm tiefer eingetrieben werden, da sonst der Konus verkrümmt und die Auflagefläche der Prothese vermindert wird. Beim Klaffen der lateralen Kortikalis auf Osteotomiehöhe soll autologes Knochenmaterial angelagert werden (z.B. mit der Knochenmühle zerkleinerte Exostosen/Verknöcherungen Abb. 3.20). Vor dem Einschlagen der Prothese werden die Einschlagtiefe und eine Stelle 5 und 10 mm kranial davon mit einem Hautmarkierstift gezeichnet, damit die Prothese nicht zu tief eingeschlagen wird. Die Antetetorsion wird auf 10–15° oder angepasst auf eine besondere Pfannenorientierung eingestellt

3.5
Operationsvorbereitung

3.5.1
Präoperative Patientenuntersuchung

Anamnestisch von besonderer Wichtigkeit sind Angaben über frühere Embolien, Blutungen, periartikuläre Verknöcherungen und Infekte.

Neben einem vollständigen orthopädischen Status sind folgende Befunderhebungen von besonderer Bedeutung, um bei späteren Problemen eine Vergleichsmöglichkeit mit dem Zustand vorher zu haben:

- Beinlängendifferenz, Hinken (s. Kapitel 9, 10)
- Neuro- und Gefäßstatus der unteren Extremitäten (s. Kap. 11, 13)

Um Verwechslungen zu vermeiden, wird die zu operierende Hüfte am Vorabend gemeinsam mit dem Patienten mit einem wasserfesten Schreiber durch ein großes Kreuz markiert.

3.5.2
Anästhesievorbereitung

Am Vorabend wird die erste Dosis kurzkettige Heparine subkutan gespritzt. Für Patienten mit besonderen Problemen der Blutgerinnung bestehen besondere Behandlungsschemen. In der Regel wird bei Primäroperationen eine Spinal- oder Epiduralanästhesie, bei Revisionsoperationen eine Allgemeinnarkose eingesetzt. Den Patienten werden üblicherweise 2 Beutel Eigenblut jeweils 3 und 2 Wochen präoperativ entnommen. Bei Revisionsoperationen wird seit ca. 1990 das intraoperativ abgesaugte Blut gewaschen und intra- bzw. unmittelbar postoperativ refundiert. Das in den ersten vier Stunden postoperativ im Hauptdrain aufgefangene Blut wird zudem filtriert und dem Patienten zurückgegeben. Bei der Anästhesieeinleitung vor der Operation wird als Infektprophylaxe 1 gr Kefzol verabreicht, was nach 6 Stunden wiederholt wird.

3.5.3
Instrumentelle Vorbereitung

Seit 1984 stehen bei allen Operationen die vollständigen Operationsinstrumentarien nach M.E. Müller zur Verfügung. Die Lagerhaltung der Pfannen (Pfannendachschale, nicht zementierte SL-Pfanne) beschränken wir auf einen Abstand von 4 zu 4 mm zwischen den Größen. Bei den Geradschaftprothesen beschränken wir uns auf die Basisgrößen (7,5, 10, 12,5, 15, 17,5 und 20). Bei den übrigen Implantaten sind alle verfügbaren Größen vorrätig.

3.5.4
Lagerung des Patienten

Der Patient wird auf dem Rücken gelagert. Das Gesäß wird mit einem 3–4 cm dicken Tuch oder einem festen Kissen leicht erhöht, wodurch der Zugang zur Femurmarkhöhle erleichtert wird. Die horizontale Lage des Patienten auf dem Operationstisch wird durch eine Wasserwaage überprüft (Abb. 3.15). Dies erlaubt es dem Anästhesisten, intraoperativ vor der Pfannenimplantation die horizontale Lage des Patienten zu überprüfen. Das Operationsfeld wird vom Operateur dreimal mit einer alkoholischen Jodlösung desinfiziert, worauf die sterile Abdeckung erfolgt. Zur Entspannung des N. femoralis wird eine Rolle mit etwa 10–15 cm Durchmesser unter das Knie gelegt (Abb. 3.16).

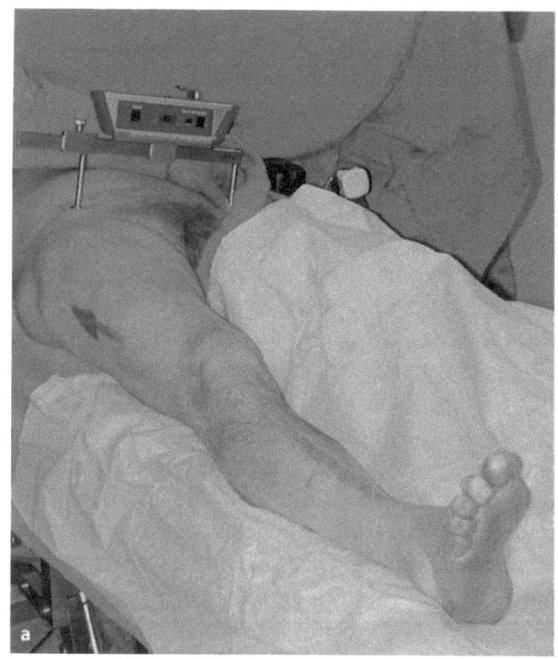
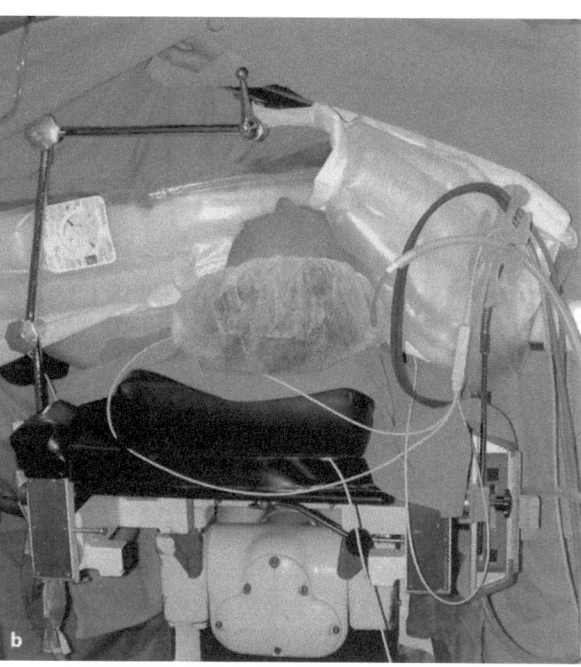

Abb. 3.15a,b. Lagerung des Patienten mit der Wasserwaage
a Die beiden Spinae iliacae ant. sup. werden durch einen mit der Wasserwaage versehenen Metallbügel verbunden und horizontal eingestellt

b Die Wasserwaage wird nach dem Abdecken beim Anästhesisten am Operationstisch rechtwinklig montiert, sodass dieser vor der Pfannenimplantation den Tisch und damit den Patienten horizontal einstellen kann

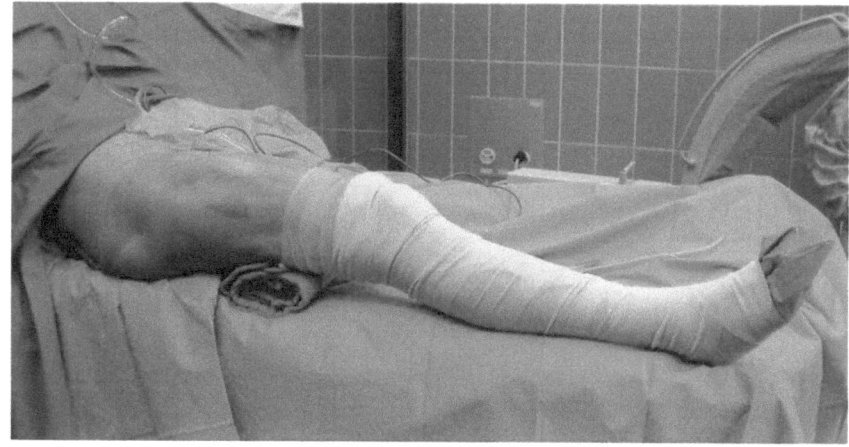

Abb. 3.16. Eine Rolle unter dem Knie soll helfen, den N. femoralis zu entspannen und damit das Risiko einer Überstreckung zu vermindern. Zum selben Zweck ist der Hebel ventral des Acetabulums sorgfältig zu platzieren (Abb. 11.5)

3.6
Operationsablauf bei Primärprothesen

Der Operationsablauf ist zur einfacheren Verständlichkeit mit der Standardplanung einer Primärprothese koordiniert (Abb. 3.6).

3.6.1
Zugang

Ein gerader Hautschnitt wird über die Mitte Trochanter major gelegt. Bei einer Gesamtlänge von 15–25 cm – je nach Gewicht des Patienten – liegt die Mitte etwa über der Trochanterspitze. Die Faszie wird gespalten und der Trochanter major dargestellt. Nach einem Längsschnitt mit dem Messer über die Mitte des Trochanter major wird mit einem scharf geschliffenen, gebogenen Meißel (Abb. 3.17a) der ventrale Teil des M. glutaeus medius und des M. vastus lateralis, sowie der ganze M. glutaeus minimus ventral vom Trochanter abgelöst. Die die Muskeln verbindende Aponeurose wird erhalten. Das anfänglich zur Ablösung verwendete elektrische Messer wird nicht mehr verwendet, da bei einigen Revisionen eine Trochanterglatze, d.h. ein fehlendes Einheilen der Muskulatur am Trochanter major beobachtet wurde. Die mit dem gebogenen Meißel angehobenen kleinen Knochenschuppen erleichtern das sichere Einheilen der Muskulatur. Allfällig überschießende Knochenneubildungen ventral am Trochanter (Abb. 7.2b) stören die Hüftbeweglichkeit kaum, können aber bei Revisionsopera- tionen als autologe Transplantate Anwendung finden. Die Hüftgelenkskapsel wird ventral und kranial dargestellt und die Kapseleinstrahlung des M. rectus femoris ventral losgelöst. Jetzt wird ein geschweifter Weichteilhebel (Abb. 3.17f) unter Sicht unmittelbar auf der Kapsel bis über den ventralen Pfannenrand vorgeschoben. Dabei muss eine Verletzung von Gefäßen bzw. des N. femoralis vermieden werden (Abb. 11.5, 13.1). Die ventralen und kranialen Kapselteile sowie Osteophyten lateral am Pfannendach werden entfernt, worauf es gelingt, die Hüfte mit einer schonenden, aber bestimmten Außenrotations- und Adduktionsbewegung zu luxieren. Bei zu ruckartigen Bewegungen während der Luxation kann es zur Traumatisierung des Knies kommen. Besteht ein zu starker Luxationswiderstand, so werden die kraniolateralen Osteophyten vollständiger entfernt, oder die Osteotomie des Schenkelhalses vor der Luxation vorgenommen. Die dorsomedial den Trochanter minor mit dem Femurkopf verbindende Weichteilfalte wird reseziert. Während der Unterschenkel durch einen Assistenten horizontal gehalten wird, durchtrennen wir den Schenkelhals mit einer oszillierenden Säge auf der geplanten Höhe oberhalb des Trochanter minor (Operationsplanung, Abb. 3.6f). Damit besonders

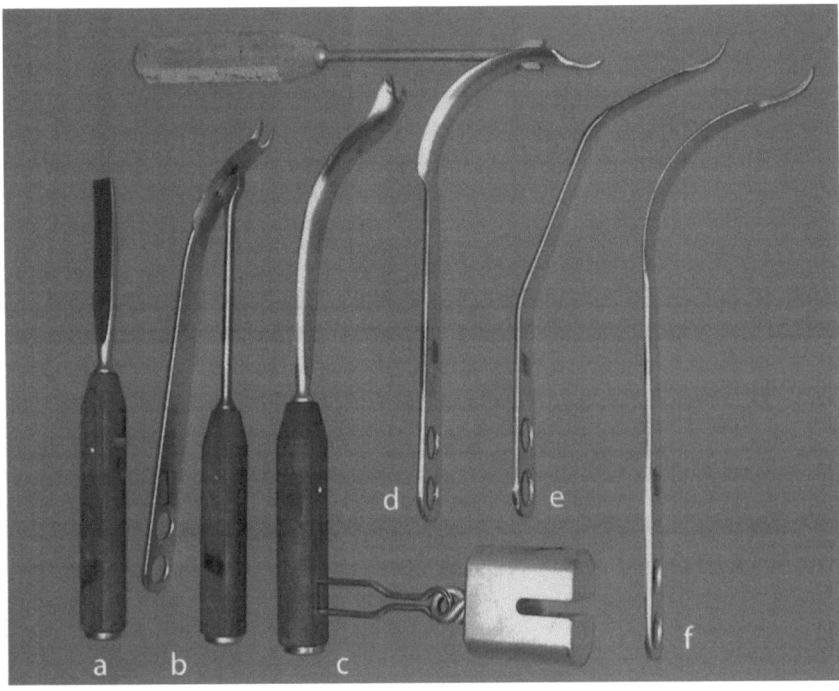

Abb. 3.17a–f. Auswahl der wichtigsten Instrumente zur Pfannendarstellung
a Scharf geschliffener gebogener Meißel. Die Länge erlaubt ein häufiges Nachschleifen
b Doppelt gespitzter Weichteilhebel mit Einschlagloch und Einschläger
c Femurhebel mit Gewichtebügel und Gewicht
d Hebel mit Einschlagloch und Einschläger
e Doppelt abgewinkelter Knochenhebel
f Geschweifter, langer Weichteilhebel

bei Varushüften die dorsolaterale Trochanterspitze nicht durchtrennt wird, beginnen wir die Osteotomie medial am Kalkar. Anschließend wird die Osteotomie sorgfältig nach lateral erweitert, worauf eine feine Bewegung in der Spalte anzeigt, dass die Durchtrennung des Schenkelhalses vollständig ist. Der Kopf kann nun mit einer Zange gefasst und nach Durchtrennung verbleibender Verbindungen zu den Weichteilen entfernt werden. Der Zugang zum Acetabulum und zum Schaft ist frei.

3.6.2
Pfannenimplantation

■ **Darstellung des Acetabulums.** Der geschweifte Knochenhebel (Abb. 3.17f) wird erneut über den ventralen Pfannenrand geschoben (Abb. 3.18a). Dorsal wird die Hüftkapsel mit einer Schere oder einem Messer so weit von den Osteophyten gelöst, dass die Basis des Sitzbeines erkennbar wird. Die mediale Spitze des Femurhebels (Abb. 3.17c) wird mit dem Hammer ins Sitzbein eingeschlagen, das Gewicht montiert und der Hebel mit einem kleinen Tuch und einer Klemme am Oberschenkel fixiert (Abb. 3.18b). Die Limbusreste werden scharf vom Pfannenrand getrennt. Mit einem Raspatorium werden die Weichteile seitlich und kranial des Azetabulums abgeschoben. Im Sinne eines Selbsthalters wird der Hebel mit Einschlagloch (Abb. 3.17d) mit einem stumpfen Einschläger in die freigelegte Knochenfläche eingeschlagen (Abb. 3.18c) und mit einer Tuchklemme am Abdecktuch fixiert.

■ **Vorbereitung des Pfannenbettes.** Mit dem gebogenen Meißel (Abb. 3.17a) werden die Osteophyten entlang des Pfannenrandes und im Pfannengrund abgetragen (Abb. 3.18, Detail). Mit einem gezähnten scharfen Löffel werden anschließend die Weichteile aus der Fovea acetabuli ausgeräumt und der in der Pfanne noch erhaltene Knorpel ausgekratzt. Mit Pfannenfräsen in aufsteigender Größe wird das Acetabulum sphärisch ausgeweitet, wobei entsprechend der Planung das Kopfzentrum meist nach medial, dorsal und leicht distal verschoben wird (Abb. 3.6b,c,e). Besonders bei kraniolateralen Defekten des Acetabulums wird die Pfannenhöhle so gefräst, dass die mediale Kontur direkt auf der Köhlerschen Tränenfigur aufliegt (Abb. 3.6e). Dabei ist darauf zu achten, dass kranial die subchondrale Sklerosezone so weit wie möglich erhalten bleibt (Abb. 3.1). Subchondrale Zysten werden sorgfältig kürettiert und mit autologem Knochen aus dem Femurkopf gefüllt.

■ **Pfannenplatzierung.** Für alle Pfannen gemeinsam gilt, dass der Gleitteil des Implantats eine präzis einzustellende Anteversion von 14–18° und eine Inklination von 35–40° einhalten muss. Die übrigen Pfannenteile, der umgebende Knochenstock und allfällige Zementvorsprünge dürfen den durch den Gleitteil er-

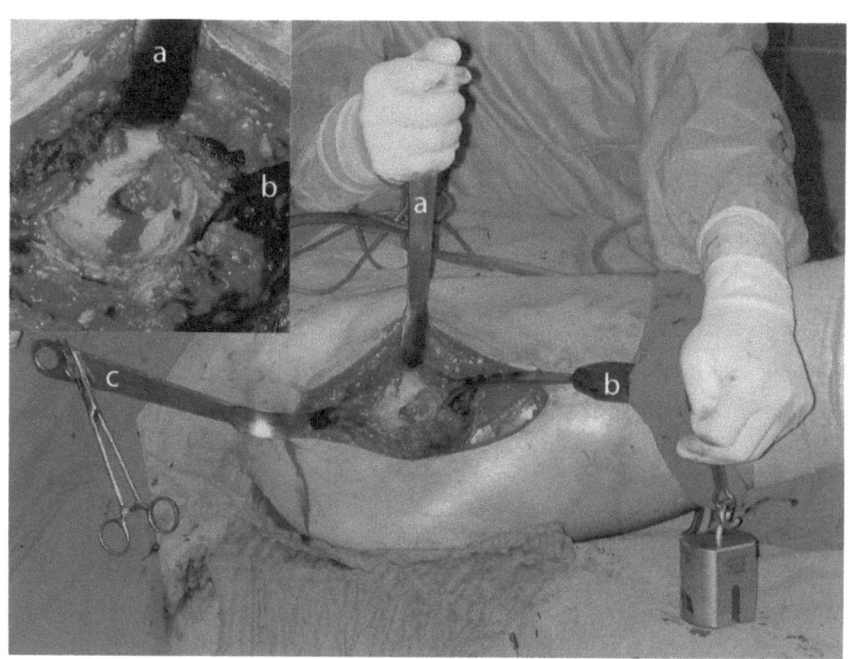

Abb. 3.18a–c. Standarddarstellung des Acetabulums mit dem
a geschweiften Weichteilhebel ventral. Dieser wird mit dem Finger geführt über den ventralen Pfannenrand geschoben
b Gewichthebel dorsomedial. Dieser wird nach Entfernen des dorsalen Osteophyten mit der medialen Spitze ins Sitzbein eingeschlagen. Mit Gewicht und fixierendem Tuch funktioniert er als Selbsthalter
c Pfannendachhebel - kranial. Er wird mit dem Einschläger seitlich in das Os ilium eingeschlagen. Am Tuch fixiert wirkt er ebenfalls als Selbsthalter

laubten Bewegungsausschlag nicht behindern, da sonst ein Impingement oder sogar eine Luxation entstehen kann (Kap. 6). Vor der Implantation der Probeprothese wird auf Geheiß des Operateurs der Operationstisch mit der Wasserwaage durch den Anästhesisten horizontal gestellt (Abb. 3.15b).

■ **Implantation der nichtzementierten SL-Pfanne** (s. auch Abb. 2.6, 3.1c): Die auf dem Pfanneneinschläger mit Zielgerät aufgeschraubte Probepfanne (Abb. 3.19) wird in die Pfanneneingangsebene geführt und zunächst durch den Assistenten mit dem spitzen Stößel nach medial bis zum Kontakt mit der medialen Acetabulumwand, anschließend durch den Operateur in die definitive Position nach kranial-medial geschlagen. Der Richtsatz erlaubt während dem Einschlagen ständig die Überprüfung der Pfannenorientierung (Abb. 3.19). Bei Verwendung der SL-Pfanne werden mit dem Bohrer die Zentren der zukünftigen Schraubenvorsprünge markiert, damit nach der Entfernung des Probeimplantats diese Stellen zur Aufnahme der Schraubenvorsprünge mit einem Kugelbohrer ausgeweitet werden können. Mit der Knochenmühle fein gemahlener Knochen aus dem Femurkopf (Abb. 3.20) wird in die Restfovea, in ausgekratzte Pfannendachzysten und in einen allenfalls noch verbleibenden lateralen Pfannendefekt eingebracht. Daraufhin wird das definitive Implantat analog der Probepfanne kräftig eingeschlagen (Abb. 3.19).

▶ *Pfannenverschraubung.* Bei der SL-Pfanne sind die Löcher für die Verschraubung so angebracht, dass eine Verletzung der Gefäße und Nerven nur schwer möglich ist. Es ist sinnvoll, bei der Verschraubung einheitliche Grundsätze zur Verhinderung von Verletzungen einzuhalten (s. auch 13.4.2, Abb. 13.4, 13.8). Zur Schonung der angrenzenden Strukturen ist empfohlen, die Schraubenlöcher in Richtung des Zentrums des Iliosakralgelenks zu bohren (Abb. 3.1, 3.2). Dabei bewährt sich ein stufenweises Bohren, wodurch eine Perforation der Knochenoberfläche vor der Verletzung einer angrenzenden Struktur (Gefäße, Nerven) erkannt wird (Abb. 3.21). Zunächst wird die zentrale Schraube angezogen, um das Implantat zentral in die Pfannenhöhle hineinzuziehen.

▶ *Platzieren des Pfanneneinsatzes.* Die ganze Peripherie des Implantats wird mit Knochenhebeln von Weichteilen freigehalten. Für die mediale Seite eignet sich der doppeltgespitzte Knochenhebel besonders gut (Abb. 3.17b). Nach Auswaschen der Höhle wird mit einem Spezialgerät überprüft, dass kein Schraubenkopf vorsteht. Der Pfanneneinsatz wird mit dem Setzinstrument locker zum Einklinken in der SL-Schale gebracht und dann mit einem festen Hammerschlag vernutet. Rundherum soll die Verzahnung zwischen Pfanne und Einsatz regelmäßig sichtbar sein. Durch Erwärmung auf Körpertemperatur dehnt sich das Polyethylen aus, wodurch es zur festen Verblockung kommt.

■ **Pfannendachschale** (Abb. 3.1.d, Abschn. 3.3.1): Die zu wählende Nummer der Pfannendachschale ist 2–4 mm kleiner als der zuletzt verwendete Fräserdurchmesser. Die Nummer entspricht nämlich dem Durchmesser der größten einzementierbaren Pfan-

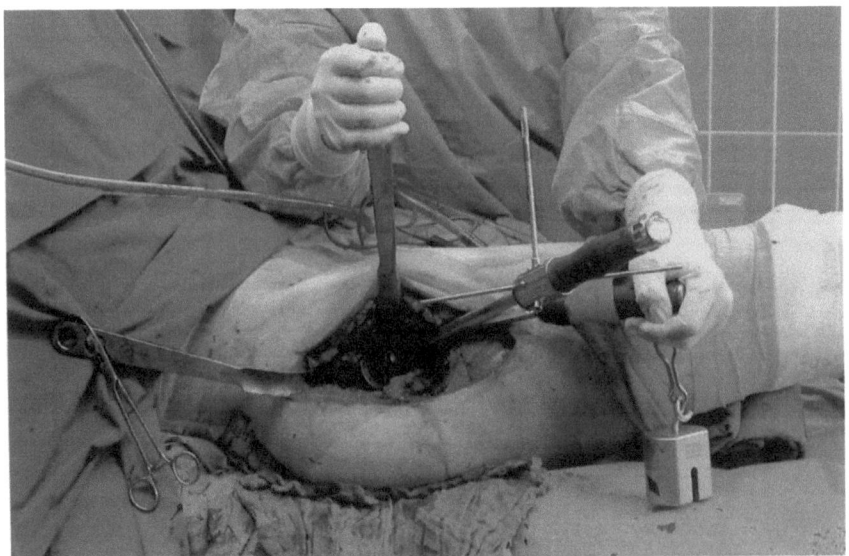

Abb. 3.19. Die Pfanne wird mit dem Richtinstrumentarium so eingebracht, dass der Längsschenkel des Orientierungsgestänges parallel zur Körperlängsachse, der aufsteigende Schenkel vertikal zum Boden steht. Standardmäßig wird die Pfanne mit einer Inklination von 35–40° und einer Anteversion von 14–18° implantiert

Abb. 3.20. Knochenmühle zur Herstellung von feinen Knochenspänen aus autologem Knochenmaterial. Als Antrieb wird die am Operationstisch vorhandene Bohrmaschine verwendet
a Der gemahlene Knochen sammelt sich in einem Knochenspanbehälter
b Verschiedene Fräsblätter erlauben die Herstellung verschieden groben Mahlgutes, das mit
c einem Spatel aus dem Knochenspanbehälter geholt wird
d Das Stück Femurkopf ergibt
e die gezeigte Menge Mahlgut

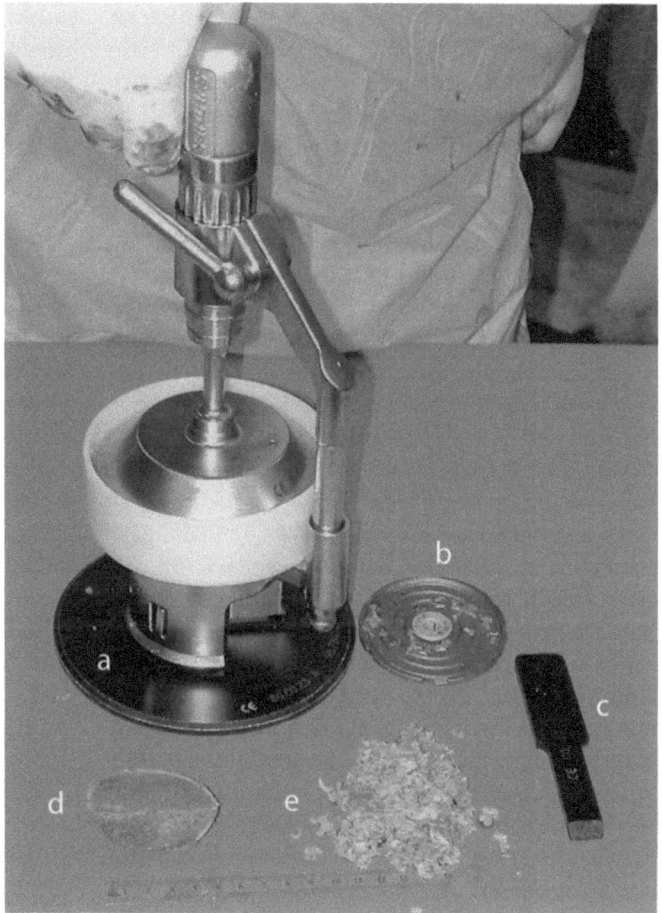

Abb. 3.21.
a Bohrhülse und
b Spiralbohrwelle mit 3 verschieden langen Kurzbohrern von 40, 50 und 65 mm. Wird der Bohrer zunächst mit, dann ohne Bohrhülse verwendet, so ist die maximale schrittweise Verlängerung des Bohrloches 10–15 mm
c Abgewinkeltes Schraubenmessgerät

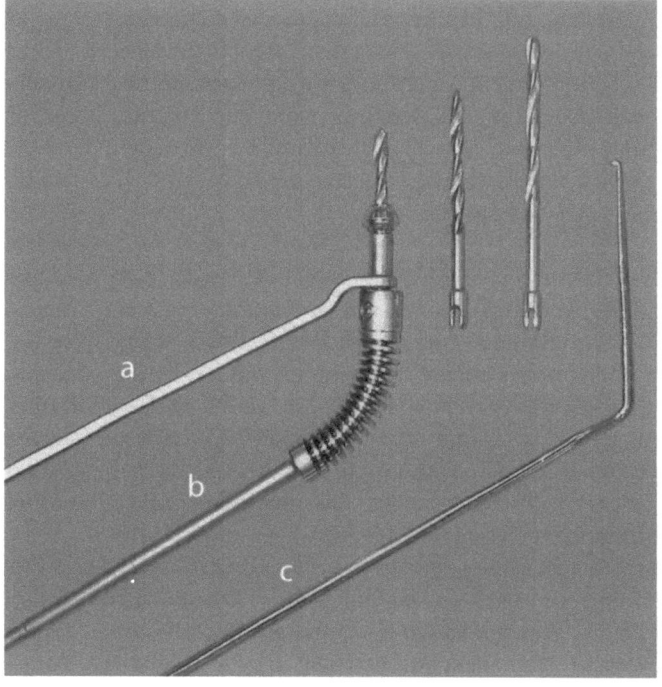

ne, während der Außendurchmesser 4 mm größer ist. Die ausgewählte Pfannendachschale wird mit einer Probepfanne oder mit einem vorne breiten Ein-Ausschläger so weit nach medial und proximal geschlagen, dass sie medial direkt auf der Tränenfigur, kranial auf dem Knochenstock aufliegt. Bei guter Verklemmung wird sie wieder entfernt. Die verbleibenden Höhlen werden mit Knochenmaterial aus dem Femurkopf gefüllt und die Pfannendachschale wird wieder eingeschlagen. Die Verschraubung erfolgt analog, wie die der SL-Pfanne, wobei dringend zuerst das zentrale Loch besetzt werden soll. Bei der Verschraubung können in gewisse Richtungen Arterien und Nerven verletzt werden (Abb. 13.9, 13.10). Ein stufenweises Bohren ist deshalb besonders wichtig. Bei stark osteoporotischem Knochenstock ist es zur Erreichung eines genügenden Schraubenhalts gelegentlich nötig, mit den Schraubenspitzen die Gegenkortikalis zu durchdringen. Nach Kontrolle der horizontalen Tischeinstellung und Austrocknen der Pfannendachschale wird wenig hochviskoser Zement eingebracht. Die Pfanne wird mit dem Setzinstrument in korrekter Stellung auf den weichen Zement aufgesetzt und als Erstes mit dem vorne breiten Einschläger nach medial bis zu direktem Kontakt mit der medialen Kontur der Pfannendachschale gedrückt. Erst jetzt wird die Pfanne in korrekter Inklination und Anteversion nach kranial gepresst, wo sie sich mit den vorstehenden Schraubenköpfen verhakt, die eine weitere Korrektur der Stellung verhindern. Seitlich der Pfanne hervorquellender Zement wird in den Spaltraum zur Pfannendachschale hineingepresst und der überschüssige Zement vollständig entfernt. Nach der Zementaushärtung werden verbleibende Zementvorsprünge abgeschlagen und die Pfannenhöhle mit einem bauschigen Stieltupfer ausgerieben, um eine allfällig eingedrungene feine Zementlamelle wegzuwischen. Spülen.

■ **Zementierte Polyethylenpfanne** (Abb. 3.1b, Kap. 3.3.1): Entlang des Rands des Acetabulums werden mit einem kurzen, sich selbst limitierenden 6 mm Bohrer Verankerungslöcher gebohrt. Mit einem Stößel von 5 mm Durchmesser wird in diesen Löchern die Spongiosa komprimiert. Es ist streng darauf zu achten, dass keine Verbindung zum kleinen Becken gebohrt wird. Wird Zement ins kleine Becken gepresst, kann dies zu Gefäßverletzungen führen (Abb. 13.5). Die zu wählende Pfanne soll rund herum etwa 2 mm Spiel haben, sodass eine gewisse Zementdicke entsteht. Wir verwenden hochviskösen Zement (z.B. Palacos). Nach dem Auswaschen des Acetabulums mit scharfem Flüssigkeitsstrahl wird die Höhle mit Stieltupfern getrocknet, worauf sofort der Zement als Kugel in die Höhle gebracht und in die verschiedenen Verankerungslöcher gepresst wird. Nachdem der Tisch in die Horizontale gebracht und das auf dem Zement liegende Blut abgetupft wurde, wird die Pfanne mit dem Richtinstrument auf den Zement aufgesetzt. Mit dem vorne breiten Einschläger wird nun die Pfanne nach medial gedrängt, bis sie auf der medialen Wand des Acetabulums aufsteht, worauf sie mit mäßigem Druck nach kranial gedrückt wird. Dabei ist darauf zu achten, dass die Inklination (35–40°) und die Anteversion (14–18°) korrekt eingestellt wird und dass kraniolateral eine genügend dicke Zementschicht von 2–4 mm bestehen bleibt. Der hervorgequollene Zement wird mit einem scharfen Löffel abgestreift und entfernt. Nach der Zementaushärtung werden überstehende Zementreste mit dem Meißel entfernt. Mit einem bauschigen Stieltupfer wird darauf die Pfannenhöhle ausgerieben, um eine allfällige breitgewalzte feine Zementschicht zu entfernen. Spülen.

3.6.3
Schaftimplantation

■ **Entlüftungsloch.** Studien sprechen dafür, dass durch Überdruck in der Femurmarkhöhle währen des Raspelns, des Einpressens von Zement und des darauf folgenden Eindrückens der Prothese Fettembolien entstehen können [6]. 1998 haben wir begonnen, etwa 4 cm distal der geplanten Schaftspitze die Femurmarkhöhle perkutan mit einem 3,5 mm Bohrer anzubohren. Durch diese Maßnahme können beim Aufraspeln und Zementieren Fett und Luft in die Weichteile ausweichen. Zur Bestimmung der Höhe des Bohrlochs wird die Probeprothese der geplanten Größe neben das proximale Femur gehalten. Durch eine Inzision 4 cm distal der Prothesenspitze wird eine vorne gezähnte Bohrbüchse mit Trokar vorgestoßen, bis sie auf dem Femurschaft aufsteht. Durch einen Assistenten wird das Bein vor Rotationsbewegungen geschützt. Der spezielle Bohrer ist nur 1 cm länger als die entsprechende Gewebeschutzhülse, sodass nur 1 cm tief gebohrt werden kann. Damit wird ein tangentiales Durchbohren neben der Markhöhle vorbei durch den ganzen Schaft verhindert.

■ **Einstellen des Schaftes.** Das Bein wird ausgedreht und durch den Assistenten von der Gegenseite horizontal gehalten. Besonders bei Osteoporose, Adipositas, Coxa vara und kräftig entwickelter Muskulatur hat der Zug am Bein vorsichtig zu erfolgen, um Trochanterfrakturen zu vermeiden (s. auch Abschn. 8.3/4, Abb. 8.6). Zwischen die Muskeleinstrahlung der Abduktoren und den Trochanter major wird ein Weichteilhebel mit zwei Spitzen (Abb. 3.17b) oder ein Femurhebel (Abb. 3.17c) eingeschoben, wodurch die Abduktoren vom Femureingang nach dorsolateral weggehalten werden. Der Abstand zwischen dem Oberrand des Trochanter minor und der Halsosteotomie wird mit dem Maßstab überprüft und eine allfällige Nachresektion durchgeführt. Die dorsolaterale Basis der Kalkarkortikalis wird mit einer Lüer'schen Knochenzange entfernt.

- **Vorbereiten des Femurschaftes.** Mit einem Osteotom von 1,5–2 cm Breite wird von dorsolateral nach medioventral ein Schlitz mit etwa 5 mm Breite und einer Antetorsion von ca. 15° vorbereitet. Mit einem scharfen Löffel, dessen Öffnung nach medial gerichtet ist, wird dieser Schlitz nach unten in Richtung Knie erweitert.
Achtung: Wird nicht streng darauf geachtet, dass der Löffel genau parallel zum Femurschaft gehalten wird, besteht besonders bei muskulösen Patienten mit ausgesprochener Coxa vara ein erhebliches Risiko der Perforation des Schaftes nach dorsolateral. Dies kann zu einer gefährlichen Fehlimplantation der Femurkomponente in diese Richtung führen. Während in der ersten Phase unserer Untersuchung keine modularen Raspeln zur Verfügung standen, verwenden wir seit 1991 zunächst teilweise, dann fast immer einen motorisierten Antrieb für die Raspeln. Beginnend mit der kleinsten Schlagraspel wird sukzessive die Markhöhle solange ausgeweitet, bis die letzte Raspel fest aufsitzt. Sollte im medialen Kalkarbereich beim Raspeln eine Fissur entstehen, so ist dies – besonders bei zementierten Schäften – gefährlich und bedarf einer Cerclage, die vor dem Eindringen von Zement in die Fissur schützt (Abb. 7.1, 7.2, 7.6). Bei stark konischer oder sehr enger Markhöhle kann es auch weiter distal zu Schaftsprengungen kommen, die teils erst auf dem postoperativen Bild (Abb. 7.10), teils auch erst beim Auftreten einer Fraktur bemerkt werden (Abb. 7.4). Schaftfissuren müssen bei zementierten Prothesen intraoperativ vor dem Zementieren des Schafts mit einer Cerclage gesichert werden (s. auch 7.5.1). Der abnehmbare Raspelgriff der modularen Raspel wird entfernt und der Abstand zwischen der Osteotomie und dem Konusrand gemessen (Abb. 3.6f). Entspricht das Maß nicht der Zeichnung, wird etwas tiefer geraspelt oder eine kleinere bzw. eine größere Prothese gewählt. Bei erreichter Tiefe wird der geplante Probekopf aufgesetzt und nach Spülen der Pfanne eine Probereposition durchgeführt. Zur Prüfung einer allfälligen Luxationstendenz wird die Stabilität der Hüfte bei Flexion in Innenrotation (Luxationstendenz nach dorsal?), sowie bei Extension, in Adduktion und Außenrotation (Luxationstendenz nach ventrolateral?) überprüft (s. auch Kap. 6).

- **Platzieren der Markraumsperre.** Mit Messstäben wird der Durchmesser der benötigten Markraumsperre bestimmt (Abb. 3.22c). Die Markraumsperre soll etwa 1/2 cm distal der Spitze der Femurkomponente Platz finden (Abb. 3.6f). Wir stellen sie bei Primärprothesen aus einem Stück Schenkelhals her (Abb. 3.22). Zur besseren Einsetzbarkeit wird der Zapfen auf der dickeren Seite mit der Knochenzange etwas oval geformt. Dieser Zapfen wird mit der dünneren Seite voraus in den Femurschaft eingeführt und mit dem gradierten Messstab und dem Hammer genau auf die gewünschte Tiefe eingeschlagen. Die Probeprothese wird nochmals locker eingeführt, um zu überprüfen, dass keine abgesplitterten Zapfenteile die Markhöhle versperren. Der beschriebene Zapfen ist kostenlos, rasch hergestellt und platziert und baut sich nach der Erfüllung seiner Funktion wegen fehlender mechanischer Belastung fast restlos ab (Abb. 3.4d,e). Er ist – anders als Sperren aus Polyethylen – bei einem späteren Wechsel kein Hindernis.

- **Zementieren der Femurkomponente.** Während der Untersuchungsperiode verwendeten wir durchwegs niedrigviskösen Knochenzement (Sulfix), welchen wir unter Entlüftung mit einem Plastikschlauch von proximal mit einer von Hand betriebenen Spritze oder Pistole einpressten. Aufgrund der Erfahrungen der Schwedenstudien [12] wechselten wir im Jahr 1998 zur Verwendung des klassischen Palacos-Knochenzements unter retrograder Füllung mit einer von Hand bedienten Pistole (Abb. 3.23).
Mit viel Ringerlösung mit Lavasept und unter Verwendung einer Spritze mit langem Spülrohr und einer abgewinkelten feinen Metalldüse wird das Fett aus der Markhöhle und dem Maschenwerk der Spongiosa ausgewaschen. Der gemischte Zement wird jetzt retrograd mit der Pistole eingebracht. Die gewählte Prothese wird zunächst von Hand, dann mit dem Stößel unter Einhaltung einer Antetorsion von 10–15° so weit eingeschoben und gleichzeitig mit einem Maßstab kontrolliert (Abb. 3.23), bis der Abstand zwischen Konusrand und Halsosteotomie demjenigen der Planung (Abb. 3.6f) entspricht. Der über-

52　KAPITEL 3　**Operationstechnik**

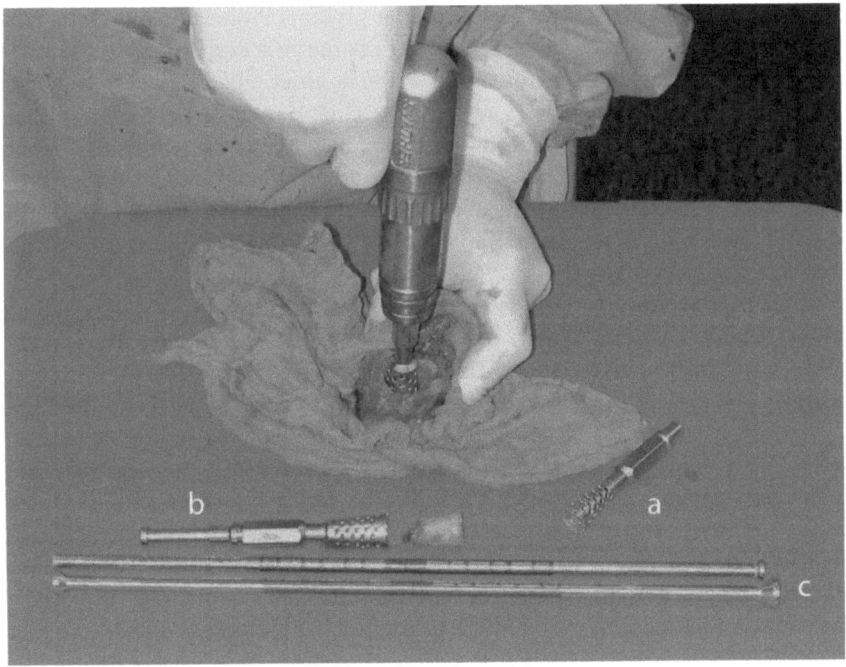

Abb. 3.22a–c. Herstellung von Markraumsperren aus dem entfernten Schenkelhals: Ein etwa 2 cm dickes Stück des Schenkelhalses wird vom Kopfhalsstück abgesägt und mit der dichteren Knochenstruktur nach unten auf eine dichte Kompresse gelegt. Das Halsstück wird mit der durch die Kompresse geschützten Hand festgehalten.
a 3 konische Fräser verschiedener Größe entsprechend den Messstäben bzw. Stößeln für Markraumsperren (**c**) stehen zur Auswahl, um den konischen Zapfen zu fräsen. Der Zapfen wird mit einem Ausstoßzylinder (**b**) aus der Fräse ausgestoßen

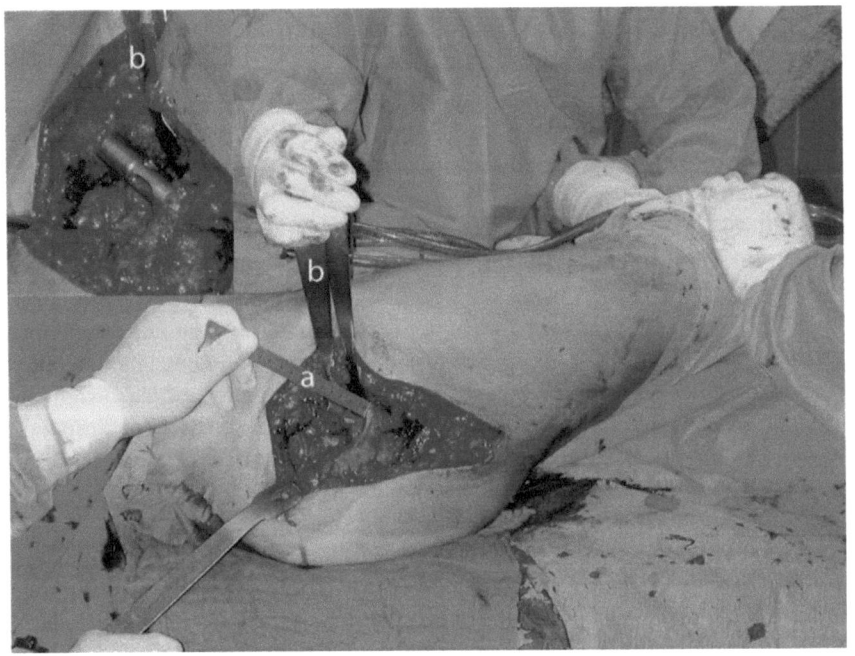

Abb. 3.23a,b. Bei der Schaftzementierung wird der Unterschenkel durch den Assistenten horizontal und der Schafteingang mit einem spitzen Hebel (**b**) nach lateral gehalten. Mit dem Maßstab (**a**) wird der Abstand zwischen Osteotomie und Konusrand überprüft. Das Detailbild zeigt mit Sicht von distal, dass durch den spitzen Hebel (**b**) die Muskulatur vom Prothesenhals weggehalten wird. Dadurch soll eine Verdrehung zwischen der Prothese und dem Zement und damit eine Spaltbildung verhindert werden

schüssige Zement wird mit einem scharfen Löffel abgestreift und der im Schaft verbleibende fest an die Prothese gepresst. Bis zum Aushärten des Zements wird die Prothese in ihrer Position festgehalten. Dabei ist zu beachten, dass der Unterschenkel dauernd horizontal gehalten wird (Abb. 3.23). Ein dorsal der Halsosteotomie eingesetzter spitzer Hebel soll verhindern, dass seitlicher Druck auf den Prothesenhals entsteht (Abb. 3.23, Detailbild). Ist die Prothese fest, werden Pfanne und Konus gespült. Mit dem Probekopf gewünschter Länge wird eine Probereposition durchgeführt. Eine allfällige Luxationstendenz wird

Abb. 3.24. Vorbereitungsskizze zur Zemententfernung. Die SL-Geradschaftprothese ist vor allem proximal gelockert, aber nicht eingesunken. Der diaphysäre Knochen ist kaum verdünnt, weswegen ein zementierter Wechsel transgluteal vorgesehen ist. Um den Zement unter gerader Sicht entfernen zu können wird der Kanal im Trochanter major mit einem Hohlmeißel nach dorsolateral erweitert (1). Der lockere Zement (2) ist kurz oberhalb der fest sitzenden Spitze gebrochen. Für die Zementetnfernung ist es wichtig zu beachten, dass proximal der Zement dorsal der Prothese sehr dick ist. Unterhalb des Trochanter minor besteht dorsal eine Perforationsgefahr (!). Distal im Spitzenbereich der Prothese wird der ventrale Zementanteil zunehmend dicker

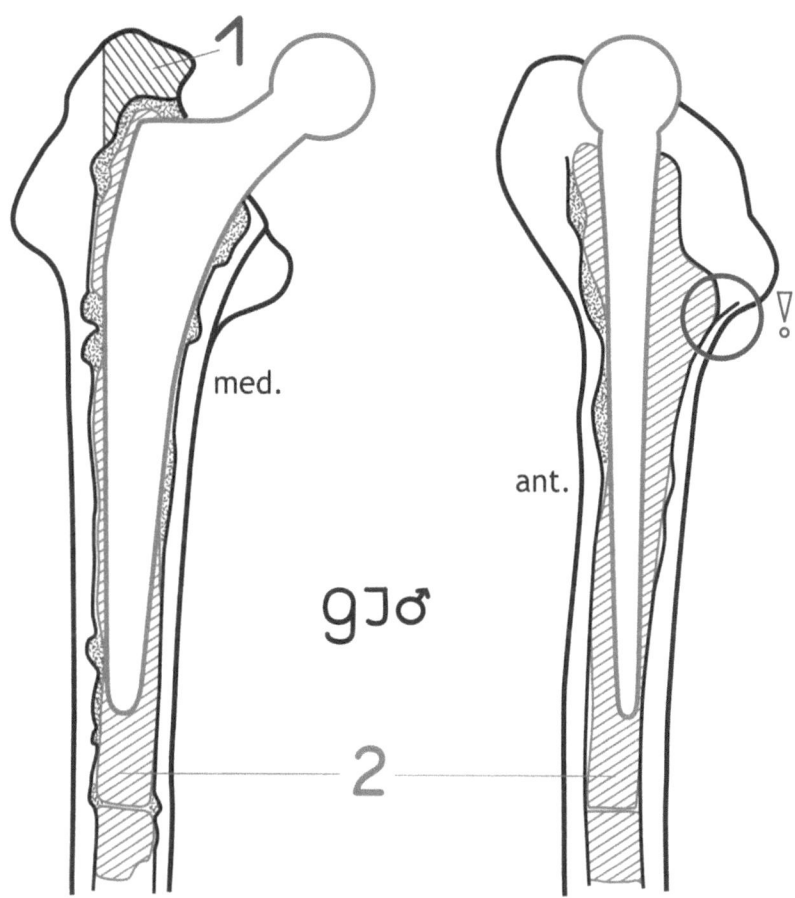

erneut getestet. Beim Aufsetzen des definitiven Kopfes muss der Konus besonders bei der Verwendung von Keramikköpfen sorgfältig saubergespült werden. Allfällige Substanzreste können im Extremfall einen Keramikkopf später zum Platzen bringen. Werden Metallköpfe gebraucht, so ist vor allem bei einer Paarung mit Polyäthylen zu achten, damit auf der Gelenkseite keine Kratzer entstehen. Diese könnten sonst dauernd zu vermehrtem Abrieb führen.

■ **Markierung des Trochanter major mit Tantalumkugeln:** Um das Einsinken des Schaftes genauer verfolgen zu können, können spezielle Messprogramme verwendet werden, so die RSA-Methode von Lund, oder die PFA-Methode der Innsbrucker Gruppe. Eine sehr einfache Messmethode stellt die Markierung des Trochanter major auf Höhe und in der Ebene der Prothesenschulter mit 1–3 Tantalumkugeln dar. Diese Messart ist wegen direkter Nachbarschaft der beiden zu vergleichenden Teile ziemlich stellungsunabhängig und ergibt durch direkte Ablesung einen brauchbaren Wert (Abb. 3.7).

3.6.4
Wundverschluss

Nach Einlegen eines intraartikulären Redon-Drains wird mit festen, resorbierbaren Nähten der ventrale, losgelöste Teil des M. glutaeus medius und der M. glutaeus minimus an die dorsale, mit dem Trochanter major in Verbindung stehende Muskulatur genäht. Eine zusätzliche Naht wird distal des Trochanter major gesetzt. Es erfolgt ein schichtweiser Wundverschluss mit sub- und epifascialer Drainage. Ein Spicaverband, der für 2 Tage belassen wird, soll helfen, die Hämatommenge klein zu halten. Die Ferse wird besonders bei älteren Patienten für die ersten Tage speziell vor Überlastung geschützt.

3.7
Operationsablauf bei Revisionsoperationen

Im Folgenden wird besonders auf die Zugänge und die Prothesen bzw. Zemententfernung eingegangen, während die Reimplantation beispielhaft im Kapitel 3.4.5 zusammengefasst ist.

3.7.1
Zugang

Zu Beginn der Untersuchungsperiode haben wir vorwiegend aus Angst vor einer erschwerten Zemententfernung aus dem Schaft Trochanterosteotomien angelegt (s. auch Kap. 8). Mit dem Wechsel von der flachen auf die dachförmige Osteotomie konnten wir die Komplikationen vermindern (Abb. 8.1). Später lernten wir, die Zemententfernung ebenso sicher ohne Trochanterosteotomie durchzuführen. Damit vermieden wir Trochanterpseudarthrosen. Bei stark verändertem proximalen Femur sind wir ab 1989 zunehmend zum transfemoralen Zugang übergegangen, bei welchem die proximalen Femurfragmente muskulär besser gezügelt (Abb. 8.2) sind und welcher nur selten zu Pseudarthrosen führt (Abb. 6.2). Vor dem Operationsbeginn soll genau geplant werden, welche Art der Prothesen- und Zemententfernung sich eignet (Abb. 3.14, Abb. 3.24).

■ **Transglutäaler Zugang.** Geeignet sind vor allem Fälle, bei denen ein reiner Pfannenwechsel vorgenommen wird, oder bei denen angesichts des guten Knochenstocks des proximalen Femur eine Versorgung mit einer Standardprothese oder mit einer kurzen SL-Revisionsprothese vorgesehen ist. Nach einer transglutäalen Freilegung des Trochanter major wird sukzessive unter langsamer Adduktion und Außendrehung des Beines die Pseudokapsel der Hüfte, zunächst ventral, dann lateral, medial und dorsal entfernt. Es gelingt jetzt, die Hüfte zu luxieren und den Schaft auf seine Stabilität hin zu überprüfen. Anschließend wird analog wie bei Primärprothesen die Pfanne eingestellt (Abb. 3.18). Bei stark kranialisierter Pfanne (Abb. 3.11a) ist es sinnvoll, frühzeitig den Unterrand der Köhler-Tränenfigur aufzusuchen und mit dem doppelt abgewinkelten Knochenhebel einzustellen (Abb. 3.17e).

■ **Transfemoraler Zugang.** Der transfemorale Zugang erlaubt nebst einer zügigen Entfernung des Knochenzements aus dem Femurschaft auch eine gute Sicht auf das Azetabulum selbst bei großen Defekten. Die Planung muss sehr genau sein, da sonst im späteren Operationsverlauf verlässliche Referenzpunkte am Femur fehlen (Abb. 3.14d). Der Hautschnitt erfolgt bis 4 cm distal der geplanten Osteotomie. Mit dem Bildwandler wird die genaue Höhe gemessen von der Spitze der alten Prothese aus und auf dem Schaft mit einem Meißel markiert. Distal der geplanten Osteotomie wird der Schaft mit einer Cerclage gesichert. Das Femur wird nun quer oder schräg osteotomiert und der proximale Teil im Trochanterbereich in der Frontalebene, distal bis zur Osteotomie entlang der Linea aspera osteotomiert. Durch den M. vastus lateralis hindurch wird nun das Femur mit einem schmalen Meißel von distal her ventromedial gespalten. Ventral kann nun ein großer Deckel aufgeklappt werden. Mit dem Messer wird die Pseudokapsel des Kunstgelenkes so weit reseziert, dass die Pfanne überblickt werden kann. Die alte Schaftprothese kann jetzt luxiert und leicht entfernt werden, was einen Einblick in die Pfanne und den Schaft erlaubt.

3.7.2
Prothesenentfernung

■ **Pfannenseite.** Nach Einstellung mit den Standardhebeln (Abb. 3.17, 3.18) wird sorgfältig alles die Pfanne verdeckende Granulationsgewebe entfernt. Bei stark zerstörtem Knochen ventral des Acetabulums empfiehlt sich die Verwendung eines stumpfen anstelle des geschweiften Weichteilhebels. Sitzt die Pfanne noch im Knochen fest, verwenden wir zur Pfannentfernung als wichtigstes Instrument den so genannten Schwanenhalsmeißel (Abb. 3.25d). Dieses asymmetrisch geschliffene, gebogene Instrument eignet sich vorzüglich, um eine Kunstpfanne knapp entlang ihrer Oberfläche ohne oder mit minimalem Knochenverlust zu lockern. Bei festem Pfannensitz ist es notwendig, Schritt für Schritt die Kunstpfanne rundum zu lockern. Der Knochenverlust ist noch geringer, wenn man mit der Lockerung mediodorsal in den weniger entscheidenden Verankerungszonen beginnt. Oft bestehen ausgedehnte Höhlen, welche durch das sich ausbreitende Granulationsgewebe verursacht sind und sich nicht nur im Pfannendach, sondern auch weit in Richtung kleines Becken und in das Sitzbein hinein ausbreiten. In der Regel blutet es bei der Entfernung des Granulationsgewebes stark. Eine rasche Kürettage, am besten mit verschieden großen scharfen Löffeln, ist sinnvoll. Bei einer Zer-

3.6 Operationsablauf bei Primärprothesen 55

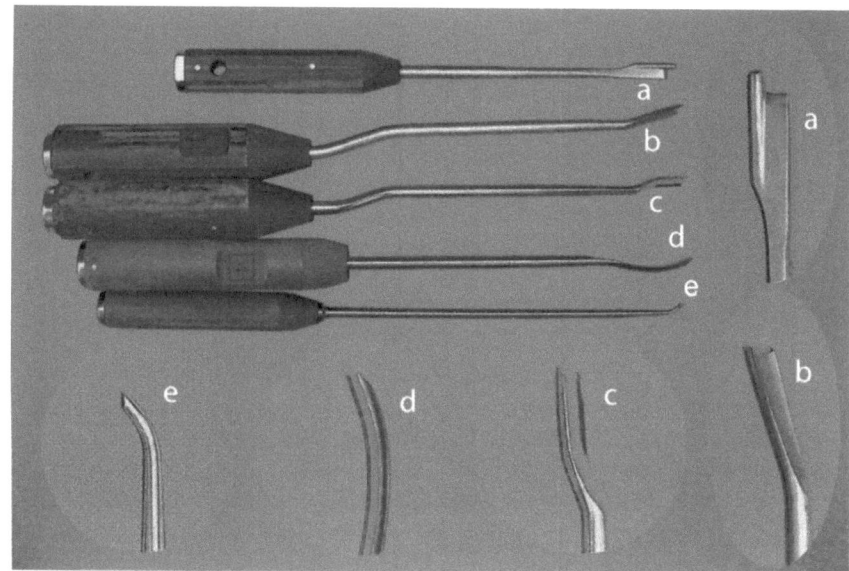

Abb. 3.25a–e. Meißel zur Prothesen- und Zemententfernung
a Zementspalt- oder Fähnchenmeißel. Er dient dazu, den Zement im Femurschaft zu spalten. Wegen der „Fahnenstange" im zentralen Hohlraum kann der Meißel nur schwer gleichzeitig den knöchernen Schaft spalten
b, c Zwei Zemententfernungsmeißel zum Lösen des Zementes von der knöchernen Femurdiaphyse
d Pfannenentfernungs- oder Schwanenhalsmeißel. Er wird rund um die Pfanne direkt an den Rand angesetzt. Durch seinen Schliff folgt er den runden Außenkonturen der Pfanne und erlaubt es, sie recht rasch aus ihrer Verankerung zu lösen
e Weiterer Zemententfernungsmeißel. Er dient dazu, bei stark an der Wand haftendem dünnen Zement einen neuen Ansatz für die Meißel b/c zu schaffen

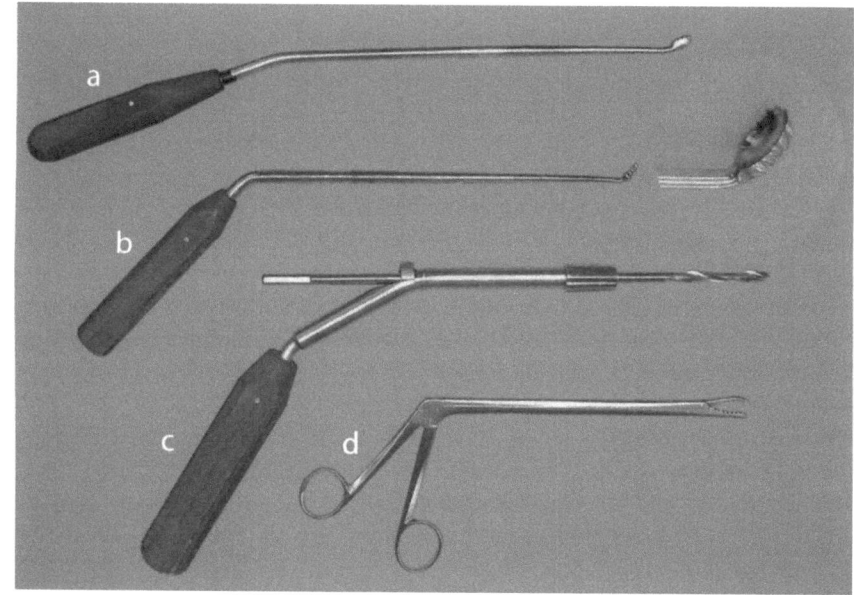

Abb. 3.26a–d. Instrumente zur Zemententfernung.
a, b Zwei speziell geformte scharfe Löffel mit Zähnchen zur Entfernung von Zement und Granulationsgewebe aus dem Schaft (a) und dem Acetabulum. **c** Bohrführung mit modularem konischen Aufsatz und frontschneidendem 6 mm-Bohrer. Nach Entfernung des Zements mit den Meißeln bis zum zylindrischen Endstück kann Letzteres unter Bildwandlerkontrolle mit diesem Instrument zentral durchbohrt werden. **d** Zementfasszange: Mit ihr können Zementbrocken aus der Markhöhle geholt werden

störung des Knochens in Richtung des kleinen Beckens soll man versuchen, mindestens das Periost zu erhalten. Große Zementbrocken im kleinen Becken sollte man wegen Blutungsgefahr belassen (Kap. 13.41, Abb. 13.5). Zur Kürettage von Granulationsgewebe aus Höhlen eignet sich der abgewinkelte scharfe Löffel mit Zähnchen (Abb. 3.26b). Jetzt kann entschieden werden, ob mit einer Pfannendachschale das Implantat direkt auf den Knochenstock abgestützt werden kann, oder ob eine Versorgung mit einer Stützschale notwendig ist.

- **Schaftseite:** Beim transglutäalen Zugang wird der Trochanter major mit einem Weichteilhebel mit zwei Spitzen (Abb. 3.17b) oder mit einem Femurhebel (Abb. 3.17c) so eingestellt, dass die ganze Breite des Femurendes sichtbar wird. Mit einem Hohlmeißel wird ein Kanal Richtung Markhöhle eröffnet, der einerseits das gerade Ausschlagen der alten Prothese, andererseits die Zemententfernung erlaubt (Abb. 3.24). Damit wird die Zemententfernung übersichtlich und die Gefahr von Schaftperforationen kann massiv verringert werden. Mit den in Abb. 3.25 gezeigten Meißeln kann der Zement zunächst unter Sicht gespalten und von der knöchernen Wand gelöst werden. Durch regelmäßiges Spülen und durch auf die Schaftöffnung eingestellte Operationslampen behält man die Übersicht. Die Planungsskizze (Abb. 3.24) gibt Hinweise darauf, wo vor allem dicke Zementschichten zu finden sind. Verliert man nach distal den Überblick, lohnt es sich, das ausgedrehte Bein zu strecken und die korrekte Meißellage mit dem Bildwandler zu steuern. Dreht der Assistent abwechslungsweise das Bein jeweils um 90°, lässt sich ein exzentrisches Meißeln und damit eine Perforation vermeiden. Beim abschließenden Zementzylinder angelangt wird die Bohrführung mit konischen Aufsätzen (Abb. 3.26c) in die Markhöhle eingeschoben und der Zement unter Bildwandlerkontrolle zentral aufgebohrt. Anschließend kann der restliche Zement einfach von zentral her ausgebohrt werden. Mit der Zementfasszange und scharfen abgewinkelten Löffeln mit Zähnchen wird die Markhöhle minuziös von Zementbröckeln und Granulationsgewebe gesäubert und anschließend ausgiebig gespült.

Aufgrund der definitiven Beurteilung der Knochensituation wird für eine zementierte Normalprothese, eine zementierte Langschaftprothese (Abb. 3.12) oder eine nicht zementierte SL-Revisionsprothese (Abb. 3.14) entschieden.

3.7.3
Reimplantation

Die Reimplantation richtet sich stark nach den vorhandenen Defekten und den gewählten Implantaten. Die Operationstechnik ist dabei zu wenig einheitlich, als dass hier auf kleinem Raum viel Gültiges gesagt werden könnte. Wir verweisen in diesem Zusammenhang auf den Abschn. 3.4.5.

3.8
Nachbehandlung

Im Operationssaal. Dem Patienten wird eine Hüftspica über den Verband angelegt. An das intraartikuläre Drain wird ein Filtersystem angeschlossen, das während der ersten 4–5 h die Retransfusion des mit Citrat versetzten Blutes erlaubt.

Auf der Krankenstation:
- Neurologische und vaskuläre Untersuchung:
Wie schon präoperativ sollen am Operationstag Nerven und Gefäße sorgfältig untersucht werden (s. Abschn. 11.3.1, 13.4.2, 13.5.2) Gegebenenfalls werden die Gefäße zusätzlich mit dem Doppler untersucht oder ein entsprechender Spezialist zugezogen.
- Antikoagulation:
Der Patient erhält jeden Abend kurzkettige Heparine zur Antikoagulation für die Dauer der Hospitalisation. Besteht ein besonderes Thromoserisiko, so wird für die ersten 6 Wochen der Mobilisation eine Antikoagulation mit Dicumarinen durchgeführt.
- Hüftbewegungen:
Im Normalfall wird die Flexion und die Extension, die Innenrotation und Abduktion bei Streckung und die Außenrotation bei Flexion zur Beübung freigegeben. Vorsicht ist geboten für Außenrotation in Streckung und Innenrotation in Biegung. Geht die Flexion schwierig, ist es oft zu einer starken Einblutung in die Oberschenkelmuskulatur gekommen. Es empfiehlt sich dann, die Bewegungsschiene für kontinuierliche passive Bewegungen einzusetzen.
- Mobilisation:
Am ersten Tag wird der Patient an den Bettrand mobilisiert, anschließend geht der Patient je nach Geschicklichkeit mit einem Gehbock, dann mit Stöcken unter aufbauender Belastung. Sobald wie

möglich wird Treppensteigen ins Programm aufgenommen. Nur bei Schwierigkeiten oder Zusatzproblemen wird nach der Hospitalisation eine Kur oder ein Aufenthalt in einer Rehabilitationsklinik vorgesehen.
- Besonderes:
  - Transfemoraler Zugang: Für 3-4 Wochen wird die Flexion auf 70° beschränkt, damit sich die proximalen Femurfragmente verbinden können.
  - SL-Revisionsschaft, ausgedehnte Pfannenrekonstruktion bei schlechter Knochenqualität: Ausnahmsweise wird für 6-10 Wochen eine Teilbelastung angeordnet.

■ **Nach der Spitalentlassung.** Den Patienten wird empfohlen, ihre Aktivität sukzessive aufzubauen. Hilfe mit Krankengymnastik ist nur dann sinnvoll, wenn die Patienten sonst keinen hinkfreien Gang erreichen. Dies wird anlässlich einer 6-Wochen-Kontrolle überprüft. Röntgenkontrollen erfolgen nach 4 Monaten und einem Jahr. Dann erfolgt die weitere Kontrolle entsprechend Kap. 1.

Literatur

1. Bircher H-P, Riede U, Lüem M, Ochsner PE (2001) Der Wert der SL-Revisionsprothese nach Wagner zur Überbrückung großer Femurdefekte. Technik und Resultate. Orthopäde 30: 294-303
2. Brunazzi MG, Mcharo CN, Ochsner PE (1996) Hüfttotalprothesenwechsel - was erwartet den Patienten? Schweiz Med Wochenschr 126: 2013-2020
3. Draenert K, Draenert Y, Garde U, Ulrich CH (1999) Manual of cementing technique. Springer, Berlin
4. Dihlmann SW, Ochsner PE, Pfister A, Mayrhofer P (1994) Wanderungsanalyse verschraubter Hüftpfannen nach Revisionsarthroplastiken am Hüftgelenk. Z Orthop 132: 131-137
5. Hirakawa K, Mitsugo N, Koshino T, Saito T, Hirasawa Y, Toshikazu K (2001) Effect of acetabular cup position and orientation in cemented total hip arthroplasty. Clin Orthop 388: 135-142
6. Hirschnitz C, Ochsner PE (1996).Die klinische Relevanz von Fettembolien. Unfallchirurgie 22:57-73
7. Ilchmann TRH, Franzén H, Njöberg B, Wingstrand H (1992) Measurement accuracy in acetabular cup migration. J Arthroplasty 7: 121-127
8. Ilchmann T (1997) Radiographic assessment of cup migration and wear after hip replacement. Acta Orthop Scand Suppl 276
9. Krismer M, Bauer R, Tschupik J, Mayrhofer P (1995) EBRA: A method to measure migration of acetabular components. J Biomech 28: 1225-1236
10. Lequesne M (1967) Die Erkrankungen des Hüftgelenkes bei Erwachsenen 3. Teil. Folia rheumatologica 17a: 61
11. Lützner J, Ochsner P E (2000) Langzeitergebnisse mit der Orginal ME Müller-Geradschaftprothese aus CoNiCrMo-Schmiedelegierung (Protasul 10). Orthop Praxis 36: 416-421
12. Malchau H, Herberts P (2001) Prognosis of total hip replacement. The national hip arthroplasty registry. Sweden)
13. Müller ME (1966) Proceedings SICOT Congress Paris, pp 323-333
14. Müller ME, Jaberg H (1982) Total hip reconstruction. In: Evarts CM (ed) Surgery of the musculoskeletal system, 2nd edn. Churchill Livingstone, New York, pp 2979-3017
15. Sakalkale DK, Sharkey PF, Eng K, Hozack WJ, Rothmann RH (2001) Effect of femoral component offset on polyethylene wear in total hip arthroplasty. Clin Orthop 388: 125-134
16. Schneider R (1989) Total prosthetic replacement of the hip. Huber, Bern

Postoperative Hämatome

M. Klein und D. Toia

In unserem Krankengut trat bei 4% der Patienten nach Primärtotalprothese und bei 6% nach Wechseloperation ein behandlungsbedürftiges Hämatom auf. Wir entschieden uns zur Punktion, mehrmaliger Punktion oder operativer Revision, falls der Patient Beschwerden äußerte, die Wunde zu perforieren drohte, das Hämatom sich verflüssigte oder die Wunde feucht blieb. Bei 5% der revidierten Hämatome handelte es sich um einen Frühinfekt. Die Hämatomprophylaxe bestand aus intraoperativer Blutstillung, Draineinlage in die verschiedenen Wundschichten, sowie einem Spicaverband für 2 Tage. Ein Risikofaktor ist die Thromboseprophylaxe, die wir mit einem niedermolekularen Heparin durchführten; kein erhöhtes Blutungsrisiko fanden wir bei oral antikoagulierten Patienten.

Zur Punktion entschieden wir uns bei geschlossenen Hämatomen, zur operativen Revision bei feuchter Wunde, bei sekundärem Hämoglobinabfall und bei Verdacht auf ein infiziertes Hämatom.

Nach Beinlängendifferenzen und Hinken ist das postoperative, behandlungsbedürftige Hämatom die häufigste Komplikation nach Primär- und Wechseloperationen. Es verlängert die Hospitalisationsdauer und belastet die Patientenpsyche und die Krankenkasse. Eine Hämatomrevision sollte deshalb möglichst früh am 6.–10. postoperativen Tag erfolgen.

4.1 Einleitung

Postoperative Hämatome sind eine bekannte und häufige Komplikation nach der Implantation von Hüftprothesen. Wir unterscheiden zwischen *sofort* und *verzögert auftretenden* Hämatomen. Erstere haben ihre Ursache unmittelbar in der Operation, sei es wegen einer ungenügenden Blutstillung, sei es wegen einer schlechten Blutgerinnung. Letztere machen sich bemerkbar durch später auftretende Spannungsgefühle aufgrund eines verspäteten Einblutens aus einem sekundär wieder lecken Gefäß. Die Behandlungsbedürftigkeit eines Hämatoms entscheidet sich aufgrund der klinischen Symptome, wie nässende Wunden, entzündliche Laborwerte, Spannungsgefühl und Fluktuation.

Einen Risikofaktor stellt neben dem Operationstrauma auch die allgemein übliche Thromboseprophylaxe dar, die schon präoperativ begonnen wird. Zur Vermeidung von Hämatomen werden geschlossene Drainagesysteme verwendet.

4.2 Häufigkeit

4.2.1 Häufigkeit im eigenen Krankengut

In dieser Zusammenstellung interessierten uns die behandelten Hämatome des in Kap. 2 definierten Krankenguts. Wir entschieden uns dabei nach 41 (4%) Primäroperationen und nach 21 (6%) Revisionen (Schaft- und/oder Pfannenwechsel) zu Hämatomrevisionen. Insgesamt waren dabei 27 Frauen und 34 Männer betroffen (Tabelle 4.1). Nach den Beinlängendifferenzen und dem Hinken (Abb. 2.11, 2.12) sind die Hämatome die häufigsten lokalen Komplikationen (Abb. 4.1).

4.2.2
Häufigkeit in der Literatur

Es wird über 1,1% „massive" Hämatome bei Primär-Operationen berichtet [7], d. h. die Patienten verspüren Hämatomschmerzen, die Haut ist sehr gespannt und es zeigt sich ein Abfall des Hämatokrits. Die Hälfte dieser Fälle wurde operativ revidiert, was nach unserer Definition eine Hämatomhäufigkeit von 0,6% ergibt. Dieser Prozentsatz ist nicht unbedingt mit unserem vergleichbar, da wir auch bei deutlich weniger ausgeprägten Befunden eine Revision durchführen.

In der Literatur findet man weiter Angaben von 2,2% Hämatomen nach Primär- und Revisions-Totalprothesen [4] sowie 7,5% behandelte Hämatome nach Primär- und Revisions-Totalprothesen [2]. Diese Autoren revidierten 3,0% Hämatome offen bei Patienten nach Totalprothese, die postoperativ ein Drainagesystem hatten, aber keinen Patienten ohne Drainagesystem. Punktionen wurden bei 4,5% der Patienten durchgeführt, 1,5% davon hatten eine postoperative Drainage, 3,0% hatten keine.

Bei routinemäßig durchgeführten postoperativen Sonographien am 1.–3. postoperativen Tag fanden sich 11,7% punktionswürdige Hämatome mit einem Inhalt von >40 ml Blut [5].

4.3
Präventive Maßnahmen

4.3.1
Hämatomverhinderung

Wir verwenden in der Hüftprothetik normalerweise einen lateralen Zugang mit teilweiser Ablösung des M. glutaeus medius und inkompletter Gelenkkapselexzision (Kap. 3). Nach jedem Operationsschritt in die Tiefe wird die Elektrokoagulation von leckenden Gefäßen vorgenommen. Beim Wundverschluss werden an unserer Klinik je ein „intraartikuläres", d. h. gelenknahes, ein subfasziales und ein subkutanes Drain eingesetzt. Das gelenknahe und das subfasziale Drain werden an das geschlossene Handivac-System (zur Drainage-Reinfusion) angeschlossen, das subkutane an eine Redonflasche. Die Drains werden prinzipiell 2 Tage belassen, damit dadurch möglichst viel Blut aus dem Wundgebiet abgesaugt wird. Wir schätzen das Infektrisiko durch eine 48 Stunden liegende Redondrainage geringer ein als die Gefährdung durch ein potentielles Hämatom, obwohl die Besiedelung von Drainspitzen von 0% am ersten auf 20% am 2. postoperativen Tag deutlich zunimmt [3]. Diese Autoren sehen eine 24-stündige Drainagezeit als optimal an.

Tabelle 4.1. Behandlungsbedürfige Hämatome nach Primärtotalprothese und Prothesenwechsel

	Primärtotalprothese			Prothesenwechsel		
	1 Punktion	>1 Punktion	Revision	1 Punktion	>1 Punktion	Revision
Anzahl	18	5	18	15	3	3
Davon oral antikoaguliert	5	1	7	2	1	2
Zeitpunkt (Tage nach Operation)	16	–	14	15	–	11

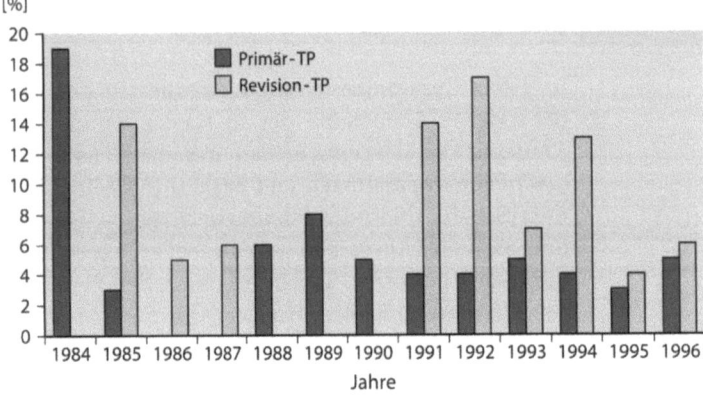

Abb. 4.1. Revidierte Hämatome pro Jahr (%) aufgeteilt nach Primärtotalprothesen und Revisionen

Um ein postoperatives Hämatom zu vermeiden halten wir folgende Maßnahmen für sinnvoll:

- konsequente Blutstillung,
- Drainage der verschiedenen Wundkompartimente,
- Kompressionsverband (Hüftspica) bis zum 2. postoperativen Tag,
- Zurückhaltender Einsatz von nichtsteroidalen Antirheumatica (NSAR), da diese die Blutungszeit verlängern.

4.3.2
Thromboseprophylaxe

Ab dem Vorabend der Operation bis zur Entlassung des Patienten wurde bis zum Jahr 2000 den Patienten täglich einmal subkutan niedermolekulares Heparin (Sandoparin) gespritzt. Ausnahmen sind Patienten, bei denen ein erhöhtes Thromboserisiko besteht; hier wird ab dem 3. postoperativen Tag mit einer oralen Antikoagulation (Marcoumar) für 6 Wochen begonnen. Bis zu einem Quick-Wert unter 30% (INR 2.2) werden die beiden Mittel überlappend gegeben. Die orale Antikoagulation hatte in unserem Krankengut keinen Einfluss auf die Bildung von Hämatomen.

Seit 1984 haben wir 5 Phasen der Thromboseprohylaxe erlebt:

1984–1986   niedrig dosiertes Liquemin bzw. Heparin DHE täglich 3-mal subkutan,
1987–1990   Embolex, bzw. bei Kontraindikation für die vasokonstriktorische Komponente Heparin bis 1990,
1990–1994   Embolex oder Sandoparin,
1994–2000   Sandoparin allein,
ab 2000   Fragmin.

Die ersten vier Phasen weisen keine relevanten Unterschiede der Hämatomhäufigkeit auf (Abb. 4.1). Für Fragmin liegen noch nicht genügend Daten vor.

4.4
Therapie bei Hämatomen

Die Behandlung der Hämatome erfolgte durch eine oder mehrere Punktionen oder durch eine offene Revision. In manchen Fällen kommt eine Embolisation in Frage.

4.4.1
Punktion

Die Indikation stellen wir bei einem deutlich palpablen, verflüssigten Hämatom, bei dem sich um den Hämatombezirk ein blau-grüner Hof gebildet hat, wenn die Haut im Narbenbereich durch den Druck des Hämatoms glasig geworden ist und ein Durchbruch durch die Operationsnarbe droht. In der Regel werden Punktionen zwischen dem 8. und 15. Tag durchgeführt.

Die Punktion erfolgt unter sterilen Kautelen im Operationsvorbereitungsraum mit Operationskleidung und Maske. Zuerst wird eine Lokalanästhesie distal und dorsal am tiefsten Punkt des Hämatoms gesetzt. Die Punktionsnadel wird durch eine Stichinzision eingeführt. Damit verhindert man, dass mit der Punktionskanüle ein Hautzylinder ausgestanzt und mit in die Tiefe verschleppt wird, was zu einer Kontamination führen könnte. Mit der Nadel sticht man ins Zentrum des verflüssigten Hämatoms. Anschließend wird für 24 Stunden eine Hüftspica als Druckverband angelegt. Nur selten füllt sich ein Hämatom nach einer Punktion wieder soweit auf, dass eine zweite Punktion nötig wird. Nur in einem Fall erfolgte ein dritte Punktion (Tabelle 4.1).

4.4.2
Revision

Die Indikation zur offenen Revision stellen wir
- bei fehlendem Rückgang oder Anstieg des C-reaktiven Proteins (CRP) und der Leukozyten, Fieber und Schmerzen mit Verdacht auf ein infiziertes Hämatom,
- wenn eine Operationswunde nach 6 bis 8 Tagen immer noch feucht ist und eine Eingangspforte für Keime zu werden droht,
- bei einem sekundären Hämoglobinabfall mit Annahme einer Sekundärblutung mit Oberschenkelspannung und Schmerz.

Die Operationswunde wird über die gesamte Länge gespreizt und die Wunde bis ins Gelenk eröffnet. Das Hämatom wird abgesaugt. Reste werden mit der Lüer-Zange und einem scharfen Löffel entfernt. Deutlich veränderte Hautränder werden exzidiert. Routinemäßig werden im Wundareal 2–3 Gewebeproben zur bakteriologischen und histologischen Untersuchung entnommen (s. Kap. 5.2.5/6). Das gesamte Wundareal wird intensiv mit einer antiseptischen Lösung (Lavasept; [6]) gespült. Die Wunde wird schichtweise unter Einlage von 2–4 tiefen und dicken und 2 oberflächlichen Drains verschlossen. Diese werden je nach Fördermenge innerhalb von 3 bis 5 Tagen sukzessive entfernt.

Die Revisionen erfolgten durchschnittlich nach 11 bis 14 Tagen, nur in einem Fall wegen eines stark blutenden Gefäßes schon am 2. postoperativen Tag.

4.4.3
Embolisation blutender Gefäße

Mittels moderner angiographischer Technik gelingt es, ein blutendes Gefäß nicht nur radiologisch darzustellen, sondern auch durch eine Embolisation zu verschließen bzw. den Durchfluss soweit zu reduzieren, dass es zur Thrombosierung kommt [1]. Die Methode kommt an unserer Klinik erst in den letzten drei Jahren zur Anwendung. Auch Blutungen aus größeren Gefäßen, wie der A. glutaea superior, können gestoppt werden (s. auch 13.5.2).

Patientenselektion: Besonders geeignet sind Patienten, bei denen es sekundär zu einem sich plötzlich verschlimmernden Hämatom kommt. Bei rascher Reaktion lässt sich der größte Erfolg erzielen.

Ablauf: Mittels einer nicht selektiven Aortographie wird nach Blutungsquellen gesucht (Abb. 4.2). In der venösen Phase bleiben die Extravasate besonders gut sichtbar (Abb. 4.2b). Das blutende Gefäß wird nun so peripher wie möglich katheterisiert (Abb. 4.2c). Durch diesen Katheter werden nun dem Durchmesser des kanülierten Gefäßes entsprechende Partikel eingeschwemmt, wodurch dieses blockiert wird (Abb. 4.2d). Als Partikel kommen verschiedenste Substanzen infrage, z. B. Polivinylalkoholschaum. Ist der Gefäßdurchmesser größer, wird auf die so genannten „coils" zurückgegriffen.

Hämatomrevision: Nach 1 bis 2 Tagen kann eine offene Hämatomrevision angeschlossen werden (s. auch 4.4.2).

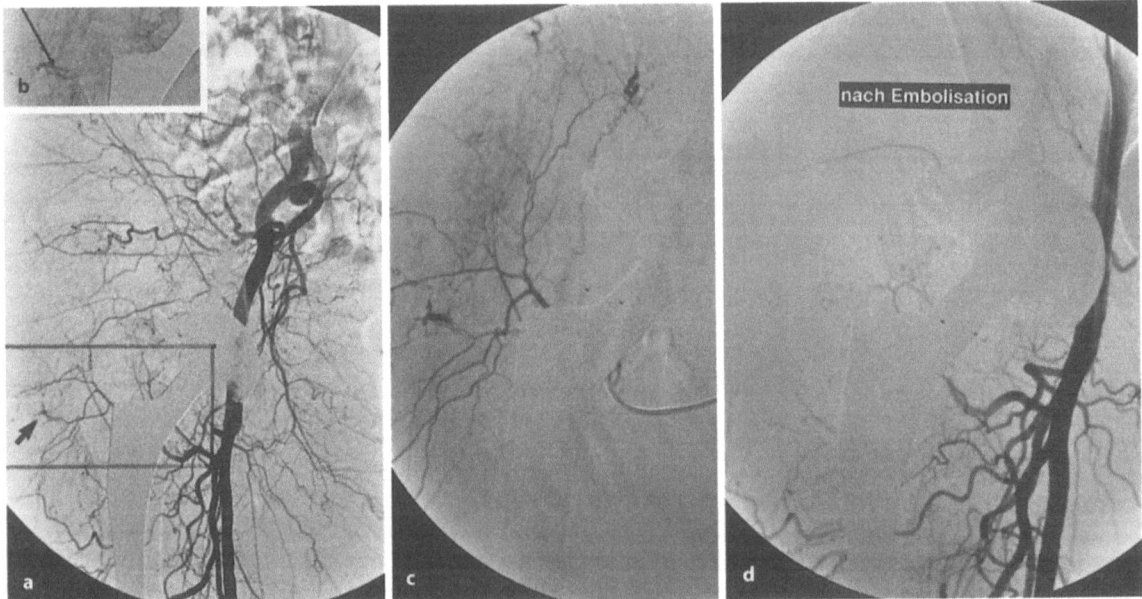

Abb. 4.2a–d. Selektive Embolisation eines akut blutenden Gefäßes. NR weiblich 76 Jahre (O. 23519). 6 Tage nach der Implantation einer Hüfttotalprothese massiv zunehmende Blutung im Operationsbereich (s. auch Abb. 13.1).
a Die Angiographie zeigt eine Gefäßamputation (*Pfeil*) im Bereich des Ramus ascendens der A. circumflexa femoris lateralis
b In der venösen Phase bleibt das Extravasat sichtbar
c Katheterisierung der A. circumflexa-femoris-lateralis-Injektion mehrerer Partikel von 300–1000 μm (Contour Emboli)
d Der Ramus ascendens ist verstopft. Einen Tag später wird das Hämatom offen ausgeräumt, worauf eine komplikationslose Wundheilung erfolgt

4.4.4
Infizierte Hämatome

Zwei der 41 Hämatome (5%), die nach Primärtotalprothesen revidiert wurden und eines der 21 (5%) Hämatome, die nach Revisionsoperationen behandelt wurden, waren infiziert. Alle 3 Hämatome wurden offen revidiert. Bei einem Fall erfolgte die Revision erst, nachdem eine Punktion den Nachweis von Bakterien erbrachte. Die weitere Behandlung folgte den Richtlinien bei Frühinfekten (s. Kap. 5). Durch ein aggressives Verhalten bei Hämatomen können Frühinfekte zeitig aufgedeckt und erfolgreich ohne Prothesenwechsel behandelt werden.

Die Infekthäufigkeit bei Hämatomen nach Primär- und Revisionsoperationen von je 5% gegenüber der Häufigkeit beim unselektierten Krankengut von 0,45 bzw. 0,35% innerhalb der ersten 2 Jahre ist ein nicht statistisch belegter Hinweis auf vermehrte Infekte beim Vorliegen eines Hämatoms.

Bei routinemäßig sonographisch gesteuerten Hämatompunktionen von >40 ml Blut am 1.–3. postoperativen Tag fanden sich in 16,6% Bakterien (1,9% aller Patienten) [5]. In der Kontrollgruppe der nicht sonographisch kontrollierten Patienten zeigten 5,2% ein infiziertes Hämatom.

4.4.5
Hospitalisationsdauer

Am Kantonsspital Liestal wurden traditionsgemäß Patienten mit Totalprothesen relativ lange hospitalisiert (Abb. 2.3). Nach Primärprothesen war die Liegezeit 22,4 Tage, nach Revisionen 26,9 Tage. Erst in den letzten Jahren ist die Dauer deutlich rückläufig. Die Patienten wurden aber in der Regel so weit rehabilitiert, dass sie Treppen steigen und oft direkt nach Hause entlassen werden konnten. Eine Punktion verlängerte die Hospitalisation nach einer Primäroperation durchschnittlich um 6,7 Tage. Bei einer Punktion nach einer Revisionsoperation wurde die Hospitalisationsdauer nicht beeinflusst. Nach wiederholter Punktion verlängerte sich die Hospitalisation auf 28,8 bzw. 46,5 Tage (kleine Patientenzahl). Eine operative Revision verlängerte die Hospitalisation nach Primäroperationen um 16,4, nach Wechseloperation um 13,9 Tage.

Wie aus diesen Daten ersichtlich ist, verlängert ein Hämatom die Hospitalisationsdauer meist deutlich, d. h. ein Hämatom belastet nicht nur das Wohlbefinden und die Psyche des Patienten, sondern auch die Versicherung. Dies rechtfertigt auf jeden Fall ein frühzeitiges, also aggressives Vorgehen beim Vorliegen eines Hämatoms.

4.5
Schlussfolgerung

Wir sind heute bestrebt, ein Hämatom nach einer Hüfttotalprothese zwischen dem 6.–10. postoperativen Tag zu punktieren oder zu revidieren. Unsere Zahlen haben gezeigt (Tabelle 4.1), dass durch ein Zuwarten die Hospitalisation deutlich verlängert wird.

Literatur

1. Coldwell DM, Stokes KR, Yakes WF (1994) Embolotherapy: Agents, clinical applications and techniques. Radiographics 14: 623–643
2. Crevoisier XM, Reber P, Noesberger B (1998) Is suction drainage necessary after total joint arthroplasty? Arch Orthop Trauma Surg 117: 121–124
3. Drinkwater CJ, Neil MJ (1995) Optimal timing of wound drain removal following total joint arthroplasty. J Arthroplasty 10: 185–189
4. Lieberman JR, Wollaeger J, Dorey F, Thomas BJ, Kilgus DJ, Grecula MJ, Finerman GA, Amstutz HC (1997) The efficacy of prophylaxis with low-dose warfarin for prevention of pulmonary embolism following total hip arthroplasty. J Bone Joint Surg Am 79: 319–325
5. Möllenhoff G, Walz M, Muhr G (1995) Kontrolle von Wundheilungsstörungen mittels Sonographie anhand postoperativer Kontrollen nach TEP-Implantation. Chirurg 66: 188–191
6. Roth B, Müller J, Willenegger H (1985) Intraoperative Wundspülung mit einem neuartigen Antiseptikum. Helv Chir Acta 52: 61–65
7. Suomalainen O, Mäkelä AE, Harju A, Jaroma H (1996) Prevention of fatal pulmonary embolism with warfarin after total hip replacement. Int Orthop (SICOT) 20: 75–79

Infektionen

M. Schafroth, W. Zimmerli, M. Brunazzi und P. E. Ochsner

Infektionen nach Hüfttotalprothesen sind schwerwiegende Komplikationen. Sie können exogen (intra- oder perioperativ) oder endogen (hämatogen) ausgelöst werden. Im eigenen Krankengut beträgt die Infektionsrate 0,82% bei 1098 Primärprothesen und 1,16% bei 330 Revisionen. Betrachtet man nur die vorwiegend exogenen Infektionen, die sich praktisch immer innerhalb der ersten zwei Jahre manifestieren, so beträgt die Infektrate 0,4 bzw. 0,35%. Nach dem Intervall zwischen Operation und Manifestation der Infektion unterscheiden wir 3 Typen:

- Frühinfekt (Manifestation bis zum Ende des 3. Monats),
- der verzögerte Infekt (meist ein „Low-grade-Infekt"): vom 4. Monat bis 2 Jahre nach der Operation,
- der Spätinfekt: ab dem 3. Jahr nach der Operation.

Es werden Mono- von Mischinfektionen unterschieden. Der häufigste Erreger in beiden Gruppen ist Staphylococcus aureus. Die Diagnose wird zwar klinisch und radiologisch gestellt, entscheidend sind aber die mikrobiologischen und histologischen Gewebeuntersuchungen. Die Behandlung ist einerseits die systemische resistenzgerechte antimikrobielle Therapie und andererseits die operative Therapie, die sich weitgehend nach dem Zeitpunkt der Infektmanifestation richtet.

Es kommen 3 Operationsverfahren in Betracht:
- Hüftrevision mit Belassung der Prothese in situ,
- einzeitiger Hüfttotalprothesenwechsel,
- Hüfttotalprothesenentfernung ohne Ersatz (Girdlestone-Hüfte) oder mit zweizeitiger Reimplantation einer neuen Prothese.

In unserer Klinik konnten 94,5% aller Hüftprotheseninfekte – 71% davon während einer einzigen stationären Behandlung – erfolgreich behandelt werden.

5.1
Einteilung, Definitionen

Infektionen können nach 5 Kriterien eingeteilt werden:
- Infektionsweg: Exogene bzw. hämatogene/endogene Infektionen,
- Intervall: Zeitraum zwischen der Operation und der ersten Infektmanifestation,
- Erreger: Art, Pathogenität und Virulenz der Erreger,
- Gewebe: Weichteilzustand bei der Infektdiagnose,
- Diagnose: Wahrscheinlichkeit des Vorliegens eines Infektes.

5.1.1
Exogene vs. hämatogene Infektion

■ **Exogene Infektionen** werden durch Erreger ausgelöst, welche von außen in das Gebiet der Prothese eindringen. Eintrittspforten sind lokale offene Verletzungen, lokale Dekubital- oder Operationswunden. Nach der Implantation einer Totalprothese kann es zu einer Keimeinschleppung kommen und zwar während oder unmittelbar nach der Operation durch eine Wundinfektion bei Wundheilungsstörung. Eine exogene Infektion kann sich schon nach Tagen manifestieren, oder – besonders bei sog. „Low-grade-Infektion" – erst nach Monaten bis zu zwei Jahren erkannt werden.

■ **Hämatogene Infektionen** einer Totalprothese werden durch einen Infektfokus verursacht, der primär einen anderen Bereich des Körpers betrifft. Diese Keime erreichen die Totalprothese auf hämatogenem Wege. Hämatogene Infektionen können jederzeit auftreten. Sie bleiben aber in den ersten zwei Jahren gegenüber den exogenen Infekten zahlenmäßig eher im Hintergrund.

Nur selten kann bei diesen Patienten vor der Protheseninfektion eine Sepsis klinisch erfasst werden. Streuherde für eine hämatogene Infektion sind vor allem in der Haut (Erysipel, infizierter Dekubitus), im Urogenitalsystem und im Respirationstrakt zu suchen [31]. Typische Keime sind Streptokokken, Staphylococcus aureus (Haut), Escherichia coli (Urogenitaltrakt) und Pneumokokken (Respirationstrakt). Aber auch andere Keime wie Salmonellen (Enterokolitis) und Anaerobier (Paradontitis) können hämatogen zu Protheseninfekten führen. Eine langdauernde Steroidtherapie, HIV-Infektion, Diabetes mellitus, Immunsuppression nach Transplantation, hohes Alter und die terminale Niereninsuffizienz führen wegen abgeschwächter Abwehr zu einem erhöhten Infektionsrisiko.

5.1.2
Die implantatgebundene Infektion

Pathogenetisch kann beobachtet werden, dass Infektionen in Gegenwart von Implantaten wie z. B. Prothesen, Osteosynthesematerialien, Schrittmacher usw. anders verlaufen, als wenn kein Fremdkörper vorliegt. Am besten ist dies für Infektionen mit Staphylococcus aureus belegt [33]. Während beispielsweise mit Flucloxacillin Staphylokokken, welche nicht implantat-assoziiert sind, vollständig abgetötet werden können, reicht auch die höchste Dosis dieses Antibiotikums nicht aus, um auf einem Fremdkörper adhärierende Keime zu eliminieren. Dies gelingt dagegen mit Rifampicin, welches aber in Monotherapie verwendet rasch zu Resistenzen führt. In einer klinischen Studie konnten wir zeigen, dass mit der Kombination der beiden Medikamente, gefolgt von einer peroralen Gabe von Ciprofloxacin plus Rifampicin, implantat-assozierte Staphylokokkeninfektionen geheilt werden können [34].

5.1.3
Manifestationszeitpunkt der Infektion

Manifestationszeitpunkt eines Infekts nennen wir denjenigen Moment, an dem eine Infektion erstmals mikrobiologisch und histologisch eindeutig diagnostiziert werden kann. Der zeitliche Abstand zur Prothesenoperation entscheidet über die Einteilung zu der entsprechenden Gruppe. Der Zeitpunkt der Keiminokulation kann der Infektmanifestation wenige Tage bis zu 2 Jahre vorausgehen [27].

Es werden 3 Gruppen unterschieden:
- frühe Manifestation: Manifestation innerhalb der ersten 3 Monate nach der Operation,
- verzögerte Manifestation: Manifestation eines exogenen Infekts im Zeitraum zwischen 3 Monaten und 2 Jahren nach der Operation („Low-grade-Infektion"),
- Spätinfekt: Beginn des (hämatogenen) Infekts später als 2 Jahre nach der Operation.

Bei *früher Manifestation* eines Infekts handelt es sich in der Regel um eine direkte intraoperative oder kurz postoperative exogene Keimbesiedelung im Rahmen eines infizierten Hämatoms oder einer Wundheilungsstörung. Klinisch findet sich oft schon während der Wundheilung eine Rötung und Schwellung der Wunde. Hämatogene Frühinfektionen sind zwar selten, aber z. B. während akuten Harnwegsinfektionen beschrieben [31]. Die zementierte Prothese sitzt bei Frühinfektionen fest. Ist sie nicht zementiert, ist die Einheilung noch nicht abgeschlossen.

Bei *verzögerter Manifestation* schwelt der meist exogene Infekt schon seit mehreren Monaten vor sich hin, was oft zur Prothesenlockerung und damit zu belastungsabhängigen Schmerzen führt. Nicht zementierte Prothesen können teilweise knöchern integriert bleiben. Das verhindert nicht, dass die Prothese trotzdem oft zu großen Teilen von Infektgewebe umgeben ist. In dieser Periode ist auch das Auftreten einzelner akuter oder subakuter hämatogener Infekte möglich.

Bei *Spätinfektionen* ist eine hämatogene Besiedelung anzunehmen. Das Geschehen kann den Ausgang akut von einer Sepsis nehmen, zu einem akuten Ausbruch im betroffenen Gelenk führen oder aber auch schleichend beginnen und zu einem tiefen Abszess führen. Steht am Anfang eine Sepsis (vor allem mit Staphylococcus aureus), kann die Krankheit auch zum Tod führen.

Zeitliche Häufung der Infektionen: In den beiden ersten Jahren nach der Operation sind Infektionen häufiger anzutreffen als in späteren Zeitabschnitten(Abb. 5.1). Da sich die perioperativ erworbenen exogenen Infektionen in diesem Zeitabschnitt manifestieren, kann zwei Jahre postoperativ abschließend zur operationsbedingten Infektrate Stellung bezogen werden (Abb. 5.2; s. auch Abschn. 5.2.1). Hämatogene Infektionen in den späteren Jahren sind auf die einzelnen Jahre verteilt prozentual zwar seltener. Über-

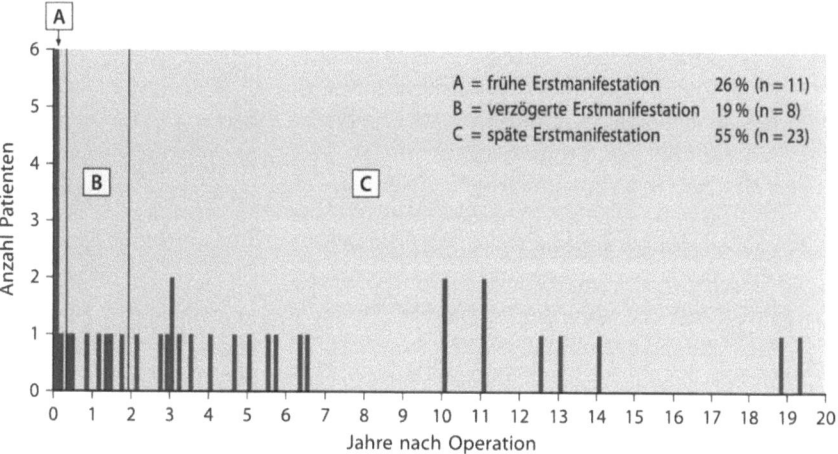

Abb. 5.1. Manifestationszeitpunkt der Infekte nach Hüfttotalprothesen, welche im Zeitraum von 1984–1996 in Liestal behandelt, bzw. gemeinsam mit der Medizinischen Klinik beobachtete wurden (n=44). Bei mehr als der Hälfte der Fälle handelte es sich um Spätinfektionen, die später als zwei Jahre nach der Operation auftraten

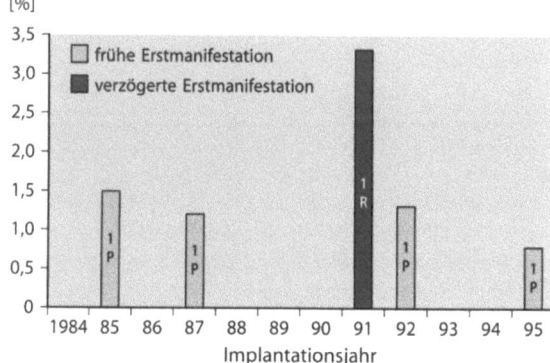

Abb. 5.2. Frühe und verzögerte Infektmanifestation. Die Prozentzahlen beziehen sich auf das Implantationsjahr und sind für Primär- (P) und Revisionsoperationen (R) gesondert angegeben. Die hier gemachten Angaben zur operationsbedingten Infektrate sind definitiv, da alle im dargestellten Zeitraum (1984–1995) operierten Patienten infektfrei verstorben oder nahezu vollständig während einer postoperativen Beobachtungszeit von mindestens zwei Jahren nachkontrolliert wurden

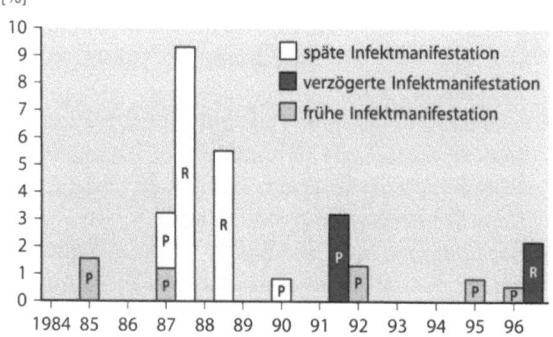

Abb. 5.3. Totale Infektrate nach Hüfttotalprothesen-Implantation. Analoge Darstellung, wie Abb. 5.2. Die Prozentzahlen werden in Zukunft noch anwachsen, da zusätzliche Spätinfektionen bis zum Tod der Patienten hinzukommen können

lebt der Patient die Operation aber sehr lange, so ist das Risiko einer hämatogenen Infektion größer als das Risiko einer exogenen Infektkomplikation (Abb. 5.1–3).

Willenegger u. Roth [27] konnten nachweisen, dass Infektionen nach Osteosynthesen in der Regel früher auftreten als nach Prothesenimplantationen. Die zeitliche Abgrenzung der frühen und der verzögerten Manifestation eines Infekts ist deshalb anders anzusetzen als nach der Implantation einer Hüfttotalprothese.

5.1.4
Pathogenität und Virulenz der Erreger

Für die Beurteilung der Erreger sind zwei Definitionen wichtig:
- *Pathogenität*: Die Pathogenität ist die grundsätzliche Eigenschaft eines Erregers, nach der Inokulation im Organismus ein Krankheitsbild hervorzurufen. Diese Eigenschaft ist auch abhängig von der Disposition des Wirts. So sind z. B. koagulasenegative Staphylokokken praktisch nur pathogen in Anwesenheit eines Fremdkörpers.
- *Virulenz*: Die Virulenz ist der Grad der Pathogenität einer Population von Mikroorganismen. Es gibt virulente und weniger virulente Stämme einer pathogenen Spezies. Im Zusammenhang mit Implantationfektionen lassen sich die Erreger in 2 Gruppen einteilen:
  – Erreger mit *wenig Virulenzfaktoren* sind vor allem koagulase-negative Staphylokokken, Propionibacterium acnes und Corynebacterium spp..

– Als Erreger mit *vielen Virulenzfaktoren* gelten z. B. Staphylococcus aureus, β-hämolytische Streptokokken und Enterobacteriaceae. Besonders Staphylococcus aureus hat eine erhebliche Pathogenität für Protheseninfektionen. Dies trifft aber trotz ihrer niedrigen Virulenz auch für koagulasenegative Staphylokokken zu. Die Ansicht einiger Autoren [3, 7], dass die höhere Virulenz von S. aureus die Heilungschancen und damit die Wahl der operativen Therapie entscheidend beeinflusst, können wir aufgrund unserer Erfahrung jedoch nicht bestätigen (vgl. Abschn. 5.1.5, 5.6.2, 5.6.3; [19, 20]. Viel entscheidender dürfte die Verfügbarkeit von geeigneten Antibiotika mit Wirkung auf den Implantaten adhärierende Keime und guter Bioverfügbarkeit sein [33, 35].

5.1.5
Weichteilverhältnisse

In Bezug auf die Weichteilsituation unterscheiden wir zwei Gruppen von Patienten:
- *Wenig veränderte Weichteile:* Die Weichteile sind normal, die Wundränder bzw. die Narbe nicht durch den Infekt wesentlich beeinflusst (Abb. 5.4a,b).
- *Stark infektveränderte Weichteile:* Geschwollene, glasig-ödematöse Weichteile, Abszesshöhlensysteme (Arthrographie) bzw. Fisteln, starke Eiterproduktion (Abb. 5.4b, 5.12b,c).

Bei stark infektveränderten Weichteilen entscheiden wir uns zu einem zweizeitigen Prothesenwechsel.

5.1.6
Wahrscheinlichkeit der Infektion

Nicht immer gelingt die mikrobiologische Dokumentation der Infektion. Gelegentlich bleiben auch ausgedehnte Probenentnahmen ohne Bakteriennachweis. Wir definieren deshalb 3 Gruppen:

- *Sichere Infektion (akut oder chronisch):* klinische Infektionssymptome wie Rötung, Schwellung und Überwärmung, gepaart mit infektspezifischen Be-

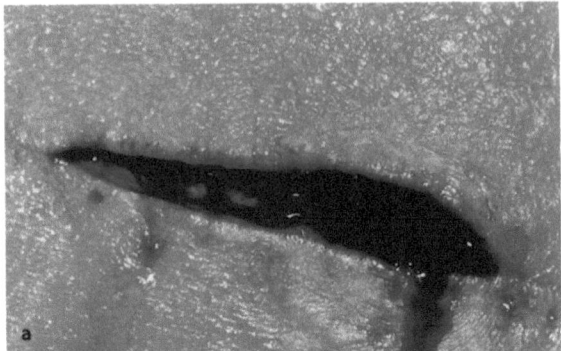

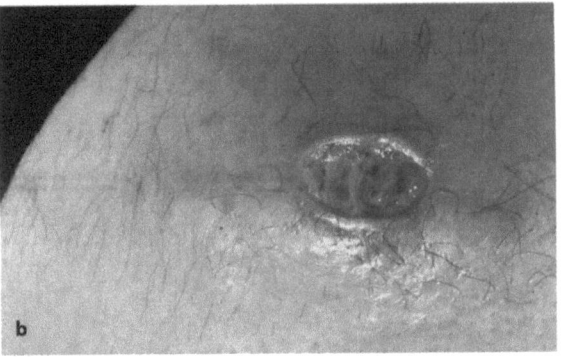

Abb. 5.4a,b. Beurteilung der Weichteilsituation:
a Wenig veränderte Weichteile: Beispiel: Spontane Entleerung eines infizierten Hämatoms 10 Tage nach Primärimplantation einer Hüfttotalprothese. Staphylococcus aureus. Saubere Wundränder, teils festes, teils flüssiges Hämatom. Revision ohne Wechsel. (s. auch Abb. 5.9)
b Stark veränderte Weichteile: Beispiel: Mehrere Wochen nach einem Sturz mit massivem Hämatom rasch zunehmende Schwellung und Aufbruch einer produktiven Fistel 14 Monate nach Implantation einer Totalprothese. β-hämolytische Streptokokken als Hinweis einer hämatogenen Streuung. Zweizeitiger Wechsel der Prothese

funden, wie z. B. positiven Kulturen oder positiver eubakterieller PCR zusammen mit entzündlichen histologischen Veränderungen. Den Nachweis einer Fistel beurteilen wir immer als Zeichen eines sicheren Infekts, selbst wenn der mikrobiologische Beweis fehlt.
- *Vermutete Infektion:* Der intraoperative Aspekt und die Histologie (Granulozyten, Plasmazellen, Lymphozyten) sprechen für einen Infekt, der Keimnachweis gelingt jedoch nicht.
- *Kontamination:* In der Kultur wachsen Keime, es fehlen jedoch klinische und histologische Infektionszeichen.

5.2 Diagnose

Beim Nachweis und der Beurteilung einer infizierten Hüfttotalprothese untersuchen wir 6 Kriterien, nämlich Anamnese und Klinik, Laboruntersuchungen, bildgebende Verfahren, intraoperative Befunde, mikrobiologische Befunde und histologische Untersuchungen [8].

5.2.1 Anamnese und Klinik

Von den anamnestischen Angaben beeinflussen vor allem die soziale Integration und der Grad der Unabhängigkeit bzw. die Pflegebedürftigkeit die spätere Therapieentscheidung. Ebenfalls von großer Bedeutung sind die übrigen Erkrankungen und die Erwartungen des Patienten.

Klinisch sind folgende Zeichen entscheidend:
- *Schmerzen*: Typisch sind Ruheschmerzen, Spannungsgefühl, dumpfe Schmerzen und Wärmegefühl. Besteht bereits eine Prothesenlockerung, können belastungsabhängige Schmerzen oder Schmerzen bei Drehbewegungen z. B. im Bett dominieren.
- *Rötung*: Von Interesse sind die Ausdehnung, die Lokalisation (Narbenbereich, Leiste, Oberschenkel und Gesäß) und deren zeitliche Veränderung.
- *Schwellung*: Glasige ödematöse Haut, palpable Flüssigkeitsansammlungen (Hämatom, Abszess).
- *Fisteln*: Zeitpunkt des Auftretens, Ausdehnung (Fistulographie), Retention, Art und Menge des Sekrets (serös, purulent, sanguinolent) (Abb. 5.4b).
- *Weichteilverhältnisse*: Sie haben in Bezug auf die Therapieentscheidung eine besondere Bedeutung (s. auch 5.1.5).

■ **Diagnostischer Wert:** Die erwähnten klinischen Zeichen werden unterschiedlich gewertet. Eine Fistel gilt als sichere Infektdiagnose. Alle anderen Zeichen, wie Ruheschmerzen, Rötung, Schwellung sind Hinweise mit nur mäßiger Sensitivität und Spezifität.

5.2.2 Labor

Die Blutsenkungsreaktion (BSR), das C-reaktive Protein (CRP) und die Leukozytenzahl können erhöht sein. Zwar sind die absoluten Werte von Interesse, wichtiger ist aber ihre Veränderung im zeitlichen Verlauf. Das CRP ist vor allem ein geeigneter Parameter zur Kontrolle der Wirksamkeit einer Antibiotikatherapie. Über die Aussagekraft des Procalcitonins bei orthopädischen Infektionen gibt es noch keine kontrollierten Studien.

■ **Diagnostischer Wert:** Die Laborwerte haben nur eine mäßige Sensitivität und Spezifität.

5.2.3 Bildgebende Verfahren

Von diesen Verfahren erwarten wir möglichst eindeutige Hinweise auf das Vorliegen einer Infektion und einer Prothesenlockerung. Für zementierte Prothesen ist der Nachweis einer Lockerung einfacher als für nicht zementierte.

▸ *Standardröntgenbilder* (s. auch Abb. 3.1): Auf Standardröntgenbildern können subperiostale Knochenneubildungen im diaphysären Bereich direkte Hinweise auf einen Infekt geben. Eine auf konventionellen Bildern nachweisbare Wanderung ist ein direkter Beweis für eine Prothesenlockerung. Doppelkonturen an der Grenze zum Knochen belegen eine Lockerung nur für zementierte Prothesen. Nicht zementierte Prothesen können ohne sichtbare radiologische Zeichen locker sein. Anlässlich einer Untersuchung bezüglich verwertbarer radiologischer Zeichen bei Protheseninfekten fehlen solche in der Hälfte der Fälle, während je ein Viertel der Patienten unspezifische bzw. spezifische Zeichen aufweisen [23].

▸ *Arthrographie und Fistulographie* (Abb. 5.7): Auch diese beiden Methoden dienen zur Infekt- und Lockerungsdiagnose. Für Infektionen typisch sind Ausstülpungen der Gelenkkapsel und Abszesse, welche zusammen große Höhlensysteme bilden können. Ist radiologisch massiver Abrieb feststellbar, ist differentialdiagnostisch an mit Detritus gefüllte Höhlen zu denken.

▸ *Magnetresonanztomographie und Computertomographie*: Beide verursachen wegen der Implantate und der durchgemachten Operation massive Artefakte und können deshalb in der unmittelbaren Umgebung der Prothese meistens nichts Relevantes zur Diagnostik beitragen. Kranial davon ist es möglich, Abszessbildung in der Beckenregion darzustellen.

▸ *Szintigraphie*: Eine Technetiumszintigraphie erlaubt den Nachweis eines vermehrten Knochenumbaus um die Prothese herum. Da dieser im ersten Jahr nach der Prothesenimplantation ohnehin gesteigert ist, ist die Aussagekraft dieser Methode in diesem Zeitraum irrelevant. Eine Antigranulozyten-Szintigraphie ist wegen der Anreicherung dieser Antikörper im Bereich des Blut bildenden Knochenmarks für die Hüftprothesen nicht geeignet. Eine Leukozyten-Szintigraphie ist zwar aufwändig, kann aber die Infektion in der akuten und subakuten Phase bereits nachweisen [4]. Der Informationswert der Szintigraphien wird in der Regel überschätzt.

▪ **Diagnostischer Wert:** Eine typische Arthrographie (Abb. 5.7) ist von hohem diagnostischem Wert. Wichtige Hinweise sind subperiostale Knochenneubildungen und Lockerungszeichen innerhalb der ersten zwei Jahre.

5.2.4
Intraoperativer Befund

Bei der intraoperativen Befunderhebung ist die Beschreibung der Ausdehnung und Lokalisation von Höhlen- und Fistelsystemen, das Vorhandensein von Eiter, Granulationsgewebe, Sequestern, lockeren Fremdkörpern und die Beobachtung der Durchblutung sowie der mechanischen Resistenz des Knochens wichtig.

▪ **Diagnostischer Wert:** Die Wertung des intraoperativen Befunds ist einfach bei akuten Infekten. Bei Low-grade-Infektionen versagt der klinische Eindruck oft.

5.2.5
Mikrobiologische Untersuchungen

Zum sicheren Infektionsnachweis ist eine positive mikrobiologische Kultur oder PCR einer korrekt entnommenen Probe erforderlich. Dazu kommen folgende Methoden in Frage:

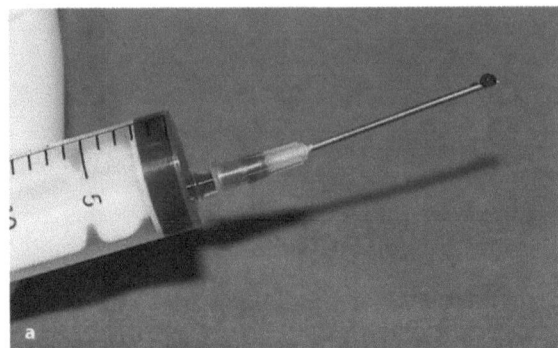
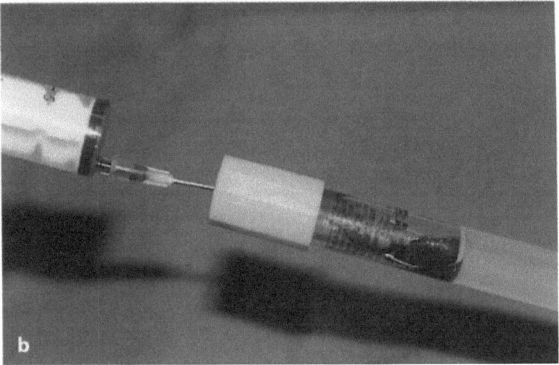

Abb. 5.5a,b. Verarbeitung von Punktionsflüssigkeiten, Eiter:
a Nachdem mit einer dicken Nadel die Flüssigkeit in eine Spritze aufgezogen wurde, wird die zusätzlich aspirierte Luft entfernt
b Die Flüssigkeit wird ohne Luft in ein sauerstofffreies Röhrchen mit Farbindikator zum Nachweis von eingeschlepptem Sauerstoff gebracht

▸ *Punktion des Hüftgelenks*: Eine Lokalanästhesie des geplanten Stichkanals ist ratsam. Die scharf geschliffene Punktionsnadel wird durch eine Stichinzision eingeführt. Damit wird verhindert, dass ein Hautzylinder ausgestanzt und mit den darin enthaltenen Keimen ins Gelenk transportiert wird. Zur Überprüfung der intraartikulären Lage der Punktionsnadel empfiehlt sich das Einspritzen von etwas Röntgenkontrastmittel in die Gelenkspalte unter Kontrolle mit dem Bildverstärker (s. auch 5.2.3). Um auch Anaerobier erfassen zu können, wird die Flüssigkeit in ein anaerobes Transportmedium eingespritzt (Abb. 5.5). Gelangt bei der Beimpfung Sauerstoff in den Behälter(z. B. Portagerm) wird dies durch einen Farbindikator angezeigt. Hüftpunktionen führen zwar immer wieder zu falsch negativen Resultaten, ergeben jedoch bei korrekter Punktionstechnik nur gelegentlich falsch positive Kulturen. Sind schon bakteriologische Vorbefunde vorhanden, so steigt bei Gleichheit der Keime und deren Resistenzen der Aussagewert stark an. Falsch-positive Resultate können vorliegen bei koagulase-negativen Staphylokokken oder Propionibakterien, da sich diese Keime doch regelmäßig im Bereich der Einstichstelle befinden. Cheung et al. [3] und Taylor und Beggs [22] haben in zwei verschiedenen Arbeiten der präoperativen Hüftpunktion eine sehr hohe Genauigkeit zur Bestimmung infizierter Hüftprothesen attestiert.

▸ *Intraoperativ entnommene Gewebeproben*: Sie sind die zuverlässigste Voraussetzung für einen Erregernachweis. Zudem stellen sie die entscheidende Grundlage für die korrekte antimikrobielle Therapie dar. Gewebe soll an 3–6 Stellen entnommen werden. Dabei sind Areale mit Infektaspekt in verschiedenen Bereichen der Operationswunde zu wählen. Mindestens je eine Probe soll der Kapsel, dem Pfannengrund und der Femurmarkhöhle entstammen. Wir entnehmen je eine Doppelprobe für die bakteriologische und histologische Untersuchung. Beim Verdacht auf einen schwer kultivierbaren Keim empfiehlt sich die Entnahme je einer dritten Probe zur Durchführung einer eubakteriellen PCR [24]. Die Gewebestückchen werden mit einer Kantenlänge von ca. 0,5 cm entnommen und in sterilen Kunststoffbehältern möglichst rasch ins Labor transportiert (Abb. 5.6). Dort erfolgt die Keimanreicherung in Bouillon während 24 h und anschließend die Subkultur mit aerober und anaerober Inkubation. Falls kein Wachstum erfolgt, wird die Bouillon nochmals neun Tage bebrütet, bevor erneut Subkulturen angelegt werden.

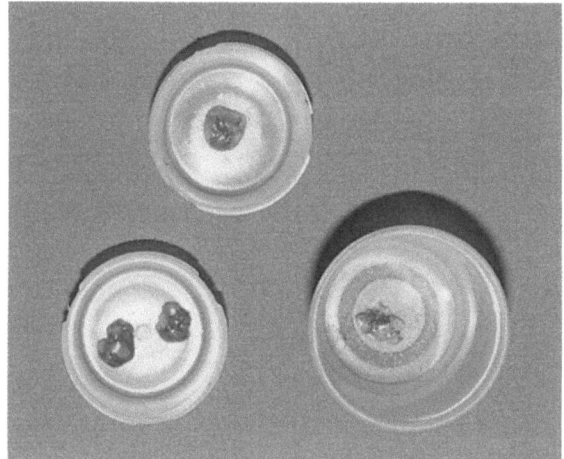

Abb. 5.6. Gewebetransport für Histologie, Bakteriologie und PCR: 4 Gewebestücke mit einer Kantenlänge von etwa 0,5 cm werden an derselben Stelle entnommen. 2 Stücke werden in ein steriles Gefäß für Bakteriologie zur aeroben und anaeroben Kultur, eines in ein gleiches Gefäß für die allfällige eubakterielle PCR-Untersuchung, sowie eines in einen Behälter mit gepuffertem Formalin für Histologie gelegt und sofort zum Labor transportiert

▸ *Entfernte Implantate bzw. Zementstücke*: Es ist sinnvoll, einzelne Schrauben, eine Pfanne oder Zementstücke ebenfalls zu kultivieren, damit die ausschließlich adhärent wachsenden Keime ebenfalls erfasst werden können [25].

▸ *Wund- und Fistelabstriche*: Besonders beim Nachweis mehrerer Keime oder beim Nachweis typischer Hautkeime sind Abstrichuntersuchungen als Grundlage für eine Antibiotikatherapie nicht zu gebrauchen, da eine Kontamination nicht ausgeschlossen werden kann.

Damit die mikrobiologische Analyse nicht durch vorausgehende Antibiotikatherapien verfälscht wird, muss Folgendes beachtet werden:

1. *Präoperativ bekannter Keim*: Eine spezifische Antibiotikatherapie kann schon vor der Operation

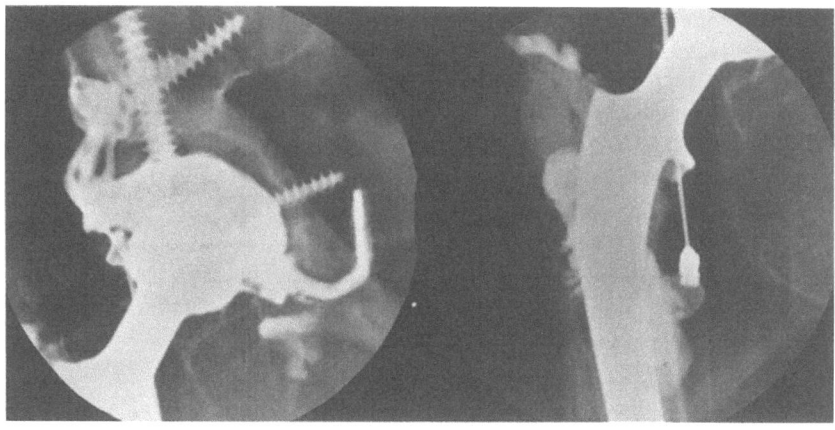

Abb. 5.7. Arthrographie einer infizierten Hüfte anlässlich einer bakteriologischen Probenentnahme (BJ weibl. s. auch Abb. 6.11). Das Pfannenimplantat und der proximale Teil der Femurkomponente sind mit Kontrastmittel umspült. Die örtlichen zystischen Ausstülpungen, wie auch der Ausläufer zum Trochanter major lassen auf einen Infekt schließen

begonnen werden, falls an der präoperativen Keimdiagnostik nicht gezweifelt wird.
2. *Präoperativ unbekannter* Keim: Eine präoperative empirische Therapie ohne Gewebeentnahme für die Kultur ist in diesem Fall nicht sinnvoll. Wurden trotzdem Antibiotika gegeben, sollten diese mindestens 4 Tage vor der Operation abgesetzt werden, damit die intraoperativen Proben nicht antibiotikahaltig sind.

■ **Diagnostischer Wert.** In der oben genannten Weise entnommene bakteriologische Proben stellen die wichtigste Diagnosesicherung dar. Die Zuverlässigkeit der intraoperativ entnommenen Gewebeproben ist dabei wesentlich höher einzuschätzen als diejenige einer präoperativen Hüftpunktion. Die Sicherheit der Aussage ist dabei wesentlich höher einzuschätzen, wenn mehrere Proben und die kultivierten Implantatteile die gleichen Ergebnisse geben und die histologische Untersuchung den Infektbefund bestätigt. Die Spezifität der Aussage ist sehr groß, aber es bleiben falsche negative Befunde. In Einzelfällen konnte die eubakterielle PCR-Untersuchung schon einen Keimnachweis erbringen.

5.2.6
Histologische Untersuchung

■ **Probeentnahme.** Als Standard werden bei jeder Revision mehrere Gewebeproben für die Histologie möglichst an den gleichen Stellen wie die mikrobiologischen Proben entnommen (s. auch 5.2.5).

■ **Aufarbeitung.** Die Proben werden wenn nötig entkalkt, routinemäßig aufgearbeitet (HE-Färbung) und sofort von einem Pathologen beurteilt.

■ **Beurteilung.** Aus dem klinischen Alltag haben sich 5 Befundgruppen ergeben:

- akut entzündliche infektspezifische Infiltrate (granulozytär) in allen Proben,
- teils akute (granulozytäre), teils chronische (lympho-plasmazytäre) infektspezifische Infiltrate,
- nur chronisch-entzündliche (lymphoplasmazytäre) Infiltrate,
- nur einzelne Proben zeigen chronisch entzündliche Infiltrate,
- keine der Proben zeigt entzündliche Infiltrate.

Aus diesen Befunden lassen sich z. T. Rückschlüsse auf die Dauer der Infektion und damit u. U. auch auf den Infektionsweg ziehen. Bei fehlendem Keimnachweis beruht die Infektdiagnose gelegentlich allein auf dem histologischen Befund.

■ **Diagnostischer Wert.** Ergeben Bakteriologie und Histologie dieselbe Aussage, so ist eine sehr hohe Spezifität erreicht. Bei negativer Bakteriologie kann eigentlich nur die Histologie eine Diagnose genügend sichern.

5.2.7
Der (verpasste) Infekt im hohen Alter

Bei hochbetagten Menschen, die wegen akuten Erkrankungen hospitalisiert werden, denkt man nicht in erster Linie an eine Infektkomplikation einer schon vor vielen Jahren eingesetzten Hüfttotalprothese. Dabei kommt es immer wieder vor, dass 10–20 Jahre nach Implantation hämatogene Hüftinfekte, teilweise mit vitaler Gefährdung auftreten (Abb. 5.1). Anhand von drei Fällen sei dies erläutert:

- Ein 69-jähriger Patient wird mit akuten Unterbauchbeschwerden, aber ohne Zeichen eines akuten Infekts hospitalisiert, wobei die Dickdarmabklärung eine Abhebung des Colon von der linken Beckenhälfte ergab. Bei Verdacht auf einen Protheseninfekt ergab die Hüftarthrographie einen massiven intrapelvinen Abszess, ausgehend von der infizierten, 14 Jahre zuvor implantierten und jetzt gelockerten Hüfttotalprothese. Einen zweizeitigen Hüfttotalprothesenwechsel überlebte der Patient nur kurze Zeit [17].

- Bei einer 83-jährigen Patientin (VM O. 7609) wird wegen einer Synkope nach einer Lungenembolie bzw. nach einem zerebrovaskulären Insult gesucht. Rezidivierendes Fieber und disseminiert auftretende Hautdefekte konnten weder durch parenterale Antibiotika, noch durch lokale Maßnahmen beeinflusst werden. Es kam zu Melaena mit Hämoglobinabfällen und einer Thrombozytopenie. Zudem stieg das C-reaktive Protein auf 186 mg/l und die Leukozyten auf >20.000/μl an, ohne dass ein Infektfokus lokalisiert werden konnte. Unter stetiger Verschlechterung des Allgemeinzustands und zunehmender Verwirrtheit verstarb die Patientin nach 6 Wochen ohne Diagnose. Die Autopsie (Prof. W. Wegmann, Liestal) ergab eine infizierte, aber nicht gelockerte Hüfttotalprothese (Abb. 5.8c), von welcher sich ein riesiger Abszess bis ins Knie absenkte. Der Patientin wurde 11 Jahre vorher wegen einer dislozierten Schenkelhals-

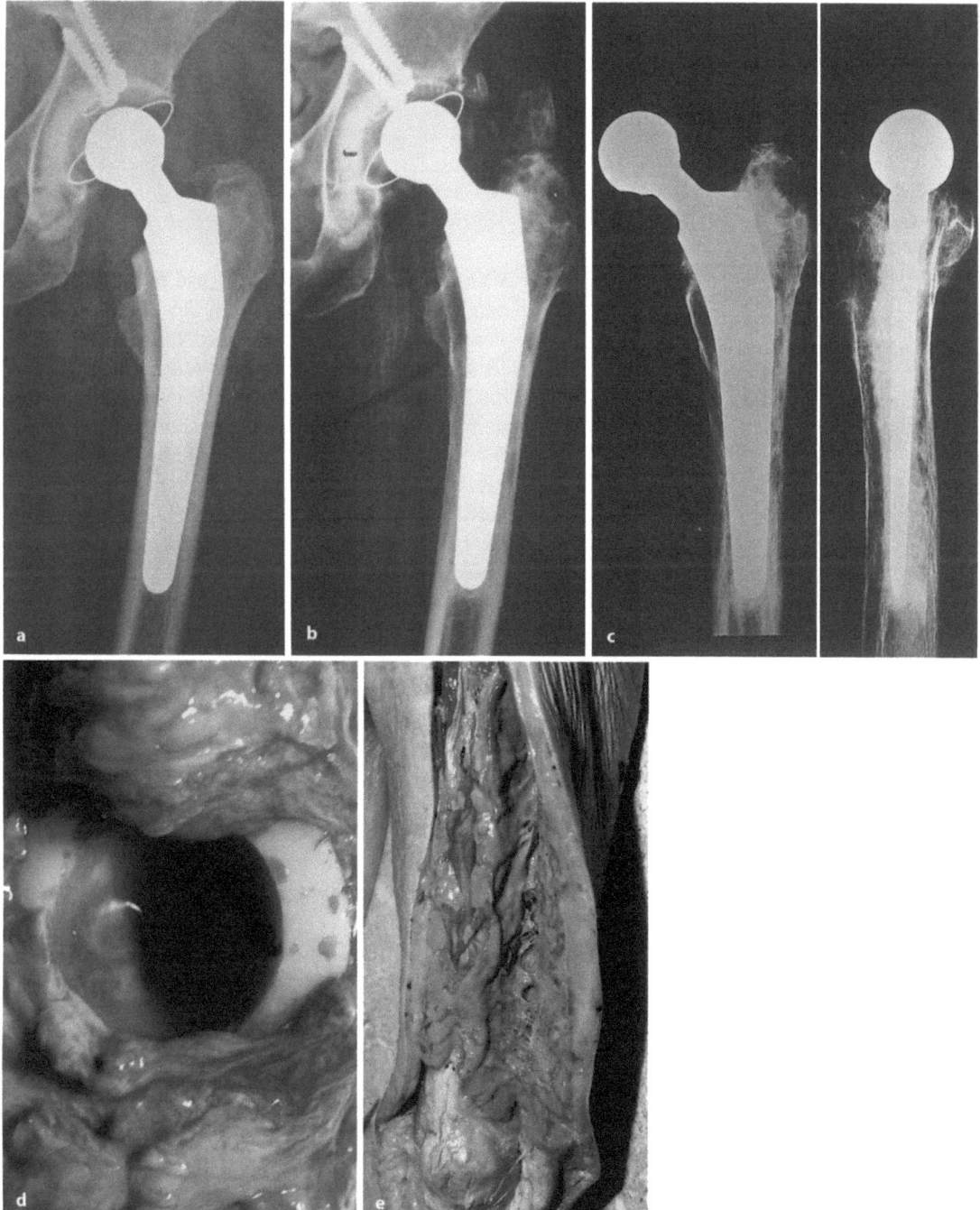

Abb. 5.8 a–e. Übersehene Spätinfektion im hohen Alter mit Todesfolge.

a Postoperativ nach Versorgung mit etwas zu wenig medialisierter Polyethylen-Pfanne mit Pfahlschrauben und einer femoral gut platzierten Geradschaftprothese mit festem 32 mm Kopf

b Nach 10 Jahren Pfannenabrieb von gut 1 mm mit als Folge kranikolateralem Saum zwischen Zement und Azetabulum. Keine mit der EBRA-Methode nachweisbare Wanderung (s. a. S. 20). Auflockerung der Kortikalis im Prothesenbereich als Zeichen der „stress protection"

c Bei der Autopsie nach 11 Jahren saumlos integrierter Geradschaft ohne Osteolysen

d Die mit Eiter gefüllte Polyethylenpfanne ist von dickem Granulationsgewebe umgeben

e Von ventral eröffneter Oberschenkel: Massiv nekrotisierende und abszedierende Myositis mit einer Zerfallshöhle im Bereich der Glutäalmuskulatur und Senkungsabszess distal entlang der Muskellogen bis zum Knie

fraktur eine Hüfttotalprothese implantiert (Abb. 5.8a). Anlässlich der Zehnjahreskontrolle war sie schmerzfrei, konnte über 1 Stunde hinkfrei gehen und problemlos Treppen steigen (Abb. 5.8b). Die Pfanne zeigte 5 Jahre nach der Revision keine mit der EBRA-Methode messbare Wanderung (s. auch Abschn. 3.3.1)

- Bei einem Diabetiker mit doppelseitiger Hüfttotalprothese(WO O. 2738) musste auf der einen Seite nach 4 Jahren ein aseptischer Schaftwechsel, nach weiteren 3 Jahren ein Totalprothesenwechsel wegen Infekt mit koagulase negativen Staphylokokken durchgeführt werden. 9 Monate später wurde der Patient hospitalisiert mit Sepsis, Infekt einer nekrotischen Zehe und Schulterarthritis. Es wurden Staphylokokkus aureus, Proteus, Escherichia coli und Enterokokken gefunden. Trotz Zehenamputation, Schulterpunktion und dann zweimaliger offener Schulterrevision und wegen Mitbefall auch einer Drainage der kürzlich gewechselten Hüfte verstarb der Patient. Die Sektion ergab zusätzlich auch einen Miteinbezug der anderen Hüfte.

5.3
Häufigkeit

5.3.1
Häufigkeit im eigenen Krankengut

Zwischen 1984 und Ende 1996 traten bei den eigenen Patienten 13 Infektionen auf, nämlich 9 nach Primäroperationen und 4 nach Revisionen. Das Durchschnittsalter der Patienten betrug bei der Erstmanifestation der Infektion 74 (46–84) Jahre, die durchschnittliche Dauer bis zur Infektmanifestation 34 (1/2–68) Monate (Abb. 5.1).

Zur Bestimmung der Infektrate unseres Krankenguts beschränken wir uns auf die vorwiegend exogen verursachten Infektionen, die während der ersten zwei Jahre nach der Operation auftreten, nämlich die Frühinfektionen und die verzögerten Infektionen. Die Infektrate beträgt für Primäroperationen 0,4%, für Revisionen 0,35% (Abb. 5.2). Bei der Analyse aller Infektionen ergibt sich nach den Primäroperationen eine Infektionsrate von 0,8%, bei den Revisionsoperationen von 1,2%.

Die letztgenannten Zahlen nehmen aufgrund des lebenslänglichen Risikos für hämatogene Infektionen bis zum Tod der betreffenden Patienten zu. Sie sind deshalb nicht aussagekräftig für die Operationsqualität und müssen in Relation zu den Prothesenjahren berechnet werden (s. auch Abschn. 5.1.3). Vergleichbare Angaben lassen sich somit zwischen verschiedenen Studien nur erstellen, wenn ausschließlich die in den ersten 1 oder 2 Jahren auftretenden Infektionen gegenübergestellt werden, oder wenn die Infektrate pro Prothesenjahr angegeben wird [1].

5.3.2
Häufigkeit in der Literatur

Während die Infektraten vor 1970 teilweise bis 10% betrugen, finden sich heute in der Literatur für die Primärprothetik Infektionsraten von weniger als 1% [6, 9, 14, 29]. In einer Studie der Mayo-Klinik [1] wird die Infektrate im ersten Jahr mit 0,6% angegeben. Ab dem zweiten Jahr treten durchschnittlich <0,2% Infekte pro Jahr auf. Über viele Jahre beobachtet treten pro Jahr 0,13% Infektionen auf. Wie auch in Abb. 5.1 verdeutlicht, kommt es zu einer zunächst rasch, dann stets langsamer abnehmenden Erhöhung der totalen Infektrate. Grund dafür ist die relative Seltenheit der hämatogenen Infekte einerseits, die aufgrund der Mortalität sich vermindernde Population andererseits. Für Revisionsoperationen fehlen entsprechenden Angaben zur Häufigkeit.

5.4
Risikofaktoren

Wir unterscheiden patientenspezifische und allgemeine Risikofaktoren.

5.4.1
Patientenspezifische Risikofaktoren

- Ernährungs- und Allgemeinzustand des Patienten (Adipositas, Kachexie, hohes Alter),
- Immunitätslage (Immunsuppression nach Organtransplantation, selten HIV, Steroidtherapie, Chemotherapie),
- Systemerkrankungen und deren Folgen wie Diabetes mellitus, Niereninsuffizienz [18], entzündlich rheumatische Arthritis (chronische Polyarthritis, Psoriasisarthritis etc.),
- Anzahl und Art der Voroperationen,
- Weichteilverhältnisse,
- Blutversorgung (peripher arterielle Verschlusskrankheit),
- Allfällig vorbestehende oder durchgemachte Infektionen im Operationsgebiet.

5.4.2
Allgemeine Risikofaktoren

- Sterilität, Operationsvorbereitung, Abdeckung;
- Operationstechnik;
- Konstruktion des Operationssaals (z. B. Art der Luftströmung, s. auch Abschn. 5.5.1);
- fehlende oder inadäquate Antibiotikaprophylaxe.

■ **Klinische Bedeutung.** Während für die spezielle Operationssaalgestaltung und die Antibiotikaprophylaxe viele Untersuchungen vorliegen, die einen signifikanten und bedeutenden Unterschied nachweisen, ist nach anderen Untersuchungen für die anderen Faktoren der Einfluss zwar signifikant, aber gering.

5.5
Präventive Maßnahmen

Allgemein gilt, dass präventive Maßnahmen vor allem geeignet sind zur Verhinderung exogener Infektionen. Hämatogene Infektionen sind viel schwieriger zu verhindern. Zwar ist es möglich, chronische Infektherde präoperativ zu sanieren und damit Quellen hämatogener Streuung auszuschalten. Es ist aber kaum anzunehmen, dass durch diese Maßnahmen die Anzahl hämatogener Infektionen entscheidend vermindert wird. Über den Nutzen einer Antibiotikaprophylaxe während zahnärztlicher Eingriffe gibt es nicht genügend Daten [5].

5.5.1
Gesicherte Maßnahmen

■ **Reinraumtechnik.** Wird bei einem vertikalen laminaren Luftstrom der Patient in Rückenlage von der Seite her operiert, gelangt der von oben auftreffende Luftstrom nicht direkt in die Wunde. Der dabei seitlich stehende Operateur neigt sich bei dieser Technik nicht über die Operationswunde. Damit bleibt seine nicht steril abgedeckte Kopfpartie außerhalb des Luftstroms.

■ **Antibiotikaprophylaxe.** Am besten belegt ist die Prophylaxe mit einem Erst- oder Zweitgenerations-Cephalosporin [36]. Wir verabreichen je eine Dosis (1 g i.v.) Cefazolin (Kefzol) unmittelbar präoperativ und 6 Stunden später. Damit ist vor allem das Spektrum der Staphylokokken und Streptokokken, aber auch einiger gramnegativer Keime (z.B. E. coli) gut abgedeckt. Diese Erreger sind für die meisten Protheseninfekte verantwortlich. Vielerorts wird eine einmalige Antibiotikadosis bevorzugt. Als Alternative kann Cefamandol (Mandokef) oder Cefuroxim (Zinacef) eingesetzt werden. Die Gabe eines Glykopeptids (Vancomycin, Teicoplanin) ist nur an Kliniken mit einer Prävalenz von Methicillin-resistentem Staphylococcus aureus (MRSA) vertretbar. Die Resistenzbildung auch auf die Glykopeptide wurde in den USA und Japan bereits beobachtet [21]. Sie ist eine Folge des inadäquaten Einsatzes dieser Substanzen.

■ **Desinfektionsmittel.** Für das Operationsgebiet eignen sich Alkohol und Jod (Betaseptic als Kombination) wegen des raschen Wirkungseintritts, der fehlenden Resistenzen und des günstigen Preises. Für die Hände verwenden wir Alkohol mit rückfettenden Zusätzen, welcher die rasche Wirkung mit einer guten Hautverträglichkeit verbindet, kostengünstig ist und keine Resistenzen kennt.

■ **Doppelte Handschuhe.** Selbst ein sehr kleines Loch kann am Flüssigkeitshof, der zwischen den beiden Handschuhen auftritt, leicht erkannt werden.

■ **Drainagen.** Tiefe und oberflächliche Drainagen werden nur 2 Tage belassen. Die oberflächlichen Drains helfen zusätzlich mit, dass es rasch zu einem dichten Wundverschluss kommt.

■ **Verbände.** Solange die Wunde nicht trocken ist, wird sie bei jedem Verbandwechsel mit einem Desinfektionsmittel (in unserem Fall Lavasept) besprüht (antiseptische Abdeckung). Wichtig: Dringt das Wundsekret durch die äußerste Verbandschicht, muss der Verband sofort gewechselt werden, damit keine Keimwanderung über die entstehende feuchte Straße von außen nach innen erfolgt, welche immer auch nosokomiale Erreger umfassen kann.

5.5.2
Vermutet wirksame Maßnahmen

Die folgenden beiden Maßnahmen werden bei uns nicht eingesetzt:

- Abdecken mit einer Operationsfolie: Folien schützen die Haut vor mechanischen Einwirkungen und verhindern, dass die tieferen, nicht desinfi-

zierten Hornhautschichten durch Instrumente freigelegt werden. Leider lösen sich aber Hautfolien im Verlauf der Operation oft direkt beim Hautschnitt. Dadurch werden die obersten, desinfizierten Hautlamellen losgerissen und die Keime der tiefer liegenden Schichten geraten in unmittelbarer Nähe zur Operationswunde an die Oberfläche.
- Spezielle Anzüge und Helme: Durch das Tragen von Operationshelmen und Anzügen mit eingebautem Luftabsaugsystem kann die Keimzahl in der Luft des Operationssaals vermindert werden.

5.6
Therapie bei infizierten Hüfttotalprothesen

5.6.1
Operatives Behandlungkonzept

Das durch uns verwendete Therapiekonzept basiert auf folgenden Bausteinen (s. auch Abb. 5.9):
- Lockere Prothesen müssen bei Infektionen immer gewechselt werden.
- Während der ersten drei Monate nach Beginn einer Infektion kann in der Regel mit einem festen Prothesensitz gerechnet werden. Ist bei der ersten klinischen Manifestation einer Infektion eine längere Infektdauer anzunehmen, ist ein vollständiger Prothesenwechsel angezeigt (Abb. 3.12 a–c).
- Wir gehen davon aus, dass die Virulenz der Bakterien für die Heilungschancen eines Protheseninfekts von untergeordneter Bedeutung ist. Dies darf nur angenommen werden, wenn die Antibiotikatherapie der speziellen Situation eines implantatgebundenen Infekts Rechnung trägt [34]. Für diese Annahme haben wir klinische Daten [19, 20].
- Schlechte Weichteilverhältnisse sind von Bedeutung.
- Exogene Infekte dominieren die Periode der frühen und verzögerten Manifestation (bis 2 Jahre). Hämatogene Infekte können zu jeder Zeit vorkommen. Auch als Spätinfekt können sie bei stabiler Prothese akut auftreten. Aus diesem Grund können sie analog wie Frühinfekte behandelt werden.
- Die örtliche Infektsituation lässt sich auch bei schlechten Weichteilverhältnissen und stark betroffenem Knochen innerhalb von 2–4 Wochen nach einer Prothesenentfernung soweit beruhigen, dass eine Reimplantation gewagt werden darf.

Aus diesen Vorgaben wird unser Algorithmus (Abb. 5.9) abgeleitet:

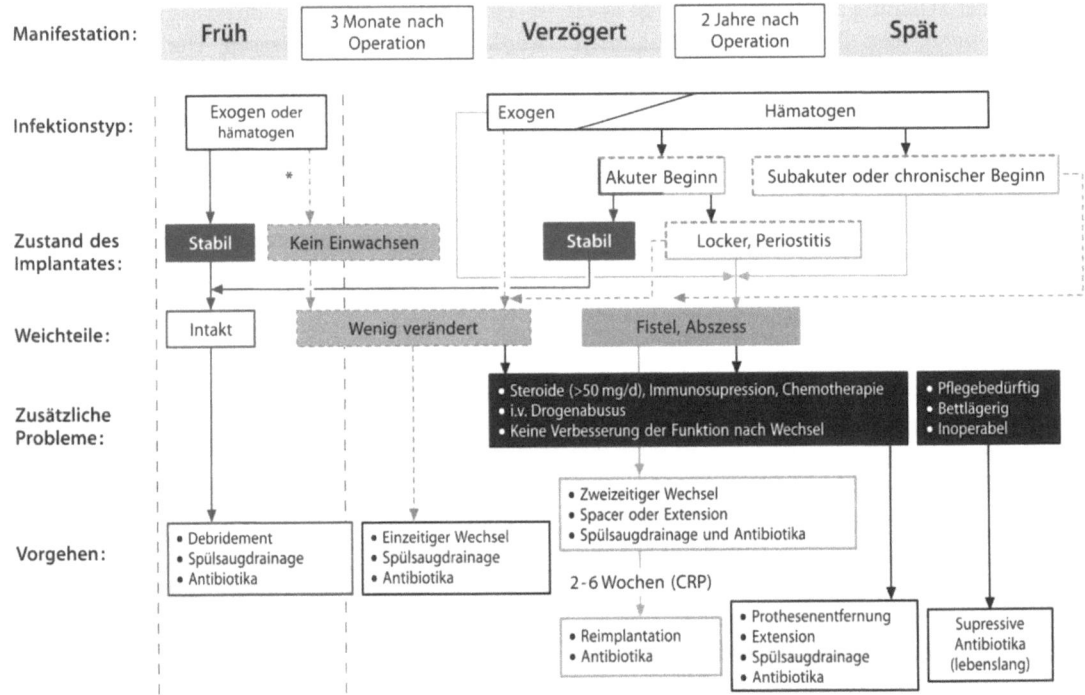

Abb. 5.9. Algorhythmus zur Behandlung von Infekten nach Hüfttotalprothesen. Dieses Schema kann nicht uneingeschränkt bei Patienten mit MRSA und mit Rezidiven nach einer adäquaten Vortherapie angewendet werden

Bei früher Infektmanifestation (Abb. 5.9) darf die Prothese als fest betrachtet werden. Wir entscheiden uns für ein Débridement ohne Prothesenwechsel, ergänzt durch eine Spülsaugdrainage ([15]; Abb. 5.10).

- Fallbeispiel 1: Débridement und Spülsaugdrainage bei Frühinfekt. FE männlich 65 Jahre (O. 9652).
  Wegen starker Schmerzen wird dem Patienten bei bekanntem Übergewicht eine Hüfttotalprothese links implantiert (Abb. 5.10a,b). Ein kräftiges postoperatives Hämatom wird beobachtet. Nach 13 Tagen beginnt beim afebrilen Patienten die Wunde wieder zu sezernieren. Die Leukozyten betragen 11'200/µl und das C-reaktive Protein 9 mg/l. Die Revision am gleichen Tag ergibt ein großes Hämatom, das nicht sicher eitrig ist (Abb. 5.4a). Alle 6 Proben enthalten S. aureus. Es wird eine 2-wöchige antibiotische Behandlung mit Flucloxacillin (4×2 g/Tag i.v.) durchgeführt und anschließend 10 Wochen lang peroral Ciprofloxacin (2×750 mg/Tag) und Rifampicin (2×450 mg/Tag) gegeben. 5 Jahre später ist der Patient schmerzfrei. Die Flexion/Extension beträgt 90°-0°-0°. Der Patient kann weiterhin surfen, seit 2 Jahren mit 2 Prothesen (Abb. 5.10c).

Ein hämatogener Protheseninfekt, welcher im Rahmen einer Sepsis plötzlich, oder zu einem beliebigen Zeitpunkt nach der Prothesenimplantation auftritt und auf ein stabiles Prothesensystem ohne Lockerungszeichen trifft, darf wie eine frühe Infektmanifestation operativ ohne Prothesenwechsel behandelt werden.

Tritt eine Infektmanifestation verzögert auf oder trifft ein Spätinfekt auf eine bereits gelockerte Prothese, sollte keine Revisionsoperation ohne Wechsel durchgeführt werden (Abb. 3.12). In diesen Fällen ist ein schleichender Infektbeginn anzunehmen. Auch bei scheinbar stabilen, nicht zementierten Prothesen finden sich in dieser Situation praktisch immer Prothesenteile in direktem Kontakt mit Infektarealen. Im Vordergrund steht jetzt der Entscheid, ob der Wechsel ein- oder zweizeitig durchgeführt werden soll (Tabelle 5.1). Als besondere Risiken sei hier vorweg auf zwei ungünstige Gruppen hingewiesen, nämlich auf Patienten mit Rezidiv nach adäquat erscheinender Vortherapie und auf Patienten mit Methicillin-resistentem Staphylococcus aureus (MRSA). Bei diesen Patienten soll ein zweizeitiger Wechsel, allenfalls je nach Keimlage oder lokaler Situation eine Girdlestone-Hüfte angelegt werden. Um nach der Prothesenentfernung in beide Richtungen frei zu sein und wäh-

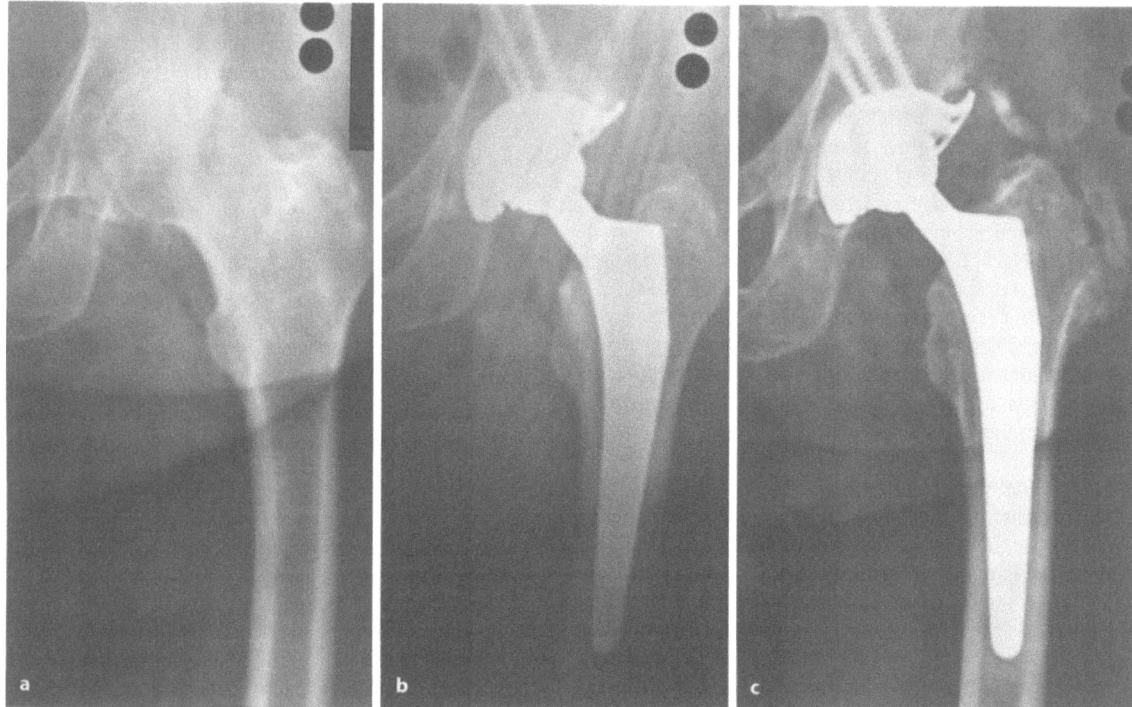

Abb. 5.10a–c. Débridement und Spülsaugdrainage bei Frühinfekt (Fallbeispiel 1)
a Leichte Dysplasiekoxarthrose
b Postoperatives Bild nach Implantation einer Hybridprothese (SL-Pfanne, Metasulgelenk, SL-Geradschaft aus Chrom-Kobalt)
c 5-Jahreskontrolle: Keine Lockerungszeichen, etwas periartikuläre Verknöcherungen

Tabelle 5.1. Indikationen zum ein- bzw. zweizeitigen Prothesenwechsel

Einzeitiger Wechsel	Zweizeitiger Wechsel
Weichteile wenig verändert (Abb. 5.4a)	Weichteile stark verändert (Abb. 5.4b)
Infektrezidiv nach inadäquater Therapie	Infektrezidiv nach adäquater Therapie
	MRSA und andere Keime, für welche keine adäquate perorale Therapie zur Verfügung steht (z. B. Enterokokken).

rend einer oft verlängerten Zwischenperiode mit antibiotischer Therapie keinen Fremdkörper in Rechnung stellen zu müssen, verwenden wir in diesen Fällen keinen Spacer.

Ein einzeitiger Wechsel steht bei günstigen Weichteilverhältnissen im Vordergrund. In diesen Fällen ist es wünschenswert, aufgrund eines Punktionsbefunds eine 2- bis 6-wöchige, gezielte Antibiotikatherapie vor der operativen Revision durchzuführen (Abb. 7.10). Die Antibiotikatherapie ist 4 Tage vor dem Eingriff auszusetzen, um eine zuverlässige mikrobiologische Diagnose beim Prothesenwechsel zu haben. Bei negativen Kulturen behandeln wir insgesamt 6 Wochen, bei positiven Kulturen dagegen schließen wir postoperativ eine 3-monatige Therapie an.

- Fallbeispiel 2: Spätinfekt bzw. verschleppter, verzögert aufgetretener „Low-grade-Infekt" – einzeitiger Wechsel. BJ weiblich 80 Jahre (O. 11131; Abb. 5.11). 21 Jahre nach Implantation einer Metall-Metallprothese nach M. E. Müller wird wegen einer Pfannenlockerung ein Totalprothesenwechsel durchgeführt (Abb. 5.11a,b). Die Patientin war in der Folge nie beschwerdefrei und empfand zunehmende Schmerzen trotz der Verwendung von 2 Stöcken. Nach drei Jahren ließ das Röntgenbild eine septische Lockerung vermuten (Abb. 5.11c). Eine Arthrographie ergab eine bis zum Trochanter major ausgedehnte Gelenkkapsel mit Ausstülpungen (Abb. 5.7). Das Punktat zeigte kein Bakterienwachstum. Der Wechsel erfolgte mit einer Stützschale, die mit allogenen Knochenblöcken unterfüttert wurde, und mit einem transfemoral eingesetzten SL-Revisionsschaft (Abb. 5.11d). Zwar waren die entnommenen Proben wieder ohne Wachstum. Die Histologie zeigte jedoch eine teils chronische, teils eitrig-fibrinöse unspezifische Entzündung. Die Patientin wurde 2 Wochen lang mit Cefazolin i.v. (3×1 g/Tag) und anschließend während 10 Wochen lang per os mit Ciprofloxacin (2×750 mg/Tag) und Rifampicin (2×450 mg/Tag) behandelt. Fünf Jahre später lebt die Patientin mit 85 Jahren selbstständig im eigenen Haushalt und geht ohne Stöcke (Abb. 5.11e).

Ist bei ungünstigen Weichteilverhältnissen ein zweizeitiger Wechsel vorgesehen, sollte die Zeit vor der Reimplantation einer Prothese für den Patienten erträglich gestaltet werden. Herkömmlich wurde dabei eine Extension angelegt (Abb. 5.11). Heute implantieren wir in der Regel einen Platzhalter (Spacer s. unten) Beim zweizeitigen Wechsel beträgt an unserer Klinik das durchschnittliche Intervall zwischen Aus- und Einbau der Prothese 2,5 Wochen. In der Literatur werden Intervalle von 1 bis 6 Monaten angegeben [18, 26, 30]. Diese langen Wartezeiten sind nach unserer Erfahrung nicht notwendig. Sie stellen für den Patienten eine erhebliche Belastung dar und sind mit großen Zusatzkosten verbunden.

- Fallbeispiel 3: Spätinfekt – zweizeitiger Wechsel mit zwischenzeitlicher Extension. FE weiblich 67 Jahre (O. 5782; Abb. 5.12).
Die Patientin erhält im Alter von 57 Jahren eine nicht zementierte Hüfttotalprothese links (Typ Endler-Zweymüller). 8 Jahre danach wird die lockere Pfanne durch ein zementiertes Implantat ersetzt, wobei auch Zement ins Acetabulum gelangt. Drei Jahre später tritt bei schlechtem Allgemeinzustand eine deutliche Schwellung und eine Adduktionsfehlstellung der linken Hüfte auf, was auf einen septischen Zustand der Patientin schließen lässt (Abb. 5.12a,b). Bei der Prothesenentfernung entleert sich ca. 1 l Eiter (Staphylococcus aureus) aus dem Prothesenbett und dem kleinen Becken (Abb. 5.12c,d). Nach einer 5-tägigen Spülsaugdrainage normalisieren sich die Verhältnisse unter einer Extension innerhalb von zwei Wochen, worauf die Reimplantation durchgeführt wird (Abb. 5.12e). Antibiotika wurden gemäß Tabelle 5.2 gegeben. Die Patientin ist seit 5 Jahren infektfrei. Sie ist durch eine generelle Muskelschwäche des linken Beins beeinträchtigt (Abb. 5.12f).

- Fallbeispiel 4: Spätinfekt – zweizeitiger Wechsel mit zwischenzeitlichem Spacer. SS weiblich 71 Jahre (O. 19229; Abb. 5.13).
Beim Wechsel einer 12 Jahre früher eingesetzten Prothese kommt es zur Schaftperforation und etwas später unter der eingesetzten kurzen Prothese zu einem Ermüdungsbruch, der mit einer zementierten Langschaftprothese und einer gleichzeitig angelegten Platte versorgt wird. Verbleibende Restschmerzen werden während der folgenden 6 Jahre schlimmer und enden mit dem Aufbruch einer Fistel ein halbes Jahr vor der

5.6 Therapie bei infizierten Hüfttotalprothesen 79

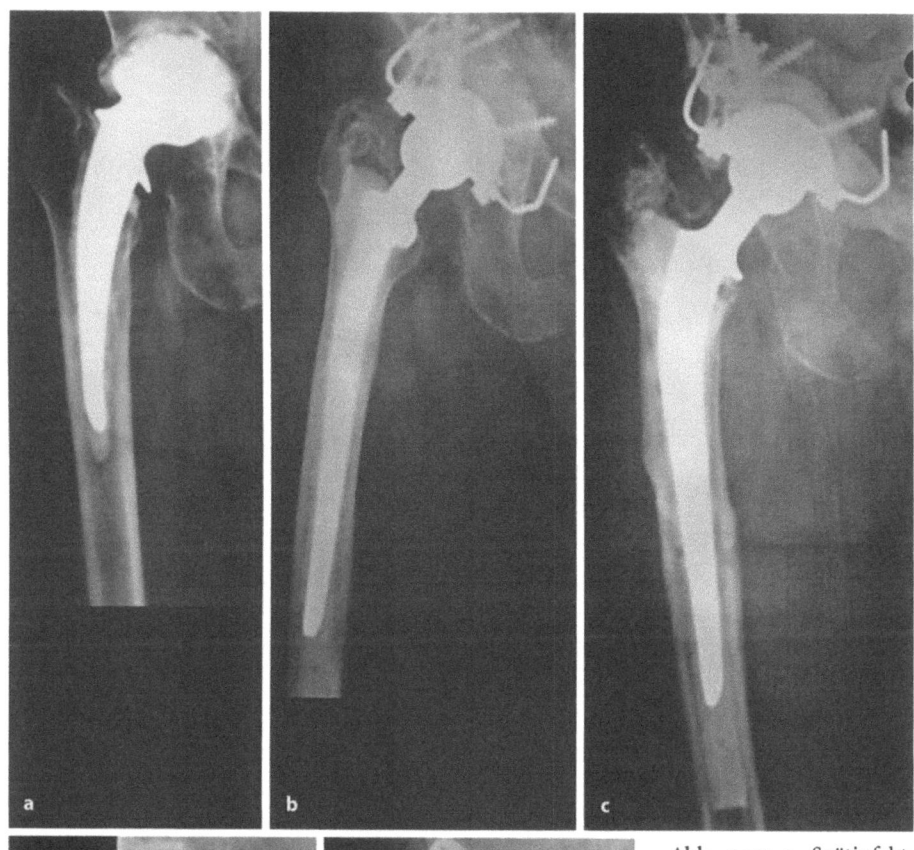

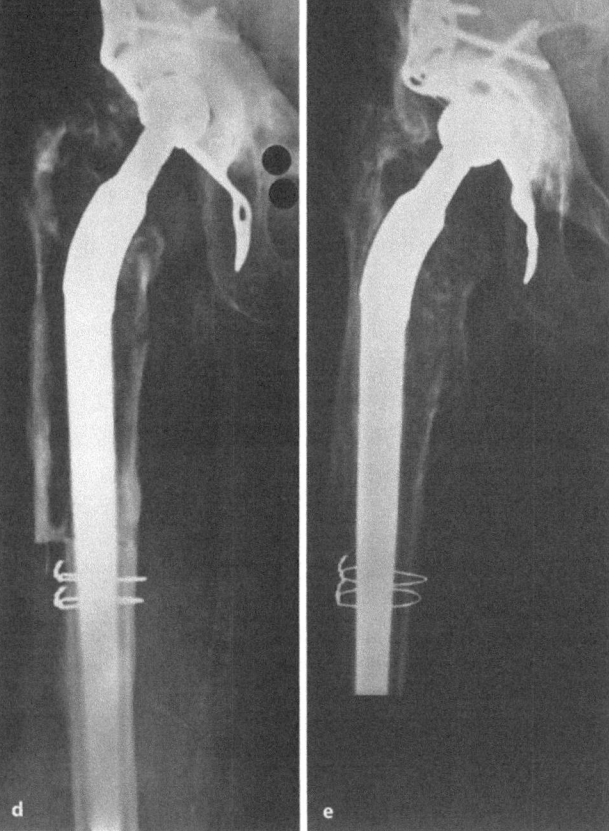

Abb. 5.11a–e. Spätinfekt – einzeitiger Wechsel (Fallbeispiel 2)
a Pfannenlockerung 21 Jahre nach Implantation einer Metall-Metallprothese
b Wechsel mit einer so genannten Octopus-Pfanne und einem zementierten Langschaft wegen intraoperativer Schaftperforation
c Nach drei Jahren Zeichen der Pfannenlockerung, sowie deutliche subperiostale Knochenneubildungen und eine Art Fistelöffnung medial-distal am Schaft. Infektverdacht
d Postoperatives Bild nach transfemoraler Revision
e Gut eingeheilte Implantate 5 Jahre später

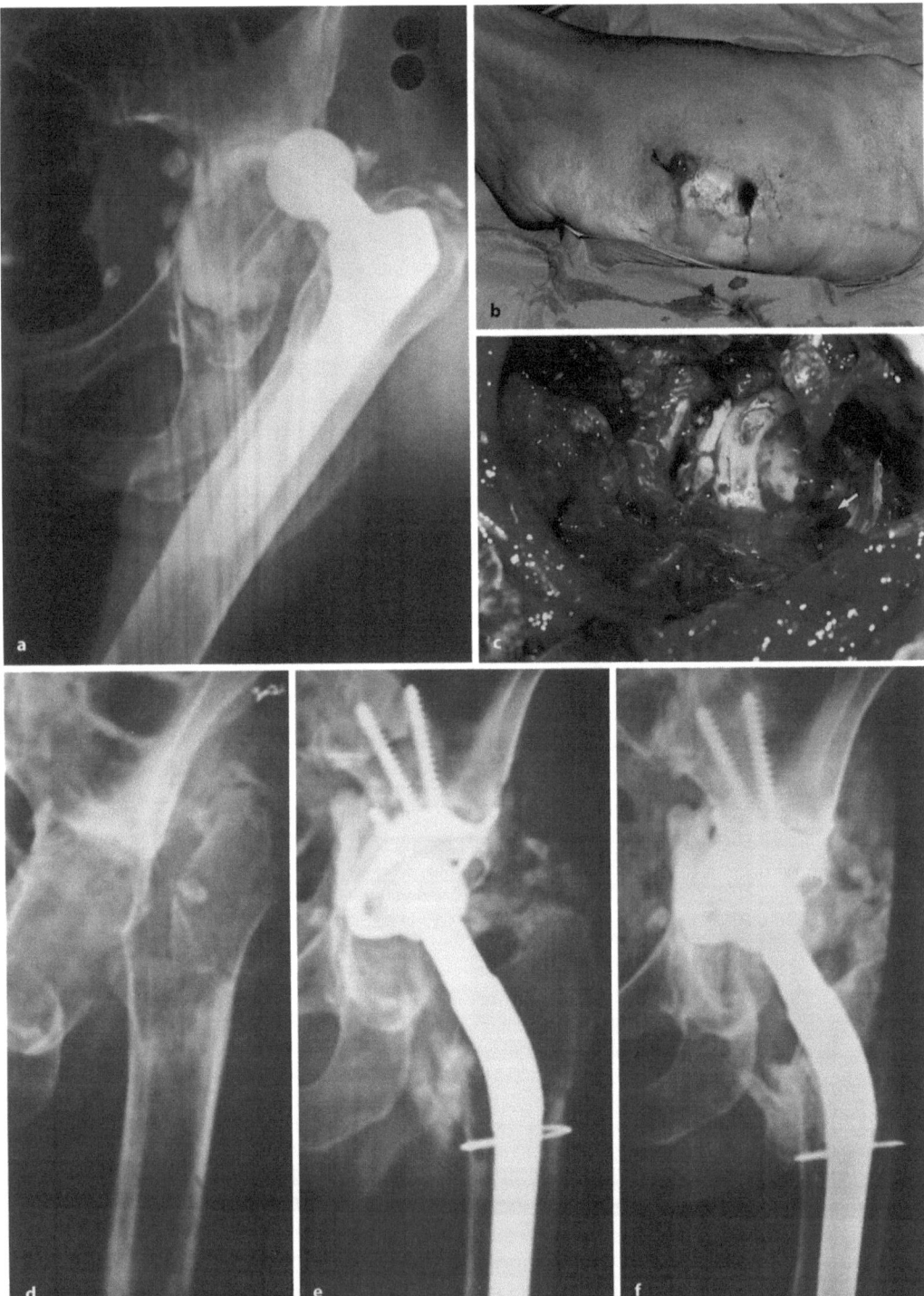

Abb. 5.12a–f. Spätinfekt – zweizeitiger Wechsel mit zwischenzeitlicher Extension (Fallbeispiel 3)
a Septische Luxation im Rahmen einer Eiteransammlung im massiv erweiterten Gelenk
b Durchgebrochene Doppelfistel beim Spitaleintritt
c Durch Granulationsgewebe umgebene Kunstpfanne. Aus einem Bohrloch durch den Pfannengrund strömt Eiter (Pfeil), der aus einem intrapelvinen Abszess stammt
d Temporäre Girdlestonesituation unter Extension
e Reimplantation einer Pfannendachschale mit Verkürzung und eines SL-Revisionsschafts
f Kontrollröntgenbild nach 3 Jahren mit guter Integration

5.6 Therapie bei infizierten Hüfttotalprothesen

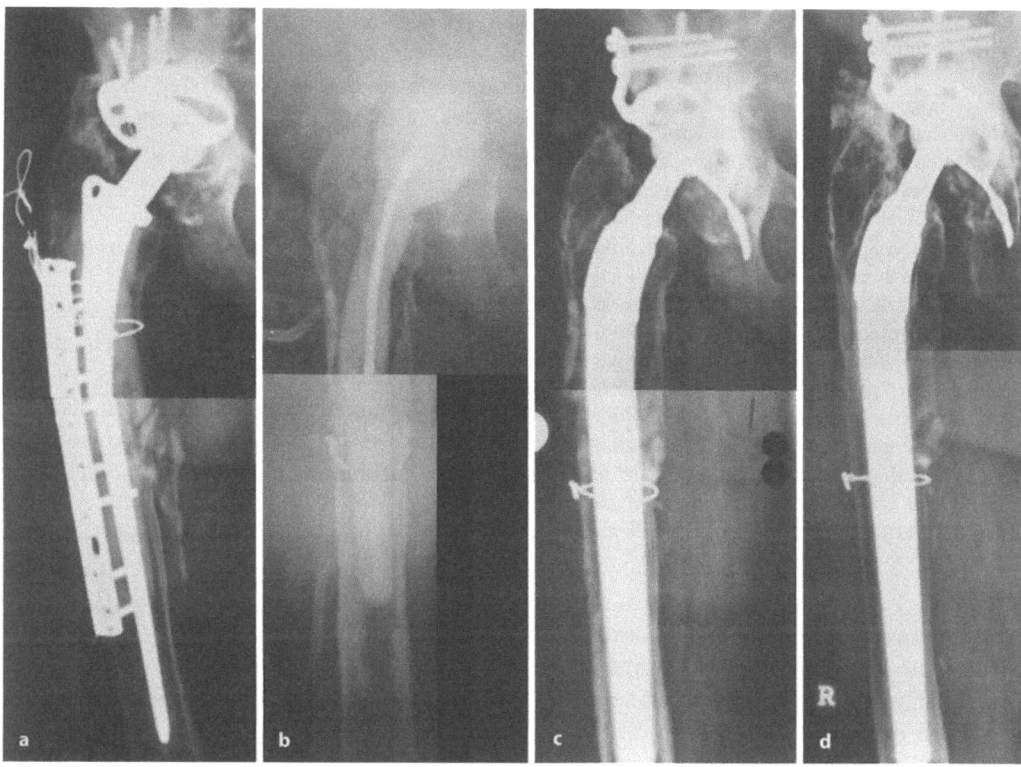

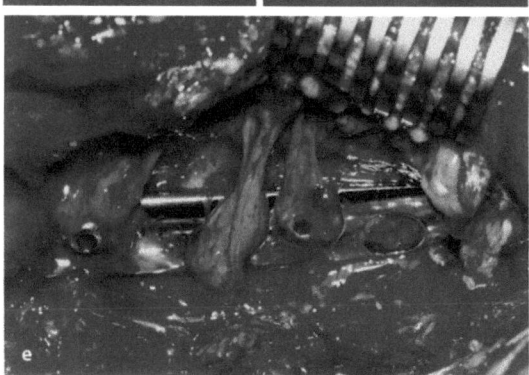

Abb. 5.13a–f. Spätinfekt – zweizeitiger Wechsel mit Spacer. (Fallbeispiel 4)
a Präoperative Situation mit Trochanterpseudarthrose, lockerer Pfannendachschale und aus dem Schaft nach medial ausgetretenem Zement
b Der zwischenzeitlich platzierte Spacer wird mit einem kugelig geformten Ende (s. auch Abb. 5.15) in das ausgeräumte Acetabulum eingestellt. Distal wird er in die Markhöhle locker eingeführt, wobei er mit einem Kragen auf dem oberen Rand abstützt
c Stützschale und SL-Revisionsschaft unmittelbar nach Reimplantation

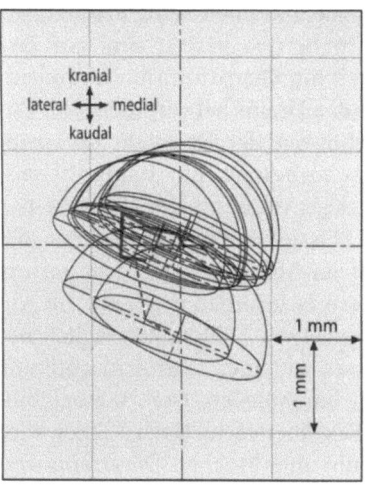
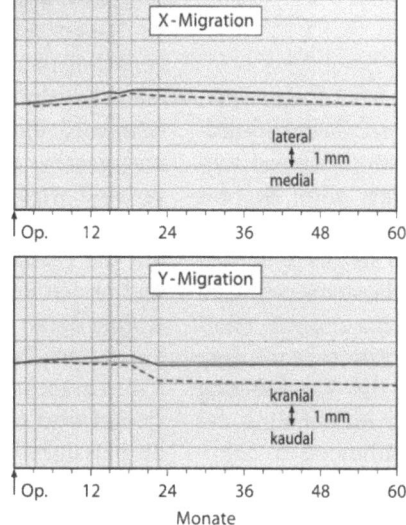

d 5-Jahreskontrolle. Nahtloser Umbau des Knochens rund um die Stützschale. Um den Schaft hat die Osteoporose der Diaphyse zugenommen
e Intraoperativer Befund bei der Prothesenentfernung: Prothesenlager mit grosser Menge eitrigem Granulationsgewebe
f Analyse der Pfannenwanderung mit der EBRA-Methode (s. auch Abschn. 3.3.1). Innerhalb von 4,8 Jahren ist keine signifikante Wanderung des Kopf-und Pfannenzentrums nachzuweisen. Die 9 Messungen des Pfannenzentrums oszillieren um einen Nullpunkt herum

Hospitalisation. Angesichts der sehr umfangreichen Implantate, des weit verbreiteten Zements (Abb. 5.13a), der geschwollenen Weichteile und des ausgedehnten Fistelsystems (Abb. 5.13e) entscheidet man sich für einen zweizeitigen Wechsel. Das Fremdmaterial wird durch einen transfemoralen Zugang entfernt und nach Sicherung des distalen Femur mit einer Cerclage ein Spacer zur Überbrückung eingebracht (Abb. 5.13b). 3 Tage lang wird eine Spülsaugdrainage in Betrieb gehalten. Alle drei Biopsien ergaben β-hämolytische Streptokokken. In der Antibiotikatherapie wird 4 Wochen lang Penicillin (20 Millionen Einheiten/Tag i.v.) und anschließend 10 Wochen lang Amoxicillin (3× 750 mg/Tag per os) gegeben. 18 Tage nach der Spacerimplantation wurde eine Stützschale mit allogener Unterfütterung und eine SL-Revisionsprothese reimplantiert (Abb. 5.12c). 5 Jahre später ist die Patientin zufrieden, hat nur leichte Schmerzen, geht aber mit zwei Stöcken, da sie auch Probleme mit der anderen Hüftprothese hat. Die Flexion/Extension war 90°-0°-0° (Abb. 5.13d).

Eine Prothesenentfernung ohne Reimplantation (Girdlestone-Hüfte) ist selten geworden. Sie stellt dann eine Lösung dar, wenn eine Reimplantation zu gefährlich ist, wie z. B. bei hochdosierter Steroidtherapie, bei starker Immunsuppression (z. B. wegen Transplantation, oder bei aktivem i.v.-Drogenabusus [11]. In anderen Fällen ist aufgrund der allgemeinen Situation des Patienten kein Profit von der Reimplantation mehr zu erwarten und eine Girdlestone-Hüfte deshalb adäquat.

Eine Therapieabstinenz, allenfalls kombiniert mit einer suppressiven Antibiotikatherapie und einer Dauerfistel kann bei pflegebedürftigen Patienten mit schlechtem Allgemeinzustand in Frage kommen [16].

5.6.2
Therapiebausteine

■ **Débridement.** Das Débridement wird eingeleitet durch eine erneute Fistelfüllung oder Gelenkpunktion, die mit einem Gemisch von Methylenblau und Röntgenkontrastmittel durchgeführt wird. Bei der Fistulographie wird eine Knopfkanüle leicht gebogen und unter drehenden Bewegungen sorgfältig so weit wie möglich in die Tiefe des Fistelsystems gebracht. Eine Mischung aus 50% Methylenblau und 50% Röntgenkontrastmittel wird nun unter Kontrolle mit dem Bildwandler eingespritzt, wobei die Fistelöffnung gleichzeitig abgedichtet wird. Die Ausdehnung des Höhlensystems lässt sich nun radiologisch dokumentieren. Der blau markierte Fistelkanal wird exzidiert und die Abszessmembran sorgfältig und so vollständig wie möglich entfernt. Als Leitlinie hilft die blaue Verfärbung der Abszessmembran. Bei ausgedehnten Fistel- bzw. Abszesssystemen reicht die Fistel- oder Gelenkfüllung aber oft nicht aus, um alle Winkel zu erreichen. Besonders sorgfältig muss nach folgenden zusätzlichen Ausläufern gesucht werden:

- ventral unter dem M. iliopsoas hindurch in das kleine Becken,
- aus dem Bereich der Fovea acetabuli, versteckt durch die Pfanne durch die mediale Azetabulumwand in das kleine Becken,
- distal des Trochanter minor aus der Femurmarkhöhle heraus in die umliegende Muskulatur mit oder ohne Verbindung mit der Haupthöhle.

Bei gleichzeitiger Prothesenentfernung wird das Prothesenbett abschließend sorgfältig, z. B. mit scharfen Löffeln mit Zähnchen (Abb. 3. 26a,b) von Granulationsgewebe gereinigt.

■ **Spülsaugdrainage.** Ziel einer Spülsaugdrainage ist die Verhinderung eines Hämatoms in der großen Wundhöhle, nachdem die diffus blutende Abszessmembran entfernt wurde (Abb. 5.14; [15]). Nach ausgiebiger Wundspülung (z. B. mit Lavasept) werden ventral zwei zuführende Redondrains eingelegt, durch welche Ringerlösung in die Wunde fließt. Anschließend werden über die Wundhöhle verteilt – aber nicht in unmittelbarer Nähe der zuführenden Drains – 2-4 dicke, abführende Drains eingelegt, welche alle an der Haut fixiert werden. Unter ständigem Spülen wird nun die Haut verschlossen, indem mit 3-4 tiefgreifenden monofilären, dicken Nähten in einem Durchgang sowohl die Faszie als auch die Haut adaptiert werden. Die Hautnaht wird ergänzt, die Spülsaugdrainage in Betrieb gesetzt und auf ihre Funktionstüchtigkeit hin überprüft. Durch Abklemmen aller abführenden Drains bei verbleibender Zufuhr wird die Dichtigkeit der Hautnaht überprüft und gegebenenfalls verbessert. Ein Kompressionsverband wird angelegt. Während der ersten 4-6 h müssen etwa 4-6 l Flüssigkeit zugeführt werden, damit die Flüssigkeit im Abflusssystem nicht gerinnt und in den Behältern lachsfarben erscheint. Im Anschluss daran reichen etwa 6 l Flüssigkeit täglich aus. Einmal pro Tag lassen wir einen Liter Antiseptikum, z. B. Lavasept [28] durchfließen. Der Hämoglobinspiegel wird sorgfältig überwacht. Nach 3 Tagen wird die Flüssigkeitszufuhr unterbrochen. Die Drains werden innerhalb der nächsten 2-4 Tage sukzessive gezogen.

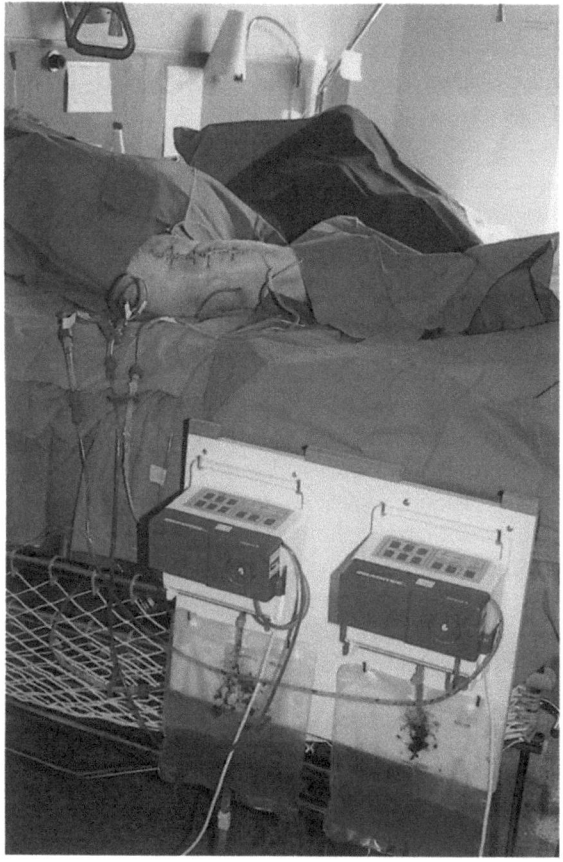

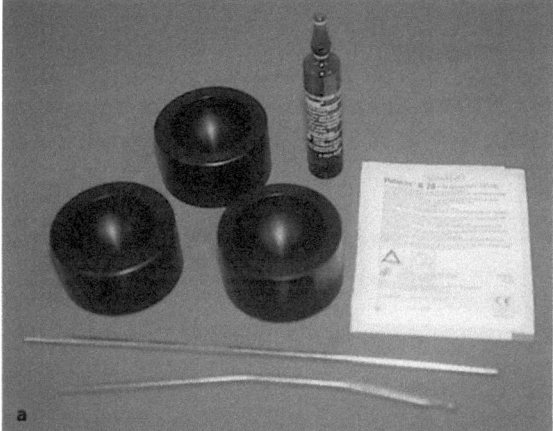

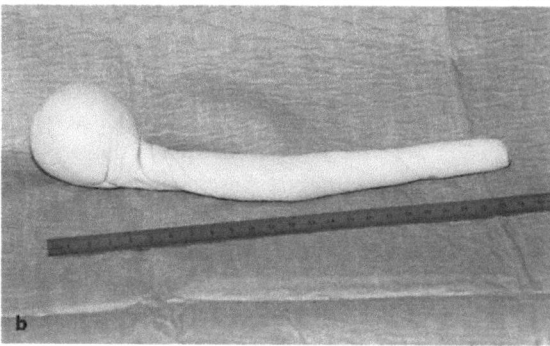

Abb. 5.14. Spülsaugdrainage. Nach dem Débridement und gegebenenfalls der Prothesenentfernung werden über zwei Drains Spülflüssigkeit zugeführt, welche sich mit dem Hämatom vermischt. Über zwei Rollenpumpen mit konstantem Unterdruck wird diese Flüssigkeit abgesogen. Damit werden mit Hämatom gefüllte Hohlräume vermieden

Abb. 5.15a,b. Spacer-Herstellung.
a Als Grundlage verwenden wir etwa 3 Portionen Palacos mit Gentamicin-Beimengung, Stücke alter Ender-Nägel zur Armierung und sphärische Schalen in 2 mm Schritten zur Herstellung eines Kopfes des gewünschten Durchmessers
b Der fertige Spacer wird in seiner Länge überprüft

- **Spacer-Herstellung.** Beim zweizeitigen Wechsel bleibt nach der Prothesenentfernung eine oft eindrückliche Lücke zwischen dem Acetabulum und dem Femurstumpf, weshalb früher regelmäßig eine Extension angelegt wurde. Als Platzhalter dient heute in der Regel ein innerer Spacer (Abb. 5.15). Der Spacer gibt lokal Gentamicin ab, hat aber den Nachteil, dass er bei resistenten Keimen einen Fremdkörper darstellt, der die Infektionsbekämpfung mit Antibiotika behindern kann. Bei geeigneter Technik kann sich der Patient einigermaßen frei im Bett bewegen und mit wenig Schmerzen mobilisiert werden. Oft wird auch eine Gehfähigkeit unter Abrollbelastung möglich [30]. Dabei sollte weder das Acetabulum noch die Femurmarkhöhle durch den Spacer so abgedichtet werden, dass keine Flüssigkeit abfließen kann. Wir fräsen das gesäuberte Acetabulum mit einer nicht zu großen Fräse sparsam an (Abb. 3.12c,d). Der Fräsen-Durchmesser bestimmt den Durchmesser des Spacerkopfs (Abb. 5.15a). Auf der Schaftseite vermessen wir das Lumen mit gewöhnlichen Probeprothesen. Die größte passende Probeprothese dient als Muster für den Durchmesser des Spacerschafts. Unter Extension des Beins wird der Abstand zwischen dem Femurstumpf gemessen. Die gewählte Schale zur Kopfformung (Abb. 5.15a) wird mit Vaseline eingerieben. Der Spacer wird aus etwa drei Portionen Palacos mit Gentamicin geformt und zentral mit einem Ender-Nagelstück armiert. Ein leichter Absatz verhindert das zu tiefe Einsinken in den Schaft. Der Spacer (Abb. 5.15b) wird in den Schaft eingesteckt und reponiert (Abb. 3.12, 5.13b).

■ **Reimplantation.** Bei der Reimplantation erscheint uns wichtig, dass sowohl eine primäre wie auch eine dauernde Stabilität angestrebt wird. Da der Knochenstock durch den Infektprozess und die damit verbundene Lockerung oft schwer geschädigt ist, kommen besonders häufig Implantate wie die Burch-Schneider Schale (Abb. 2.9a, Fallbeispiele 2,4) und der SL-Revisionsschaft nach Wagner (Abb.2.9a, Fallbeispiele 2-4) zur Anwendung. Große Zementmassen werden vermieden, damit der angrenzende Knochen nicht durch die frei werdende Polymerisationswärme geschädigt wird. Große Knochenlücken im tragenden Bereich füllen wir bei jüngeren Patienten wenn möglich mit autologem Knochen auf. Bei älteren Patienten und für Defekte, die in nicht belasteten Knochenabschnitten liegen, kommt tiefgefrorener allogener Knochen (Fallbeispiele 2,4) zur Anwendung.

■ **Revision bei Flüssigkeitsretention.** Im Zuge der Infekttherapie kommt es im Anschluss an das Débridement und die Antibiotikatherapie zu einem deutlichen Rückgang des örtlichen Ödems. Besonders nach einer zu frühen Drainentfernung kommt es jedoch nicht selten zu erneuten Flüssigkeitsansammlungen in der Tiefe. Bei einem entsprechenden Verdacht hilft eine Ultraschalluntersuchung. Zur Verhinderung eines Durchbruchs nach außen und damit einer drohenden Superinfektion muss die Hüfte erneut operativ drainiert werden, worauf ein Kompressionsverband angelegt und die Drains frühestens nach 4 Tagen vollständig entfernt werden dürfen.

■ **Reimplantation nach Langzeitzustand einer Girdlestone-Hüfte.** Nach langjähriger Girdlestone-Situation [7] verlangen Patienten gelegentlich die Reimplantation einer Prothese. Bei saniertem Infekt und einer schlechten Hüftfunktion ist dies grundsätzlich möglich, wenn die pelvitrochantäre Muskulatur in ausreichendem Maß erhalten ist [7,16]. Gegenüber einer Replantation im Rahmen eines zweizeitigen Prothesenwechsels mit einem Zeitabstand von nur 2-4 Wochen handelt es sich aber um eine viel eingreifendere Operation, bei der ein vollständiger Längenausgleich nicht garantiert werden kann. In der Regel bleibt ein Hinken sichtbar.

Bis auf eine Ausnahme (Exartikulation bei vorbestehendem Oberschenkelstumpf) haben wir uns weitgehend an dieses Behandlungskonzept gehalten (Tabelle 5.4). Wie die Resultate zeigen, ist dieses Therapieschema (Abb. 5.5) ein adäquates Instrument zur erfolgreichen Durchführung der Sanierung der Infektionen.

5.6.3
Antibiotikatherapie

Eine resistenzgerechte 3-monatige Antibiotikatherapie ist begleitend zur operativen Therapie bei Hüftprotheseninfekten vorzusehen. In der Regel wird eine eine Kombinationstherapie verordnet. Gewisse Antibiotika stellen bei einigen wichtigen Erregern einen Standard dar (Tabelle 5.2). Bei der Wahl der Antibiotika ist besonders auch an diejenigen Keime zu denken, die auf den Implantaten adhärieren (Implantatgebundene Infekte) [33, 34, 35] (s. a. Abschn. 5.1.2). Gerade diese Kenntnisse haben eine wesentlich verbesserte Chance für die Beherrschung von Infekten mit Staphylococcus aureus ermöglicht.

Die Behandlung wird in aller Regel für zwei Wochen parenteral eingeleitet. Stehen geeignete Medikamente zur Verfügung, ist eine Fortsetzung peroral möglich. Andernfalls muss die Verwendung eines „Port-a-cath-Systems" erwogen werden, da damit eine parenterale Antibiotikagabe auch ambulant möglich ist [10].

Beim einzeitigen, gelegentlich auch beim zweizeitigen Wechsel empfiehlt es sich, bei positiver Bakteriologie in der Punktion 2-6 Wochen vor dem Wechsel mit der parenteralen Antibiotikagabe zu beginnen und diese 4 Tage vor dem Eingriff zu unterbrechen. Bei negativer Bakteriologie ist eine 6-wöchige, bei positiver Bakteriologie eine 3-monatige Therapie notwendig.

■ **Definition der Heilung.** Wir betrachten einen Patienten als geheilt, wenn sich das CRP und die Leukozyten normalisiert haben und der Patient fieber- und beschwerdefrei ist. Lokal dürfen keine Entzündungszeichen (Überwärmung, Schwellung, Fistel) mehr vorhanden sein. Rezidive können zu jedem Zeitpunkt, besonders häufig aber bis zu zwei Jahren auftreten. Deshalb fordern wir für die Diagnose „Heilung" nach der Behandlung eine Beobachtung von mindestens 2 Jahren [34].

Tabelle 5.2. Systemische antimikrobielle Therapie der häufigsten Erreger von orthopädisch-traumatologischen Implantatinfektionen*

Erreger	Medikament	Dosierung[b]/Applikation	
Staphylococcus aureus oder Koagulase-negative Staphylokokken			
Methicillin-empfindlich	Nafcillin oder Flucloxacillin	4×2 g/Tag	i.v.
	+ Rifampin	2×450 mg/Tag	per os
	× 2 Wochen, gefolgt von		
	Ciprofloxacin	2×750 mg/Tag	per os*
	+ Rifampin	2×450 mg/Tag	per os*
Methicillin-resistent	Vancomycin	2×1 g/Tag	i.v.
	+ Rifampin	2×450 mg/Tag	per os
	× 2 Wochen, gefolgt von		
	Ciprofloxacin[§]	2×750 mg/Tag	per os*
	oder Fusidinsäure	3×500 mg/Tag	per os*
	oder Teicoplanin	400 mg/Tag	i.v.
	oder Cotrimoxazol	3–4 Tbl forte/Tag	per os*
	+ Rifampin	2×450 mg/Tag	per os*
Streptococcus spp.	Penicillin G	4×5 Mio IE/Tag	i.v.
	× 4 Wochen, gefolgt von		
	Amoxicillin	3×750 mg/Tag	per os*
Anaerobier	Clindamycin	4×600 mg/Tag	i.v.
	× 2–4 Wochen, gefolgt von		
	Clindamycin	4×300 mg/Tag	per os*
Chinolon-sensible gramnegative Stäbchen (außer Pseudomonas aeruginosa)	Ciprofloxacin	2×750 mg/Tag	per os*
Pseudomonas aeruginosa	Ceftazidim oder Cefepime	3×2g/Tag	i.v.
	+ Tobramycin × 2–4 Wochen, gefolgt von	Gemäß Clearance	i.v.
	Ciprofloxacin	2×750 mg/Tag	per os*
Mischflora	Imipenem	2×750 mg/Tag	i.v.
	× 2–4 Wochen, gefolgt von Verschiedenen Therapien Entsprechend der Resistenzprüfung		

Beachte: Die Empfindlichkeit der Keime muss durch die Resistenzprüfung bestätigt sein.
* Dauer: Mindestens 3 Monate oder länger, bis 1 Monat nach Normalisierung der klinischen und Laborwerte der Infektion.
+ Dosis ist angegeben für Patienten mit normaler Nieren- und Leberfunktion. Chinolone sollten bei Infektionen mit Methicillin-resistentem S. aureus wegen der Gefahr der Resistenzentwicklung, die häufig vorkommt, nicht eingesetzt werden.

5.6.4 Eigene Resultate

■ **Patienten.** Im Zeitraum von 1984 bis 1996 wurden insgesamt 38 Patienten mit infizierter Hüfttotalprothese behandelt (Abb. 5.16). 13 Fälle stammten aus dem eigenen Krankengut (9 Primäroperationen, 4 Revisionen; 6 Frauen und 7 Männer). Bei 25 Hüften (12 Primäroperationen, 13 Revisionen; 10 Frauen und 15 Männer) handelte es sich um Zuweisungen. Das Durchschnittsalter bei Auftreten des Infekts betrug 70 (44–84) Jahre. Es handelte sich um 11 frühe, 6 verzögerte und 21 späte Infekte. Die Infektion trat im Durchschnitt 4,5 Jahre (1 Woche bis 16 Jahre) nach der Hüftoperation auf. Die Prothesentypen waren entsprechend der vielfältigen Herkunft uneinheitlich.

■ **Erregerspektrum.** Wir fanden 27 Mono- und 9 Mischinfektionen (Tabelle 5.3). Staphylococcus aureus war in 21 Fällen nachzuweisen. In 2 Fällen gelang kein Erregernachweis (vermutete Infektionen gemäß

Kapitel 5 Infektionen

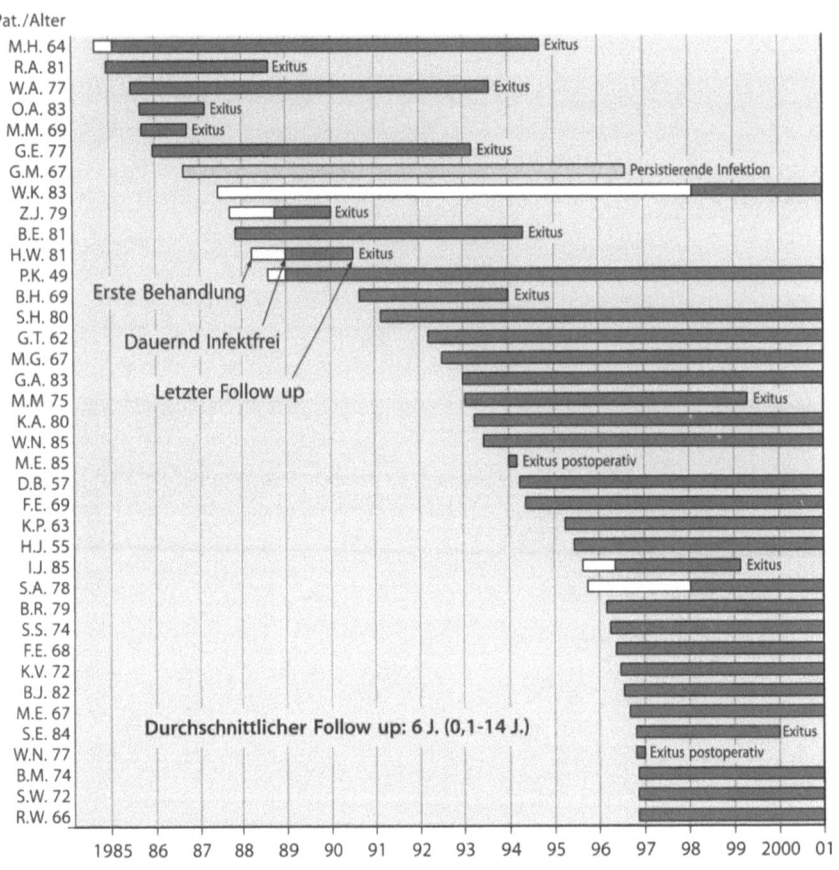

Abb. 5.16. Behandlungserfolg bei Hüfttotalprotheseninfekten. Alle im Zeitraum 1984–1996 in unserer Klinik behandelten Fälle sind eingeschlossen (n=38), chronologisch aufgeführt und bis Ende 2000 nachgeführt. Ein durchgezogener roter Balken bedeutet ein infektfreies Intervall vom Therapieanfang bis zum letzten überprüften Zeitpunkt (Nachkontrolle, schriftliche bzw. telefonische Nachfrage oder Tod). Bei weißen Balken ist der Zeitraum zwischen Therapiebeginn und Beginn des roten Balkens durch eines oder mehrere Rezidive unterbrochen. Rosa Balken bedeuten eine persistierende Infektion. Todesfälle im Zusammenhang mit der Therapie sind gekennzeichnet (Exitus postoperativ)

Tabelle 5.3. Erregerspektrum aufgeteilt nach den eigenen (n=13) und den fremden Fällen (n=25)

	Eigene	Zugewiesene
Monoinfekte		
S. aureus	7	7
β-hämolysierende Streptokokken	2	2
Koagulase-negative Staphylokokken	–	3
Enterobacter faecalis	1	–
Enterokokken	2	1
Salmonella heidelbergii	–	1
Staphylococcus xylosus	–	1
Andere Streptokokken	–	1
Mischinfekte		
S. aureus + β-häm. Streptokokken	–	2
+ Pseudomonas aeruginosa	–	2
+ Proteus+Enterokokken	–	1
+ Enterobacter Sasazakii	–	1
+ Micrococcus luteus	–	1
Enterokokken + Morganella morganii	1	–
Kein Keimnachweis	–	2
Total	13	25

Abschn. 5.1.6). In keinem Fall fanden wir bei Beginn unserer Behandlung Methicillin-resistente Stapylokokken (MRSA). Einmalig trat Salmonella heidelbergii auf, und zwar bei einer Spätinfektion nach Sepsis.

Bei den eigenen Infekten haben wir die Erreger nach dem Zeitpunkt ihres Erscheinens analysiert. Bei Frühinfekten (n=4) wiesen wir dreimal Staphylococcus aureus und einmal Enterobacter faecalis nach. Bei verzögerter Erstmanifestation (n=2) traten je einmal Staphylococcus aureus und β-hämolytische Streptokokken auf, wobei es sich beim letzteren Patienten fast sicher um eine hämatogene Infektion handelte. Bei später Erstmanifestation (n=7) konnten dreimal Staphylococcus aureus, zweimal Enterokokken, einmal Enterokokken mit Morganella morganii und einmal ß-hämolytische Streptokokken nachgewiesen werden. Die definitive Wahl der Antibiotika erfolgte nach Erhalt der Resistenzprüfung (Tabelle 5.2), in der Regel drei Tage postoperativ.

- **Hospitalisationsdauer, Anzahl der Operationen.** Zur Sanierung der Totalprotheseninfekte waren im Durchschnitt 1,3 Hospitalisationen und 2 Operationen notwendig. Die gesamte Hospitalisationsdauer betrug durchschnittlich 2,2 (0,5–4) Monate. Der Vergleich der Patienten mit Staphylococcus-aureus-Infektionen mit Patienten mit anderen Keimen ergab für die oben genannten Parameter keinen signifikanten Unterschied. Allerdings konnten 77% der Ersteren, aber nur 63% der Letzteren nach der ersten Hospitalisation geheilt werden.

- **Kontrollen.** Von den 38 Patienten wurden 28 regelmäßig, 3 nur teilweise in unseren Kontrollen erfasst. 13 Patienten starben in der Zwischenzeit ohne Anzeichen eines Infekts.

- **Infektsanierung.** Von den 38 behandelten Patienten konnten 34 im beobachteten Zeitraum definitiv saniert werden (Abb. 5.16). Zwei Patienten mit erheblicher Komorbidität starben in der postoperativen Phase, die eine 4 Tage nach der Prothesenentfernung (WN), der andere einige Tage nach der Reimplantation (ME). Bei einem Patienten konnte der Infekt erst nach drei Behandlungen zur Ausheilung gebracht werden (SA). Bei einer einzigen Patientin (GM), die weitere Behandlungsversuche ablehnte, findet sich ein persistierender Infekt, der auch bei Untersuchungsabschluss noch vorhanden war (β-hämolysierende Streptokokken und S. aureus). Dies ergibt für alle Patienten eine Erfolgsrate von 89,5%, unter Berücksichtigung der postoperativen Todesfälle als Misserfolg. Bezüglich Infektsanierung allein erreichten wir eine Erfolgsrate von 94,5%. Nach der ersten Hospitalisation waren 27 Patienten (71%) infektfrei, während 9 Patienten (26%) ein zweites Mal hospitalisiert werden mussten. Die operativen Maßnahmen entsprachen mehrheitlich dem vorgestellten Therapiekonzept und sind in Tabelle 5.4 zusammengestellt. Zweimal musste wegen eines Rezidivs sekundär ein zweizeitiger Wechsel durchgeführt werden, einmal nach 2 Jahren (SA) und einmal wegen einer nach 8 Jahren sekundär wieder aufgetretenen Lockerung und Fistel nach 10 Jahren (WK). Ein einziger Patient musste zur definitiven Sanierung dreimal hospitalisiert werden. Darauf blieben alle Patienten bei einer durchschnittlichen Nachkontrollzeit von 6 (0,1–14) Jahren ohne Infektzeichen.

- **Klinische Resultate.** Wir überprüften die Ergebnisse bezüglich der Schmerzen und der Gehfähigkeit. Einer Verbesserung der Gehfähigkeit stehen oft die sehr lange Dauer des Geschehens und die vielen

Tabelle 5.4. Behandlungsmaßnahmen 1984–1996. Die vielfältigen Behandlungs-Methoden bei den fremden Fällen spiegeln die große Vielfalt der präoperativen Situationen wider[4]

Infizierte Hüfttotalprothesen	Eigene	Zugewiesene	Total
Revision ohne Wechsel	6	–	6
Einzeitiger Prothesenwechsel	1	6	7
Zweizeitiger Prothesenwechsel	6	11	17
Prothesenentfernung		1	1
Infektrevision bei Girdlestone-Hüfte		4	4
Exartikulation		1	1
Reimplantation nach Girdlestone-Hüfte		2	2
Total	13	25	38

Voroperationen im Weg. Bei der letzten Kontrolle der 34 Patienten mit saniertem Infekt konnten folgende Befunde erhoben werden:

- Bei den meisten Patienten konnte eine Schmerzlinderung erreicht werden, wobei 59% keine und 26% leichte Schmerzen verspürten. 12% litten unter mäßigen und 3% unter starken Schmerzen.
- Die Gehfähigkeit blieb in einem guten Viertel der Fälle erheblich eingeschränkt. 32% der Patienten wiesen eine gute Gehfähigkeit auf. Bei 26% war sie leicht eingeschränkt, 15% Patienten wiesen eine mäßig, 21% eine stark eingeschränkte Gehfähigkeit auf und 2 Patienten waren gehunfähig.

Besondere technische Probleme:
- Bei der Reimplantation einer zementfreien SL-Revisionsprothese entstand unterhalb der Prothesenspitze beim Reiben des Verankerungskonus eine suprakondyläre Femurfraktur, die mit einer Kondylenplatte versorgt werden musste (Abb. 7.10). Seither fassen wir die Femurdiaphyse dort, wo wir den Konus reiben, transmuskulär mit zwei Repositionszangen mit Spitzen. Dadurch wird kein Drehmoment auf die Metaphyse ausgeübt.
- Ein SL-Revisionsschaft musste bei einem über 100 kg schweren Patienten durch eine zementierte Langschaftprothese ersetzt werden (Abb. 3.12).
- Eine unvollständig zementierte Langschaftprothese sank ein und wurde erfolgreich durch eine SL-Revisionsprothese ersetzt. Wegen Problemen mit der Verheilung der Fragmente nach einem transfemoralen Zugang trat aber rezidivierend eine dorsale Hüftluxation auf, die eine Revision notwendig machte (Abb. 6.2).
- Im Zuge einer Pseudarthrose nach Flip-Osteotomie des Trochanter major und vorangegangener Girdlestone-Hüfte wegen MRSA kam es bei der Reimplantation zu großen Schwierigkeiten der Rückversetzung des stark ventral verschobenen Trochanter major, sodass zusätzlich eine autologe Knochentransplantation und eine Zweitfixation notwendig war (Abb. 8.11).

5.6.5
Vergleich mit publizierten Daten

Konzept der Infekteinteilung: In der Literatur finden sich gewisse Abweichungen zu unserem Konzept. Teilweise wird starkes Gewicht auf die Art des Keims gelegt. Insbesondere bei Infektionen mit Staphylococcus aureus wird ein zweizeitiges Vorgehen empfohlen [6,12,13]. Da seit der Einführung von Rifampin in die Behandlung von S. aureus dieser Keim in unserer Serie kein erhöhtes Risiko mehr beinhaltet, erachten wir bei wenig veränderten Weichteilen eine zweizeitige Operation nicht mehr als notwendig. Als mögliche Therapievariante wird gelegentlich die alleinige Antibiotikatherapie ohne Operation genannt [6]. Diesen Vorschlag können wir nicht unterstützen, weil der operative Augenschein über die örtlichen Verhältnisse Aufschluss geben muss. Sonst ist eine zuverlässige Beurteilung des Infektes nicht möglich. Wir halten deshalb eine antibiotische Therapie ohne Débridement für ungenügend.

Belegt ist in der Literatur das deutlich erhöhte Risiko eines Protheseninfekts bei HIV-infizierten Patienten und bei solchen mit i.v.-Drogenabusus [11].

■ **Heilungsraten.** Die in der Literatur angegebenen Erfolgsraten bei der Sanierung infizierter Hüfttotalprothesen schwanken für den einzeitigen Wechsel zwischen 33% und 100% [6]. Für den zweizeitigen Wechsel finden sich Werte zwischen 13% und 100% [6]). Die Bewertungskriterien für die Erfolgsraten sind jedoch sehr unterschiedlich, so dass ein direkter Vergleich nicht möglich ist. Es bleibt deshalb sehr wichtig, dass man die Resultate der eigenen Revisionen sorgfältig überprüft.

■ **Klinische Resultate.** Vergleicht man die Resultate bezüglich Schmerz und Gehfähigkeit mit denjenigen nach Wechseloperationen bei aseptischer Lockerung, so sind sie den Letzteren unterlegen [2].

5.7
Schlussbemerkungen

Die Infektion einer Hüfttotalprothese stellt nach wie vor ein ernstes Problem dar. Nachdem in den Anfängen der Endoprothetik Infektionen häufig mit einer Girdlestone-Hüfte endeten, können heute die meisten Infektionen so zur Abheilung gebracht werden, sodass die Patienten wieder eine funktionstüchtige Hüfttotalprothese zur Verfügung haben. Als wesentliche Fortschritte gegenüber früher sind dabei zu nennen:

- die Einteilung in exogene und hämatogene Infekte
- die systematische bakteriologische und histologische Gewebeuntersuchung
- die klare Definition der verschiedenen möglichen Infektzustände

- die Definition und die antibiotische Behandlung von implantatgebundenen Infekten
- der synergistische Einsatz der operativen und medikamentösen Therapie
- das systematische Débridement
- die Einführung des Platzhalters/"Spacers" in der operativen Therapie.

Der vorgestellte Behandlungsalgorithmus soll helfen, eine optimale Therapiemöglichkeit zu finden. Er soll aber auch verdeutlichen, dass diese recht komplexe Therapie eigentlich nur in Zentren mit Erfahrungen auf diesem Gebiet sinnvoll ist.

Literatur

1. Berbari EF, Hanssen AD, Duffy MC, Steckelberg JM, Ilstrup DM, Harmsen WS, Osmon DR (1998) Risk factors for prosthetic joint infection: case control study. Clin Infect Dis 27: 1247–1254
2. Brunazzi M, Mcharo C, Ochsner PE (1996) Hüfttotalprothesenwechsel – was erwartet den Patienten? Schweiz Med Wochenschr 126: 2013–2020
3. Cheung A, Lachiewicz P, Renner J (1997) The role of aspiration and contrast-enhanced arthrography in evaluating the uncemented hip arthroplasty. AJR 168: 1305–1309
4. Corstens FHM, Meer JWM van der (1999) Nuclear medicine's role in infection and inflammation. Lancet 354: 765–770
5. Deacon JM, Pagliaro AJ, Zelicof SB, Horowitz HW (1998) Prophylactic use of antibiotics for procedures after total joint replacement. J Bone Joint Surg 78 (A): 1755–1770
6. Elke R, Zimmerli W, Morscher E (1997) Das infizierte Implantat und die septische Lockerung. In: Die Hüfte. Enke, Stuttgart, S 274–283
7. Engelbrecht E, Siegel A, Kappus M (1995) Totale Hüftendoprothese nach Resektions-arthroplastik. Orthopäde 24: 344–352
8. Fitzgerald R (1995) Diagnosis and management of the infected hip prostheses. Orthopedics 18: 833–835
9. Hauser R, Berchtold W, Schreiber A (1996) Incidence of deep sepsis in uncemented total hip arthroplasty using clean air facility as a function of antibiotic prophylaxis. Bull Hosp Jt Dis 54: 175–179
10. Hunger T, Gösele A, Ochsner PE (1993) Implantierbares Venenkathetersystem zur ambulanten Langzeit-Antibiotikatherapie bei chronischer Osteomyelitis. Hefte Unfallchir 230: 1032–1035
11. Lehman CR, Ries MD, Paiement GD, Davidson AB (2001) Infection after total joint arthroplasty in patients with human immunodeficiency virus or intravenous drug use. J Arthroplasty 16: 330–335
12. Liebermann J, Callaway G, Salvati E, Pellicci P, Brause B (1994) Treatment of the infected total hip arthroplasty with a two-stage reimplantation protocol. Clin Orthop 301: 205–212
13. Morscher E, Herzog R, Babst R, Zimmerli W (1995) Management of infected hip arthroplasty. Orthop Int 3: 343–351
14. Morscher E, Babst R, Jenny H (1990) Treatment of infected joint arthroplasty. Int Orthop 14: 161–165, 18: 833–835
15. Pfister A, Ochsner PE (1993) Erfahrungen mit geschlossenen Spül-Saug-Drainagen und gleichzeitiger Anwendung eines Antiseptikums. Unfallchirurg 96: 332–340
16. Ochsner PE, Brunazzi M, Picard C (1995) Rettungseingriffe bei chronischem Infekt nach Hüfttotalprothesen. Orthopäde 24: 353–359
17. Ochsner PE, Hauser R, Lotz M (1987) Diagnostik und Therapie der Skelettinfektionen aus orthopädischer Sicht. Praxis 76:532–542
18. Salvati E (1994) Diagnosis and management of the infected hip. Orthopedics 17: 811–814
19. Schafroth MU, Ochsner PE (1999) Does Staphylococcus aureus infection worsen the prognosis for treatment of infected total hip replacement? Eur J Orthop Surg Traumatol 9: 241–244
20. Schafroth MU, Zimmerli W, Ochsner PE (1999) Das infizierte künstliche Hüftgelenk: Möglichkeiten, Verlauf und Resultate der Behandlung. Praxis 88: 2101–2105
21. Smith TL, Pearson ML, Wilcox KR, Cruz C, Lancaster MV et al. (1999) Emergence of Vancomycin resistance in *Staphylococcus aureus*. N Engl J Med 340: 493–501
22. Taylor T, Beggs I (1995) Fine needle aspiration in infected hip replacements. Clin Radiol 50: 149–152
23. Tigges S, Stiles R, Roberson J (1994) Appearance of septic hip prostheses on plain radiographs. AJR 163: 377–380
24. Tunney MM, Patrick S, Curran MD, Ramage G, Hanna D, Nixon JR, Gorman SP, Davis RI, Anderson N (1999) Detection of prosthetic hip infection at revision arthroplasty by immunofluorescence microscopy and PCR amplification of the bacterial 16S rRNA gene. J Clin Microbiol 37: 3281–3290
25. Widmer AF, Colombo VE, Gächter A, Thiel G, Zimmerli W (1990) Salmonella infection in total hip replacement: tests to predict the outcome of antimicrobial therapy. Scand J Infect Dis 22: 611–618
26. Wilde A (1994) Management of infected knee and hip prosthesis. Rheumatology 6: 172–176
27. Willenegger H, Roth B (1986) Behandlungstaktik und Spätergebnisse bei Frühinfekt nach Osteosynthese. Unfallchirurgie 12: 241–246
28. Willenegger H, Roth B, Ochsner PE (1995) The return of local antiseptics in surgery. Injury 26: Suppl 1
29. Wroblewski B, Siney P (1993) Charnley low-friction arthroplasty of the hip. Long-term results. Clin Orthop 292: 191–201
30. Younger A, Duncan C, Masri B, McGraw R (1997) The outcome of two-stage arthroplasty using a custom-made interval spacer to treat the infected hip. J Arthroplasty 12: 615–623
31. Zimmerli W (1984) Hämatogener Protheseninfekt beim Menschen und im Tiermodell. Schweiz Med Wochenschr 114: 1756–1757

32. Zimmerli W, Zak O, Vosbeck K (1985) Experimental hematogenous infection of subcutaneously implanted foreign bodies. Scand J Infect Dis 17: 303–310
33. Zimmerli W, Frei R, Widmer AF, Rajacic Z (1994) Microbiological tests to predict treatment outcome in experimental device-related infections due to Staphylococcus aureus. J Antimicrob Chemother 33: 959–967
34. Zimmerli W, Widmer A, Blatter M, Frei R, Ochsner PE (1998) Role of rifampicin for treatment of orthopedic implant-related staphylococcal infections. JAMA 279: 1537–1541
35. Zimmerli W (1999) Prosthetic device infection. In: Root RK et al. (eds) Clinical infectious diseases: A practical approach. Oxford Univ Press, London, pp 801–808
36. Zimmerli W (2000) Antibiotic prophylaxis. In: Rüedi TP et al. (eds) AO principles of fracture management. Thieme, Stuttgart, pp 699–707

Hüftluxationen nach Totalprothesen

G. Kohler

Zur Beschreibung einer Luxation gehören mindestens der Luxationsmechanismus, die Luxationsstellung und der Zeitpunkt nach der Operation, an dem die Luxation entstanden ist. Gekoppelt mit der Luxation ist oft ein Impingement zu beobachten, d. h. ein Anschlagen des Pfannenrands an den Prothesenhals, was besonders bei Hartpaarungen (Metall-Metall bzw. Keramik-Keramik) von Bedeutung ist. 1,8% unserer Patienten, die einen Hüftgelenksersatz erhielten, erlebten eine Luxation ihrer Prothese. Die Luxationen werden in Frühluxationen (bis zur 6. Woche nach der Operation) sowie Spätluxationen (nach der 6. Woche) eingeteilt. Die zeitliche Einteilung korreliert mit der Bildung der neuen Gelenkkapsel, die in der Regel nach 6 Wochen abgeschlossen ist.

Über 90% unserer Patienten, die eine Luxation erlitten, erlebten diese im Spital als Frühluxation und konnten durch eine einfache Reposition in Kurznarkose behandelt werden. Dies verlängerte zwar die Hospitalisationszeit, hatte aber keine Auswirkungen auf die Langlebigkeit der Prothese. Tritt die Luxation mehrmals auf oder handelt es sich um eine Spätluxation, so muss nach den Ursachen gesucht werden, die meist an einer Fehlplatzierung der Pfanne oder einer Fehlrotation des Schafts liegen und behoben werden müssen.

Zur Verhinderung einer Fehlplatzierung ist für die Operation eine standardisierte und kontrollierte Lagerung nötig, damit die Orientierung des Implantats einfach überprüft werden kann. Richtstangen an Setzinstrumenten sind hilfreich, um die Pfanne präzis zu platzieren. Polyethylenpfannen mit Antiluxationsrand können erwogen werden, dürfen aber nicht zu einem Impingement führen.

Zur Verminderung der Frühluxationen ist eine genaue Instruktion der Patienten, des Pflegepersonals, der Physiotherapeuten sowie der nachbehandelnden Ärzte nötig. Spät auftretende innere Luxationen haben ihre Ursache in Prothesenlockerungen, verbunden mit dem Einsinken des Schafts bzw. dem Verkippen der Pfanne.

Die Hüftluxation nach Totalprothese ist sowohl für den Patienten wie für den Operateur ein beängstigendes Ereignis. Wie soll es weitergehen? Muss revidiert werden oder reichen konservative Maßnahmen aus? Wenn ja, welche Maßnahmen sind unabdingbar? Wird durch die Luxation die Überlebensdauer der Prothese beeinflusst und wo können die Ursachen für eine Luxation liegen? Auf diese Fragestellungen hin wurde unser Krankengut untersucht.

6.1 Definitionen, Impingement

6.1.1 Definitionen

■ **Luxation.** Vollständiger Verlust des Artikulationskontakts zwischen zwei Kunstgelenkteilen. Eine Reposition ohne ärztliche Hilfe ist in der Regel nicht möglich.

Die *Hauptluxationsrichtungen* sind nach hinten (bei Flexions-, Innenrotations-, Adduktionsbewegungen) oder nach vorne seitlich (bei Extensions-, Adduktions-, Außenrotationsbewegungen). Luxationen nach oben (Extension und massive Adduktion mit axialem Schlag) sowie nach unten (Extension, Abduktion und Zug am Bein) sind theoretisch möglich, aber kaum beschrieben.

■ **Luxationsmechanismus.** Wir verstehen darunter die Analyse des Luxationsereignisses, z. B. die Luxation nach dorsal beim Aufstehen des Patienten aus tiefem Stuhl, oder die Luxation nach ventrolateral liegend im Bett mit adduziertem, gestreckten und außenrotierten Bein. Es gilt zu unterscheiden, ob die

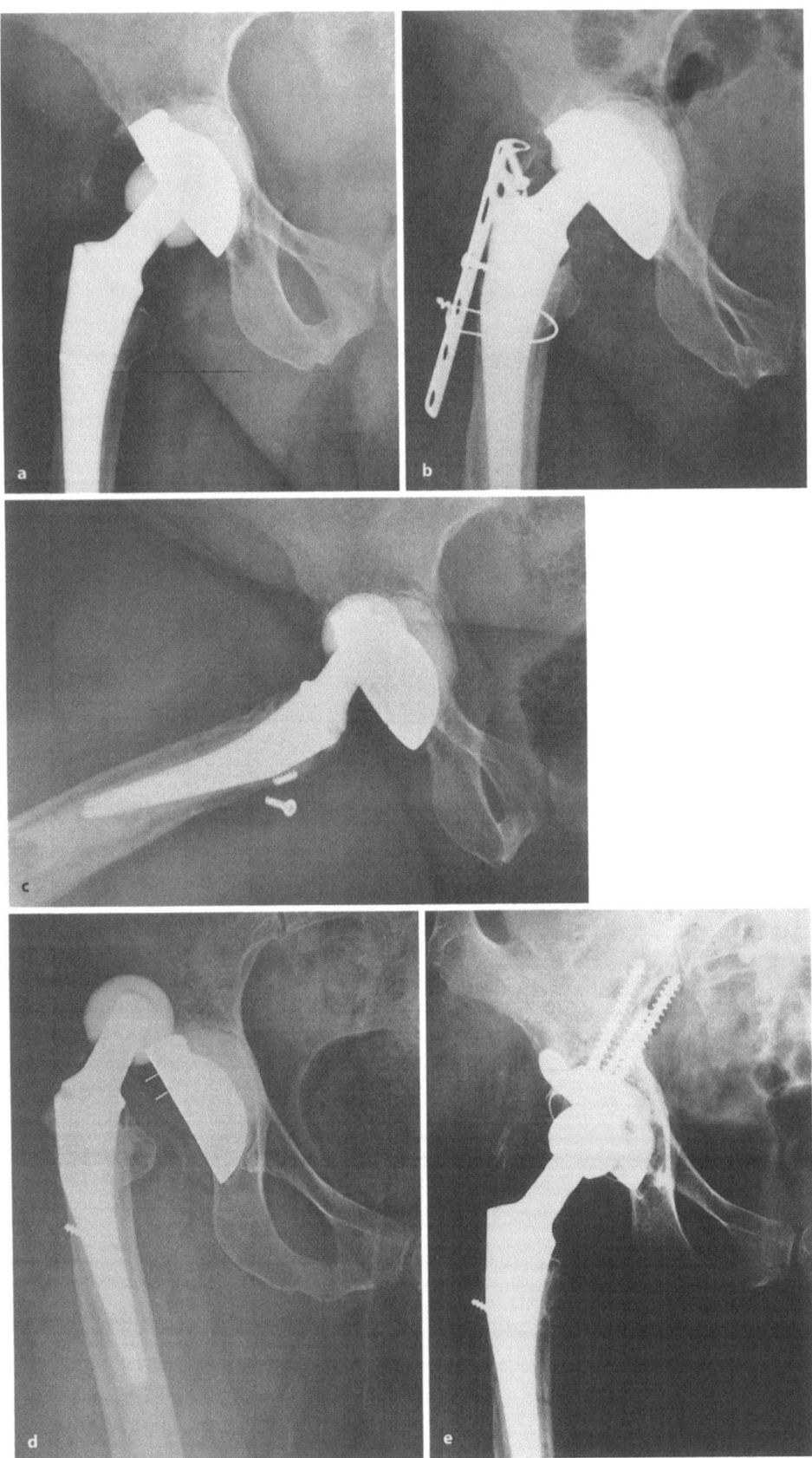

Luxation traumatisch bedingt oder ohne adäquates Trauma aufgetreten ist. Die Analyse des Luxationsmechanismus ist für die Entscheidung der Therapiemaßnahmen wichtiger als die radiologisch erkennbare Luxationsstellung (Abb. 6.1).

Die genaue Erfragung des Hergangs bei Luxationen ist deshalb sehr wichtig.

Immer wieder treten unerwartete Luxationsmechanismen auf, wie eine Distraktion proximaler Femurfragmente nach transfemoralem Zugang (Abb. 6.2), oder eine Instabilität wegen einer massiven Kapselausweitung im Rahmen eines Hüftgelenkinfekts (Abb. 5.12).

■ **Luxationsstellung.** Die Luxationsstellung beschreibt die Lage des Kopfes in Bezug zur Pfanne nach der Luxation, sowie die Beinstellung, wie sie sich auf dem Röntgenbild präsentieren. Steht der

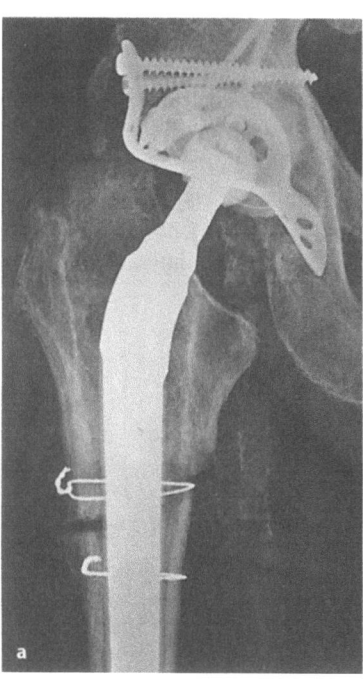 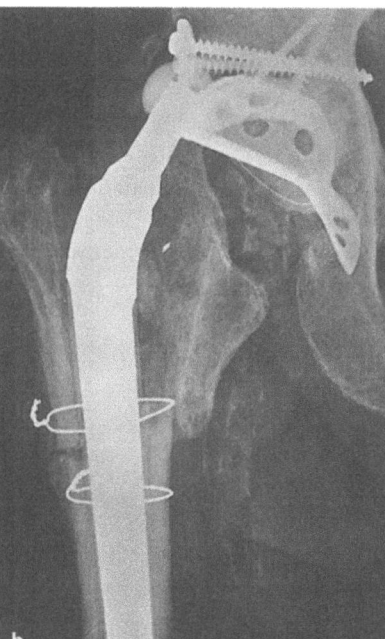 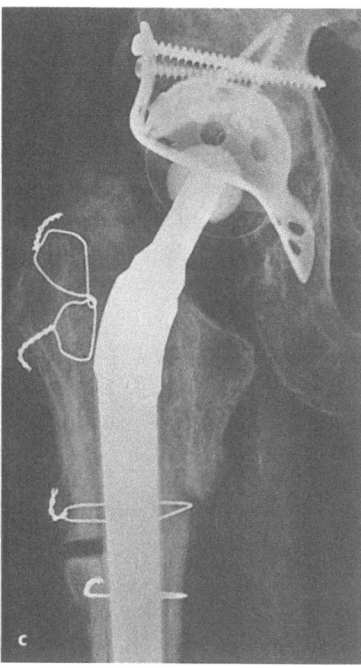

Abb. 6.2a-c. Dorsale Luxation bei nicht konsolidiertem transfemoralen Zugang. BA männlich 72 Jahre (O. 20239)
a Nach zweizeitiger Revision eines chronisch fistelnden Totalprotheseninfekts mit transfemoralem Zugang wird bei der Reimplantation eine Stützschale und eine SL-Revisionsprothese implantiert
b 2 Wochen postoperativ kommt es zu einer dorsalen Luxation beim Aufstehen von einem niedrigen Stuhl. Radiologisch erkennbar ist ein massives Auseinander klaffen der proximalen Femurfragmente, wodurch trotz erhaltener dorsaler Kapsel Raum für eine Luxation vorhanden war
c Wegen mehrerer Luxationen in der Folge wurde anlässlich einer Revision eine Brunswick-Pfanne(Abb. 6.7) mit vermehrt Anteversion in die feste Stützschale einzementiert. Die beiden Hauptfragmente des proximalen Femur wurden durch zwei Drahtcerclagen miteinander verbunden. Röntgenbild nach 3 Monaten. Keine weitere Luxation im Verlauf der folgenden 2 Jahre

◀

Abb. 6.1a-e. Verschiedene Kopfstellung nach dreimaliger dorsaler Luxation. FL weiblich 60 Jahre (O. 15438). Patientin mit operativ versteifter Lendenwirbelsäule
a 6 1/2 Jahre nach Totalprothese (PCA Pfanne, Geradschaft Standard). Die Pfanne weist eine zu starke Inklination bei fehlender Anteversion auf. Wegen des zu beobachtenden Trochanterausrisses wird später eine Trochanterosteosynthese durchgeführt
b 2 Jahre nach einer dorsalen Luxation bei einem Sturz über eine Katze Luxationsstellung dorsal, Bein leicht innenrotiert und flektiert
c Patientin stolpert 6 Jahre 9 Monate nach Operation. Luxationsstellung dorsal-kranial bei flektiertem, abduziertem Bein
d Drei Monate später 3. Luxation beim Aufstehen aus dem Bett. Diesmal ist die Luxationsstellung des Kopfes ventrolateral. Das Bein steht in Adduktion und Außenrotation. Die operative Revision belegt die dorsale Luxation trotz dieser Luxationsstellung. Es besteht eine stark ausgeweitete Gelenkkapsel
e Durch einen Pfannenwechsel wird die Fehlposition korrigiert und die Luxationsneigung behoben

Kopf dorsal oder dorsolateral (Abb. 6.1.), bleibt das Bein in leichter Flexion und Innenrotation in einer Zwangsstellung, die für den Patienten unangenehm ist und eine rasche Reposition verlangt. Steht der Kopf ventrolateral, so liegt das Bein locker gestreckt in einer Verkürzungs- und Außenrotationsstellung wie bei einer Schenkelhalsfraktur.

Achtung: Besonders nach Luxationen bei ausgedehnter Kapselresektion, bei der Revision großer Pfannendefekte oder nach mehreren Rezidiven sind dorsale Luxationsstellungen instabil und verwandeln sich meist unmittelbar nach der Luxation in eine dorsolaterale Kopfstellung mit Außenrotation und Verkürzung (Abb. 6.1).

■ **Intraoperative Luxationstendenz.** Intraoperativ wird überprüft, ob die Hüfte bei 90° Flexion und Innenrotation nach hinten, bzw. bei Streckung, Adduktion und Außenrotation zur Luxation nach vorne kommt. Besteht eine solche Luxationstendenz, werden routinemäßig postoperativ gewisse Vorsichtsmaßnah-men eingehalten. Da der Muskeltonus hauptbestimmend für die Luxationstendenz ist, ist die Aus- sagekraft in Bezug auf spätere Luxationen nicht sehr groß.

■ **Postoperativ erworbene Luxationstendenz.** Im Rahmen einer Schaft-oder Pfannenlockerung kann sich eine derartige Stellungsänderung der Implantate einstellen, dass eine Spätluxation eintritt (Abb. 3.12, 6.3, 6.7, 14.3).

■ **Luxationszeitpunkt.** Frühluxationen entstehen bis 6 Wochen nach der Operation, in der Zeit, in der sich noch keine Neokapsel gebildet hat, Spätluxationen danach. Frühluxationen haben eine deutlich bessere Prognose als Spätluxationen (Abb. 6.4). Erstere kommen auch bei regelrechter Prothesenstellung vor.

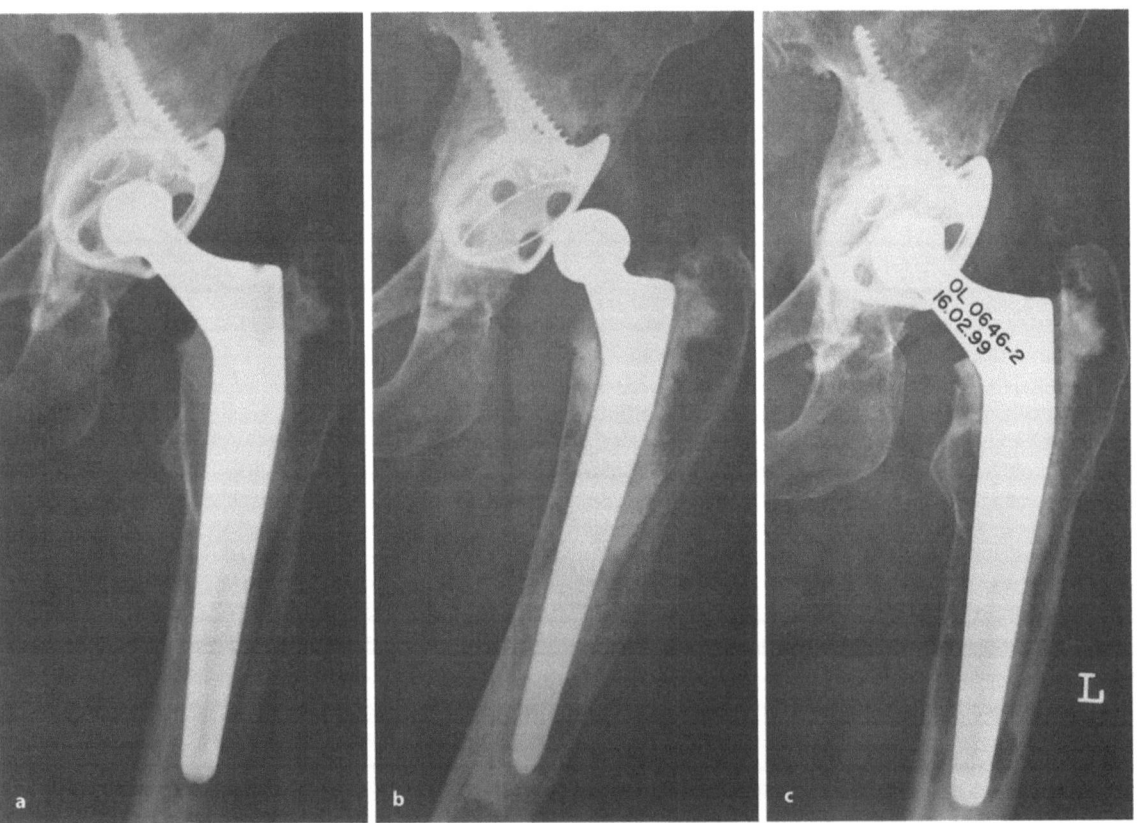

Abb. 6.3a-c. Innere Luxation bei Schaftlockerung mit Retrotorsion. RA weiblich 62 Jahre (O. 3904)
a Implantation einer Pfannendachschale mit Spongiosaunterfütterung und CDH-Schaft aus Titanlegierung
b 7 Jahre später notfallmäßige Aufnahme der Patientin wegen dorsaler Luxation
c Reposition; eine massive Schaftlockerung ist sichtbar. Eine bei sehr prominentem Trochanter minor vermutete deutliche Retrotorsion wird bei der Revision bestätigt. Zudem findet man eine Hüftkapsel, die durch Granulationsgewebe massiv erweitert ist

Abb. 6.4. Früh- und Spätluxationen. Bis auf einen Fall handelte es sich in unserem Kollektiv immer um Frühluxationen innerhalb der ersten 6 Wochen

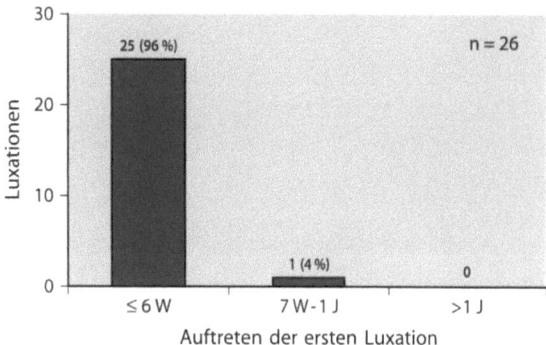

Entstehen Letztere ohne eigentliches Trauma, so ist eine Prothesenfehlstellung die Regel. Diese kann von einer Fehlplatzierung während der Operation oder von einer sekundären Verschiebung im Rahmen einer Prothesenlockerung herrühren(Abb. 6.3, 6.7).

- **Subluxation.** Der Patient erlebt beim Gebrauch ein ruckartiges Verspringen des Gelenks, gelegentlich begleitet von einer temporären Bewegungsbehinderung, häufig verbunden mit einschießenden Schmerzen. Der Kopf springt dabei auf den Pfannenrand, nicht aber vollständig aus der Pfanne. Durch gelegentlich genau beschreibbare Bewegungen kann der Patient anschließend sein Gelenk wieder einrenken. Häufig ist die Reposition spontan (Abb. 6.5). Auch kann es bei zu geringer Anteversion der Pfanne oder bei einer durch Schaftlockerung entstandenen Retrotorsion zum Anschlagen des Halses an den Pfannenrand kommen (s. auch Impingement, Abb. 14.3).

- **Innere Prothesenluxation.** Durch Einsinken eines Prothesenschafts kann der Prothesenkopf seinen Kontakt zur Pfanne z. B. durch Abstützen des Trochanter majors am Becken verlieren (Abb. 6.6, 3.12). Eine gelockerte Pfanne kann sich durch ständige

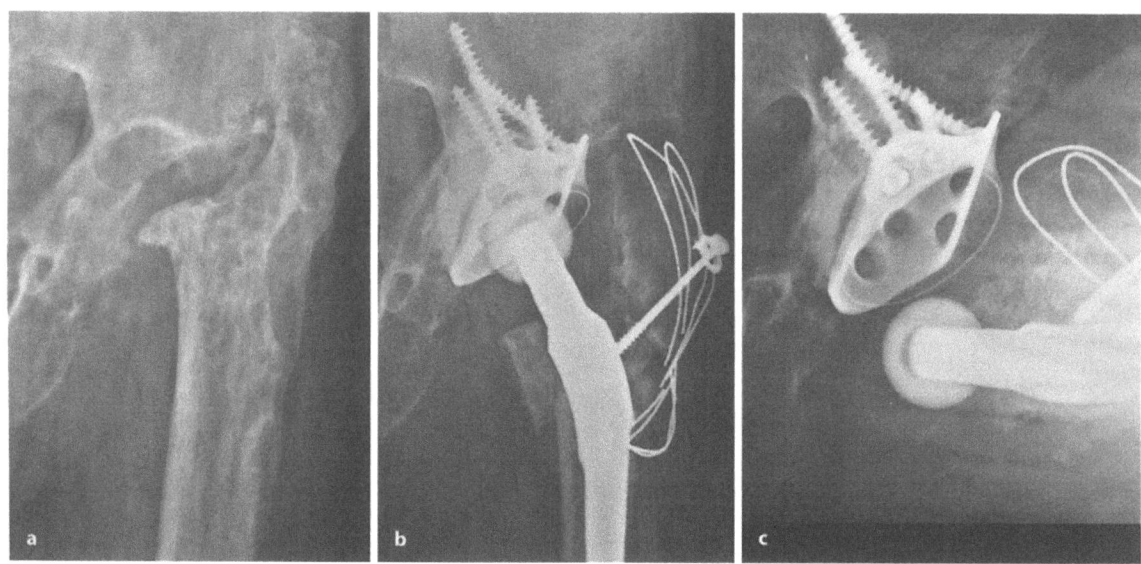

Abb. 6.5a-c. Subluxationen nach Reimplantation 10 Jahre nach Girdlestone-Hüfte. BE männlich 85 Jahre (O. 580)
a Girdlestone-Situation 10 Jahre nach Revision einer infizierten Totalprothese. Starkes Instabilitätsgefühl
b Reimplantation einer Prothese mit Pfannendachschale und SL-Revisionsschaft. Eine auftretende Ischiadicusparese erholt sich nur teilweise
c Der Patient erleidet regelmäßig Subluxationen, wie im axialen Strahlengang dokumentiert. Ein Behandlungsversuch mit einer Hohmann-Bandage brachte nur mäßigen Erfolg

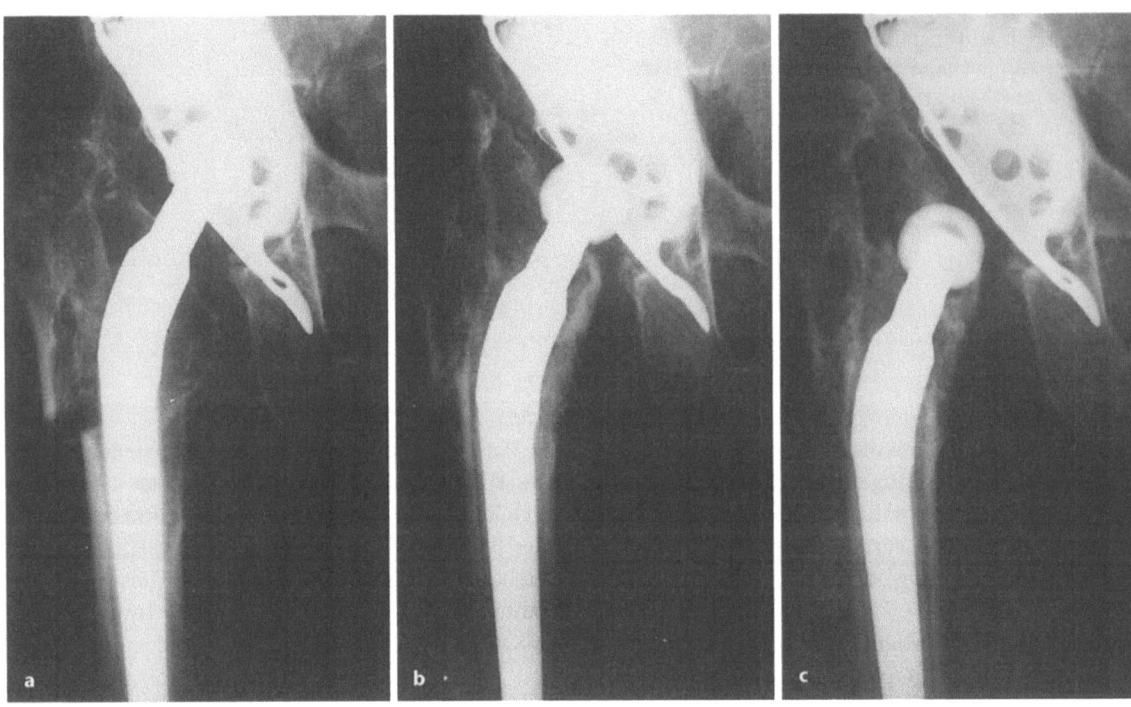

Abb. 6.6a–c. Innere Luxation durch Einsinken eines Revisionsschafts. HE männlich 78 Jahre (O. 4114)
a Postoperative Situation nach Totalprothesenwechsel mit Stützschale und SL-Revisionsschaft. In der Folge zunehmende Beinverkürzung und Schmerzen
b Deutliches Einsinken des Schafts bei der Jahreskontrolle. Der Patient geht mit 2 Stöcken
c Erst 4 Jahre nach der Reimplantation kann sich der Patient zur erneuten Revision entscheiden, weil durch Abstützung des Trochanter major am Becken wegen vollständigem Kontaktverlust zwischen Kopf und Pfanne die Beweglichkeit stark beeinträchtigt ist

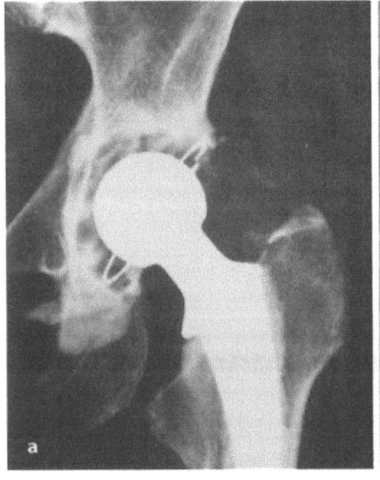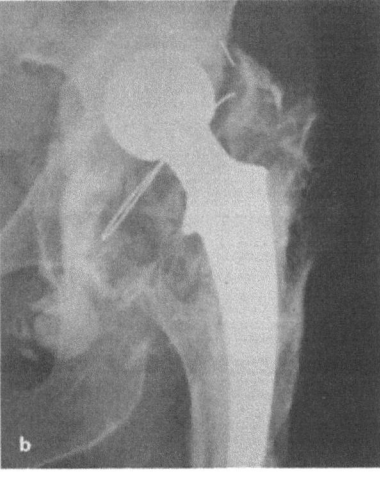

Abb. 6.7a,b. Permanente Luxation bei gelockerter Pfanne. WN weiblich (O. 266)
a Implantation einer Hüfttotalprothese links mit 68 Jahren
b 10 Jahre später meldet sich die Patientin zum Prothesenwechsel rechts wegen akuten Durchbruchs der Pfanne ins kleine Becken. Links wird bereits eine permanente Luxation der Prothese beobachtet, die 13 Jahre später (Bild) immer noch besteht

Bewegung so weit verschieben, dass sie durch den Kopf beiseite geschoben wird (Abb. 6.7). Der Kopf artikuliert dann direkt mit dem Knochen des Acetabulums. Meist handelt es sich hier um einen langsam fortschreitenden Prozess, der zwar Schmerzen, Verkürzung und Gehschwierigkeiten verursachen kann, aber oft mit einer Gehfähigkeit vereinbar ist. Nur gelegentlich kommt es zu einer unfallähnlichen Luxation mit plötzlicher Gehunfähigkeit. Wir haben Luxationen aufgrund einer Lockerung nur dann in diese Studie miteinbezogen, wenn ein für den Patienten spürbares spontanes Unfallereignis zu verzeichnen war.

- **Permanente Luxation.** Das Kunstgelenk bleibt dauernd luxiert. In gewissen Situationen bleibt der Patient trotzdem wenigstens bis zu einem gewissen Grad gehfähig, z. B. wenn der Prothesenkopf auf dem Pfannenrand „reitet" (Abb. 3.12f), oder wenn der luxierte Kopf die lockere Pfanne beiseite schiebt und direkt mit dem knöchernen Pfannengrund artikuliert (Abb. 6.7).

6.1.2
Impingement und Luxation

Der maximale Bewegungsausschlag eines Gelenkes wird bestimmt durch die Pfannenöffnung einerseits und das Verhältnis zwischen Kopf- und Halsdurchmesser andererseits. Der Bewegungsumfang lässt sich erhöhen durch die Wahl eines größeren Kopfs, eines schlankeren Halsdurchmessers und einer Pfanne, die den Kopf weniger als 180° umfasst (Abb. 6.8a,b). Durch eine ausgeklügelte Gestaltung des Pfannenrands und des Konus lässt sich der Bewegungsausschlag zusätzlich verbessern (Abb. 6.8c). Die unterschiedliche Beziehung des Konus zum Kopf bei verschiedener Halslänge – bei gleichem Kopfdurchmesser – beeinflusst den Bewegungsausschlag ebenfalls (Abb. 6.8d).

Der maximal mögliche Gelenkausschlag beträgt in einem üblichen Kunstgelenk etwa 110–120°. Dieser Wert wird sicher dann erreicht, wenn Pfanne und Schaft ideal positioniert sind. Dies ist dann der Fall, wenn die Pfanne mit einer Inklination von 35–40° und einer Anteversion von ca. 14°–18°, sowie der Schaft mit einer Antetorsion von 10–15° implantiert wurde. Sind die Inklination und Anteversion der Pfanne zu groß, verliert der Kopf bei Adduktions- und Außendrehbewegungen des gestreckten Beins ventrolateral eine genügende Überdachung und eine anterolaterale Luxation tritt auf.

Eine anterolaterale Luxation wird nicht nur erklärt durch eine ungenügende Überdachung, sondern auch durch ein Anschlagen des Prothesenhalses dorsomedial am Pfannenrand bzw. ein Impingement. Die fehlende Überdachung ist hauptsächlich Luxationsgrund bei einem sehr großen Bewegungsausschlag einer Gelenkspaarung, während das Impingement Luxationen vor allem bei Paarungen mit zu kleinem Bewegungsausschlag initiiert (Abb. 6.9). Der Ort des Impingements und die Richtung der Luxation werden durch die Überlagerung der theoretischen maximalen Auslenkung, der Position des Kunstgelenks und des tatsächlichen Bewegungsausschlags des Patienten bestimmt. Im Lauf der Zeit kann sich durch Lockerung die Position der Gelenkteile verändern. Dadurch können sich das Luxationsrisiko und die Luxationsrichtung mit der Zeit verändern (Abb. 6.3, 6.7, 14.3).

Während bei Polyethylenpfannen das Impingement allenfalls zu Luxationen bzw. Subluxationen führt, kann es bei Hartpaarungen zusätzlich Klicks, gelegentlich aber auch Schmerzen und Pfannenlockerungen verursachen (s. auch Kap. 15).

Die in der Natur elastischen Limbusränder des Hüftgelenks werden durch das Polyethylen der Kunstpfanne teilweise imitiert. Bei Hartpaarungen wie Keramik-Keramik, oder Metall-Metall fehlt ein weicher Anschlag. Das kann zu erhöhtem Abrieb, zu klickenden Geräuschen und in der Folge zu frühzeitiger Auslockerung einer oder beider Komponenten führen (Abb. 14.3).

Gestaltet man eine Polyethylenpfanne so, dass die Pfannenhöhlung vertieft und entsprechend die Eingangsebene etwas verengt wird, so erreicht man dadurch, dass der Kopf etwas einschnappen muss. Dadurch wird der Widerstand dieser Pfanne gegenüber einer Luxation vergrößert, aber gleichzeitig auch die Verankerung vermehrter mechanischer Belastung ausgesetzt und die Auslenkung vermindert (Abb. 6.9). Beansprucht der Patient einen großen Bewegungsumfang, kann dies leicht zu Impingement führen. Trotzdem kann ein solches Implantat in gewissen Fällen zur Verminderung der Luxationsneigung nützlich sein.

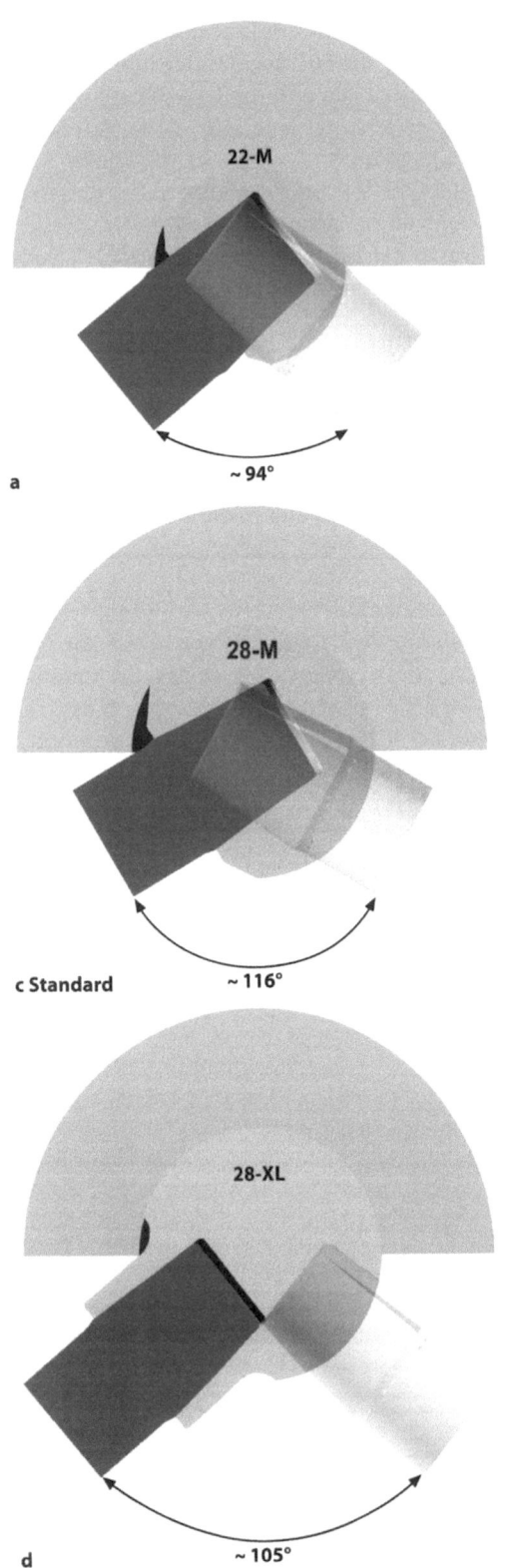
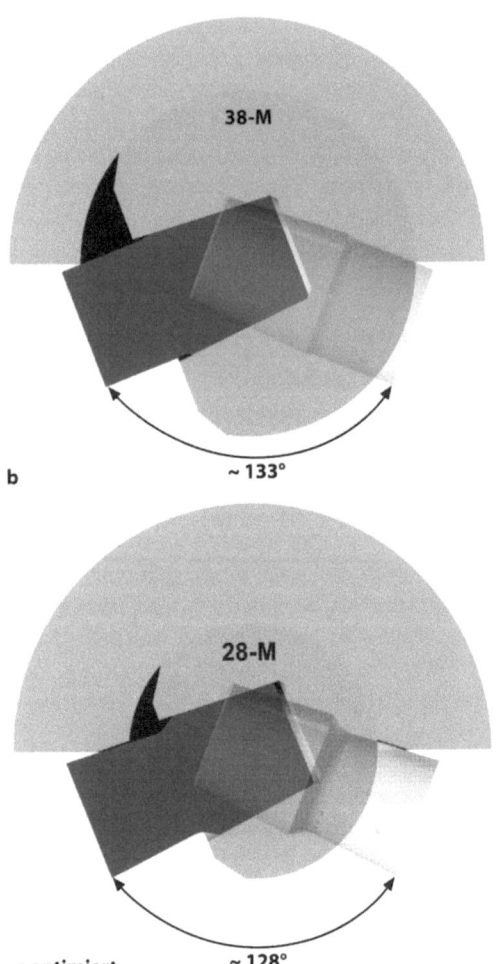

Abb. 6.8a–d. Faktoren, die den Bewegungsausschlag beeinflussen

a Bei einer halbkugeligen Pfanne (z. B. Flachprofilpfanne aus Polyethylen), einem Kopfdurchmesser von 22 mm und einem 12/14 mm-Konus resultiert eine Auslenkung von nur 94°. Diese Paarung ist nicht handelsüblich
b Vergrößert man den Kopfdurchmesser allein auf 38 mm, so erreicht man eine Auslenkung von ca. 133°
c Unter den gleichen Bedingungen erreicht man mit einem 28 mm-Kopf mit mittlerer Halslänge eine Auslenkung von 116°. Werden die Pfannenränder und der Konus optimiert, erhöht sich die Auslenkung beim 28 mm-Kopf mit Halslänge M bis auf 130°
d Bei einer Halslänge XL kann die Kehlung hinter dem verkürzten Konus nicht für die Vergrößerung des Bewegungsausschlags genutzt werden (s. auch Tabelle 6.1)

Tabelle 6.1. Optimierung von Pfannenrand und Konus bezüglich des Bewegungsumfangs bei verschiedener Halslänge (S, M, L, XL). Beispiel 28 mm-Kopf

Hals-Länge:	S	M	L	XL
Standard-Pfanne (28 mm)	115°	116°	114°	105°
Rand und Schafthals-Optimierung (Abb. 6.7c)	124°	128°	130°	112°
Gesamt-Gewinn [nur Konus opt.]	+9° [+2°]	+12° [+5°]	+16° [+9°]	+7° [+0°]

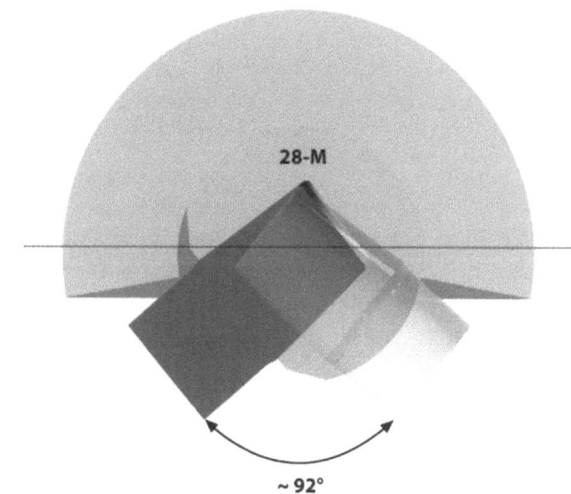

Abb. 6.9. Brunswick-Pfanne zur Revision bei rezidivierenden Luxationen. Wird der Prothesenkopf durch die Pfanne mehr umfasst, wird er durch einen Schnappmechanismus leicht zurückgehalten. Dies führt aber zu einer verminderten Auslenkung von nur ca. 90°

6.2 Häufigkeit

6.2.1 Häufigkeit in unserem Krankengut

Als Luxation bezeichnen wir in unserem Kollektiv die Ereignisse mit plötzlichem und vollständigem Artikulationsverlust zwischen Kopf und Gelenkpfanne, die einer Reposition bedürfen.

Bei den 1098 Primärprothesen fanden wir bei 12 (1,1%) der Patienten eine intraoperative Luxationstendenz. Bei 23 (2,1%) trat postoperativ eine Hüfttotalprothesenluxation auf. Dabei kam es nur bei einem Patienten mit intraoperativer Luxationstendenz später zu einer Luxation. Von den 330 Revisionseingriffen war bei sieben (2,1%) eine intraoperative Luxationstendenz feststellbar. Keiner dieser Patienten luxierte im weiteren Verlauf. Bei drei (0,9%) Patienten ohne intraoperative Luxationstendenz trat eine Luxation noch während der Hospitalisation auf.

■ **Frühluxationen.** 25 Patienten (93% der Patienten mit Luxation) erlitten die erste Luxation ihrer Prothese innerhalb der ersten sechs Wochen nach Operation als Frühluxation (Abb. 6.4). Von diesen 25 Patienten erlitt ein Patient zwei weitere Luxationen bis zwei Monate nach Operation und ein weiterer Patient ebenfalls zwei weitere Luxationen bis ein Jahr nach der Operation. Beide Patienten mussten operativ revidiert werden. Ein weiterer Patient, dem beim Repositionsversuch am 2. postoperativen Tag der Prothesenkopf vom Konus abglitt, musste ebenfalls revidiert werden (Abb. 6.10; s. auch Abschn. 6.5.1). 23 Patienten blieben nach einer Reposition in Narkose und konservativen Maßnahmen rezidivfrei.

■ **Spätluxation.** Eine Patientin erlitt eine Luxation in der 7. Woche nach Implantation. Das Hüftgelenk musste operativ revidiert werden (s. auch 6.5.1, Fall 4).

■ **Luxationsmechanismus und Luxationsrichtung.** 12 Patienten erlebten ihre Luxation liegend im Bett mit gestrecktem Bein in Extensionsstellung. Bei 6 Patienten trat die Luxation in Flexionsstellung der Hüf-

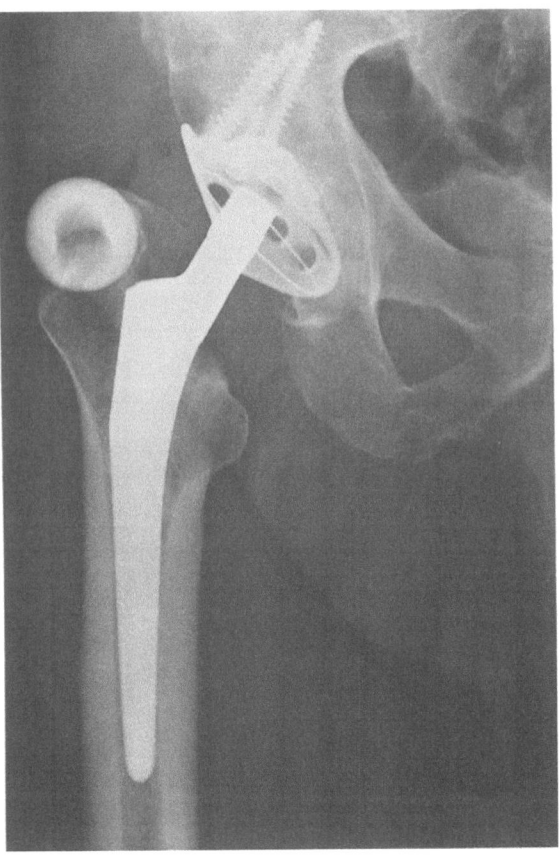

Abb. 6.10. Keramikkopf, der nach einer Luxation bei einem Repositionsversuch in Narkose vom Konus abgleitet. KE männlich 60 Jahre (O. 4731). Eine offene Revision wird nötig

te auf, beim Sitzen auf einem Stuhl, dem WC oder dem Bett. Bei den restlichen 8 Patienten konnte der Luxationsmechanismus nicht genauer abgeklärt werden, da sie erst später mit ausgerenkter Hüfte aufgefunden wurden bzw. keine genaueren Angaben machen konnten. Bezüglich Luxationsrichtung sind bei 22 der 26 Patienten Angaben vorhanden, 13 luxierten nach vorne, 9 nach hinten.

- **Luxationsstellung.** In 9 Fällen befand sich der Kopf nach der Luxation dorsal, 4-mal kranial und 13-mal ventral. Dreimal verschob sich ein nach dorsal luxierter Kopf bei laxer Gelenkkapsel in eine kraniale Stellung. In einem Fall war die Luxationsrichtung nicht feststellbar.

- **Entwicklung der Luxationsrate im Lauf der Jahre.** Die durchschnittliche Luxationsrate beträgt 1,8% (Abb. 6.11). Im Lauf der Jahre schwanken die Luxationsraten. Zwischen 1992 und 1996 waren die Luxationen etwas seltener ohne statistische Signifikanz ($p>0,05$). Ebenfalls nicht nachweisbar ist ein Unterschied der Frequenz bei den verschiedenen Operateuren. Luxationen traten 18-mal (2,2%) bei Männern und 8-mal (1,4%) bei Frauen auf. Die rechte Seite war 12-mal, die linke Seite 14-mal betroffen.

- **Präoperative Diagnose.** In 15 Fällen luxierte eine Hüfttotalprothese nach Versorgung einer primären Koxarthrose (2% der operierten Patienten), in drei Fällen nach Hüftdysplasie (1,5%). Bei zwei Fällen bestand ein Vorzustand mit einem entzündlichen Hüftleiden (6,7%) und in drei eine Unfallfolge (3,3%). Bei den Revisionsoperationen handelte es sich zweimal um aseptische Lockerungen (0,7%) sowie einmal um eine Girdlestone-Hüfte (8%).

Implantate:
- Pfannen: In 4 Fällen handelte es sich um eine zementierte PE-Pfanne (1% der PE-Pfannen), in 11 um eine SLS-Pfanne (1,6%), in 9 um eine Pfannendachschale (2,7%) und in 2 um eine Stützschale (4,2%). Pfannendachschalen und Stützschalen wurden vor allem bei größeren Defekten verwendet. Die Außendurchmesser der Pfannen hatten keinen Einfluss auf die Häufigkeit.

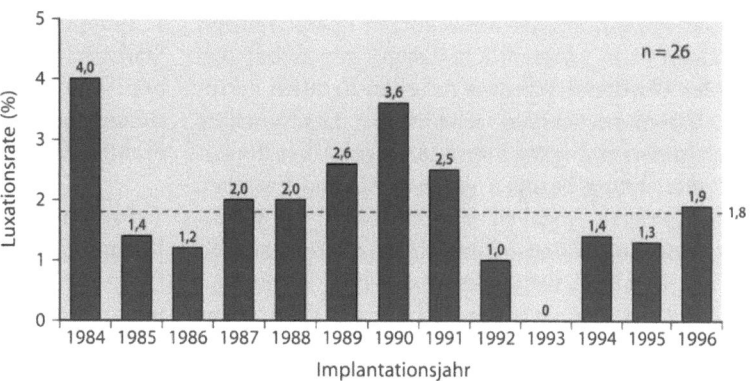

Abb. 6.11. Luxationsrate der Jahre 1984–1996. Jährliche Luxationsrate in % bezogen auf die Implantationen im entsprechenden Jahr. Gestrichelt eingezeichnet ist die durchschnittliche Luxationsrate (1,8%). Während der gesamten Zeitspanne wird in Rückenlage operiert. Seit 1992 wird zur horizontalen Ausrichtung des Beckens eine Wasserwaage eingesetzt (Abb. 3.15)

- Kopfdurchmesser: Der Kopfdurchmesser der luxierten Prothesen betrug einmal 22 mm (1,6% der implantierten 22 mm Köpfe), 16-mal 28 mm (1,8%) und 9-mal 32 mm (2%).
- Schäfte: Als Schaft wurde in 5 Fällen ein Standard-Geradschaft (2,8%), in 9 ein lateralisierender Geradschaft (2,9%), in 9 ein SL-Geradschaft (1,6%), sowie je einmal ein CDH-Schaft (1,6%), ein Virtec-Schaft (1,9%) und ein Revisionsschaft nach Wagner (1,9%) verwendet.

6.2.2 Häufigkeit in der Literatur

In der Literatur werden Hüftluxationsraten von 0,3% bis 4,8% [1–13] angegeben. Die von uns gefundene Luxationsrate von 1,8% liegt somit im mittleren Bereich.

Ali Khan [1] fand in seinem Kollektiv von 6774 Patienten 142 Luxationen, was einer Luxationsrate von 2.1% entspricht. 44% der aufgeführten Hüftluxationen waren nach geschlossener Reposition stabil. Bei 34% wurde eine operative Revision durchgeführt. Es wird darauf hingewiesen, dass Fehlplatzierungen der Implantate unbedingt korrigiert werden müssen. Bei den verbleibenden 22% konnte keine Stabilisierung erreicht werden.

Von Bedeutung ist der Zugang. Bei der Verwendung eines lateralen Operationszugangs lag die Luxationsrate bei 1,9% (74 Luxationen auf 3935 Prothesen), bei der eines posterioren bei 2,1% (53 Luxationen auf 2527 Operationen). Beim Zugang nach Ollier (Seitenlage, U-förmige Hautinzision, Eingehen ventral zwischen M. tensor fasciae latae und M. glutaeus medius, Osteotomie des Trochanter major, Exposition des Femur von dorsal) lag die Luxationsrate sogar bei 4,8% (15 Luxationen bei 312 Prothesen). In seiner Studie beschreibt der Autor 94 Früh- (73% der Luxationen) und 35 Spätluxationen. 81% der Frühluxationen und 73% der Spätluxationen waren nach der Reposition stabil. Die Rezidivrate bei Spätluxationen war größer.

Woo [13] untersuchte ein Kollektiv von 10500 Hüfttotalprothesen. Er fand 331 Luxationen (3,2%). Bei einem hinteren Operationszugang fand er unter 735 Operationen eine Luxationsrate von 5,8% (radiologisch 77% dorsale, 20% kraniale und 3% ventrale Luxationsstellungen). Bei 9765 Operationen mit antero-lateralem Zugang fand er eine Luxationsrate von 2,3% (46% ventrale, 46% dorsale sowie 8% kraniale Luxationsstellungen). 59% der Luxationen traten in den ersten drei Monaten nach dem Eingriff auf, 77% innerhalb des ersten Jahrs und 94% innerhalb von fünf Jahren. In unserer Studie haben 145 Patienten die 1-Jahreskontrolle und 698 die Fünfjahreskontrolle noch nicht erreicht, weshalb unsere Zahlen im Vergleich zu denjenigen von Woo noch etwas zu günstig erscheinen.

Woolson u. Rahimtoola [14] fanden nach 315 Primäroperationen mit dorsolateralem Zugang und vollständiger Resektion der dorsalen Kapsel 14 (4%) Luxationen. Statistisch signifikant gehäuft waren Luxationen bei Patienten mit zerebraler Verwirrtheit verschiedenster Genese.

Hedlundh [6] berichtet in seiner 1997 veröffentlichten Arbeit über 3685 Primär- und 823 Revisionsprothesen über eine Luxationsrate von 4%. 65% der Erstluxationen erlebten in den ersten 1–2 darauf folgenden Jahren keine Rezidivluxation. Jede zusätzliche Rezidivluxation verschlechtert die Prognose. Dementsprechend bleiben nur 13% der Patienten mit viermaliger Luxation in den nächsten drei Jahren luxationsfrei.

Der Prozentsatz der notwendigen operativen Revisionen ist in unserem Krankengut gegenüber den Zahlen der drei erwähnten Arbeiten deutlich geringer. Zusammenfassend scheint die Luxationsrate nach hinterem Zugang höher [8, 10, 12]. Über die Luxationsrichtung bezogen auf den Zugang bestehen keine genauen Angaben. Wie Hedlundh [3] postuliert, müssen zur Beurteilung einer Luxationssituation alle Details (Luxationsmechanismus, -richtung, -stellung, -zeitpunkt) bekannt sein. Mehrmalige Luxationen führen in der Regel zu einer operativen Revision.

6.3
Risikofaktoren

Wie Ali Khan [1] festhielt, spielen verschiedene Faktoren für die Luxationshäufigkeit eine Rolle.

- **Allgemeinzustand.** Geistig verwirrte, desorientierte alte Leute, Alkoholiker oder Patienten, die an einer Epilepsie, einer Hemiparese, einem M. Parkinson, Folgen einer Kinderlähmung oder einer anderen Krankheit leiden, die den Muskeltonus beeinflusst, erleiden vermehrt eine Luxation [1, 14]. Eine intraoperative Luxationstendenz, die meist mit einer starken Muskelrelaxation einhergeht, scheint keinen Hinweis auf eine spätere Luxation zu geben.

- **Geschlecht.** Die Luxationsrate bei den Männern (2,2%) war größer als bei den Frauen (1,4%). Das Risiko bei den Männern erscheint gegenüber den Frauen um den Faktor 1,5 erhöht, was dem Wert von Hedlundh [6] entspricht.

- **Revisionseingriffe.** Ali Khan [1] fand ein Drittel seiner Luxationen nach Revisionseingriffen. Woo [13] stellte nach Revisionsoperationen eine Verdoppelung der Luxationsrate von 2,4 auf 4,8% fest. Unsere Luxationsrate war mit 1% nach Revisionseingriffen nur halb so hoch wie nach unseren Ersteingriffen. Teilweise ist dieses günstige Resultat wohl darauf zurückzuführen, dass Revisionseingriffe in unserem Hause nur von erfahrenen Operateuren durchgeführt werden. Wie in der Literatur beschrieben [4, 5, 12] führt die zunehmende Erfahrung des Operateurs zu einer Abnahme der Luxationsrate. Mit Hedlundh [6] möchten wir deshalb für Revisionseingriffe nicht generell ein erhöhtes Luxationsrisiko postulieren.

- **Präoperative Diagnose.** Gemäß unserer eigenen Statistik wie auch den Literaturangaben [6, 10, 13] haben Patienten mit einer Girdlestone-Hüfte, einer rheumatoiden Arthritis oder einem Zustand nach Fraktur eine deutlich erhöhte Luxationsrate.

- **Fehlpositionierung.** Eine falsche Orientierung der Pfanne oder des Schafts stellt ein erhöhtes Luxationsrisiko dar (Abb. 6.1). Lewinnek [9] zeigt, dass bei einer angestrebten Anteversion von 15° schon durch eine Abweichung von mehr als ±10° die Luxationsrate ansteigt. Die Luxationsrate ist ebenfalls höher, wenn die Pfanne mehr als 10° von der angestrebten Inklination von 40° abweicht.

- **Zugang.** Bei der Verwendung eines dorsalen Zugangs in Seitenlage unter Opferung der dorsalen Kapsel ist die Luxationsrate erhöht [1, 13, 14].

- **Weitere Faktoren.** Nolan [11] zeigt einen Zusammenhang mit einer gleichzeitigen Pfannenlockerung. Auch eine zu starke Ante- oder Retrotorsion des Schafts oder eine durchgeführte Trochanterosteotomie scheinen die Luxationsrate zu erhöhen [1, 13]. Eine Kapselüberdehnung, sei es im Rahmen eines Abszesses (Abb. 5.12), oder im Rahmen nicht verheilender proximaler Femurfragmente (Abb. 6.2) kann ebenfalls Luxationen nach sich ziehen. Verständlich ist, dass das Einsinken des Schafts mit einer inneren Luxation einhergehen kann (Abb. 6.6).

6.4
Präventive Maßnahmen

Mit dem Ziel der Reduktion der Luxationsrate haben wir uns bemüht, die Implantationstechnik und die Nachbehandlung zu standardisieren.

- **Implantationstechnik.** Die Patienten werden unter Kontrolle mit der Wasserwaage horizontal auf dem Operationstisch gelagert (s. auch Kap.3; Abb. 3.15a). Mittels der seitlich am Operationstisch beim Anästhesisten aufgehängten Wasserwaage (Abb. 3.15b) lässt sich vor dem Einbringen der Pfanne die Stellung des Patienten überprüfen. Durch Einstellung der Pfanne mit den speziell durch M. E. Müller konzipierten Knochenhebeln (Abb. 3.17, 3.18) erreicht man eine genaue Übersicht. Das Pfannensetzinstrument ist mit speziellen Richtstangen ausgerüstet, die die genaue Pfannenpositionierung erleichtern (Abb. 3.19). Die durch uns verwendete SL-Pfanne nach M. E. Müller weist eine seitliche Lasche auf, welche eine zu starke Inklination verhindert (Abb. 2.6). Das dazu verwendete Polyethylen-Inlay weist über ein Viertel der Zirkumferenz eine Randerhöhung auf, die in der Regel dorsal zur Verhinderung dorsaler Luxationen positioniert wird. Besteht eine Luxationstendenz in eine andere Richtung, so kann auch eine andere Stellung gewählt werden. Bei einer Revisionsoperation (Fall 3) konnte durch Drehen des Inlay allein eine Stabilisierung erreicht werden.

Gegenwärtig steht die computergesteuerte Navigation zur Prothesenpositionierung zur Diskussion. Untersuchungen über deren Wert im Vergleich zu den herkömmlichen Methoden stehen noch aus.

■ **Nachbehandlung.** Zur Vermeidung einer Frühluxation führen wir bei allen Hüftprotheseneingriffen eine standardmäßige postoperative Lagerung in einer Schaumstoffschiene durch. Die Beine werden mit einem Spreukissen abduziert gehalten. Die Erstmobilisation erfolgt am 1. postoperativen Tag mit einer Krankengymnastin. Sobald die Patienten eine Flexion von 70° erreichen, dürfen sie breitbeinig auf einem Koxarthrosestuhl und auf der Toilette mit Aufsatz sitzen. Erreichen sie 90° Flexion, dürfen normale, aber eher hohe Stühle verwendet werden. Eine breite Beinstellung wird weiterhin empfohlen und das Überkreuzen der Beine ist verboten. Patienten, die nicht auf dem Rücken schlafen können, wird beim Liegen auf der Gegenseite ein Spreukissen zwischen die Beine gelegt.

6.5
Therapie der Luxationen

6.5.1
Eigene Maßnahmen

■ **Intraoperative Luxationstendenz.** Entsprechend der beobachteten Tendenz wird der Patient, das Pflegepersonal sowie die Krankengymnastin über zu vermeidende Stellungen und Bewegungen instruiert. Im Wesentlichen entspricht die Behandlung derjenigen bei einer postoperativen Luxation. Wenn der normale Muskeltonus erreicht ist, wird auf weitere Vorsichtsmaßnahmen verzichtet.

■ **Erstluxation**
- Analyse: Mittels einer genauen Anamneseerhebung bezüglich des Luxationsereignisses und einer Röntgenaufnahme werden der Luxationsmechanismus, die Luxationsrichtung und die Luxationsstellung festgelegt.
- Reposition: Die Reposition erfolgt in einer Kurznarkose. Dabei wird nochmals sorgfältig überprüft, in welche Richtung allenfalls eine Luxationstendenz nachweisbar ist.
- Allgemeines zur Nachbehandlung: Bettruhe wird nur solange vorgeschrieben, bis der Patient vor der erneuten Mobilisation genügend instruiert ist. Gipsstiefel oder Beckenbeingipsverbände kommen seit über 10 Jahren nicht mehr zur Anwendung.
- Nachbehandlung bei ventrolateraler Luxation: Lagerung mit leicht flektierten und durch Spreusäcke abduziert gehaltenen Beinen. Die betroffene Seite wird in einer Schaumstoffschiene leicht innenrotiert gehalten. Dem Patienten wird der Luxationsmechanismus erläutert. Ein Überkreuzen der Beine, vor allem beim Aufstehen, wird vermieden.
- Nachbehandlung bei dorsaler Luxation: Flache Lagerung. Eine Flexionslimite von 70° wird für 3–4 Wochen verordnet. Beim Sitzen soll der Patient die Beine gespreizt halten. Ein WC-Aufsatz und das Sitzen auf hohen Stühlen wird empfohlen. Bei der Krankengymnastik ist eine Innenrotationsbewegung in Flexion zu unterlassen.

■ **Rezidivierende Luxationen.** In der Regel wird nochmals der Versuch einer konservativen Behandlung nach den oben genannten Prinzipien unternommen. Von der Gesamtzahl der 26 Patienten mit Hüftluxation in der Untersuchungsperiode mussten wegen Misserfolg der konservativen Therapie vier einer Revision unterzogen werden.

3 Revisionen erfolgten nach 25 Frühluxationen:

- KE 49 männlich Jahre (O. 4731): Versorgung mit einer Pfannendachschale, einem SL-Geradschaft und einem Keramikkopf 28 mm. Bei der am zweiten Tag nach der Implantation durchgeführten Reposition in Narkose wird der Kopf vom Konus abgestreift (Abb. 6.10). 7 Jahre später muss wegen eines lockeren Titanschafts ein Prothesenwechsel durchgeführt werden. Auch nach der Revision kam es zu einer Luxation am 4. Tag, welche sich nach Reposition in Narkose stabilisierte.

- GW männlich 75 Jahre (O. 7072): Versorgung mit einer nicht zementierten SL-Pfanne, einer lateralisierenden Geradschaftprothese und einem Keramikkopf 28 mm. Nach einer ersten Luxation in ventro-lateraler Richtung nach 4 Wochen erfolgten innerhalb der ersten 12 Monate 2 weitere Luxationen. Anlässlich der Revision wird das Inlay entfernt und wegen zu starker Pfannenanteversion eine Polyethylenpfanne in weniger Anteversion und Inklination einzementiert. Keine weiteren Rezidive.

- ME männlich 77 Jahre (O. 15220): Versorgung mit einer nicht zementierten SL-Pfanne, einem Standard-Geradschaft und einem Keramikkopf 28 mm. In den ersten 2 Monaten nach einem Wechsel des lockeren Titanschafts traten 3 Luxationen nach ventro-kranial auf. Die erste Luxation erlebte der Patient 2 Wochen nach primärer Implantation. Bei der Revision wird das Polyethylen-Inlay so gedreht, dass der vorstehende Rand eine weitere Luxation nach ventro-lateral verhindert. Zusätzlich wird ein Kopf mit langem Hals gewählt. Komplikationsloser Verlauf seit der Revision vor 5 Jahren.

Eine Revision nach der einzigen Spätluxation:

- NE weiblich 73 Jahre (O. 3722): Versorgung mit einer zementierten Polyethylenpfanne und einem Standard-Geradschaft mit einem 32 mm-Kopf, Trochantercerclage. Intraoperativ entsteht eine Verlängerung, die Pfanne steht zu steil und der Schaft weist eine zu starke Antetorsion auf. Nach einer Luxation in der 7. Woche wird die Prothese vollständig gewechselt. 13 Jahreskontrollen ohne Probleme.

Zwei Fälle, die nach der Dokumentationsperiode operiert und wegen Luxation revidiert wurden, sind andernorts erläutert: (Abb. 6.2, 14.3 h)

Allgemeine Maßnahmen bei rezidivierenden Luxationen bzw. Subluxationen:

Ist ein Patient nicht operationswillig bzw. sind die Beschwerden im Vergleich zum Allgemeinzustand nicht so stark, dass sich eine Operation aufdrängt, kann ein Versuch mit einer stabilisierenden Hohmannbandage unternommen werden (Abb. 6.5).

6.5.2
Literatur zur Luxationsbehandlung

Zur Frage der Therapie fanden wir nur wenig neue Publikationen. Die Behandlung der Luxation, wie sie in der Literatur angegeben wird, unterscheidet sich im groben Konzept nicht von der unseren. Manche Autoren mobilisieren ihre Patienten erst ab dem 2. postoperativen Tag [1]. Eine Lagerung in Abduktion mit Kissen oder Abduktionskeil wird empfohlen. In der Regel wird die Reposition sofort unter Vollnarkose und Muskelrelaxation durchgeführt. Woo [13] beschreibt in seiner Studie, dass 95% der Hüftluxationen geschlossen reponiert werden konnten. Joshi [7] erreichte dies bei 97%. Hedlundh [6] berichtet, dass nur 30% der Erstluxationen in den nächsten 2 Jahren kein Rezidiv erleiden. Nach zweimaliger Luxation sind es 29% und nach dreimaliger 13%, und zwar unabhängig von den getroffenen Behandlungsmaßnahmen. Der Grund für diese ungünstigen Resultate ist nicht klar ersichtlich.

Manche Autoren empfehlen als Nachbehandlung nach der Reposition immer noch Bettruhe mit einem Innenrotationsgips, einem Beckenbeingips oder einer Extension [1, 2, 13]. Wir erachten dies nicht für notwendig oder hilfreich.

Einigkeit besteht darin, dass rezidivierende Luxationen und Spätluxationen einer operativen Sanierung bedürfen. Als Möglichkeiten werden erwähnt:

- Wechsel fehlorientierter Hüftgelenkskomponenten,
- Trochanterosteosynthese bei Trochanterfraktur oder -pseudarthrose,
- Neuorientierung des Trochanter major durch Osteotomie,
- Tenotomie der Adduktoren,
- offene Reposition bei veralteter Luxation.

Hedlundh [6] wechselte bei 52 Patienten eine oder beide Komponenten (1,15% der implantierten Prothesen seines Kollektivs). Die Pfanne wurde 28-mal, der Schaft 13-mal und 9-mal beides revidiert. In elf Fällen wurde der Schaft nur entfernt und eine Girdlestone-Situation belassen. Konnte eine Fehlstellung operativ saniert werden, so war bei zwei Drittel dieser Patienten das Luxationsproblem behoben. Das Gesamtbild dieser Serie bleibt ungünstig. Ursache dafür ist wahrscheinlich die zu häufige Fehlpositionierung der Komponenten.

6.5.3
Übersicht über die möglichen Behandlungsmaßnahmen bei Luxationen

Zusammengefasst können bei einer (rezidivierenden) Luxation folgende Maßnahmen ins Auge gefasst werden:

- *Acetabulum*: Entfernen von Knochenspornen, die zu einem Impingement oder einer Luxation führen.
- *Pfanne*:
  - Reposition und krankengymnastische Begleitung,

- Drehen eines Inlay mit Rand in einer nicht zementierten Pfanne,
- Einzementieren eines neuen Inlays, einer neuen Pfanne in eine Schale (Pfannendachschale, Burch-Schneider Stützschale, SL-Pfanne),
- Reimplantation der ganzen Pfanne mit neuer Einstellung der Inklination und Anteversion, Verwenden einer Brunswick-Pfanne (Abb. 6.9).
- *Schaft*:
  - Verlängern des Halses. Von Halslänge S bis XL ist eine Verlängerung von 9 mm möglich,
  - Kopf mit anderer Abwinkelung der Konusbohrung (z.B. „Batory-Kopf"),
  - Schaftwechsel und Einstellen einer anderen Länge, Antetorsion, Lateralisation.
- *Proximales Femur*:
  - Fixation lockerer proximaler Femurfragmente im Rahmen einer pertrochanteren Fraktur oder nach einem transfemoralen Zugang.
- *Anderes*:
  - Reinsertion eines losgerissenen Trochanter major,
  - Reinsertion und Straffung fehlplatzierter Muskulatur,
  - Hohmannbandage bei fehlender Muskulatur.

6.6
Diskussion

6.6.1
Frühluxationen

Bei der Interpretation unserer Daten sowie der Literatur fällt auf, dass mehr als zwei Drittel der Luxationen in der Frühphase bis zur 6. Woche nach der Operation auftreten. In dieser Phase ist der Muskeltonus vermindert und das Gelenk noch nicht durch eine Neokapsel geschützt und deshalb leichter luxierbar. Je nach gewähltem Zugang treten mehr ventrale (50% der Luxationen beim ventralen Zugang) oder mehr dorsale (66% der Luxationen beim dorsalen Zugang) Luxationen auf. Ganz grundsätzlich sind Luxationen nach dorsalem Zugang gehäuft. Gehäuft sind Luxationen bei Girdlestone-Hüften, rheumatoider Arthritis, Zustand nach Fraktur und Muskeltonusverminderung z. B. nach Apoplexie.

Eine einmalige Luxation kann in der Regel in einer Kurznarkose problemlos reponiert werden. Die Nachbehandlung macht kaum eine Gipsversorgung mehr notwendig, wenn der Patient sorgfältig krankengymnastisch betreut wird. Tritt keine weitere Luxation auf, so hat dies keine Konsequenz auf die Verweildauer der Prothese. Wiederholt sich die Luxation, so ist nach der speziellen Ursache zu suchen. Diese liegt meistens in einer falsch orientierten Pfanne. Bereits bei einer Abweichung von ±10° von der korrekten Position steigt die Luxationsrate deutlich an.

Die wichtigste prophylaktische Maßnahme ist einerseits die genaue intraoperative Positionierung der Implantate, andererseits die genaue Information sowie Instruktion des Patienten, des Pflegepersonals, der Physiotherapeuten und der nachbehandelnden Ärzte.

Die intraoperativ gefundene Luxationstendenz geht in unserem Krankengut nicht einher mit einer vergrößerten postoperativen Luxationshäufigkeit dieses Kollektivs. Dies kann daran liegen, dass die Patienten mit Luxationstendenz besonders sorgfältig kontrolliert und instruiert werden, oder dass der sich wieder einstellende normale Muskeltonus bei richtig orientierten Implantaten das Gelenk genügend sichert.

6.6.2
Spätluxationen

Wird die Grenze zur Spätluxation mit 6 Wochen oder der Bildung einer resistenten Neokapsel definiert, treten je nach Autor bis zu 33% Spätluxationen auf. Auch Spätluxationen lassen sich gelegentlich durch bloße Reposition behandeln. In der Literatur findet man Angaben von bis zu 70% stabilen Prothesen nach Reposition in dieser Phase. Diesen Prozentsatz erachten wir als sehr hoch, steht er doch im Widerspruch zu anderen Angaben [6].

Die Ursache von Spätluxationen liegt in einer primären Fehlplatzierung oder in einer sekundär durch Lockerung oder Einsinken veränderten Orientierung der Prothesenkomponenten. Rezidive sind häufig und enden fast immer in einer Revision. Bei fehlender Motivation des Patienten kann eine Stabilisierung mit einer Hohmann-Bandage versucht werden.

Literatur

1. Ali Khan MAA, Brakenbury PH, Reynolds ISR (1981) Dislocation following total hip replacement. J Bone Joint Surg Br 63 B: 214-218
2. Elke R (1994) Operation und Nachbehandlung bei Hüftarthroplastik. Ars Medici 15: 981-986
3. Hedlundh U, Ahnfelt L, Fredin H (1992) Incidence of dislocation after hip arthroplasty. Comparison of different registration methods in 408 cases. Acta Orthop Scand 63: 403-406
4. Hedlundh U, Ahnfelt L, Hybbinette CH, Wallinder L, Weckestrom J, Fredin H (1996) Dislocations and the femoral head size in primary total hip arthroplasty. Clin Orthop 333: 226-233
5. Hedlundh U, Ahnfelt L, Hybbinette CH, Weckestrom J, Fredin H (1996) Surgical experience related to dislocations after total hip arthroplasty. J Bone Joint Surg Br 78: 206-209
6. Hedlundh U, Sanzén L, Fredin H (1997) The prognosis and treatment of dislocated total hip arthroplasties with a 22 mm head. J Bone Joint Surg Br 579-B: 374-378
7. Joshi A, Lee CM, Markovic MD, Vlatis G, Murphy JCM (1998) Prognosis of dislocation after total hip arthroplasty. Arthroplasty 13: 17-21
8. Kohn D, Ruhmann O, Wirth CJ (1997) Die Verrenkung der Hüfttotalendoprothese unter besonderer Beachtung verschiedener Zugangswege. Z Orthop 135: 40-44
9. Lewinnek GE, Lewis JL, Tarr R, Comper CL, Zimmermann JR (1978) Dislocations after total hip-replacement arthroplasies. J Bone Joint Surg Am 60-A: 217-220
10. Mallory TH, Lombardi AV, Fada RA, Herrinton SM, Eberle RW (1999) Dislocation after total hip arthroplasty using the anterolateral abductor split approach. Clin Orthop 358: 166-172
11. Nolan DR, Fitzgerald RH Jr, Beckenbaugh RD, Coventry MB (1975) Complications of total hip arthroplasty treated by reoperation. J Bone Joint Surg Am 57-A: 977-981
12. Unwin AJ, Thomas M (1994) Dislocation after hemiarthroplasty of the hip: a comparison of the dislocation rate after posterior and lateral approaches to the hip. Ann R Coll Surg Engl 76: 327-329
13. Woo RYG, Morrey BF (1982) Dislocations after total hip arthroplasty. J Bone Joint Surg Am 64-A: 1295-1306
14. Woolson ST, Rahimtoola ZO (1999) Risk factors for dislocation during the first 3 months after primary total hip replacement. J Arthroplasty 14:662-668

Die periprothetischen Fissuren, Frakturen und Perforationen des proximalen Femurschafts

T. MÜNCH

Die periprothetischen Frakturen des proximalen Femurschafts werden nach Johannsson et al. unterschieden in

- I. proximale Frakturen (Trochanter- und Kalkarregion),
- II. von proximal nach distal laufende Frakturen und
- III. Frakturen distal des Prothesenendes.

Die Unterscheidung in Fälle mit fester bzw. lockerer Prothese bestimmt, ob gleichzeitig mit einer Osteosynthese ein Prothesenwechsel durchgeführt werden muss. Der Zeitpunkt der Frakturdiagnose ist sehr unterschiedlich: Intraoperativ aufgetretene Frakturen und Fissuren können intraoperativ oder postoperativ bemerkt oder postoperativ übersehen werden. Später beobachtete Frakturen können durch ein adäquates oder ein inadäquates Trauma ausgelöst werden. Die Anzahl in unserer Studie mit Geradschaftprothesen beobachteten Frakturen ist mit den in der Literatur genannten vergleichbar oder geringer. Durch das konsequent verfolgte Ziel, jede Fraktur oder Fissur bei ihrer Diagnose zu stabilisieren, konnten wir den Patienten längere Hospitalisationen und das Risiko einer drohenden Fraktur ersparen. In allen Fällen erreichten wir nach der Osteosynthese eine zeitgerechte und komplikationslose Knochenheilung. Zwei technische Grundsätze sind bei der Frakturversorgung und deren Verhütung besonders wichtig:

- Ein Remodelling des Knochens ist nur möglich, wenn kein Zement in die Frakturspalten eindringt.
- Instabile Bereiche müssen großräumig, am besten mit einer Platte überbrückt werden, um eine gefahrlose Mobilisation und einen knöchernen Durchbau zu erreichen. Bei Fissuren sind Drahtcerclagen als Osteosynthese meist ausreichend.

7.1 Einführung, Definitionen

Die periprothetischen Frakturen werden in der letzten Zeit immer häufiger. Ursachen dafür sind einerseits die größere Anzahl der eingesetzten Prothesen, andererseits die zunehmende Überalterung der Bevölkerung. Diese Frakturen stellen hohe Ansprüche an die behandelnden Orthopäden. Eine Frakturheilung muss unter Gewährung der Stabilität der Prothese erreicht werden. Wenn möglich sollte der Zeitraum der postoperativen Teilbelastung kurz bleiben.

Mit der Kontrolle unseres Patientenguts mit periprothetischen Frakturen versuchen wir, Konsequenzen aus den Behandlungsresultaten zu ziehen, um ein taugliches Therapieschema erstellen zu können.

Periprothetische Femurschaftfrakturen sind definiert durch eine räumliche Beziehung mit einer Femurschaftprothese. Die dazu gehörenden Frakturen des Trochanter major werden in einem gesonderten Kapitel (s. Kap. 8) behandelt.

Zur Beurteilung der Frakturen dienen folgende Punkte:

- Frakturtyp,
- Lokalisation,
- Zeitpunkt der Entstehung/ der Erfassung,
- Festigkeit der Prothese.

7.1.1 Frakturtypen

Wir unterscheiden in dieser Arbeit Haarrisse, Fissuren, Frakturen und Perforationen.

- Haarrisse: (n=4) Knapp erkennbare Kontinuitätsunterbrechung, die zu keinem Zeitpunkt der Prothesenimplantation klafft. Beim Zementieren wer-

den sie nicht mit Zement gefüllt. Sie sind eigentlich nur im Calcarbereich klinisch erfassbar.
- Fissuren: (n=24) Knochenrisse, die am häufigsten beim Aufraspeln des Markkanals im Kalkar- oder Schaftbereich entstehen und beim Einbringen der Prothese klaffen(Abb. 7.1, 7.2, 7.6). Fissuren sind besonders bei zementierten Frakturen gefährlich, wenn Zement in sie eindringt. Dadurch wird das „Remodelling", die Selbstreparatur in diesem Bereich dauernd verhindert. Bei nicht zementierten Prothesen ist eine spontane Ausheilung zu erwarten (Abb. 7.1).
- Frakturen: (n=15) Vollständige Kontinuitätsunterbrechung.
- Perforationen: (n-4) Perforationen entstehen beim Ausweiten der Markhöhle mit der Schlagraffel oder bei der Zemententfernung anlässlich von Schaftwechseln und liegen am häufigsten dorsolateral am Femurschaft. Durch ein Austreten von Zement wird ein spontaner Verschluss dauernd verhindert.

In unserer Statistik konnten die Haarrisse, Fissuren und Frakturen recht zuverlässig erfasst werden, da die beiden Ersteren als Vorschrift intraoperativ mit einer Drahtcerclage versorgt (Abb. 7.2), die Letzteren osteosynthetisiert werden. Die Anzahl erfasster Perforationen ist zu gering, denn ein sicheres Erken-

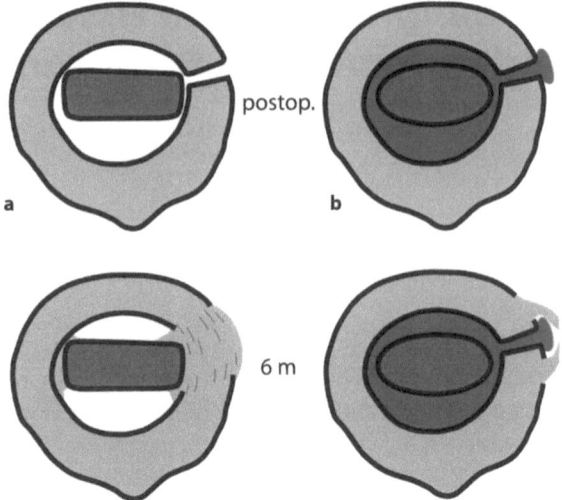

Abb. 7.1a,b. Auswirkung einer Fissur bei zementierten bzw. nicht zementierten Prothesen
a Fissur bei nicht zementiertem Schaft: Beim satten Einschlagen der Prothese klafft die Fissur postoperativ leicht. Innerhalb der folgenden 6 Monate kommt es zu einem „Remodelling" und kräftigen Verschluss der Spalte
b Fissur bei zementiertem Schaft: Klafft die Fissur beim Einbringen der Prothese in den zementgefüllten Schaft, so wird Zement in die Spalte gedrückt. Dieser verhindert dauernd einen knöchernen Durchbau der Spalte. Eine knöcherne Überbrückung kann der Körper höchstens rund um den ausgetretenen Zement (grün) herum versuchen, was unsicher und zeitraubend ist

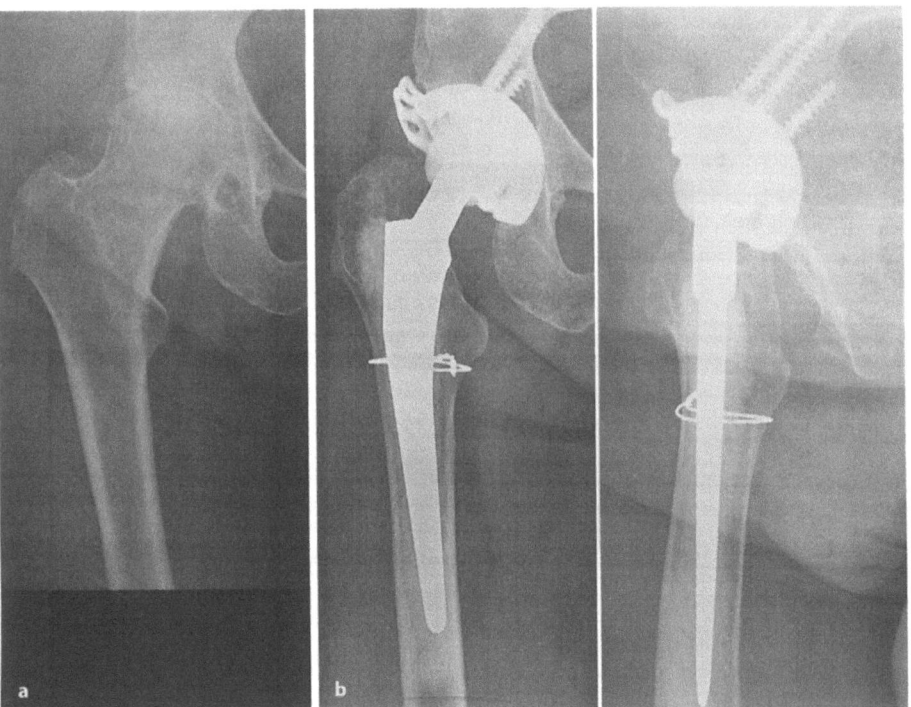

Abb. 7.2a,b. Cerclage bei intraoperativ bemerkter Fissur. BE weiblich 67 Jahre (O. 13881)
a Koxarthrose bei Coxa valga. Intraoperativ tritt eine Fissur medial am Kalkar auf, die mit einer Cerclage versorgt wird(Abb. 7.6)
b Zweijahreskontrolle: Patientin geht stockfrei über 1 Stunde. Unauffällige Knochenstruktur, keine Lockerungszeichen, keine Umbaustörungen der Kortikalis im Fissurbereich

nungszeichen besteht trotz Erfassung im postoperativen Dokumentationsblatt nicht.

7.1.2
Lokalisation

In der Literatur werden ungefähr 10 unterschiedlich komplizierte Klassifikationen beschrieben [1, 3, 4, 10, 11, 14, 17]. Zur Einteilung der Lokalisationen haben wir uns für die Klassifikation nach Johannsson et al. (1981) entschieden, die einfach zu verstehen ist (Abb. 7.3, Tabelle 7.1). Mit ihr kann ein einfaches und zuverlässiges Therapiekonzept formuliert werden. Zudem wird sie in der Literatur mehrfach verwendet.

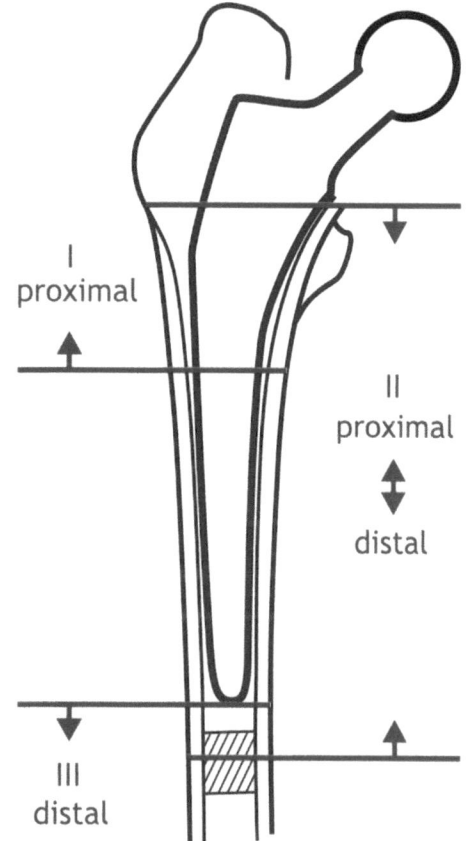

Abb. 7.3. Fraktureinteilung. (Nach Johannssen et al. [7]; s. auch Tabelle 7.1)

Tabelle 7.1. Klassifikation. (Nach Johannssen et al. [7])

Typ I	Proximale Fraktur (Trochanter -- Kalkar-Region)
Typ II	Fraktur von proximal nach distal laufend (von der Schaftschulter bis unterhalb der Schaftspitze)
Typ III	Distale Fraktur (beginnt unterhalb der Schaftspitze)

7.1.3
Zeitpunkt der Entstehung/Erfassung

Bezüglich des Zeitpunkts des Auftretens bzw. des Erfassens unterscheiden wir folgende Gruppen von Fissuren bzw. Frakturen:
- Intraoperativ festgestellte Ereignisse,
- Intraoperativ übersehene bzw. erst postoperativ beobachtete Ereignisse,
- Frakturen nach Trauma bei stabilem oder gelockertem Prothesenschaft.

Kombinationen dieser Gruppen kommen vor. So kann z. B. eine trotz nachweisbarem Zementaustritt postoperativ verpasste Fissur bei einem späteren Trauma zu einer Fraktur führen (Abb. 7.4).

Zur Verhinderung einer späteren Fraktur ist die intraoperative Erfassung und oft prophylaktische Therapie entscheidend (s. auch 7.5.1).

110 KAPITEL 7 Die periprothetischen Fissuren, Frakturen und Perforationen des proximalen Femurschafts

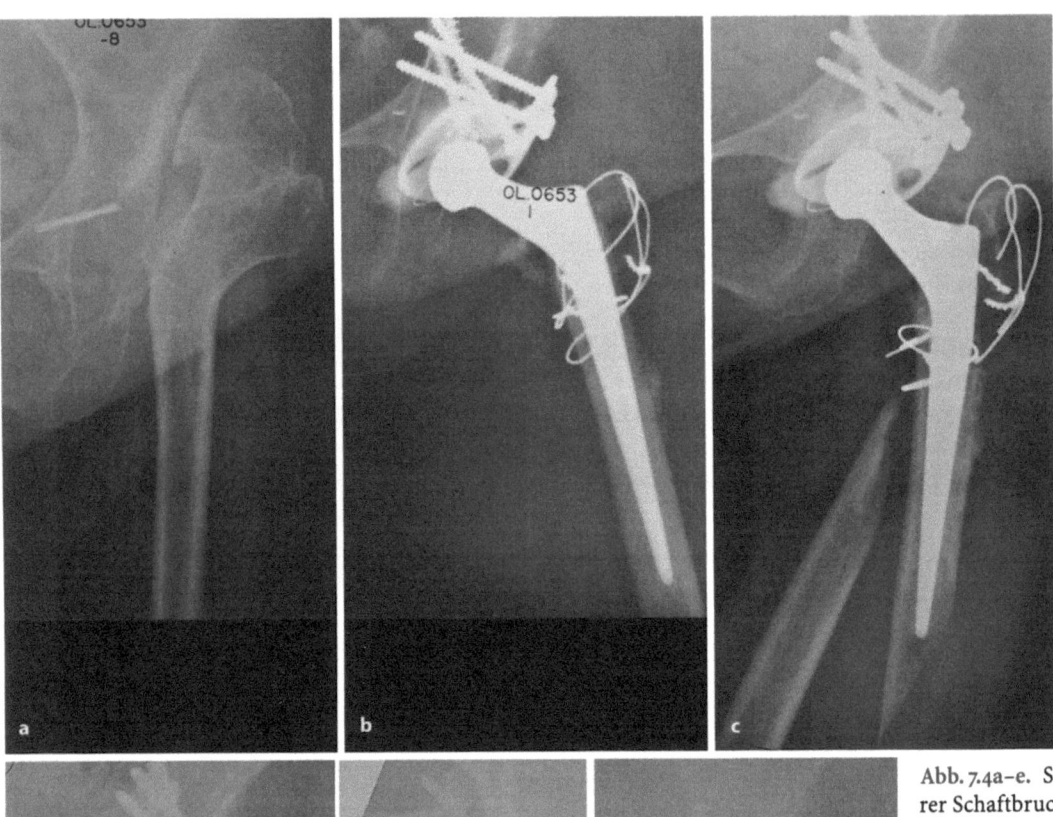

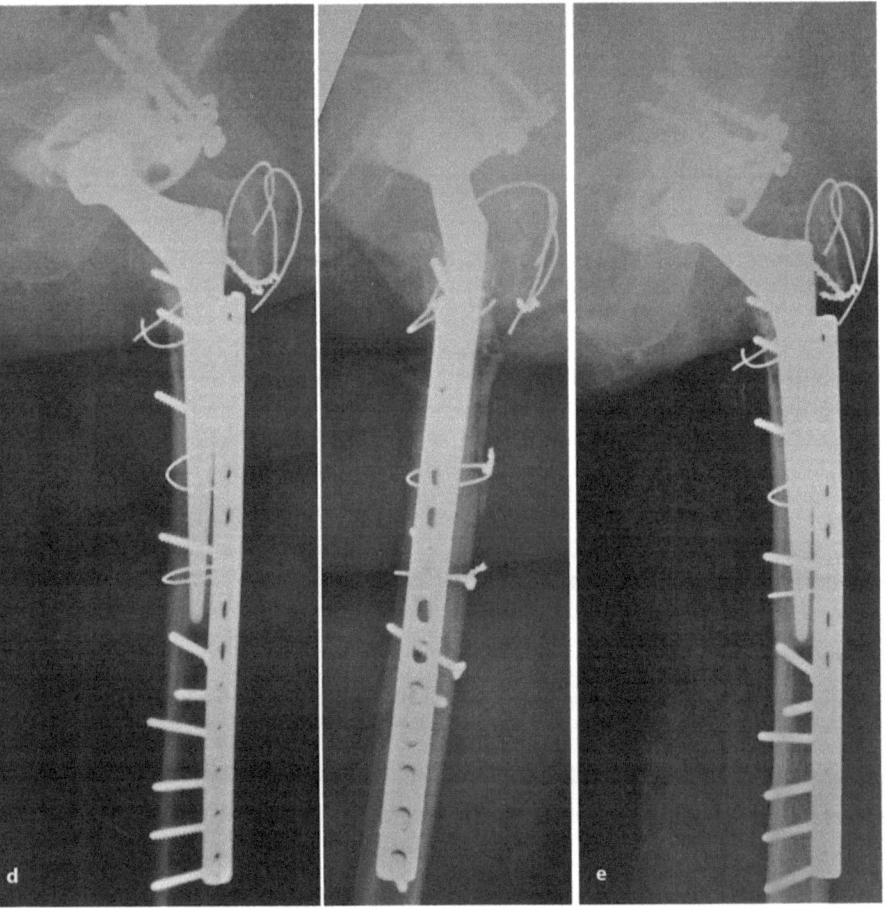

Abb. 7.4a–e. Sekundärer Schaftbruch bei intraoperativ aufgetretener Fissur und unbemerkt ausgetretenem Zement. BG weiblich 66 Jahre (O. 3953)
a Koxarthrose bei Luxationshüfte nach Schanz-Osteotomie in der Jugend
b Versorgung analog Abb. 3.8 unter Verwendung der kleinsten CDH-Prothese. Postoperativ stellt man einen Zementaustritt lateral aus einer Schaftfissur fest
c Nach 4 Jahren Schaftbruch durch die Fissur beim Ausrutschen auf dem Eis
d Wegen der kleinen Verhältnisse Fixation mit einer speziell breiten DC-Platte für 3,5 mm-Schrauben, ergänzt mit Cerclagen
e Zustand 2 Jahre später. Die Patientin verwendet einen Stock

7.1.4
Festigkeit der Prothese

Ist eine Prothese fest im Hauptfragment der Fraktur verankert, so reicht eine Osteosynthese der Fraktur in der Regel zur Sanierung aus (s. auch 7.5.1). Ist die Prothese locker oder von Osteolysen umgeben, so muss gleichzeitig mit der Fraktursanierung ein Prothesenwechsel durchgeführt werden (s. auch 7.5.1). Dabei kann die Prothese gewechselt und die Fraktur osteosynthetisiert, oder die Fraktur mit einer Langschaftprothese überbrückt werden.

7.2
Häufigkeit

7.2.1
Häufigkeit in unserem Krankengut

■ **Häufigkeit im Verlauf der Jahre.** Es bestehen erhebliche Schwankungen bezüglich der auftretenden Frakturen zwischen den verschiedenen Jahren (Abb. 7.5). Im Durchschnitt treten pro Jahr bei Primäreingriffen 1–2 Frakturen auf (2,3%). In der Revisionschirurgie zeigen die Jahre 1993–1995 eine momentane Zunahme der intraoperativ beobachteten Fissuren, Frakturen und Perforationen. Trotz vermehrter Anwendung einer pneumatischen Raspel war die Anzahl der Frakturen in den letzten Jahren nicht rückläufig. Diese Raspel („Specht") verwenden wir bei den Primäreingriffen seit 1991 gelegentlich, seit 1993 meistens.

■ **Häufigkeit in Bezug auf die Lokalisation.** Primär-Prothesen: Bei der Implantation von Primärprothesen traten unter 1098 Prothesen intraoperativ 25 Haarrisse, Fissuren und Frakturen auf. Sieben Frakturen wurden später durch ein Trauma ausgelöst, viermal kombiniert mit einer vorbestehenden Lockerung (Tabelle 7.2). Vorzugsweise handelte es sich um Fissuren und Frakturen des Typs I, seltener des Typs II und III. Männer und Frauen waren gleichermaßen betroffen. Das Durchschnittsalter der Patienten war 72 Jahre (45–92).

Revisionprothesen: Unter 330 Revisionen wurden 8 Fissuren, 9 Frakturen und 3 Perforationen beobachtet, das sind insgesamt 20 oder 6% (Tabelle 7.3). Im Vordergrund standen Frakturen und Fissuren des Typs I und II. Männer waren etwas häufiger betroffen als Frauen. Das Durchschnittsalter betrug 74 Jahre (44–85) was in etwa dem Durchschnittsalter der operierten Patienten entspricht (s. auch Kap. 2).

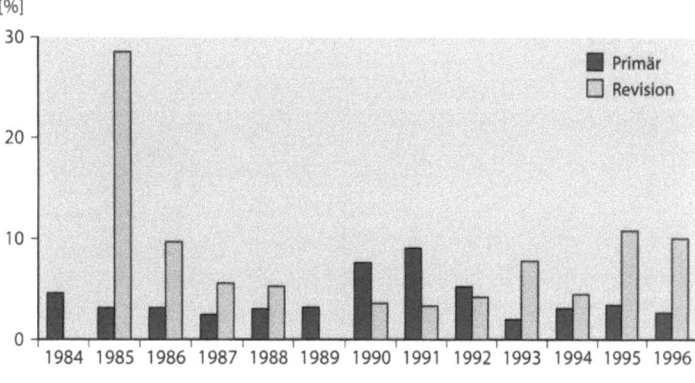

Abb. 7.5. Häufigkeit der intraoperativ aufgetretenen Fissuren und Frakturen bei Primär- und Revisionsfällen 1984–1996

Tabelle 7.2. Häufigkeit der periprothetischen Femurfrakturen bei Primär TP

Frakturtyp (Johannssen)	Mechanismus	Frakturart	Therapie	Follow up
Primär TP Fraktur Typ I (proximal) n=18	16 Intraoperativ	3 Haarrisse 12 Fissuren 1 Fraktur	Cerclage: 16	3.8 Jahre (1–7)
	2 Trauma (postop) (1 Lockerung)	2 Frakturen	Platte: 1 (Schaft stabil) Wagner+Cer: 1 (Rev)	(1 lost of Follow up) 2 Patienten † postop)
Primär TP Fraktur Typ II (proximal-distal) n=7	5 Intraoperativ	3 Fissuren	Platte: 2 Cerclage/Schraube: 1	5.7 Jahre (4–8)
		1 Fraktur 1 Perforation	Cerclage: 1 Platte: 1	(2 lost of Follow up)
	2 Trauma (1 Lockerung)	2 Frakturen	Cerclage: 1 Platte: 1 (Revision)	
Primär TP Fraktur III (distal) n=7	4 Intraoperativ	1 Fissur 3 Frakturen	Platte: 1 Platte: 3	4.4 Jahre (2–12)
	3 Trauma (postop)	3 Frakturen	Platten 3 (2 Revisionen)	(1 lost of Follow up)

Tabelle 7.3. Häufigkeit der periprothetischen Femurfrakturen bei Revisions-TP

Frakturtyp (Johannssen)	Mechanismus	Frakturart	Therapie	Follow up
Revisions-TP Fraktur Typ I (proximal) n=13	Intraoperativ	6 Fissuren	Cerclagen: 4 Wagnerschaft: 2	3.7 Jahre (1–10)
		7 Frakturen	Cerclagen: 5 Wagnerschaft: 2	10 Follow ups (1 lost of Follow up
Revisions-TP Fraktur Typ II (proximal-distal) n=7	Intraoperativ	2 Fissuren 2 Frakturen	Platte: 2 Wagnerschaft: 1 Platte: 1	2 Jahre (1–5) 7 Follow ups
		3 Perforationen	Cerclage: 1 Platte: 1 Wagnerschaft: 1	

7.2.2
Häufigkeit in der Literatur

Intraoperative Frakturen bei primär implantierten zementierten Schäften erleiden zwischen 0,1 und 6,3% der Patienten [4, 8, 10, 11, 14, 17]. Deutlich häufiger sind Frakturen in der Revisionschirurgie. Risikofaktoren, wie vorhergehende Revisionen, Osteolysen, Osteoporose, Status nach Hemiparesen oder Alkoholismus, begünstigen das Auftreten einer Fraktur intraoperativ. Es werden Zahlen bis 17,6% angegeben [3, 10, 14, 17]. Als Prädisposition für eine postoperativ auftretende Fraktur können folgende Probleme gelten: Zementaustritt, dem keine Beachtung geschenkt wird [4, 6, 17], Knochendefekte, oder Fensterungen des Schafts, die zum Entfernen von Zement angelegt werden. Eine Minderdurchblutung des Schafts durch zu heftiges Aufbohren kann auch zu Frakturen führen [8, 17].

Als weitere Ursache für eine intraoperative Fraktur wird die intraoperative Luxation des Femurkopfes aus dem Acetabulum erwähnt [4, 14, 17]. Diese kommt wohl eher bei ungenügender Darstellung und Resektion der Kapsel zustande. In unserer Serie konnte bei routinemäßiger Hüftluxation kein entsprechender Fall gefunden werden.

7.3
Risikofaktoren

Intraoperativ entstehen Kalkarfissuren vor allem beim Gebrauch der Schlagraffeln. Sie sind häufiger bei nicht zementierten Systemen, da dort ein sehr satter Sitz der Prothese wichtig ist. Demgegenüber sind sie bei zementierten Systemen viel gefährlicher. Füllt sich eine Fissur auch nur mit einer hauchdünnen Lage von Zement, ist eine Heilung durch Remodelling ausgeschlossen und die Fissur bleibt ein möglicher Ausgangspunkt für eine periprothetische Fraktur (Abb. 7.1).

Kalkarfissuren treten wohl häufiger beim ungeübten Operateur und bei fehlender Planung auf. Tiefer liegende Frakturen und Fissuren (Typ II/III) sind vor allem bei nicht zementierten Systemen oder sehr engen Markhöhlen trotz guter Übung nicht immer vermeidbar(Abb. 7.4).

Bei Revisionsoperationen besteht ein deutlich erhöhtes Risiko für intraoperative Frakturen Typ I und Typ II (Tabelle 7.3), da die Kortikalis oft schon stark ausgedünnt ist.

Nach einigen Gefahrenmomenten muss besonders gesucht werden:

Valgushüfte:	Risiko für Kalkarfissur (Abb. 7.2)
konische Markhöhle:	Risiko für distale Fissur (Abb. 7.4)
Schaftlockerung:	Knochendefekt, Perforation

Auch gewisse Krankheiten bergen ein erhöhtes Fraktur-/Fissurrisiko (Tabelle 7.4)

Tabelle 7.4. Risikofaktoren einer periprothetischen Fraktur

Intraoperative Frakturen	Postoperative Frakturen
Rheumatismus	Geschwächte Femur
Zementfreie Systeme	Prädisponierende Faktoren:
Metabolische Knochenkrankheiten	Plattenenden, sprengendes Schaftende, Schraubenlöcher,
Paget's Disease	Perforation der Kortikalis
Osteogenesis imperfecta	Osteolysen
Femur-Deformitäten bei Dysplasie	Zementaustritt
Coxa valga	Lockere Implantate
Wechsel- und Revisionschirurgie	

7.4
Präventive Maßnahmen

Wichtigste präventive Maßnahme ist ein sorgfältiges präoperatives Studium der standardisierten Röntgenbilder und eine detaillierte Operationsplanung, wie in Kapitel 3 dargelegt. Dabei lässt sich z. B. feststellen, dass bei einer Valgushüfte oder bei einer geplanten leichten Verkürzung, die Gefahr einer Kalkarsprengung besteht (Abb. 3.7).

7.5
Therapie der Komplikationen

7.5.1
Fissuren und Frakturen bei Primärprothesen
(Tabelle 7.2)

■ **Intraoperativ festgestellte Fissuren/Frakturen.** Bei den intraoperativ beobachteten Fissuren vom Typ I geben wir der Fixation mittels einer Drahtcerclage den Vorzug gegenüber anderen, das Periost mehr in Mitleidenschaft ziehenden Kabeln und Bändern [4, 5, 15, 18]. Tritt beim Raspeln oder beim Einsetzen der Probeprothese eine Fissur auf, fixieren wir diese mit einer großen Repositionszange mit Spitzen, so dass die Frakturspalte nicht mehr sichtbar ist (Abb. 7.6). Anschließend wird die Fissur mit einer Drahtcerclage komprimiert und die Probeprothese wieder eingesetzt. Kommt es hierbei zu einem erneuten Klaffen der Fissur, muss eine um eine Nummer kleinere Prothese gewählt werden. Unter liegender Repositionszange wird nun der Schaft einzementiert. Mit diesem Vorgehen verhindern wir ein Eindringen von Zement in die Frakturspalte (Abb. 7.1). Auch beim Verdacht auf einen Haarriss legen wir vorsichtshalber eine Cerclage an, um die Fraktur während des Zementierens geschlossen zu halten.

Die Frakturen vom Typ II und III behandeln wir mit einer bzw. mehreren Drahtcerclagen oder mit Plattenosteosynthesen. Die Wahl zwischen Drahtcerclage, Platte oder Kombination wird abhängig gemacht vom Frakturverlauf. Bei langen Spiralfrakturen vom Typ II können bei vorsichtigen Patienten Cerclagen allein genügen. Der sichere Weg der Stabilisierung führt aber über eine Plattenosteosynthese. Hier vertreten wir die Meinung, dass sie den besten Halt vermittelt, wenn möglichst viele Schrauben in

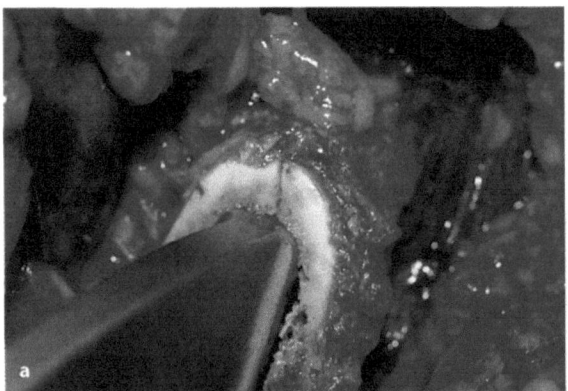
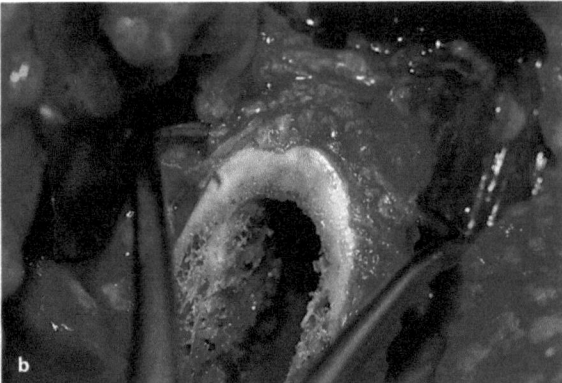
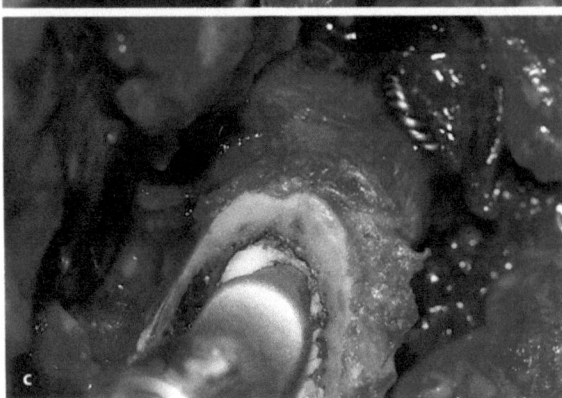

Abb. 7.6a–c. Sicherung einer Kalkar-Fissur intraoperativ mit einer Cerclage
a Durch Einschlagen der Raffel entsteht im Kalkarbereich eine Fissur
b Die Fissur wird mit einer großen Repositionszange mit Spitzen geschlossen und eine Cerclage angebracht. Während des Zementierens wird die Zange belassen
c Kein Zement ist in der Fissur erkennbar

7.5 Therapie der Komplikationen

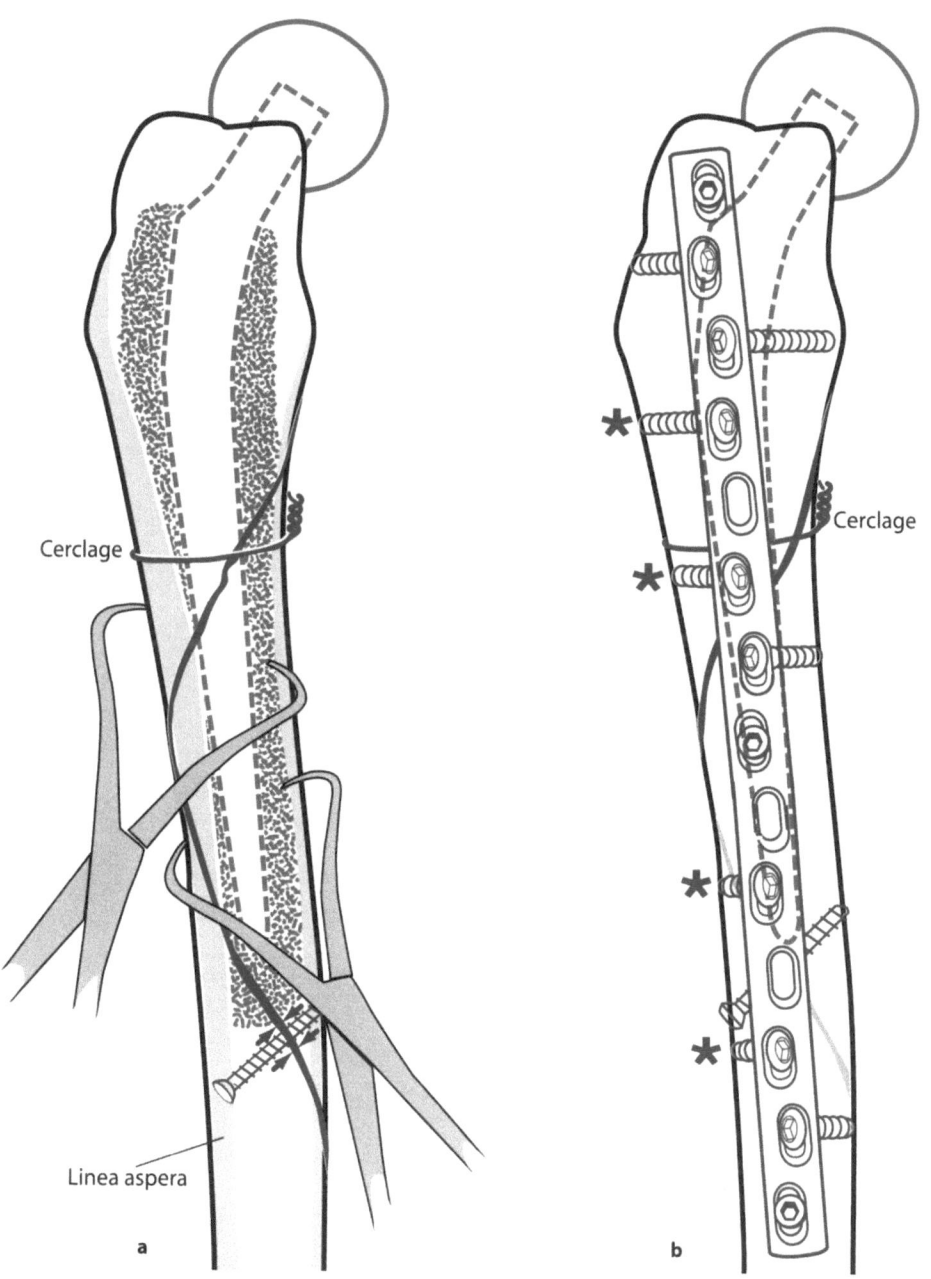

Abb. 7.7a,b. Plattenfixation einer Fraktur Typ II. Skizze
a Auf-, Durchsicht von der Seite. Reposition der Fraktur transmuskulär mit zwei Repositionszangen mit Spitzen und Fixation proximal mit einer Cerclage, distal mit einer Zugschraube. Dorsal ist die kräftige Kortikalis der Linea aspera zu erkennen

b Tendenziell eher dorsal wird eine 16-Lochplatte angebogen. Fixation mit wechselseitig ventral und dorsal der Prothese eingebrachten Schrauben. Besonders wichtig sind die 4 in der Linea aspera fixierten Schrauben(*)

der kräftigen Linea aspera Halt finden (Abb. 7.7). Wir achten darauf, dass die Schrauben so weit möglich abwechslungsweise ventral und dorsal am Prothesenschaft vorbeigehen (Abb. 7.4, Abb. 7.8).

Typ III Frakturen können bei osteoporotischen Patienten in der distalen Femurmetaphyse auftreten, wenn für einen SL-Revisionsschaft ein Konus gerieben wird (Abb. 7.9). Diese komplexen Situationen lassen sich in der Regel mit einer Gabel- oder Kondylenplatte versorgen.

116 KAPITEL 7 Die periprothetischen Fissuren, Frakturen und Perforationen des proximalen Femurschafts

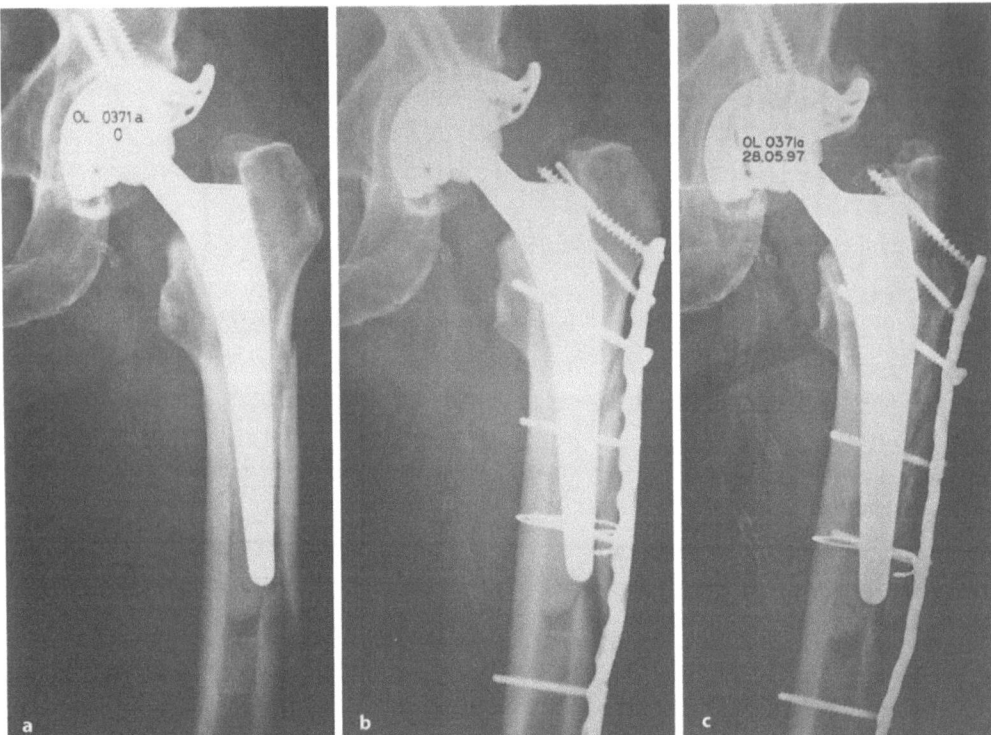

Abb. 7.8a–c. Intraoperativ bemerkte Fraktur Typ II. FA männlich 81 Jahre (O. 1224)
a Beim zu varischen Einführen der Prothese kommt es zum Aussprengen eines lateralen Schaftfragments
b Entfernen des erreichbaren Zements intraoperativ aus den Frakturspalten und Sicherung der Fraktur zunächst mit einer Cerclage, anschließend mit einer weit überbrückenden Platte (s. auch Abb. 7.7)
c Kontrolle 6 Jahre später. Der Patient ist beschwerdefrei

7.5 Therapie der Komplikationen 117

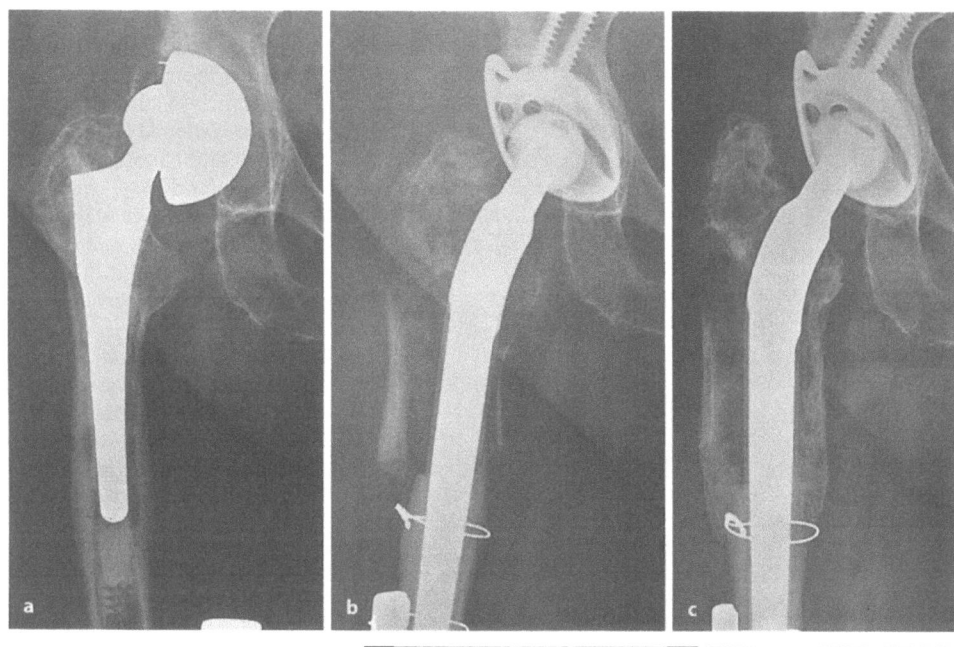

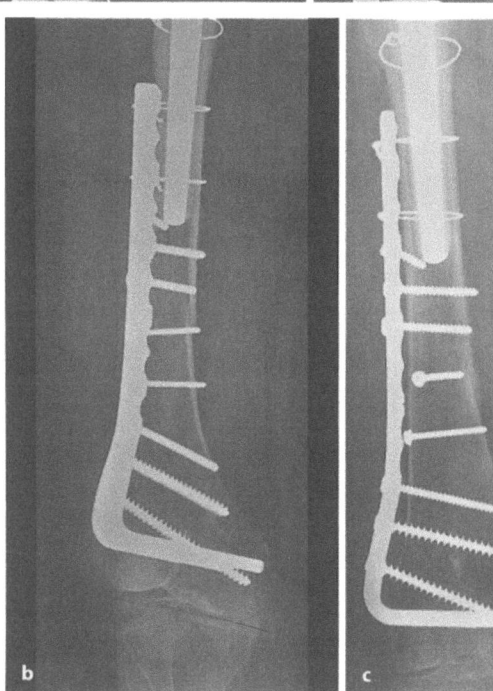

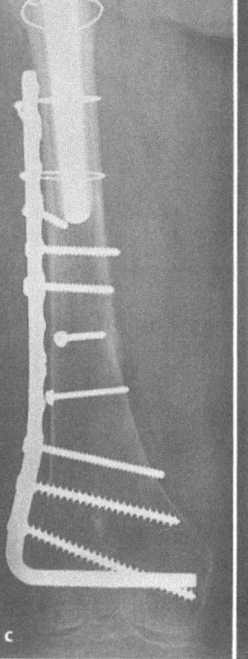

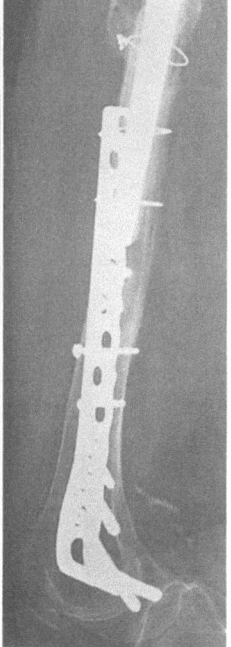

Abb. 7.9a–c. Intraoperative Fraktur Typ III der distalen Femurmetaphyse. HA weiblich 74 Jahre (O. 29339). Vor 6 Jahren Totalprothesenimplantation, seit einem Jahr Schmerzen
a Bei klinisch örtlicher Rötung finden sich radiologisch eine Pfannenluxation sowie ausgedehnte Osteolysen und subperiostale Neubildungen im Femurbereich. Punktion: Staph. aureus
b Einzeitiger Wechsel 2 Wochen nach Beginn der parenteralen Antibiotikatherapie. Beim Reiben des Konus unter Schutz einer Cerclage entsteht distal eine metaphysäre Torsionsfraktur, die mit 2 Cerclagen, 2 Zugschrauben und einer Gabelplatte saniert wird
c Nach 6 Monaten sind der transfemorale Zugang, die distale Schaftfraktur und der Infekt der seit drei Monaten voll belastenden Patientin saniert

■ **Postoperativ festgestellte Frakturen und Perforationen.** Werden Frakturen mit Zementaustritt – meist im Spitzenbereich der Prothese – erst postoperativ festgestellt, klären wir den Patienten sofort über die möglichen Risiken auf und schlagen ihm eine sofortige Stabilisation vor. Dabei wird versucht, den ausgetretenen Zement zu entfernen und die Austrittsstelle zu säubern (Abb. 7.8, Abb. 7.10). Anschließend wird die geschwächte Zone mittels einer Platte überbrückt und so weit verstärkt, dass keine Frakturgefahr mehr besteht. (Zur Technik der Plattenfixation s. vorheriger Abschnitt und Abb. 7.7.)

Typ III Frakturen, die meistens aufgrund von Perforationen oder durch ein adäquates Trauma auftreten, werden mittels einer Platte versorgt (Abb. 7.4, 7.11).

KAPITEL 7 Die periprothetischen Fissuren, Frakturen und Perforationen des proximalen Femurschafts

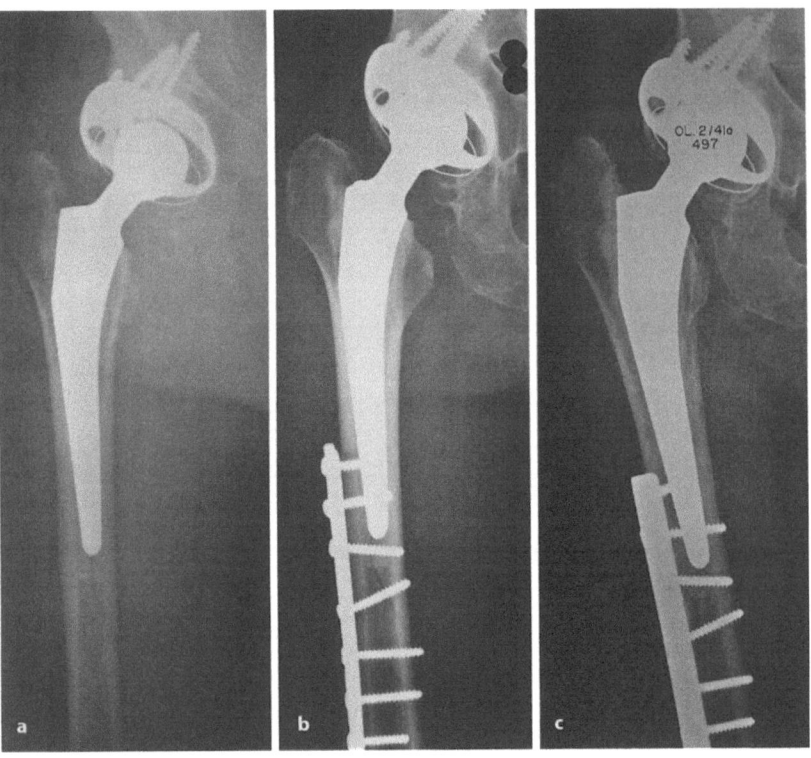

Abb. 7.10a–c. Postoperativ bemerkte Fraktur Typ II auf Höhe der Prothesenspitze. LN weiblich 59 Jahre (O. 2796)
a Leicht klaffende Fraktur, distal über die Prothesenspitze hinauslaufend
b Sicherung 2 Tage später mit einer Zugschraube und einer den Übergang im Prothesenspitzenbereich sichernden Platte
c Zehnjahreskontrolle. Die Patientin ist beschwerdefrei. Die Pfannendachschale zeigt auch nach 13 Jahren mit EBRA vermessen keine signifikante Wanderung

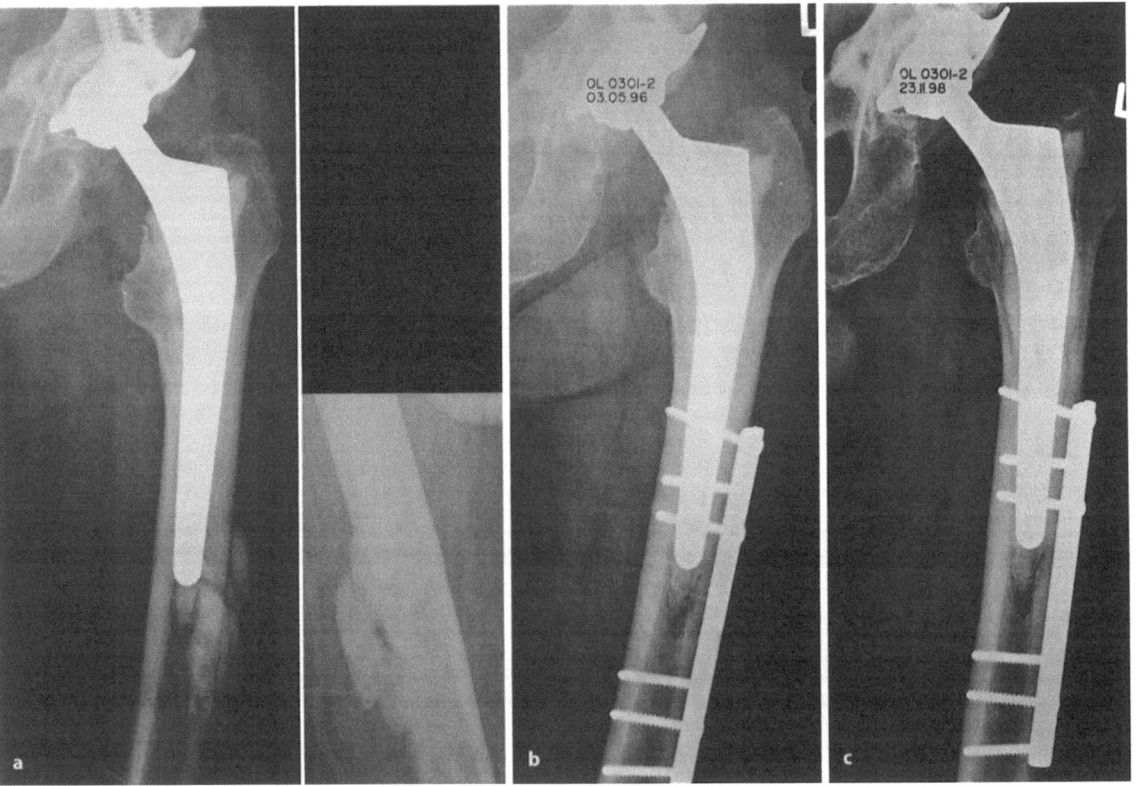

Abb. 7.11a–c. Schaftperforation mit Zementaustritt. Sicherung mit einer Platte. LJ männlich 55 Jahre (O. 3931)
a Nach einem Schaftwechsel stellt man erst postoperativ eine Schaftperforation mit Zementaustritt fest
b Nach 4 Tagen wird der Zement entfernt und der Bereich der Perforation rund um die Prothesenspitze mit einer Platte gesichert
c Kontrolle nach 3 Jahren. Der Patient ist beschwerdefrei

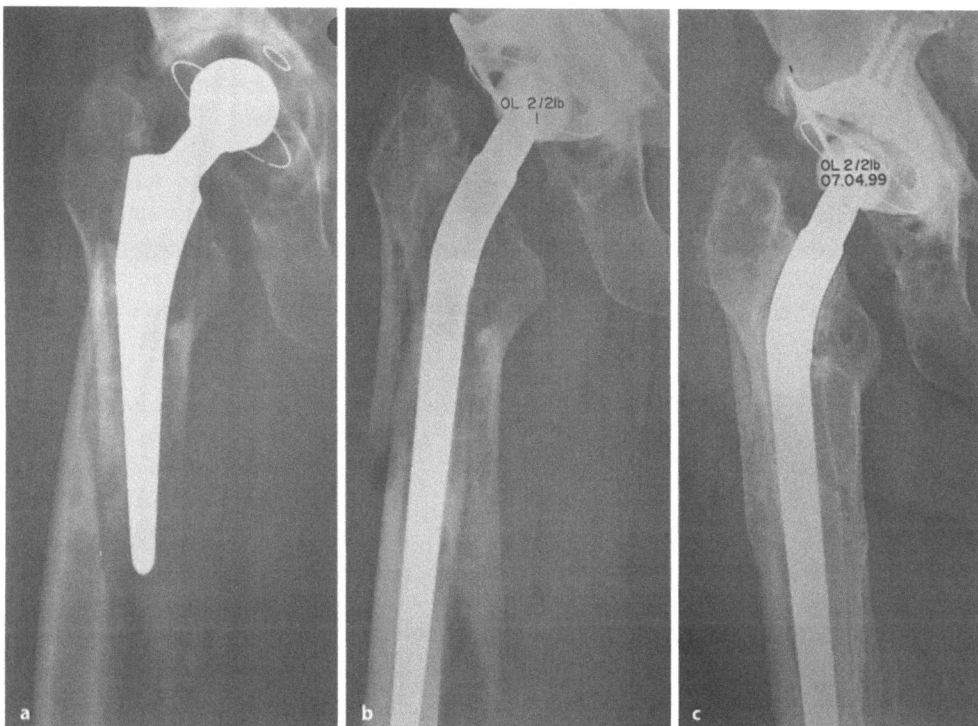

Abb. 7.12a–c. Schaftwechsel bei Spiralfraktur Typ II rund um einen gelockerten Schaft. BR männlich 64 Jahre (O. 5042)

a Sturz 7 Jahre nach Prothesenimplantation. Der lockere Schaft ist bereits um 5 mm eingesunken und von deutlichen Osteolysen umgeben. Die zementierte Polyethylenpfanne ist schon mehrere Jahre locker

b Zur Entfernung der Prothese und des Zements wird das proximale Femurfragment im Sinne eines transfemoralen Zuganges frontal gespalten. Verankerung eines Revisionsschafts nach Wagner im distalen Hauptfragment. Heute würden wir das distale Fragment mit einer Cerclage sichern

c Kontrolle nach 8 Jahren. Der Patient arbeitet immer noch teilzeitlich und schmerzfrei auf einem Bauernhof

■ **Frakturen bei lockerer Prothese.** Bei periprothetischen Frakturen rund um lockere Femurschaftprothesen drängt sich ein gleichzeitiger Schaftwechsel auf. Bei Frakturen des Typs I und II (Abb. 7.3) eignet sich zur Revision eher eine Prothese mit langem Schaft. Verwenden wir dabei eine zementfreie Revisionsprothese nach Wagner, so ist es vorteilhaft, einen transfemoraler Zugang zu wählen (Abb. 7.12). Zur Sicherung des distalen Schaftteils vor einer Sprengung ist eine Drahtcerclage am oberen Ende desselben vorteilhaft. Bei älteren Patienten kommt sehr wohl eine zementierte Langschaftprothese in Frage, wobei die Zementierungsstrecke von der distalen Spitze der Prothese her gerechnet etwa 12 cm betragen muss (s. auch Abb. 3.12). Es ist dabei nicht immer nötig, die Zementierung bis voll nach proximal zu vervollständigen.

Bei Frakturen des Typus III distal der Prothesenspitze kommt als Alternative die Einzementierung einer Kurzschaftprothese kombiniert mit einer Plattenosteosynthese in Frage.

7.5.2
Fissuren und Frakturen bei Revisionsprothesen
(Tabelle 7.3)

Bei intraoperativ bemerkten Frakturen handelt es sich um Sprengungen des Schafts, was sowohl bei zementierten wie bei zementfreien Systemen vorkommt. Da meist schon eine Schwächung der Kortikalis vorhanden ist, muss vorsichtig vorgegangen werden. Speziell in diesen Fällen ist die präoperative Planung wertvoll (Abb. 3.9–3.14). Sind wir für das Einsetzen eines zementierten und eines nicht zementierten Systemes vorbereitet, bleibt uns die Freiheit, intraoperativ über das beste Vorgehen zu entscheiden.

Die Frakturen des Typs II sowie Perforationen werden bei zementierten Prothesen mit einer Plattenosteosynthese versorgt. Der hervorgequollene Zement muss dabei vorgängig so weit wie möglich in die Spalte oder Perforation hinein entfernt werden. Bei nicht zementierten Schäften reichen bei Fissuren meistens schon Drahtcerclagen zur Sicherung. Eine Platte ist hier für echte Frakturen reserviert.

7.5.3
Nachbehandlung und Komplikationen nach Osteosynthesen

■ **Nachbehandlung.** Mit Ausnahme von Plattenosteosynthesen und nicht zementierten Langschaftprothesen unterscheidet sich die Rehabilitation nicht von derjenigen bei entsprechenden Hüfteingriffen ohne Frakturen. Die Patienten befolgen eine 3- bis 4-wöchige Phase mit aufbauender Vollbelastung an zwei Gehstöcken nach Maßgabe der Schmerzen.

Erfolgt die Stabilisierung bei lockerer Prothese mit einer nicht zementierten Revisionsprothese, muss eine Periode der Teilbelastung von 3 Monaten eingehalten werden, um ein Nachsinken zu vermeiden. In dieser Zeit heilen auch die Frakturen ab. Bei Plattenosteosynthen erfolgt die Vollbelastung ebenso erst nach 10 bis 12 Wochen.

■ **Komplikationen.** In unserem Patientengut traten bei Fissuren und Frakturen nach der Sanierung keine verzögerten Knochenheilungen und keine Refrakturen auf. Im weiteren Verlauf fanden sich keine Probleme, die auf Frakturfolgen zurückzuführen waren. Bei intraoperativ festgestellten Frakturen wurde die Hospitalisation nur unwesentlich verlängert. Wurde die Fraktur erst postoperativ erkannt, so wurde die Stabilisierung innerhalb der folgenden 4 Tage vollzogen. Dies verlängerte die Hospitalisation im Durchschnitt um eine Woche. Frakturversorgungen nach Revisionseingriffen verursachten eine Hospitalisationsverlängerung von durchschnittlich 1,5 Wochen.

7.5.4
Resultate nach Osteosynthesen bei Fissuren und Frakturen

■ **Resultate bei primären Totalprothesen.** Von den 32 Primärprothesen mit Fissuren oder Frakturen konnten wir 26 Patienten (86%) 1–12 Jahre verfolgen (Tabelle 7.2). Sie wurden im Rahmen unserer Hüftnachkontrollen erfasst(s. Kap. 1). Zwei Patienten verstarben kurz postoperativ, 4 konnten wir nicht mehr ausfindig machen.

Die klinischen Resultate bei Primärprothesen mit Frakturen waren vergleichbar mit denen der Patienten ohne Fraktur. Nach durchschnittlich 4,3 Jahren (1–12 Jahre) bezeichneten 20% der Patienten (6) das Resultat als sehr gut, 57% (17) als gut, 10% (3) waren zufrieden. Bei den nur zufriedenen Patienten fanden sich 2 lockere Pfannen (4 und 8 Jahre) und einmal eine Schaftlockerung (5 Jahre) als möglicher Grund für das nur mäßige Resultat.

■ **Resultate bei Revisionseingriffen.** 76% der Patienten (10) mit einer Fraktur Typ I wurden über 3,9 Jahre (1–10 Jahre) kontrolliert (Tab. 7.3). Von den Patienten bezeichneten 4 das Resultat als sehr gut, 5 als gut, einer mit einem möglicherweise lockeren Schaft war zufrieden. Von den 7 Patienten der Gruppe mit Fraktur Typ II bezeichneten nach 2 Jahren (1–5) 6 das Resultat als sehr gut, während 1 nur zufrieden war bei radiologisch stabilen Implantaten.

7.5.5
Literatur zur Therapie bei Fissuren und Frakturen

Bei der Durchsicht der Literatur konnten wir keine prospektiven Studien finden. Die in der Literatur erwähnten Therapiekonzepte bei periprothetischen Frakturen zeigen keine großen Unterschiede.

Prinzipiell werden die Frakturen des Typ I mit einer Cerclage behandelt. Hier ist darauf zu achten, dass die Cerclage proximal des Trochanter minor fixiert wird, da dort eine signifikant höhere Stabilität erreicht wird [19]. Im Vergleich zu den zementierten Systemen entstehen bei Fissuren rund um nicht zementierte Prothesen weniger Probleme, da kein austretender Zement die Frakturheilung stören kann [5]. Oft werden diese Frakturen deshalb auch als stabil und nicht therapiebedürftig beurteilt [4, 5, 11, 13]. Eine große Vielfalt von Cerclagen wird vorgeschlagen:

Multifilament-Kabel, Parnham-, Nylon-, Partridge- oder Titan-Bänder neben der üblichen Draht-Cerclage. Die Odgenplatte und die Dall-Milles-Platte sind eine Kombination zwischen einer Plattenosteosynthese und Parnham-Bändern [4, 15]. Auch bei genauer Lektüre wird nicht ganz klar, welche Vorteile diese verschiedenen Materialien gegenüber der von uns verwendeten einfachen Drahtcerclage bieten.

Bei den Frakturen des Typs II und III besteht weitgehende Einigkeit in den Therapievorschlägen. Man empfiehlt bei stabilen Prothesen eine Cerclage oder Osteosynthese. Bei lockeren Prothesen wird die Revision mittels einer Langschaftprothese, zementiert oder nicht zementiert vorgeschlagen [10, 11, 13]. Diskrepante Meinungen bestehen vor allem für Frakturen in der Revisionschirurgie. So wird postuliert, dass jeder revidierte zementierte Schaft durch einen nicht zementierten ersetzt werden muss [8, 15, 16], da diese Lösung die besten Resultate zeige. In einer der Arbeiten werden nach Osteosynthesen so viele Refrakturen beschrieben, dass die Methode nicht empfohlen wird [16]. Auf der anderen Seite zeigen experimentelle Versuche mit einem zementierten System an Tierknochen eine derart hohe Rotationsstabilität, dass diese Systeme vermehrt propagiert werden sollten [17]. Eine einhellige Meinung herrscht über die operationstechnischen Schritte bei der Zemententfernung durch eine Fensterung. Um eine ausreichende Stabilität zu erhalten, muss eine Überbrückung durch eine Langschaftprothese mindestens 2 Schaftdurchmesser unterhalb des Fensters betragen. Einige Autoren beschreiben das Wiedereinwachsen des entnommenen Fensters nach Reinigen der Ränder von Zementresten. Dazu ist allerdings eine gute Passform, eine Spongiosaplastik und eine Sicherung durch eine Drahtcerclage nötig.

Bei schlechter Knochenqualität und einer langstreckigen Ausdünnung der Kortikalis wird eine Überbrückung mittels des „Bone Impactions Grafting" kombiniert mit einer Langschaftprothese empfohlen. Dadurch will man den Knochenstock wieder aufbauen [7, 8, 10, 15, 16].

Wird der Halt einer nicht zementierten Langschaftprothese auf den unteren Teil des Femurschaftes reduziert, soll das obere Ende dieses Teils duch eine Cerclage vor einer Sprengung gesichert werden [5].

Eine kleine Kuriosität stellt der konservative Sektor dar. Hier werden spezielle Traktionen und Spica-Gipse beschrieben, die einheitlich schlechte Resultate ergeben. Die meisten davon enden in Fehlstellungen oder Pseudarthrosen. Da die Patienten bei der sehr langen Therapiedauer ans Bett gefesselt sind, treten Dekubitus, Venenthrombosen, Embolien, Pneumonien und andere internistische Probleme auf. All dies ist der betagten Patientengruppe mit den periprothetischen Frakturen nicht zuträglich [4].

Um sich vor periprothetischen Frakturen zu schützen, wird empfohlen, intraoperativ Fissuren oder Fenster zu vermeiden oder bei ihrem Entstehen zu überbrücken. Das Eindringen von Zement in die Defekte ist zu vermeiden, um das „Remodelling" nicht zu behindern(Abb. 7.1). Ist sich der Operateur über die Stabilität nicht sicher, soll eher eine Cerclage oder Spongiosaplastik zu viel verwendet werden. Durch eine konsequente und strenge Nachkontrolle der Patienten können einige Revisionen bei Fissuren und Perforationen vor einer daraus resultierenden periprothetischen Fraktur durchgeführt werden [10].

7.6
Schlussfolgerungen

In unserer Abhandlung vermochten wir zu zeigen, dass mit den beiden üblichen Fixationen (Cerclagen und Plattenosteosynthesen) die bisher auftretenden Probleme tauglich gemeistert werden können. Als Leitlinien können folgende Punkte dienen:

1. Intraoperativ auftretende Fissuren müssen bei zementierten Schäften vor dem Zementieren erkannt und wasserdicht verschlossen werden, damit kein Zement in die Fissur dringt.
2. Erst postoperativ erkannte Fissuren sollen sofort versorgt werden, da durch den in die Fissur eingedrungenen Zement eine knöcherne Heilung verhindert wird (Abb. 7.1). Dadurch besteht ein großes Risiko für eine periprothetische Fraktur.
3. Spätere periprothetische Frakturen machen einen Prothesenwechsel notwendig, falls gleichzeitig eine Schaftlockerung als Mitursache für die Fraktur festgestellt wird.
4. Bei Plattenosteosynthesen ist die beste Verankerungszone die Linea aspera.

Im Rahmen unserer Nachuntersuchungen mussten wir keine Refrakturen feststellen. Dies zeigt uns, dass wir mit unserem Therapiekonzept richtig liegen. Im Vergleich zur Literatur haben wir mit dem zementierten Geradschaftsystem nicht vermehrt Frakturen. Sämtliche Frakturen wurden primär operativ versorgt. Eine konservative Behandlung ist in der heutigen Zeit nicht mehr zeitgemäß, bedeutet dies doch eine lange Bettruhe mit den damit verbundenen Gefahren.

Bezüglich der verwendeten Mittel ist unser System ohne Spezialinstrumente oder Implantate überall verwendbar, da sich die Frakturosteosynthesen eng an die am weitesten verbreiteten Fixationssysteme anlehnt. Die Planung ermöglicht ein zielgerichtetes operatives Handeln und optimiert den Behandlungserfolg. Sie vereinfacht die Kommunikation mit dem Operationspersonal. Sie fördert das Verständnis des Operateurs für den Fall, gerade dann, wenn intraoperativ unvorhergesehene Situationen entstehen.

Nach bei Kalkarfissuren prophylaktisch verwendeten Cerclagen fanden wir im Rahmen der Nachkontrollen keine negativen Verläufe. Es kam zu keinem Infekt. Eine Metallentfernung war nie nötig.

Literatur

1. Adolphson P, Jonsson U, Kalén R (1987) Fractures of the Ipsilateral Femur After Total Hip Arthroplasty. Arch Orthop Trauma Surg 106: 353–357
2. Beals RK, Toner ST (1996) Periprosthetic Fractures of the Femur. Clin Orthop 327: 238–246
3. Christensen CM, Seger BM, Schultz RB (1989) Management of Intraoperative Femur Fractures Associated With Revision Hip Arthroplasty. Clin Orthop 248: 177–180
4. Duncan CP, Masri BA (1995) Fractures of the Femur After Hip Replacement. In: Jackson DW (ed) Instructional course lectures. AAOS 44: 293–304
5. Fitzgerald RH, Brindley GW, Kavanagh BF (1988) The Uncemented Total Hip Arthroplasty. Clin Orthop 235: 61–66
6. Fredin H (1988) Late Fracture of the Femur Following Perforation during hip Arthroplasty. Acta Orthop Scand 59: 331–332
7. Johannsson JE, McBroom R, Barrington TW, Hunter GA (1981) Fracture of the Ipsilateral Femur in Patients with Total Hip Replacement. A Standard System of Terminology for Reporting Results. J Bone Joint Surg Am 63: 1435–1442
8. Klein AH, Rubash HE (1993) Femoral Windows in Revision Total Hip Arthroplasty. Clin Orthop 291: 164–170
9. Kolstad K (1994) Revision THR after Periprosthetic Femoral Fractures. Acta Orthop Scand 65: 505–508
10. Lewallen DG, Berry DJ (1997) Periprosthetic Fracture of the Femur after Total Hip Arthroplasty. J Bone Joint Surg Am 79: 1881–1890
11. McLauchlan GJ, Robinson CM, Singer BR, Christie J (1997) Results of an Operative Policy in the Treatment of Periprosthetic Femoral Fracture. J Orthop Trauma 11: 170–179
12. Missakian ML, Rand JA (1993) Fractures of the Femoral Shaft Adjacent to Long Stem Femoral Components of Total Hip Arthroplasty. Orthopedics 16: 149–152
13. Moran MC (1996) Treatment of Periprosthetic Fractures Around Total Hip Arthroplasty with an Extensively Coated Femoral Component. J Arthroplasty 11: 981–988
14. Patterson BM, Lieberman JR, Salvati EA (1995) Intraoperative Complications during Total Hip Arthroplasty. Orthopedics 18: 1089–1095
15. Ogden WS, Rendall J (1978) Fractures beneath Hip Prosthesis: a Special Indication for Parham Bands and Plating. Orthop Trans 2: 70
16. Schmotzer H, Tchejeyan GH, Dall DM (1996) Surgical Management of Intra- and Postoperative Fractures of the Femur about the Tip of the Stem in Total Hip Arthroplasty. J Arthroplasty 11: 709–717
17. Schutzer SF, Grady-Benson J, Jasty M, O'Connor DO, Bragdon C, Harris WH (1995) Influence of Intraoperative Femoral Fractures and Cerclage Wiring on Bone Ingrowth into Canine Porous-coated Femoral Components. J Arthroplasty 10: 823–829
18. Zenni EJ, Pommeroy DL, Claudle RJ (1988) Ogden Plate and other Fixation for Fractures Complicating Endoprostheses. Clin Orthop 231: 83–90
19. Groh E, Wirtz DC, Weber M, Prescher A, Heller KD (1999) Experimental Study Concerning Stabilization of Fissures of the Femoral Shaft during Total Hip Replacement. Presentation at the EFFORT congress Brussels 1999

Trochanterprobleme

M. Sarungi

Trochanterosteotomien vereinfachen den Zugang zur Hüfte, bergen aber das Risiko einer Trochanterpseudarthrose bzw. des Ausheilens in einer Fehlstellung. Die Häufigkeit der Osteotomien in unserem Krankengut betrug 0,9% bei primären Hüfttotalprothesen (HTP) und 13% bei Wechseloperationen (Abb. 8.4, 8.5). Eine dachförmige Osteotomie wurde bevorzugt. Am besten zur Fixation bewährt hat sich der Cerclagenspanner nach M. E. Müller unter Anwendung eines Cerclagedrahtes (Abb. 8.1).

Frakturen des Trochanter major ereigneten sich bei 1,9% der primären HTP und bei 1,8% der Wechseloperationen. Sie kamen häufiger bei Frauen (2,5%) und bei Varus- und Protrusionshüften vor. Zur Fixation bewährte sich eine Malleolarschraube kombiniert mit einer Zuggurtungscerclage am besten (Abb. 8.6).

Frakturen und Osteotomien des Trochanter major beeinträchtigen die Resultate vor allem nach primären Hüfttotalprothesen, weniger nach Wechseloperationen. Die Patienten hinken häufiger, besonders im Zusammenhang mit Pseudarthosen. Die Behandlung von Pseudarthrosen ist schwierig. Ein besonderer Behandlungsplan und eine spezielle Osteosynthesetechnik sind zur Behebung vorgeschlagen.

8.1 Einführung, Definitionen

Im Zuge der Implantation einer Hüfttotalprothese (TP) kann es zu einer Fraktur des Trochanter major (FR) kommen. Gelegentlich ist es auch nötig, eine Trochanterosteotomie (OT) durchzuführen. Der Trochanter major ist der wichtigste Ansatzpunkt der Hüftabduktoren. Der Durchbau einer Trochanterfraktur bzw.-osteotomie ist deshalb von entscheidender Bedeutung für die zukünftige Funktion der entsprechenden Hüfte. Es ist kein Zufall, dass es schon zahlreiche Publikationen über Trochanterprobleme gibt [1, 14]. In diesem Kapitel sollen die Häufigkeit, das Risiko, die Prophylaxe und die Behandlung von Trochanterfrakturen und -Osteotomien erörtert werden.

Definitionen

- **Trochanterosteotomie:** Chirurgische Durchtrennung des Trochanter major mit dem Ziel eines besseren Einblicks in das Hüftgelenk, zur Erleichterung der Totalprothesenimplantation.

- Als *flache Osteotomie* bezeichnen wir eine Osteotomie in einer Ebene, durchgeführt mit einem Meißel oder einer oszillierenden Säge.
- Als *V- förmige oder dachförmige Osteotomie* benennen wir eine Osteotomie, deren zwei Flächen mit einer oszillierenden Säge gesägt werden [3]. Diese Form erleichtert eine stabile und rotationssichere Osteosynthese (Abb. 8.1).
- Als *transfemoralen Zugang* bezeichnen wir eine Eröffnung des proximalen Femur durch eine quere oder schräge Osteotomie distal des Trochanter minor, ergänzt durch eine frontale Osteotomie proximal (Abb. 8.2). Dieser Zugang ermöglicht eine einfache Prothesenentfernung. Trotzdem blei-

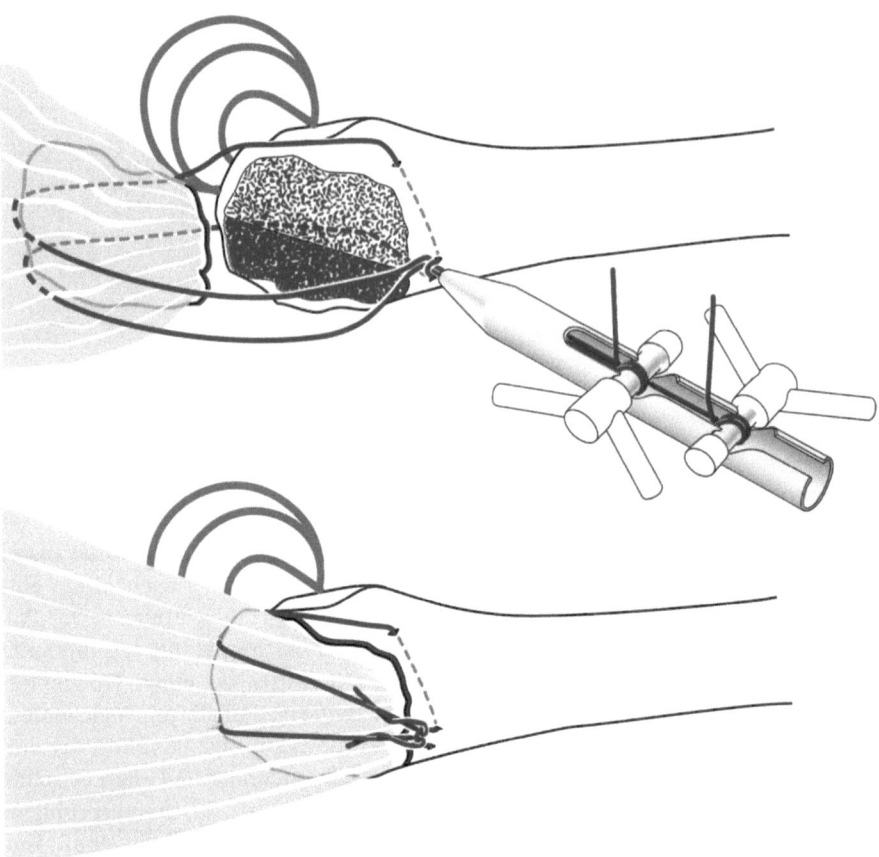

Abb. 8.1. V-förmige Osteotomie nach M.E. Müller. Zur Rotationssicherung wird die Osteotomie V-förmig angelegt. Zur Fixation wird eine Drahtschlaufe durch ein Bohrloch dorsal und ventral der Prothese geführt, worauf die Enden über den Trochanter hinweg durch die Schlaufe gezogen und mit dem Spanner gefasst werden. Nach Reposition des Trochanters wird die Cerclage festgezurrt und verschlauft

Abb. 8.2. Transfemoraler Zugang. Wird distal des Trochanter minor eine quere Osteotomie (1) angelegt, und der proximale Femuranteil frontal gespalten, kommt es nicht zu einem Klaffen zwischen den Fragmenten, da die nach proximal ziehende pelvitrochantere Muskulatur (*rot*) durch den Quadriceps femoris und die Adduktoren (*grün*) im Gleichgewicht gehalten werden

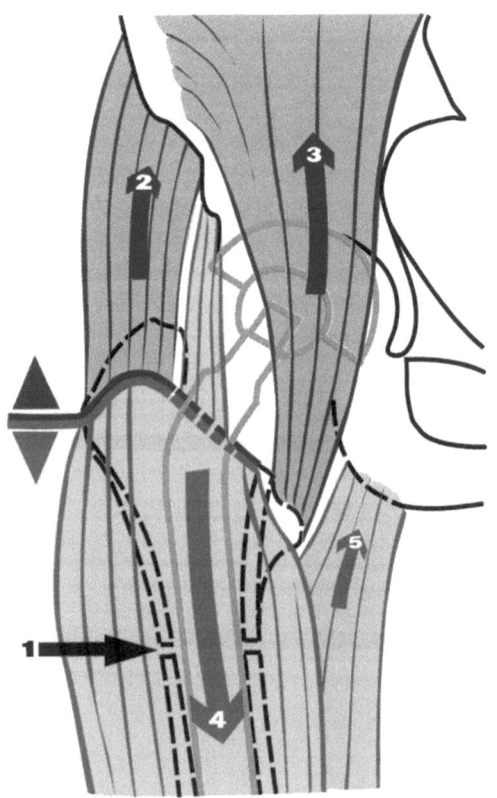

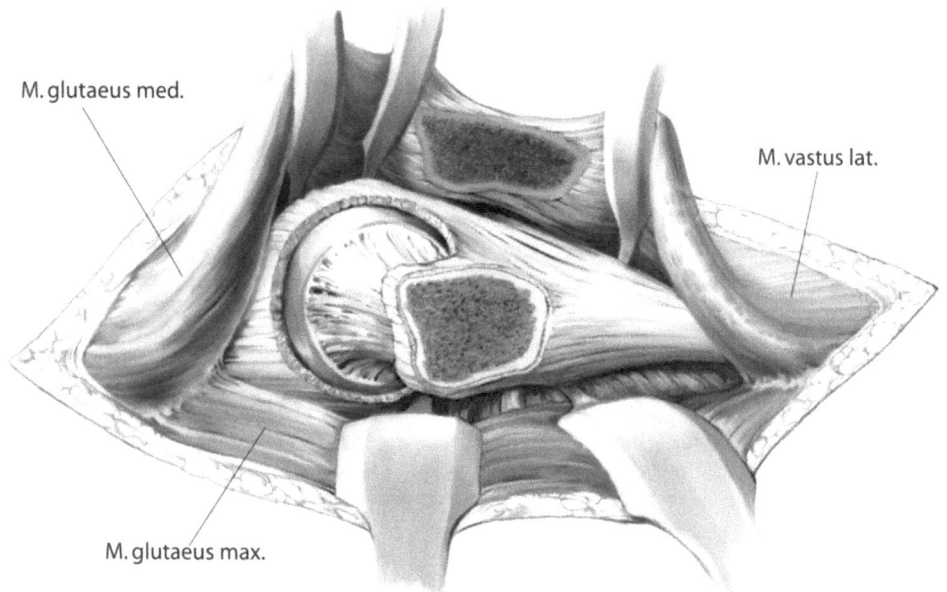

Abb. 8.3. Trochanter-Flip-Osteotomie. In Seitenlage wird der Trochanter dargestellt und von dorsal beginnend unter Schonung der dorsokranialen Kapselgefäße flach in der Sagitalebene osteotomiert. Dabei werden die dorsokranialen Muskeleinstrahlungen durchtrennt. Der Trochanter wird nun nach ventral verschoben, worauf zum Protheseneinbau die Hüfte nach ventral luxiert werden kann

ben die Fragmente muskulär gezügelt. Besonders wenn der Trochanter major stark durch Granulationsgewebe ausgehöhlt ist, kann nach einem transfemoralen Zugang wesentlich sicherer mit einer Heilung gerechnet werden als nach einer Trochanterosteotomie.
- *Digastrische Trochanterosteotomie („Flip osteotomy")* wird eine flache Osteotomieform benannt, welche die Einstrahlungen des M. vastus lateralis und des M. glutaeus medius erhält (Abb. 8.3). Proximal und distal gezügelt kann der Trochanter major nach ventral geschoben werden, die Luxation des Hüftgelenks und damit einen guten Einblick erlauben. Am Operationsende kann der Trochanter reponiert und mit einer zusätzlichen Schraube fest an seinem Platz gehalten werden [13, 15, 16]. Die Tendenz, sich bei Instabilität wegen der fehlenden dorsalen Verankerung nach ventral zu verschieben, schafft aber neue Probleme (s. auch 8.5.2)

■ **Trochanterfrakturen:** Bei einer Trochanterfraktur handelt es sich um eine ungewollte Durchtrennung des Trochanter major. Ursache dafür kann eine zu distale oder L-förmige Osteotomie des Schenkelhalses sein. Kommt es bei der Implantation einer TP zu einer Distalisierung und/oder einer Lateralisierung des Trochanter major, so besteht eine erhöhte Frakturgefahr (Abb. 8.6).

■ **Frakturklassifikation:** Im Rahmen der Klassifikation periprothetischer Frakturen von Duncan-Masri sind Trochanterfrakturen der Untergruppe A_G zugeteilt [5]. Eine Unterteilung in verschiedene Untergruppen ist nicht vorgesehen.

8.2
Häufigkeit der Trochanterfrakturen und -osteotomien

8.2.1
Häufigkeit in unserem Krankengut

Primäre Hüfttotalprothesen (PTP)

- **Osteotomie bei PTP (POT; n=10, alle nachkontrolliert).** Eine Osteotomie bei primären Operationen wurde selten indiziert (0,9%). Die Indikation wurde gestellt in 5 Fällen von kongenitaler Hüftluxation, bei einer gewöhnlichen Koxarthrose und je in einem Fall von Zustand nach M. Perthes, Coxa vara, zentraler Hüftluxation und schwerer Kopfverformung nach proximaler Femurfraktur. Die Nachkontrollzeit betrug 5 (1–7) Jahre.

- **Frakturen bei primären PTP (PFR; n=21, 20 Patienten mit Nachkontrollen).** Frakturen traten bei 1,9% der Patienten auf. Sie betrafen 2,4% der Frauen, aber nur 1,5% der Männer. Hauptursache dieses Unterschieds ist vermutlich die Osteoporose. Es gibt Hinweise dafür, dass Frakturen bei Varus- und Protrusionshüften gehäuft sind. Speziell riskant ist in diesen Fällen eine übermäßige Verlängerung oberhalb des Trochantermassivs und eine gleichzeitige Lateralisierung des Schafts. Die Nachkontrollzeit betrug durchschnittlich 5 (1–12) Jahre.

Hüfttotalprothesenwechsel

- **Osteotomien bei Wechseloperationen (ROT) (n=42, davon 35 mit Nachkontrollen).** Trochanterosteotomien wurden häufiger bei Wechseloperationen der Gesamtprothese (16% von 153 Fällen) als bei isoliertem Wechsel der Schaft-, oder der Pfannenseite (10% von 176) durchgeführt. Eine Nachkontrolle wurde bei 35 Patienten durchschnittlich 4 Jahre (1–10) lang durchgeführt, 4 Patienten verstarben und 3 erschienen nicht zur Kontolle.

- **Osteotomien bei Wechseloperationen infizierter TP (n=5, alle kontrolliert).** Bei 4 von 5 Patienten wurde ein vollständiger Wechsel durchgeführt. Die Patienten wurden 4,6 (1–10) Jahre nachkontrolliert.

- **Frakturen bei Wechseloperationen (RFR; n=6, davon 5 kontrolliert).** Die Häufigkeit von Frakturen bei Wechseloperationen ist mit 1,8% praktisch gleich wie bei Primärprothesen. Bei allen Patienten mit Fraktur handelte es sich um einen Totalprothesenwechsel. Die Nachkontrollzeit betrug 3 (1–6) Jahre.

Veränderungen der Häufigkeit im Verlauf der Jahre

Die Häufigkeit von Frakturen und Osteotomien bei primären HTP blieb über die Jahre hinweg weitgehend konstant (Abb. 8.4, 8.5). Bei Wechseloperationen war die Häufigkeit von Osteotomien schwankend, in der letzten Zeit wegen des alternativ praktizierten transfemoralen Zugangs eher abnehmend [7].

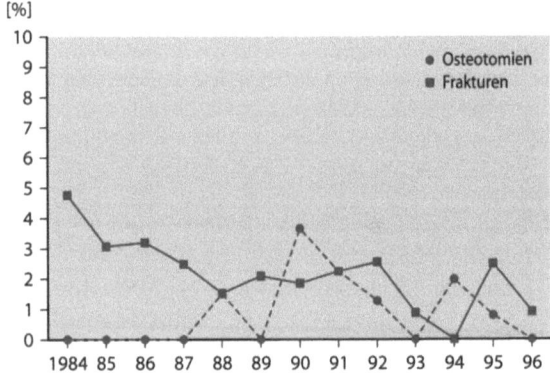

Abb. 8.4. Häufigkeit von Frakturen und Osteotomien des Trochanter major bei primären Hüfttotalprothesen

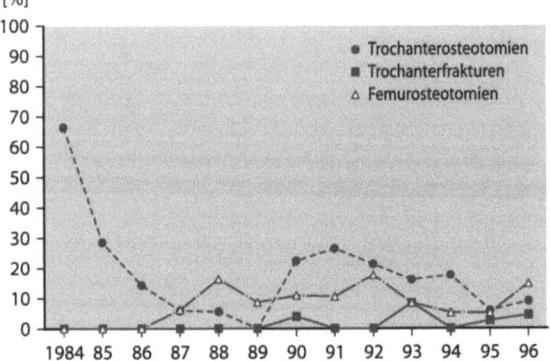

Abb. 8.5. Häufigkeit von Frakturen und Osteotomien des Trochanter major bei Wechseloperationen

8.2.2
Häufigkeit in der Literatur

Intraoperative Femurfrakturen werden angegeben mit einer Häufigkeit zwischen 0,4% bei zementierten Prothesen und 17,6% bei nicht zementierten Prothesen [6]. Die meisten Angaben schwanken aber im Bereich von 1–2% [2, 5, 14].

8.3
Risikofaktoren bei Trochanterfrakturen

Eine ganze Reihe von Risikofaktoren sind bekannt, die einer Trochanterfraktur Vorschub leisten:

- Veränderungen der Knochenstruktur bei Allgemeinerkrankungen (Osteoporose, entzündlicher Rheumatismus, Osteogenesis imperfecta, M. Paget)
- Varus des proximalen Femur (Coxa vara congenita, Protrusionscoxarthrose, Arthrose bei St. nach M. Perthes),
- Schwierigkeiten mit der intraoperativen Hüftmobilisation respektive mit der Hüftluxation (bei Protrusionscoxarthrose, Kapselvernarbungen, periartikulären Verknöcherungen),
- Wechselprothesen, besonders wenn Schaft und Pfanne gewechselt werden müssen,
- Zu knapper Zugang [11].

In unserem eigenen Krankengut traten Trochanterfrakturen vor allem während der Schaftvorbereitung

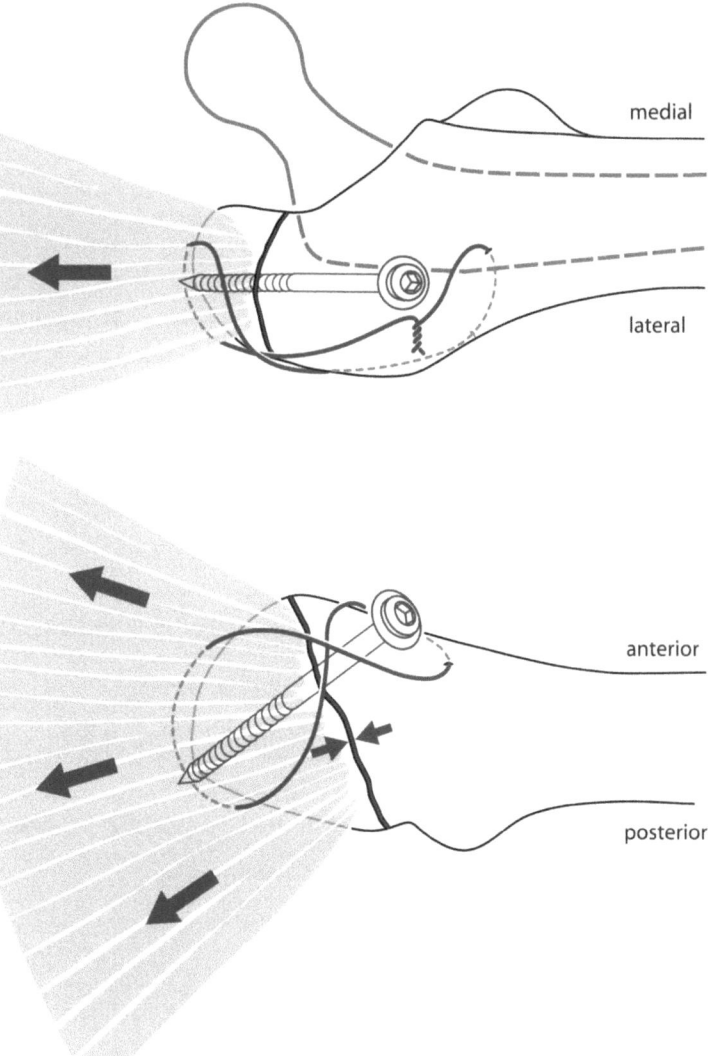

Abb. 8.6a,b. Osteosynthese einer Trochanterfraktur. BH weiblich 70 Jahre (O. 4062)
a Zeichnung: Eine Trochanterfraktur tritt vor allem bei forcierter Adduktion und Außenrotation des Beins im Rahmen der Femureinstellung zur Schaftimplantation auf. Durch Zug des M. glutaeus med. (Pfeile) wird der Trochanter major in dorsokranialer Richtung weggerissen. Für die Osteosynthese wird eine Malleolarschraube gewählt, die vertikal zur Frakturebene eingebracht und durch eine Zuggurtungscerclage über sie hinweg ergänzt wird. Damit erfolgt eine Kompression der Frakturspalte im Widerstand zu den Zugkräften und vertikal zur Frakturebene
b s. S. 128

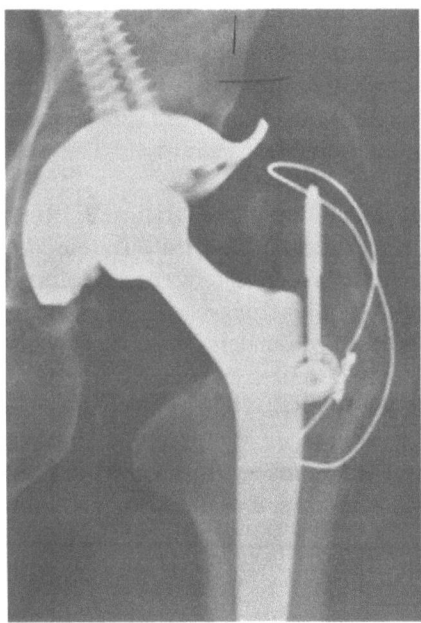
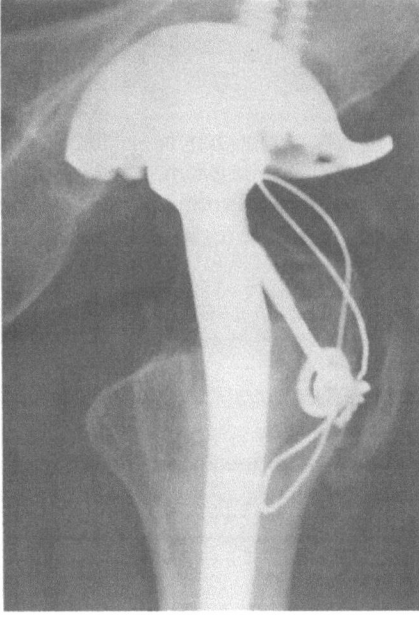

Abb. 8.6
b Röntgenillustration. Trotz spezieller Vorsicht kam es bei dieser adipösen Patientin mit Osteoporose auch bei der Totalprothesenimplantation auf der anderen Seite zu einer Trochanterfraktur

auf. Besonders gefährdet waren die Patienten bei der Adduktion des Schafts, wenn gleichzeitig eine tiefe Schenkelhalsosteotomie durchgeführt wurde, eine Osteoporose bestand und der Patient eine Adipositas oder kräftig entwickelte Muskeln aufwies (Abb. 8.6).

8.4
Indikationen für Trochanterosteotomien – Verhinderung von Trochanterfrakturen

8.4.1
Indikationen für Osteotomien des Trochanter major

■ **Osteotomien bei primären HTP**

- Kongenitale Hüftluxation
- Grosse Azetabulumdefekte, die einer Rekonstruktion bedürfen
- Durchgemachte Fraktur oder Osteotomie des proximalen Femur

Unumgänglich ist die Durchführung einer Trochanterosteotomie bei einer kongenitalen Hüftluxation und analogen Situationen (Abb. 3.8, 7.4).

■ **Osteotomien bei Wechseloperationen**

- Große Azetabulumdefekte, die einer Rekonstruktion bedürfen,
- massiv eingesunkener Schaft,
- große Zementmengen, die aus dem Femurschaft zu entfernen sind,
- Girdlestone-Hüften (Abb. 6.5).

Bei Wechseloperationen erlaubt eine Trochanterosteotomie einen guten Einblick, z. B. bei großen Pfannenrevisionen. Mehr als die Hälfte (53% bzw. 25 Hüften) unserer Osteotomien bei Wechseloperationen erfolgte bei der Implantation von Stützschalen nach Burch-Schneider oder Pfannendachschalen. Wegen der besseren Übersicht kann eine Osteotomie bei der Zemententfernung auch dazu dienen, Schaftperforationen zu verhindern. Wegen der noch besseren Übersicht und dem geringen Risiko von Pseudarthrosen sind wir in den letzten Jahren dazu übergegangen, die Osteotomie durch den transfemoralen Zugang zu ersetzen ([8]; Abb. 8.2).

8.4.2
Verhinderung von Trochanterfrakturen

■ **Planung.** Durch eine sorgfältige präoperative Planung kann eine unerwünschte Beinverlängerung verhindert werden, was bei Protrusionscoxarthrosen besonders wichtig ist. Jede Verlängerung proximal der Trochanterregion setzt den Trochanter major wegen der relativen Verkürzung der Muskulatur vermehrt unter Zug. Wird gleichzeitig eine Lateralisation des Schafts durchgeführt, erhöht sich das Frakturrisiko (s. auch Kap. 3.4.3, Abb. 3.7).

- **CDH-Prothese nach M. E. Müller.** Diese Prothese (Abb. 2.9a) wurde speziell entwickelt für kongenitale Hüftluxationen und Fälle mit einer ausgeprägten Coxa vara. Ihr besonders gestaltetes proximales Ende erlaubt die Verhinderung einer unerwünschten Verlängerung (Abb. 3.8, Abb. 7.4, Abb. 9.1).

- **Schenkelhalsosteotomie.** Besonders bei Varushüften und Osteoporose sollte die Schenkelhalsosteotomie nicht L-förmig, sondern schräg durchgeführt werden. Die Adduktion und Außenrotation des Femur zur Schaftexposition soll kontinuierlich, langsam und nicht ruckweise erfolgen. Speziell vorsichtig ist bei dicken Patienten und Patienten mit großer Muskelmasse vorzugehen.

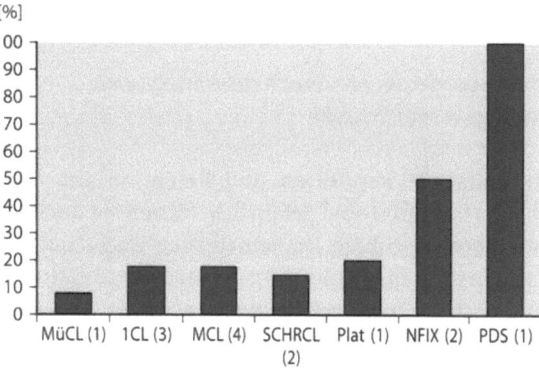

Abb. 8.7. Pseudarthrosen (n=14) unseres Krankenguts nach verschiedenen Fixationsmethoden von Frakturen und Osteotomien. *MüCL*: Drahtschlaufenfixation n. ME Müller; *1CL*: einfache Cerclage; *MCL*: Mehrfachcerclage; *SCHRCL*: Malleolarschraube und Cerclage; *Plat*: Spezialplatten; *NFIX*: keine initiale Fixation; *PDS*: PDS-Cerclage. Die y-Achse zeigt den Prozentsatz von Pseudarthrosen der verschiedenen Methoden

8.5 Osteosynthesetechnik bei Osteotomien und Frakturen

8.5.1 In unserem Krankengut angewandte Methoden

- **Osteotomien.** In der ersten Zeit verwendeten wir vor allem flache Osteotomien. Diese haben wir in der Folge vollständig zugunsten der dachförmigen Osteotomie aufgegeben. Besonders bei fortgeschrittenen Schaftdefekten ziehen wir zunehmend den transfemoralen Zugang vor.

- **Verwendete Osteosynthesetechniken.** Die Osteosynthesetechnik ist unterschiedlich für Osteotomien und Frakturen. Sie hat sich zudem zwischen dem Anfang und Ende der Beobachtungsperiode verändert. Wir setzten folgende Methoden ein:

Methode (Abb. 8.7)	(n)	Indikation
Einfache Cerclagen (1CL)	18	Bei Frakturen – am Anfang
Mehrfachcerclagen (MCL)	23	Bei Osteotomien – am Anfang
Spezialplatten (PLAT)	5	Bei Pseudarthrosen
Resorbierbare Kordel (PDS)	1	
Malleolarschr. + Cercl. (SCHRCL)	14	Bei Frakturen und Osteotomien
Drahtschlaufe nach Müller (MüCL)	13	Bei V-förmigen Osteotomien

Vier während der Operation nicht bemerkte Frakturen wurden nicht fixiert. Im Folgenden werden nur diejenigen Osteosyntheseverfahren erwähnt, die wir heute verwenden.

8.5.2 Osteosynthese von Trochanterosteotomien

- **Technik der Osteotomie.** Wir verwenden heute die dach- bzw V-förmige Osteotomie, die einfach durchzuführen ist und es erlaubt, die anschließende Osteosynthese rotationsstabil zu verrichten (Abb. 8.1). Besonders bei großen Defekten des Trochantermassivs wurde sie bei uns aber weitgehend durch den transfemoralen Zugang verdrängt (Abb. 8.2). Der Trochanter-Flip-Osteotomie stehen wir skeptisch gegenüber (Abb. 8.3).

- **Osteosynthesetechnik.** Die Fixationsmethode mit einer einzigen doppelt geführten Drahtschlaufe und unter Verwendung des AO-Cerclagespanners hat sich bei uns bewährt (Abb. 3.8, Abb. 8.1). Als Alternative können drei unabhängige, durch ein Loch 1 cm distal der Trochanterosteotomie durchgezogene und über den Trochanter durch den Muskel geführte Cerclagen dienen. Resorbierbares Material ist wegen seiner Elastizität und dem eher geringen Scheuerwiderstand weniger geeignet.

8.5.3
Osteosynthese von Trochanterfrakturen und -pseudarthrosen

Ungenügende Reposition und Retention von Trochanterfrakturen sind gefährlich, führen sie doch oft zu einem verfrühten Implantatbruch und damit zu Pseudarthrosen (Abb. 8.8). Plattenosteosynthesen sind nach unserer Ansicht ungenügend, da sie den im Folgenden erläuterten Verhältnissen zu wenig Rechnung tragen (Abb. 8.9e).

Bei der Planung einer Osteosynthese von Trochanterfrakturen ist zu bedenken, dass diese Fakturen keinen transversalen Verlauf nehmen. Durch die Zugkraft der Glutäalmuskulatur bedingt, welche nach craniodorsal zieht, verläuft die Frakturlinie praktisch immer von ventrocranial nach dorsodistal (Abb. 8.6, 8.10). Die Durchführung einer Zuggurtung sollte diese Verhältnisse respektieren.

- **Osteosynthese von Trochanterfrakturen.** Die besten Resultate erreichen wir durch die Kombination einer Malleolarschraube, die vertikal zur Frakturspalte eingebracht wird, mit einer über sie hinweg geführten Drahtcerclage, die als Zuggurtung wirkt (Abb. 8.6).

- **Osteosynthese von Trochanterpseudarthrosen.** Situationsanalyse: Solange der M. glutaeus medius mittels bindegewebiger Stränge suffizient mit dem Femur verbunden bleibt, können Trochanterpseudarthrosen sogar für den Patienten umbemerkt bleiben. Probleme entstehen beim Auftreten von Schmerzen und einer muskulären Insuffizienz. Besondere Schwierigkeiten bereitet die Behandlung beim Vorliegen einer großen Spalte zwischen Trochanterspitze und -basis. Ursache kann ein Knochenverlust, eine Schaftverlängerung oder eine Pfannendistalisierung sein. Selbst unter forcierter Abduktion kann es dann nicht gelingen, die Trochanterspitze an ihrer ursprünglichen Stelle zu fixieren. Knocheninterponate sind wegen drohender Instabilität nicht zu empfehlen. Bei großen Defekten muss gelegentlich eine entsprechende Verkürzung auf der Schaft- und/oder Pfannenseite ins Auge gefasst werden.

Zur prophylaktischen Verhinderung einer solch hoffnungslosen Situation empfiehlt es sich, besonders bei präoperativ bestehenden Beinlängenunterschieden sorgfältig abzuwägen, in welchem Fall und in welchem Ausmaß eine Verlängerung proximal des Trochantermassivs erlaubt ist (s. Kap. 9.3.2).

Osteosynthese: Präoperativ muss der Patient wissen, dass ein Erfolg nur erwartet werden kann, wenn die Trochanterspitze fast spannungslos an ihrer ursprünglichen Insertionsstelle fixiert werden kann, und dass die Erreichung dieses Ziels möglicherweise zusätzliche Maßnahmen notwendig macht. Als erster Schritt wird das vorgängig verwendete Metall entfernt. Die Pseudarthrose wird von ventral her geortet, wobei sie nicht mobilisiert wird und die sie dorsal überbrückenden Fasern sorgfältig erhalten werden

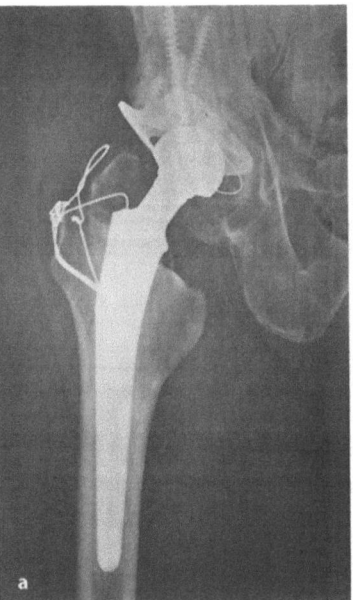 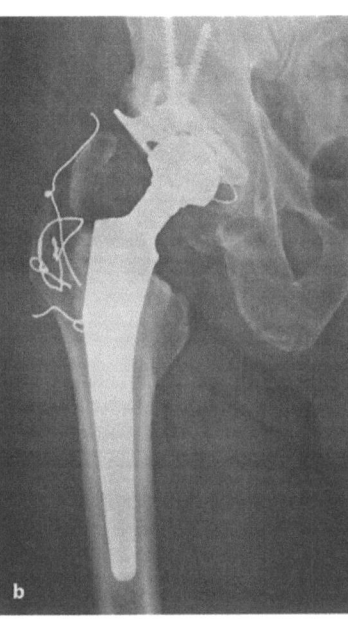

Abb. 8.8a,b. Ungenügende Fixation einer Fraktur des Trochanter major. MH männlich 70 Jahre (O. 6922)

a Zwei Cerclagedrähte wurden durch ein Bohrloch an der Trochanterbasis geführt und ohne Reposition der Trochanterspitze gespannt

b Nach 4 Monaten sind die Drähte gebrochen und der Trochanter verschoben. Trotzdem kann der Patient auch noch nach 12 Jahren ohne Beschwerden und ohne Hinken gehen

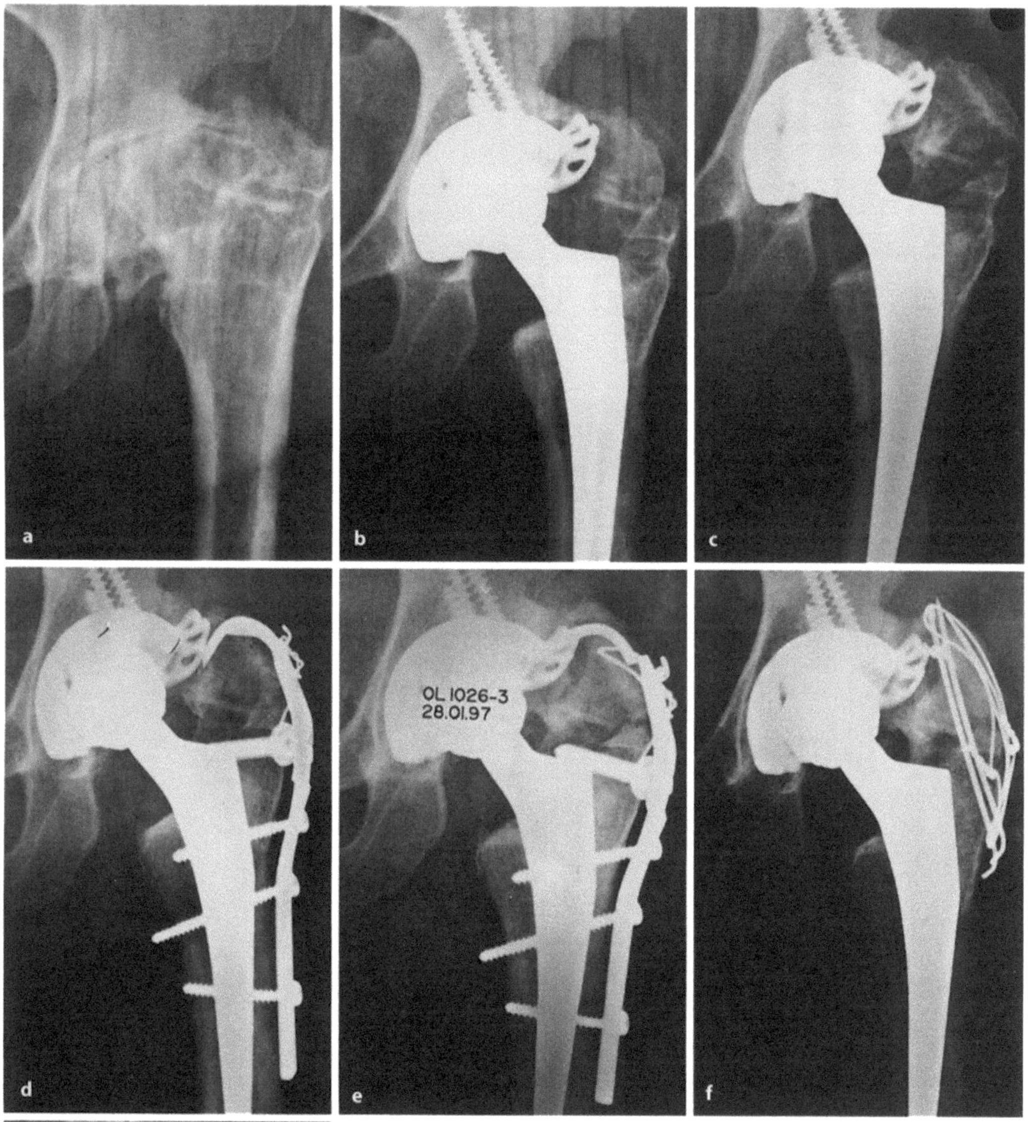

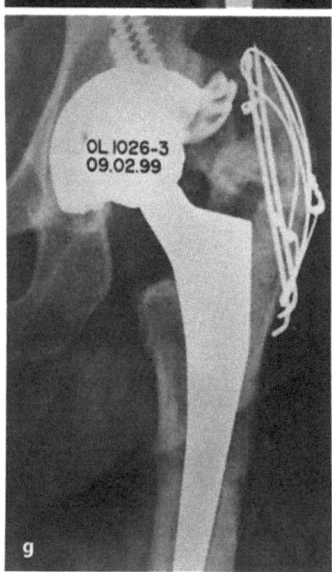

Abb. 8.9a–g. Schwierigkeiten mit der Osteosynthese einer Trochanterpseudarthrose. WM weiblich 45 Jahre (O. 8556)
a Koxarthrose nach kindlicher Epiphysenlösung, Zustand nach intertrochanterer Osteotomie
b Postoperativ Feststellung einer Fraktur des Trochanter major
c Persistierende Schmerzen und Verbreiterung der Pseudarthrosespalte
d Sanierungsversuch mit einer Trochanterplatte
e Ermüdungsfraktur der Platte als Zeichen einer persistierenden Pseudarthrose
f Plattenentfernung und Osteosynthese mit zentraler und rotatonsstabiler Armierung durch zwei 2,5 mm-Kirschnerdrähten. Im Sinne einer doppelten Zuggurtung werden je eine Cerclage ventral und kranial angebracht (s. auch Abb. 8.10)
g Ausheilung der Pseudarthrose innerhalb von 4 Monaten

132　Kapitel 8　Trochanterprobleme

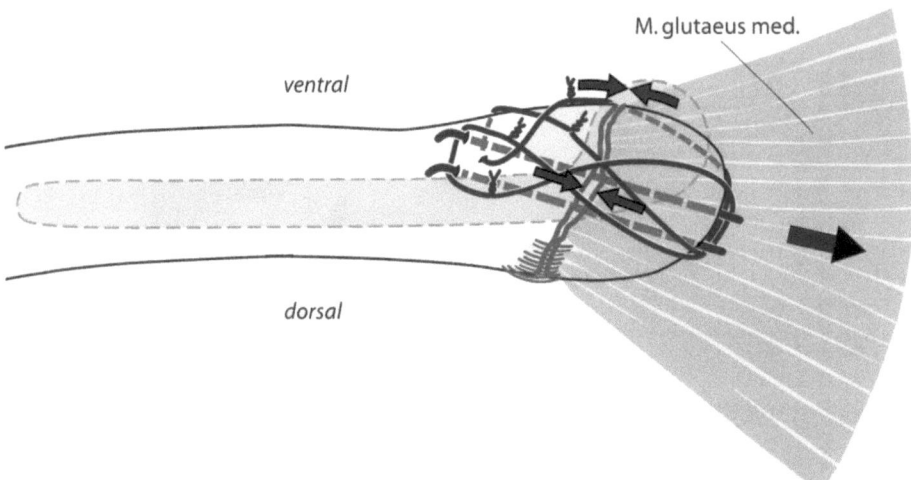

Abb. 8.10. Schema der Zuggurtung bei einer Trochanterpseudarthrose – seitliche Ansicht. Die Pseudarthrose wird nicht eröffnet. Besonders das Narbengewebe dorsal der Pseudarthrose wird als zusätzliche Stabilisierung belassen

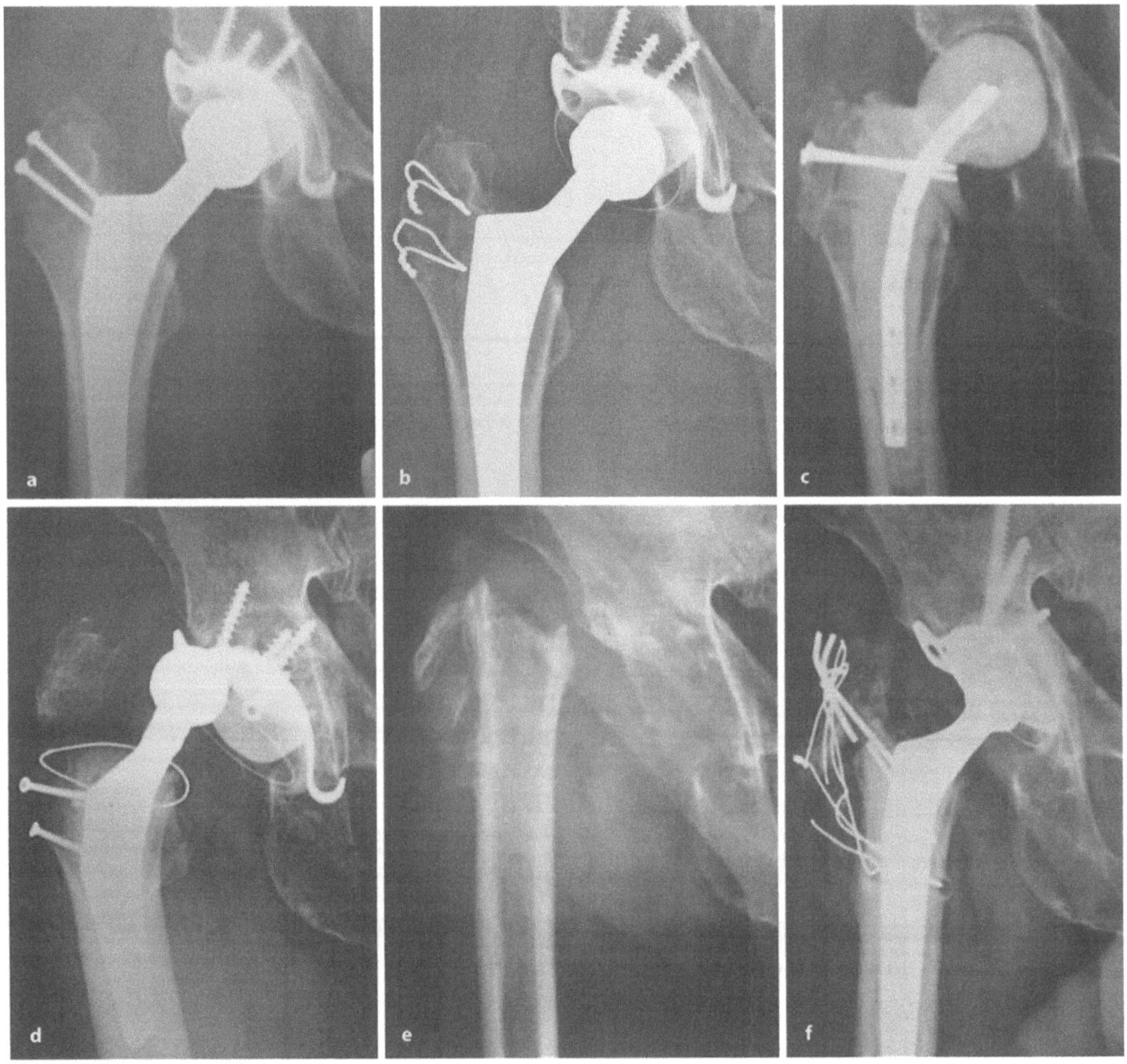

(Abb. 8.10). Jetzt werden die Trochanterspitze und der M. glutaeus med. unter Schonung der Innervation von Narbengewebe befreit und mobilisiert, was mit einem Längengewinn einher gehen kann. Zwei weitere Maßnahmen erlauben ohne größeren Aufwand eine Verkürzung:

- Wechsel zu einem kürzeren Hals bei modularen Systemen
- Wahl eines kleineren Pfanneneinsatzes („inlay") und Zementieren desselben, falls kein Impingement droht.

Falls mit diesen Maßnahmen eine Adaptation der Fragmente noch immer nicht gelingt, muss der Schaft und/oder die Pfanne vollständig gewechselt werden.

Als Osteosynthese bei Rerevisionen von Trochanterpseudarthrosen verwenden wir in den letzten Jahren eine durch dicke Kirschnerdrähte geführte doppelte Zuggurtung (Abb. 8.9, 8.10). Diese leitet sich von Methoden ab, die früher zur Anwendung kamen [9, 17]. Medial im Eck zwischen Trochanterbasis und Prothesenschulter kann autologe Spongiosa angelagert werden. Das postoperative Prozedere besteht aus Abrollen und einer Flexionsbeschränkung auf 70° für 6 Wochen, einer Teilbelastung mit 30 kg für weitere 6 Wochen, worauf in der Regel eine Vollbelastung erfolgen kann.

Besondere Probleme entstehen durch die in der letzten Zeit andernorts gehäuft verwendeten Trochanter-Flip-Osteotomien (Abb. 8.11). Obschon der gelockerte Trochanter gut nach distal gezügelt bleibt, kann er sich gelegentlich massiv nach ventral verlagern, was eine Reposition und gute Fixation sehr schwierig machen kann.

8.6 Resultate nach Trochanterfrakturen und -osteotomien

8.6.1 Pseudarthroserate

Unsere Pseudarthroserate bei Trochanterosteosynthesen beträgt 16%. Dabei ist die Rate bei fast allen Methoden mit Ausnahme der Cerclagemethode nach M. E. Müller gleich. Letztere war etwas besser, wobei der Unterschied wegen der zu kleinen Zahl und der nicht genügend vergleichbaren Fälle nicht gesichert ist. Schlechte Operationstechnik ist ein sicheres Risiko (Abb. 8.7).

Zwei der vier nicht osteosynthetisierten Trochanterfrakturen endeten in Pseudarthrosen, welche beide mehr als eine Reoperation notwendig machten (Abb. 8.9). Trochanterfrakturen sollten dementsprechend bei ihrer Erkennung fixiert werden.

Wir haben das Heilungsresultat der Osteosynthesen auch in Bezug auf die generelle Situation analysiert (Fraktur vs. Osteotomie, Primärfälle vs. Wechsel) und dabei die Beurteilungskriterien der „Hip society" [12] zugrunde gelegt (Abb. 8.12). Wir beurteilten die Heilung und die Reposition. Die Resultate von Frakturen bei Revisionen waren besser als bei Erstoperationen, während Osteotomien bei Erstoperationen eine bessere Erfolgsaussichten hatten als bei Revisionen. Osteotomien bei Infektfällen zeigten die schlechtesten Resultate.

Sekundäre Fragmentverschiebungen waren relativ häufig. Sie sind ein Zeichen von Instabilität und stellen ein Pseudarthroserisiko dar (Abb. 8.8, 8.12).

Abb. 8.11a–f. Schwere Infektfolgen nach Hämatom im Zusammenhang mit Trochanterausriss nach einer digastrischen Trochanterosteotomie. MH männlich 63 Jahre (O. 22238)

a Hochstand des Trochanter major nach Schraubenfixation einer digastrischen Trochanterosteotomie

b Im Anschluss an eine Fixation des Trochanters durch 2 Cerclagen rezidiviert ein Hämatom 6mal. Besiedelung mit Methicillin resistentem Staph. aureus

c 9 Monate nach dem Primäreingriff bei Therapie mit Vancomycin Prothesenentfernung und Spacerimplantation. 3,5 Monate später Reimplantation einer Prothese

d 3 und 3,5 Wochen später Hüftluxation mit Ausriss des Trochanter major, welcher nach ventrokranial disloziert wird. Enterokokken. Nach erneuter Luxation wird die Prothese durch einen Spacer ersetzt

e Im Rahmen einer Sepsis entscheidet man sich einen Monat später zur Girdlestone-Hüfte (Beinverkürzung von über 10 cm). Als Keime werden Escherichia coli und koagulase negative Staphylokokken gefunden

f TP-Replantation nach einem Jahr. Der stark ventral verlagerte Trochanter major wird mobilisiert, zurückversetzt und zusätzlich mit Spongiosa unterfüttert. Verfestigung des Trochanter trotz Bruch eines Kirschnerdrahts und einer Cerclage (Bild), sodass der Patient 9 Monate postoperativ kaum Schmerzen hat, 100° flektiert und bei einer Verkürzung von 6 cm mit zwei Wanderstöcken bis zu 6 h geht

KAPITEL 8 Trochanterprobleme

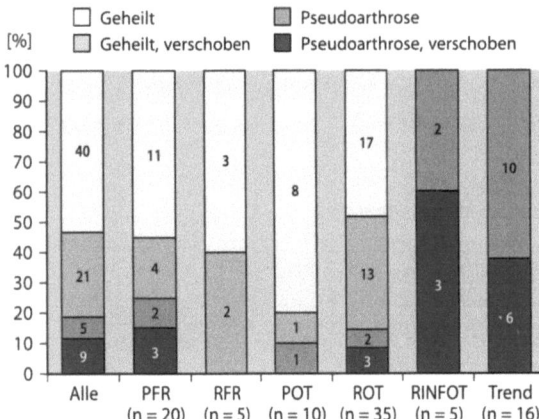

Abb. 8.12. Ausheilung des Trochanter major bezogen auf die örtliche Situation. *PFR* Primäre TP und Fraktur; *RFR* Wechseloperation und Fraktur; *POT* Primäre TP und Osteotomie; *ROT* Wechselprothese und Osteotomie; *RINFOT* Wechselprothese, Infekt und Osteotomie; *Trend* Alle Patienten mit positivem Trendelenburg-Zeichen; *Troch* Alle Patienten mit Trochanterpseudarthrose

Mehrere bekannte Autoren haben sich mit Trochanterproblemen beschäftigt [3, 4, 9]. Trochanterpseudarthrosen wurden in 0% [9] bis 20% [17] beobachtet. Unsere Pseudarthroserate liegt eher im oberen Bereich. Dies erklärt sich durch die eher negative Selektion unserer Fälle.

8.6.2
Klinische Resultate

- **Schmerz.** Schmerzen (Abb. 8.13) sind die unangenehmste Folge einer Trochanterproblematik. 59% der Patienten mit Trochanterproblemen waren bei der letzten Kontrolle schmerzfrei. Leichte (28%) und mäßige (13%) Schmerzen waren besonders häufig nach Frakturen, seltener nach Osteotomien. Erwartungsgemäß sind Schmerzen deutlich häufiger bei Patienten mit einem positiven Trendelenburg-Zeichen und/oder einer Trochanterpseudarthrose. Schmerzen werden gelegentlich durch eine Trochanterbursa verursacht. In drei Fällen mit ungenügendem konservativen Behandlungserfolg bei Bursabeschwerden wurde eine teilweise unvollständige Besserung durch eine Metallentfernung erreicht.

- **Hinken.** Bei oberflächlicher Prüfung scheint ein deutlicher Zusammenhang zu bestehen zwischen

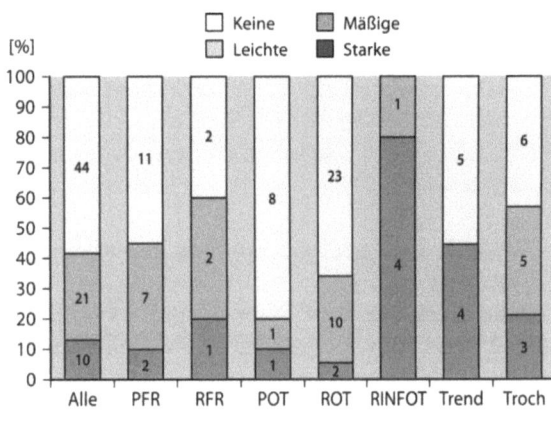

Abb. 8.13. Schmerzen bezogen auf die örtliche Situation. Abkürzungen siehe Abb. 8.8

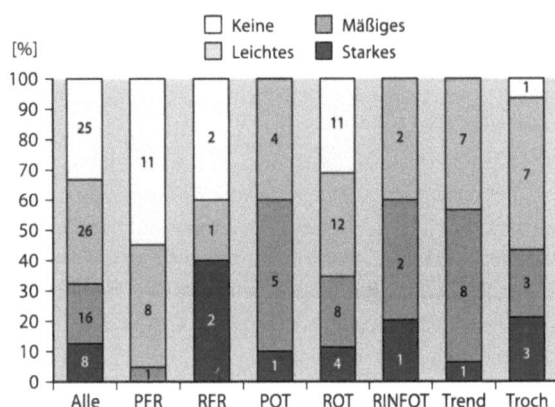

Abb. 8.14. Hinken bezogen auf die örtliche Situation. Abkürzungen siehe Abb. 8.8

Trochanterosteosynthesen und Hinken (Abb. 8.14). Bei einer genaueren Analyse ist dieser Zusammenhang nur bei Primäroperationen statistisch gesichert (Abb. 10.1, 10.2). Bei Wechseloperationen ist Hinken bei Patienten ohne Trochanterosteosynthese gleich häufig. Es überrascht nicht, dass Hinken bei positivem Trendelenburg-Zeichen und Pseudarthrosen praktisch immer zu finden ist.

- **Beurteilung durch die Patienten.** Nur 14% der Patienten bezeichnen ihr Resultat als „sehr gut" im Anschluss an ein Trochanterproblem (Abb. 8.15). Immerhin 69% entscheiden sich für „gut" und 17% für „mäßig" oder „schlecht". Dieses Resultat erreicht die üblicherweise nach Totalprothesen erwarteten Ergebnisse nicht. Hinken und Pseudarthrosen belasten die Resultate zusätzlich negativ.

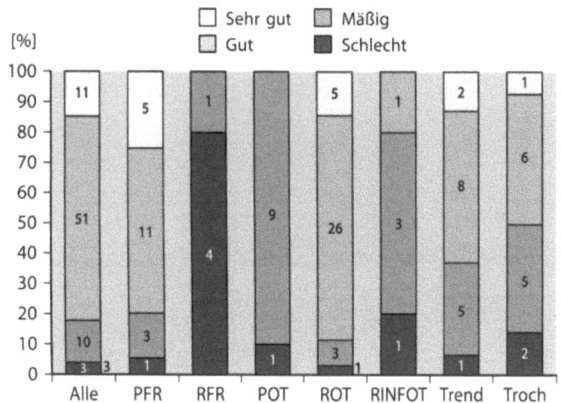

Abb. 8.15. Resultatbeurteilung durch die Patienten bezogen auf die örtliche Situation. Abkürzungen siehe Abb. 8.8

Literatur

1. Amstutz HC (1978) Complications of trochanteric osteotomy in total hip replacement. J Bone and Joint Surg Br 60: 214–216
2. Beals RK, Tower ST (1996) Periprosthetic fractures of the femur. An analysis of 93 fractures. Clin Orthop 327: 238–246
3. Berry DJ, Müller ME (1993) Chevron osteotomy and single wire reattachment of the greater trochanter in primary and revision total hip replacement. Clin Orthop 294: 155–161
4. Charnley J (1972) Long term results of low friction arthroplasty of the hip performed as a primary intervention. J Bone and Joint Surg Br 50: 61–76
5. Duncan CP, Masri BA (1995) Fractures of the femur after hip replacement. Instr Course Lect 44: 293–305
6. Fitzgerald RH, Brindley GW, Kavanagh BF (1988) The uncemented total hip arthroplasty. Intraoperative femoral fractures. Clin Orthop 235: 61–66
7. Frankel A, Booth RE, Balderston RA, Cohn J, Rothman RH (1990) Complications of trochanteric osteotomy. Clin Orthop 288: 209–213
8. Grünig R, Morscher E, Ochsner PE (1996) Three- to 7-year results with the uncemented SL femoral revision prosthesis. Arch Orthop Trauma Surg 116: 187–197
9. Harris WH, Crothers OD (1978) Reattachment of the greater trochanter in total hip arthroplasty. J Bone Joint Surg Am 60: 211–213
10. Haentjens P, Casteleyn PP, Opdecam P (1995) Hip arthroplasty for failed internal fixation of intertrochanteric and subtrochanteric fractures in the elderly patients. Arch Orthop Trauma Surg 113: 222–227
11. Johansson JE, McBroom R, Barrington TW, Hunter GA (1981) Fracture of the ipsilateral femur in patients with total hip replacement. J Bone Joint Surg Am 63: 1435–1442
12. Johnston RC, Fitzgerald RH, Harris WH, Müller ME, Sledge CB (1990) Clinical and radiologic evaluation of total hip replacement. A standard system of terminology for reporting results. J Bone Joint Surg Am 72: 161–168
13. Lindgren U, Svenson O (1988) A new transtrochanteric approach to the hip. Int Orthop (SICOT) 12: 37–41
14. Patterson BM, Liebermann JR, Salvati EA (1995) Intraoperative complications during total hip arthroplasty. Orthopaedics 11: 1089–1095
15. Schneeberger AG, Murphy SB, Ganz R (1997) Die digastrische Trochanterosteotomie. Operat Orthop Traumatol 9: 1–15
16. Siebenrock KA, Gautier E, Ziran BH, Ganz R (1998) Trochanteric flip osteotomy for cranial extension and muscle protection in acetabular fracture fixation using a Kocher-Langenbeck approach. J Orthop Trauma 12 (6): 387–391
17. Simank HG, Chatzipanagoitis C, Kaps HP (1996) Die Komplikationsrate nach Trochanterosteotomie bei Hüfttotalendoprothesen. Z Orthop 134: 457–464
18. Wiesman HJ, Simon SR, Ewald FC, Thomas WH, Sledge CB (1973) Total hip replacement with and without osteotomy of the greater trochanter. J Bone and Joint Surgery Am 60: 203–210

Beinlängendifferenzen

A.-S. Pirwitz

Bei den reellen Beinlängenunterschieden unterscheiden wir zwischen hüftnahen Unterschieden und solchen im übrigen Skelett. Funktionelle Beinlängenunterschiede sind meist durch Kontrakturen bedingt.

Beinlängendifferenzen bis zu einem Zentimeter sind nach Hüfttotalprothesen häufig. Solche Unterschiede liegen innerhalb der Fehlergrenzen der Implantationsmethodik. Bestanden vor der Operation gleich lange Beine, so sinkt aber bereits bei einem Zentimeter Längenunterschied die Zufriedenheit mit dem Operationsergebnis. Es lohnt sich deshalb, die Operationstechnik zu verfeinern. Voraussetzung ist eine sorgfältige Planung (Kap. 3). Vereinfacht wird die Herstellung gleicher Beinlängen durch zementierte Schaftprothesen. Die Kontrolle des Abstands zwischen Konusrand und Halsosteotomie bzw. Trochanter minor lässt eine einfache intraoperative Überprüfung der Prothesenposition zu. Hüftbedingte Beinlängenunterschiede eignen sich zum vollen Längenausgleich vor allem dann, wenn sie sich erst spät entwickelt haben. Langbestehende und besonders große Unterschiede sollten vorsichtig, u. U. nicht voll korrigiert werden, besonders wenn der reelle Längenunterschied mehr als 4 cm beträgt. Die Kompensation hüftferner Beinlängenunterschiede im Hüftbereich kann zu funktionellen Störungen im Hüftgelenk führen.

Postoperativ festgestellte Beinlängendifferenzen sollen zunächst während drei Monaten in Bezug auf ihre Auswirkung beobachtet werden und dann erst durch Schuhanpassungen korrigiert werden. Eine leichte Unterkorrektur ist die Regel.

In der Hüftendoprothetik ist die Erhaltung oder Wiederherstellung der gleichen Beinlänge für den Operationserfolg wichtig. Dieses gilt insbesondere für die Versorgung in der Primärprothetik, während bei Revisionseingriffen oft Kompromisse eingegangen werden müssen.

9.1
Definitionen, Einteilung

9.1.1
Reelle Beinlängendifferenz

Die reelle Beinlängendifferenz reflektiert ungleiche ossäre Verhältnisse, die durch eine Wachstumsstörung, aber auch posttraumatisch entstehen können. Der Ursprung der reellen Beinlängendifferenz kann dabei im Hüftbereich oder im übrigen Skelettbereich liegen.

■ **Im Hüftbereich.** Im Hüftbereich haben Beinlängendifferenzen ihren Ursprung in einer Störung des funktionellen Dreieckes Kopfzentrum, Trochanter major und Beckenkamm. Verändern sich die Abstände zwischen diesen drei Strukturen, werden die muskulären Hebelarme und die Beinlängen mitbetroffen (Abb. 9.1–9.4).

■ **Verkürzungen.** „Einfache" Verkürzungen haben ihren Ursprung im Verschleiß des Gelenkknorpels, gegebenenfalls der angrenzenden Knochensubstanz und einer gewissen Subluxationsbewegung. Sie stellen den Regelfall einer fortgeschrittenen Koxarthrose dar (Abb. 3.2). „Komplexe" Verkürzungen weisen in der Regel eine lange Entwicklungsgeschichte auf. Ein kranial verlagertes Kopfzentrum, ein fehlender Schenkelhals und eine Adduktionskontraktur können kombiniert auftreten (Abb. 9.1). Eine massive Kopfnekrose kann sekundär zusätzlich zum Verschleiß des Azetabulums führen (Abb. 9.2). Eine

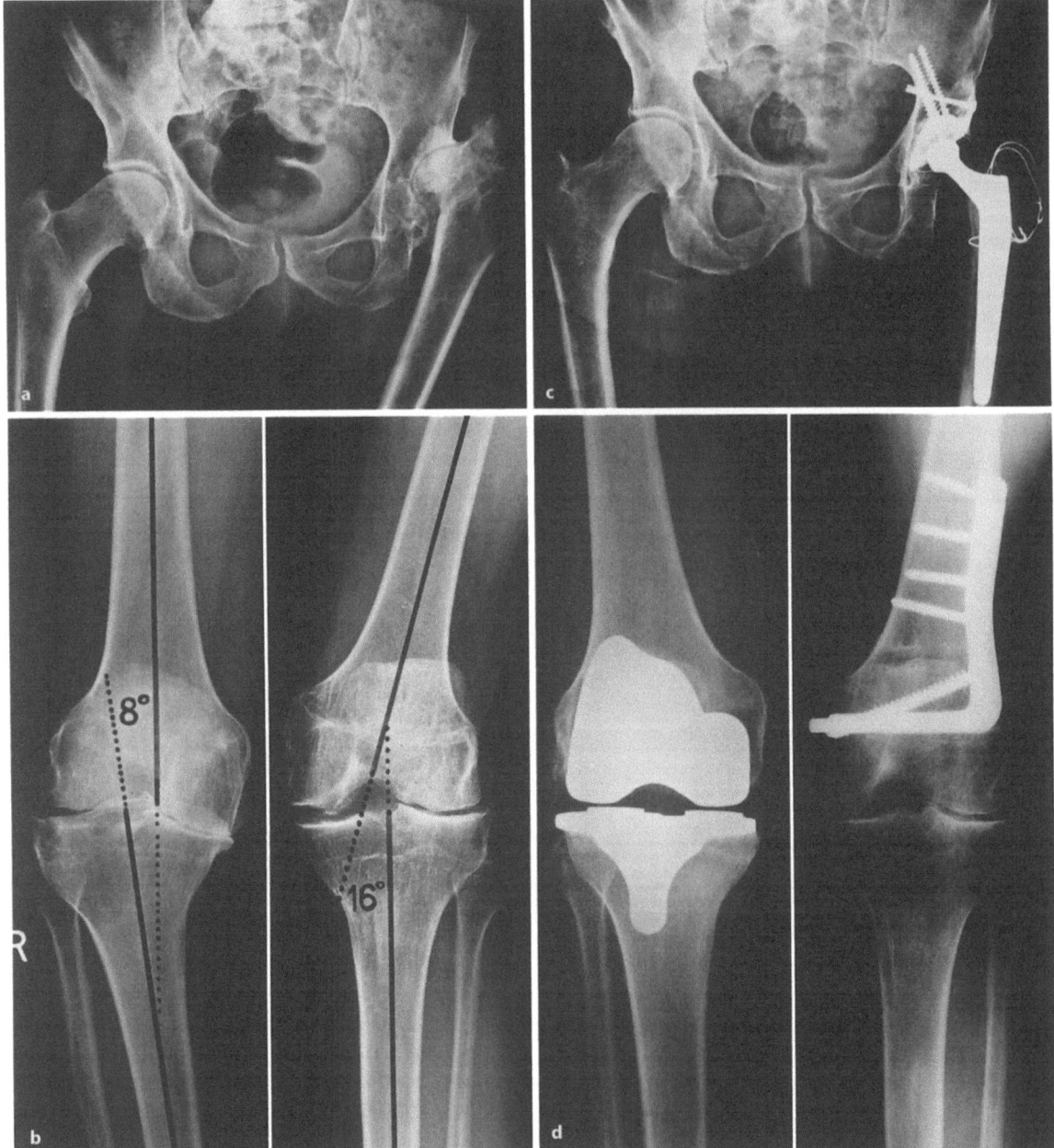

Abb. 9.1a–d. Massiver Beinlängenunterschied wegen funktioneller Coxa vara, Subluxation und Adduktionskontraktur. GH männlich 64 Jahre (O. 3095)
a Funktionelle Beinverkürzung links von 12 cm
b Röntgenaufnahmen im Einbeinstand: Valgusgonarthrose li von 16°, Varusgonarthrose re von 8°. Gleichzeitig mit der Hüfttotalprothese links (Planung s. Abb. 3.8) Achsenkorrektur suprakondylär links mit einer Gabelplatte

c 3 Jahre nach Totalprothese und suprakondylärer Varisationsosteotomie: Links verbleibt eine Beinverkürzung von 3,5 cm. Die Pfannendachschale zeigt mit EBRA vermessen keine Wanderung
d Wegen zunehmender Schmerzhaftigkeit wird rechts sekundär eine Knietotalprothese unter gleichzeitiger Achsenkorrektur eingesetzt

Abb. 9.2a,b. Beinverkürzung im Hüftbereich durch Kopfnekrose, Pfannenverschleiß und leichteAdduktionsstellung. CE weiblich 85 Jahre
a 1. Untersuchung,
b 3,5 Jahre später, Kranialwanderung des Kopfzentrums durch Kopfzusammenbruch und Ausreiben des Acetabulums. Nach der Totalprothese ausgeglichene Beinlängen

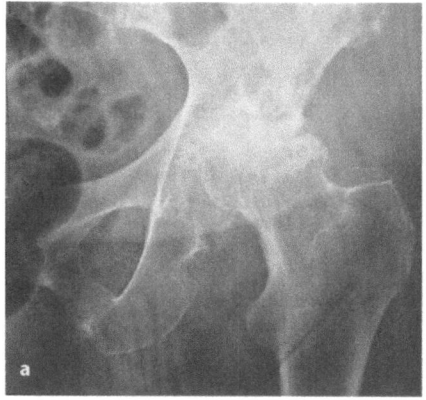
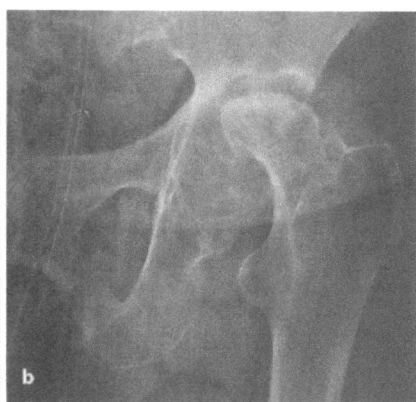

Abb. 9.3. Beinverkürzung bei Girdlestone-Hüfte trotz kranial platzierter Pfanne nach Totalprothesenwechsel der Gegenseite. WA männlich 77 Jahre. Der Patient wünscht eine Totalprothesenreimplantation vor allem wegen der Instabilität rechts, nicht wegen des Längenunterschieds. Es wird kein voller Längenausgleich angestrebt

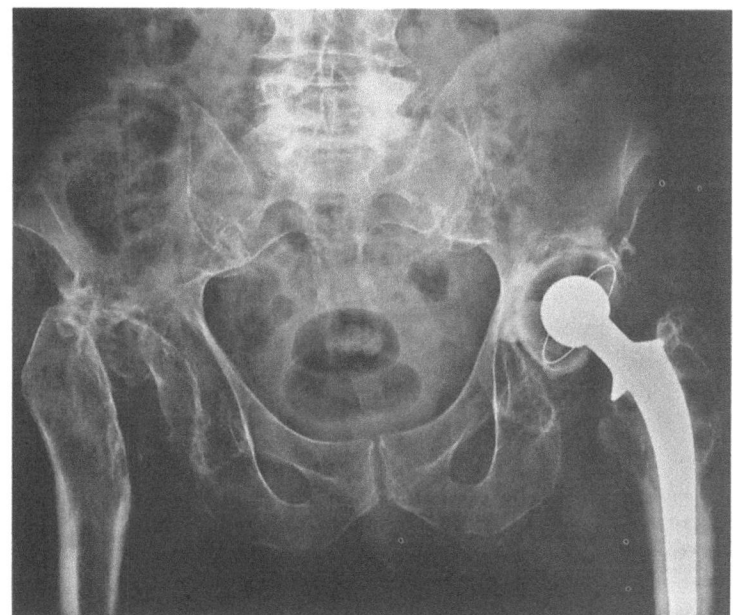

Abb. 9.4. Beinlängenunterschied bei Varisationsosteotomie und Adduktionsstellung des Beins rechts sowie Totalprothese links mit leichter Verlängerung. SP männlich 51 Jahre (O. 11786). Nach der Varisationsosteotomie und Totalprothese fühlt sich der Patient sehr stark gestört durch eine Beinverkürzung von reell 2,5–3 cm, welche durch eine Adduktionsstellung übersteigert empfunden wird. Der Patient klagt

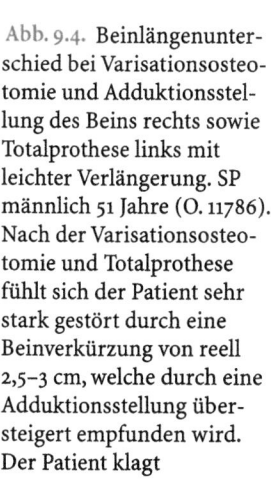
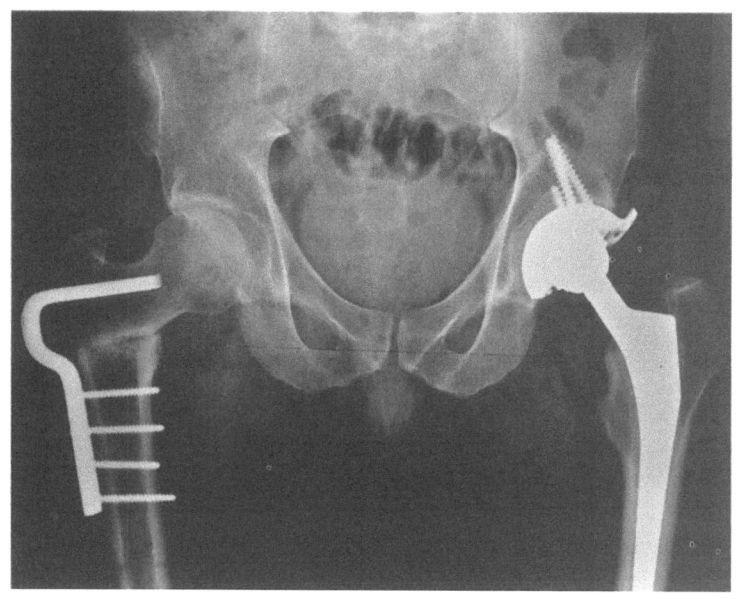

Girdlestone-Situation verursacht eine massive und instabile Verkürzung, die bei Belastung zunimmt (Abb. 9.3). Zu Verkürzungen führen auch ein zu starkes Ausfräsen des Azetabulums (iatrogen), oder eine postoperative Pfannenwanderung bei Lockerung. Andere Ursachen sind die Coxa vara, die Epiphysiolysis capitis femoris, der M. Perthes, posttraumatische Fehlstellungen nach Azetabulum- oder proximalen Femurfrakturen. Oft rührt eine Verkürzung auch von einer intertrochanteren Varisationsosteotomie her (Abb. 9.4).

■ **Verlängerungen.** Zu Verlängerungen kommt es fast ausschließlich intraoperativ (Abb. 9.4), häufiger bei der Verwendung nicht zementierter Femurimplantate, seltener durch eine Verlängerung auf der azetabulären Seite. Eine Verlängerung entsteht gelegentlich auch durch eine vorangegangene Beckenosteotomie, z. B nach einer Salterosteotomie oder einer intertrochanteren Valgisationsosteotomie .

■ **Im übrigen Skelettbereich.** Bei Becken-, aber auch bei Ober- und Unterschenkelasymmetrie kann es sowohl zu Verkürzungen als auch zu Verlängerungen kommen.

9.1.2
Funktionelle Beinlängendifferenz

Trotz ausgewogener ossärer Verhältnisse können sekundäre Veränderungen an den Weichteilen (Ab-, Adduktions- oder Flexionskontrakturen), den Gelenken oder der Wirbelsäule (fixierte Skoliose) einen Beckenschiefstand und damit eine funktionelle Beinlängendifferenz hervorrufen.

Klinisch und somit auch für das operative Vorgehen wichtig ist die Unterscheidung, ob diese Beinlängendifferenz korrigierbar (ligamentäre Kontrakturen) oder nicht korrigierbar (z. B. fixierte Skoliose) ist.

9.1.3
Mischform

Bei der Mischform ist die Längendifferenz bedingt durch eine Kombination aus ossären und funktionellen Ursachen unterschiedlicher Gewichtung (Abb. 9.1, 9.3).

Wird präoperativ ein Längenunterschied festgestellt, gilt es zu eruieren, ob dieser klinisch asymptomatisch ist, oder ob der Patient sekundäre Leiden wie Rückenschmerzen angibt. In jedem Fall ist für die sorgfältige Planung einer Hüfttotalprothese eine klinische und radiologische Untersuchung der Wirbelsäule unerlässlich. Die gleichen Kriterien gelten für die postoperative Längendiskrepanz.

9.2
Häufigkeit in unserem Krankengut

9.2.1
Material und Methodik

Unmittelbar prä- und postoperativ, sowie ein Jahr postoperativ wurden die Angaben über die Beinlängendifferenzen vom Untersucher prospektiv auf Evaluationsblättern anhand einer klinischen und radiologischen Kontrolle festgehalten. Dabei stand eine Rubrik mit dem Titel „funktionelle Beinlängen" ohne genauere Angaben zur Methodik zur Verfügung, was bei einigen Untersuchern zu Unklarheiten führte. Die Daten mussten deshalb retrospektiv überprüft werden. Dabei wurden Patienten mit präoperativ ausgeglichenen Beinlängen (Gruppe 1) abermals überprüft, falls die Dokumentationsbögen postoperative Längenunterschiede von mehr als 2 cm aufwiesen. Meist waren diese Angaben falsch und mussten korrigiert werden. So wurden dann alle Extremwerte nochmals einer Kontrolle unterzogen und den Angaben späterer Kontrollen und der Krankengeschichte gegenübergestellt und richtiggestellt.

9.2.2
Analyse des Patientenguts

Untersucht wurden 1428 Patienten (Tabelle 2.1), bei denen im Zeitraum von 1984 bis 1996 eine Hüfttotalprothese implantiert worden war. Anhand der vorliegenden Unterlagen zur 1-Jahreskontrolle konnten 1171 Patienten (903 Patienten mit Primär- und 268 Patienten mit Revisionsprothesen) bezüglich der Beinlängen vergleichend ausgewertet werden.

Für unsere Hauptfragestellung unterschieden wir die Patienten grundsätzlich in:

Gruppe 1   Präoperativ ausgeglichene Beinlängen,
Gruppe 2   Präoperative Beinlängendifferenz.

Tabelle 9.1. Beinlängendifferenzen prä- und postoperativ bei Primärprothesen bei Patienten mit präoperativ verschiedenen Beinlängen

postop/präop	≤2 cm	–1 cm	0	+1 cm	≥2 cm
≤2 cm (n=124)	17	40	61	6	0
–1 cm (n=280)	8	78	163	30	1
+1 cm (n=90)	1	10	55	23	1
≥2 cm (n=18)	0	2	3	6	7
(n=512)	26	130	282	65	9

Die Fragestellung lautete, wie hoch der Prozentsatz bei den beiden Gruppen war, bei dem 1 Jahr postoperativ ausgeglichene Beinlängen bestanden. Die Primäreingriffe und die Revisionen wurden dabei gesondert untersucht.

- **Primäreingriffe.** Von den Patienten mit präoperativ gleichen Beinlängen wiesen fast ein Drittel 1 Jahr postoperativ unterschiedliche Beinlängen auf (Abb. 9.5). Die Abweichung betrug aber maximal 1 cm (Abb. 9.6). Präoperativ vorhandene Beinlängendifferenzen konnten bei über der Hälfte der Patienten (55 %) ausgeglichen werden (Abb. 9.5). Dennoch blieb bei 230 Patienten nach Implantation einer Primärpro-these ein Beinlängenunterschied bestehen. In 11 % der Patienten wurde die Differenz immerhin kleiner, in 32 % blieb sie gleich und in 2 % nahm sie zu.

- **Revisionen.** Waren vor Revisionseingriffen die Beinlängen ausgeglichen, so hatten ebenfalls rund ein Drittel 1 Jahr postoperativ keine ausgeglichenen Beinlängen (Abb. 9.7). Auch hier betrug dann aber die Abweichung maximal einen Zentimeter (Abb. 9.8). Bestand präoperativ ein Unterschied, so erreichten aber nur knapp die Hälfte 1 Jahr postoperativ ausgeglichene Beinlängen (Abb. 9.7). Bei der Beurteilung dieses Ergebnisses darf nicht vergessen werden, dass nicht immer ein voller Beinlängenausgleich geplant war (s. auch Abschn. 2.2). Unter den 185 Patienten mit verbleibendem Unterschied war die Abweichung zur Gegenseite nur in 3 Fällen größer als präoperativ (Tabelle 9.2).

- **Subjektive Zufriedenheit der Patienten.** Als Nächstes wurde untersucht, ob die subjektive Zufriedenheit der Patienten mit ausgeglichenen Beinlängen korrelierte.

Als „zufrieden" haben wir diejenigen Patienten bezeichnet, die das Operationsergebnis als gut oder sehr gut einstufen. „Unzufrieden" waren dement-

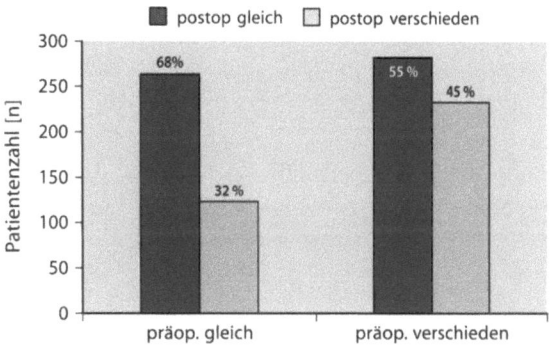

Abb. 9.5. Beinlängen prä- und postoperativ bei Primärprothesen

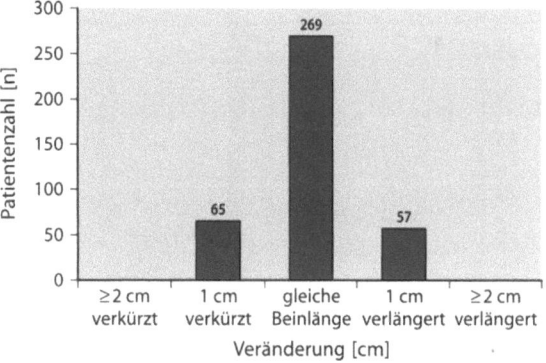

Abb. 9.6. Postoperative Beinlängenveränderung bei Primärprothesen mit präoperativ ausgeglichenen Beinlängen

sprechend Patienten mit einer subjektiven Bewertung von mäßig oder schlecht.

Es lässt sich ein klarer Trend erkennen (Tabelle 9.3). Patienten, welche postoperativ neu einen Beinlängenunterschied aufwiesen, waren unter den 4 Untergruppen die am wenigsten zufriedenen. Die höchste Zufriedensheitsrate zeigten Patienten, bei denen durch die Operation eine Beinlängendifferenz ausgeglichen wurde. „Gleich zu Gleich" wird als Selbstverständlichkeit hingenommen, „Verschieden

Kapitel 9 Beinlängendifferenzen

Tabelle 9.2. Beinlängendifferenzen prä- und postoperativ bei Revisionseingriffen bei Patienten mit präoperativ verschiedenen Beinlängen

postop/präop	≤2 cm	-1 cm	0	+1 cm	≥2 cm
≤2 cm (n=63)	16	26	16	5	0
-1 cm (n=89)	1	24	49	13	2
+1 cm (n=23)	0	3	14	6	0
≥2 cm (n=10)	0	1	4	3	2
(n=185)	17	54	83	27	4

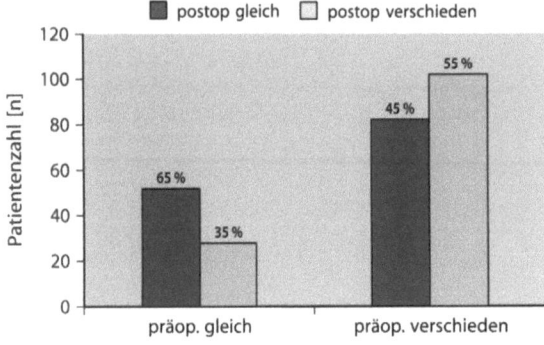

Abb. 9.7. Beinlängen prä- und postoperativ bei Revisionsprothesen

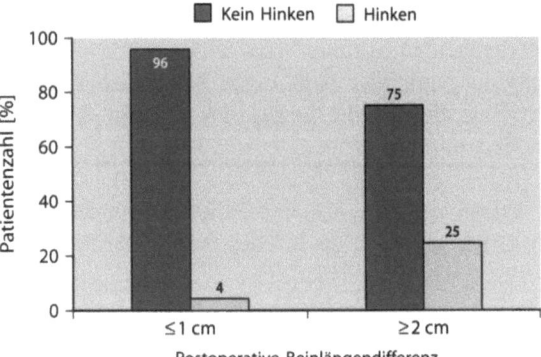

Abb. 9.9. Postoperatives Hinken nach Primäreingriffen in Korrelation zur bestehenden Beinlängendifferenz

Korrelation zwischen den verschiedenen Beinlängen und dem möglicherweise daraus resultierenden Hinken. Hierbei unterteilten wir die Patienten in 2 Gruppen:

Gruppe 1   Postoperative Beinlängendifferenz von weniger oder gleich 1 cm
Gruppe 2   Postoperative Beinlängendifferenz von 2 cm oder mehr.

Bei den *Primäreingriffen* hatten 94% aller Patienten postoperativ eine Beinlängendifferenz von weniger oder gleich 1 cm (Gruppe 1). Von diesen waren die meisten hinkfrei (Abb. 9.9). 6% aller Patienten wiesen eine Beinlängendifferenz von 2 cm oder mehr auf (Gruppe 2). In dieser Gruppe waren nur noch 3/4 der Patienten hinkfrei (Abb. 9.9).

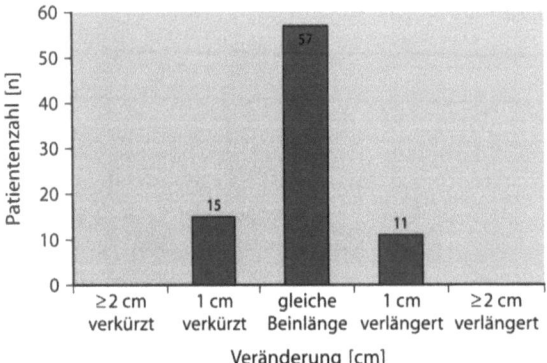

Abb. 9.8. Postoperative Beinlängenveränderungen nach Revisionsoperationen mit präoperativ ausgeglichenen Beinlängen

Bei den *Revisionseingriffen* zeigten postoperativ 89% der Patienten eine Beinlängendifferenz von ≤1 cm (Gruppe 1). Postoperativ hinkfrei nach 1 Jahr waren 5 von 6 (Abb. 9.10). Von den 11% der Patienten mit einer postoperativen Beinlängendifferenz von ≥2 cm (Gruppe 2) hinkten fast die Hälfte.

zu Verschieden" wird toleriert. Erstaunlicherweise sind Patienten mit einer Primärprothese toleranter gegenüber Unterschieden als Patienten mit einer Revision.

■ **Hinken.** Die subjektiv bemerkte Beinlängendifferenz wird vom Patienten meist als Hinken wahrgenommen. Deshalb untersuchten wir zusätzlich die

Tabelle 9.3. Prozentzahl zufriedener Patienten in Abhängigkeit vom Operationsergebnis bezüglich der Beinlängen

	Präoperativ	Postoperativ	Zufriedene Patienten [%]
Primärhüften	Verschieden	Gleich	96
	Gleich	Gleich	91
	Verschieden	Verschieden	94
	Gleich	Verschieden	89
Revionshüften	Verschieden	Gleich	95
	Gleich	Gleich	81
	Verschieden	Verschieden	84
	Gleich	Verschieden	78

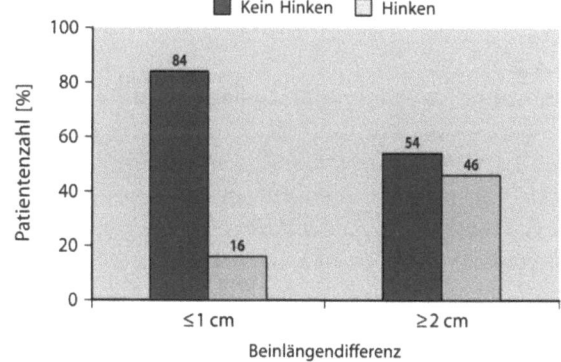

Abb. 9.10. Postoperatives Hinken nach Revisionsoperationen in Korrelation zur postoperativen Beinlänge

9.3 Häufigkeit in der Literatur

■ **Idiopathische Beinlängendifferenzen.** Morscher et al. [12] fanden 1972, dass idiopathische Beinlängendifferenzen bis 2 cm in untersuchten Kollektiven ohne Totalprothese zu 15 bis 87% vorkommen. Die meist angeborenen oder über einen längeren Zeitraum entstandenen Differenzen werden oft subjektiv nicht empfunden und daher weder bemerkt noch behandelt. Unterschiede in der Beinlänge nach Hüftendoprothesen sind ebenfalls nicht selten, werden aber wegen des plötzlichen Auftretens stärker empfunden [4, 5, 10, 15, 16]. Über die Häufigkeit von Beinlängendifferenzen nach endoprothetischer Versorgung wird in der Literatur bis 1978 nur wenig berichtet. Die Gründe mögen in der Schwierigkeit der Messung liegen, aber auch im damals noch nicht so starken Anspruchsdenken der Patienten.

■ **Konsequenzen aus Beinlängendifferenzen.** Die Konsequenzen, welche aus einer Beinlängendifferenz nach Implantation einer Totalprothese erwachsen können, sind vielfältig.

● *Unzufriedenheit.* Die subjektive Unzufriedenheit des Patienten steht an erster Stelle. Dabei weisen verschiedene Autoren darauf hin, dass besonders die plötzliche Veränderung der Beinlänge unangenehm wahrgenommen wird [8, 14].

● *Klinische Symptome.* Die Patienten klagen besonders über Hinken und Rückenschmerzen [5]. Nervenläsionen durch Überstreckung sind wohl eine Seltenheit und eher bei deutlichen Verlängerungen zu erwarten (Abschn. 11.5). Nercessian et al. [13] fanden bei 1284 implantierten Prothesen (1152 Primär- und 135 Revisionseingriffe) bei Verlängerungen von 0,4 cm– 5,8 cm keine Nervenläsion. Dies bestätigen auch Cameron et al. [3], die angeben, dass neurologische Störungen erst bei Verlängerungen über 4 cm zu erwarten seien.

● *Juristische Konsequenzen.* Mit dem höheren Anspruchsdenken sind auch juristische Forderungen der Patienten bei Beinlängendifferenzen zu verzeichnen [5]. Wird eine Differenz von 1 cm nicht überschritten, ist der Patient aber meist zufrieden [4].

■ **Präoperative Bestimmung der Beinlängendifferenzen.** Die meisten Autoren verlassen sich auf die direkte Ausmessung der Beinlängen oder die Brettchenunterlage bis zur Erreichung eines Beckengeradstandes [1, 2, 5, 14]. Eine Genauigkeit von ±0,5–1 cm wird als ausreichend betrachtet.

Zur radiologischen Vermessung wird von den meisten Autoren ein Beckenübersichtsbild in stehender Position empfohlen. An diesem können indirekte Beinlängenmessungen vorgenommen werden, denen ebenfalls eine Fehlerquote von 0,5 mm bis 1 cm anhaftet [5].

■ **Intraoperative Längenbestimmung.** In der Regel wird die Spitze des Trochanter major als Referenzpunkt verwendet. Zur genaueren Messung sind vielfältige Messinstrumentarien für den intraoperativen Gebrauch vorgeschlagen worden [5, 7, 9, 11]. Die Genauigkeit dieser Geräte hängt jedoch sehr davon ab, in wieweit der Operateur die genaue Beinposition vor jeder Messung wieder zu finden vermag. Oft wähnt sich der Operateur in einer falschen Sicherheit [2]. Die Exaktheit solcher Instrumente wird von Engelbrecht [5] im Bereich von ±0,5–1 cm angegeben. Damit wird die Genauigkeit, welche durch eine sorgfältige präoperative Planung allein erreichbar ist, nicht übertroffen (Kap. 3.4).

9.4 Präventive Maßnahmen

9.4.1 Klinische und radiologische Erfassung

Die Anamnese gibt Hinweise darauf, ob ein angeborenes oder erworbenes Leiden vorliegt.

■ **Bestimmung der Beinlängendifferenz.** Der Patient steht hierbei aufrecht mit durchgestreckten Knien, wobei der Untersucher von hinten die beiden Spinae iliacae posteriores superiores und die beiden Beckenkämme tastet. Bei einem Schiefstand werden Brettchen bekannter Dicke solange unterlegt, bis ein Beckengeradstand erreicht ist. Bei vermutetem Ausgleich lässt man den Patienten sich vorneigen und kann so überprüfen, ob die Wirbelsäule ausgeglichen ist. Eine Flexionskontraktur ist zu vermuten, wenn der Patient seine Knie nicht ohne Vorneigung der Wirbelsäule durchstrecken kann. Bei fixierten Hüftkontrakturen (Ad- oder Abduktionskontraktur) kann durch Brettchenunterlage kein Geradstand erreicht werden. Die Beinlänge wird dann in Rückenlage ausgemessen, wobei der funktionelle Beinlängenunterschied mit der Distanz zwischen der Spina iliaca anterior superior und dem Malleolus medialis verglichen wird. Mit dem Thomas-Handgriff wird zusätzlich eine allfällige Flexionskontraktur bestimmt.

Es fällt schwer, millimetergenaue Messungen der Beinlänge durchzuführen. Alle Messungen sind mit einer mehr oder minder großen Fehlerquelle behaftet. Bereits bei der klinischen Untersuchung spielt die Erfahrung des Untersuchers eine entscheidende Rolle, insbesondere dann, wenn er vor ein komplexes klinisches Bild gestellt wird.

Bei Röntgenbildern beschränken wir uns im Routinefall auf die Standardbilder (Becken ap, auf die Symphyse zentriert, mit abhängenden Beinen und „Fauxprofil-Hüfte" – s auch Kap. 3.4.1, Abb. 3.5, 3.6). Bestehen anamnestische oder klinische Anhaltspunkte für angeborene oder erworbene Fehlstellungen oder Verkürzungen, so empfiehlt es sich, Ganzbeinaufnahmen anzufertigen, die eine detaillierte Analyse erlauben. Nur ausnahmsweise ist eine Längen- bzw. Rotationsmessung mittels Computertomogramm nötig.

9.4.2 Präoperative Planung bei Beinlängendifferenzen

Bei der präoperativen Planung am Röntgenbild mit Hilfe von prothesenspezifischen Schablonen orientiert man sich an knöchernen Fixpunkten („landmarks") und strebt einen möglichst exakten Sitz der Prothese an. Für die Standardplanung (Abb. 3.6) hat sich zur Vermeidung von Beinlängendifferenzen das Festlegen folgender Referenzpunkte als besonders hilfreich erwiesen:

- Standard: Horizontale Referenzlinie durch das Zentrum des Hüft- bzw. Prothesenkopfzentrums. Die Distanz zwischen dieser Linie und der Spitze des Trochanter major soll beiderseits gleich sein.
- Optimierung: Abstand zwischen dem Konusrand der Femurprothese und der Schenkelhalsosteotomie bzw. dem Oberrand des Trochanter minor (Abb. 3.6f)

■ **Ausgleich von reellen Beinlängendifferenzen.** Je nach der Lokalisation der Beinlängendifferenz (s. auch Abschn. 9.1) ist ein intraoperativer Längenausgleich zu empfehlen oder eher abzulehnen:

- *Verkürzung im Hüftbereich, Gegenseite normal:* Ein Ausgleich ist anzustreben, wenn es sich um eine sog. „einfache" Verkürzung handelt (s. oben). Besteht eine „komplexe" Verkürzung, ist in der Regel der Ausgleich anzustreben, wenn sich dadurch auch ein funktionelles Kräftedreieck wiederherstellen lässt. Ist dies nicht zu erwarten, so ist eine gewisse Unterkorrektur sinnvoll (Abb. 9.1). Bei einer Verlängerung von mehr als 4 cm besteht zudem die Gefahr einer Ischiadicusüberdehnung, wenn sich die Verkürzung nicht erst in kurzer Zeit eingestellt hat [2].

- *Beidseitige Verkürzung im Hüftbereich:* Bei beidseitiger Coxarthrose lohnt es sich, vorübergehend einen Beinlängenunterschied in Kauf zu nehmen, der später bei der Operation der Gegenseite ausgeglichen wird.
- *Iatrogene Verlängerung im Hüftbereich:* Eine Korrektur bei der Operation der Gegenseite empfiehlt sich nur dann, wenn die Verlängerung problemlos ertragen wird.
- *Verlängerung oder Verkürzung im übrigen Skelettbereich:* Ein hüftnaher Ausgleich soll nur bei kleinen Unterschieden vorgenommen werden. Verändert man die Längenverhältnisse innerhalb der Hüftregion zu stark, kann es zum Hinken aufgrund einer Muskelinsuffizienz kommen. Sind die Patienten an derartige vorbestehende Beinlängenunterschiede gewöhnt und beschwerdefrei, ist von einem Ausgleich eher abzuraten. Bei Vorliegen einer beidseitigen Coxarthrose kann die Korrektur evtl. aufgeteilt werden.

Grundsätzlich sind Maßnahmen zur Anpassung der Beinlängen individuell zu planen. Das genannte Konzept kann nur als Leitfaden dienen.

■ **Ausgleich von funktionellen Beinlängendifferenzen/Kontrakturen.** Ein Ausgleich von Kontrakturen ist immer dann anzustreben, wenn der Patient nach der Korrektur in der Lage ist, muskulär die Korrektur zu halten. Die Aufhebung einer Kontraktur beeinflusst gerade im Hüftbereich den Beinlängenausgleich oft mehr, als die echte Beinverlängerung. Die Aufhebung einer Flexionskontraktur erlaubt vor allem ein gerades Stehen mit ausgeglichener Lendenlordose (Abb. 9.1). Besteht eine fixierte Skoliose oder eine massive Beinlängendifferenz z.B. im Zusammenhang mit einer Poliomyelitis, ist eine funktionelle Längendifferenz gelegentlich zur Vermeidung eines zusätzlichen Überhangs oder zur Vermeidung eines zu großen Schuhausgleichs sinnvoll. Gelegentlich misslingt ein Ausgleich einer Kontraktur, z.B. bei sehr lange vorbestehender Fehlhaltung (Abb. 14.8).

9.4.3
Intraoperative Referenzpunkte

Die wichtigsten Referenzpunkte zur intraoperativen Überprüfung des korrekten Prothesensitzes sind pfannenseitig der Unterrand der Köhler'schen Tränenfigur und schaftseitig die beiden Trochanteren.

Der Oberrand des Trochanter minor sollte intraoperativ immer dargestellt werden. Er erlaubt es, dass man während der Schaftimplantation die Einsinktiefe ständig überprüfen kann. Der Oberrand des Trochanter major ist weniger genau lokalisierbar, da er von Muskeln bedeckt bleibt und sich nur nach der (Probe)reposition der Hüfte zur Stellungsüberprüfung eignet. Kleinere Längenunterschiede in der Größenordnung von 3–6 mm können durch die Wahl verschiedener Halslängen des Prothesenkopfes ausgeglichen werden. Dies ist besonders bei nicht zementierten Prothesen von Bedeutung, da die Schaftkomponenten bis zum festen Sitz eingeschlagen werden müssen, was nicht immer der idealen Länge entspricht.

9.5
Therapie bei postoperativer Beinlängendifferenz

9.5.1
Direkt postoperativ bestehende Beinlängendifferenz

Eine Indikation zur Korrektur besteht bei Missempfinden des Patienten, einem Verkürzungs- oder Verlängerungshinken (s. auch Kap. 10) oder bei Rückenschmerzen.

Wir empfehlen in den ersten 3 Monaten eine abwartende Haltung mit entsprechend guter Aufklärung des Patienten. Verbleiben Restkontrakturen, so ist eine Anpassung der Beinlängen in den ersten Monaten kontraindiziert, da noch eine Chance besteht, diese durch entsprechende Physiotherapie zu beheben.

Persistieren Beschwerden, so ist eine Schuhanpassung indiziert. Dabei streben wir allgemein eine leichte Unterkorrektur von etwa einem halben Zentimeter an. Eine Ausnahme stellt die Einlagenversorgung bei Rückenschmerzen dar, bei denen die Korrektur anhand der Besserung der Beschwerden bestimmt wird. Wurde vor der Operation eine Beinlängendifferenz ohne Beschwerden ertragen, ist eine Unterkorrektur oft ratsam.

Technisch eignet sich als Schuhanpassung bis zu Unterschieden von 0,5 cm eine Schuheinlage, bei Differenzen von 1 bis 1,5 cm eine Absatzerhöhung kombiniert mit einer Schuheinlage, und bei einem Ausgleich von über 1,5 cm eine kombinierte Absatz- und Sohlenerhöhung.

9.5.2
Postoperativ sukzessiv entstandene Beinlängendifferenz

Als Ursache für die sukzessiv entstandene Diskrepanz kommen die Pfannen- oder Schaftwanderung bei Implantatlockerung in Frage. Die Korrekturen richten sich nach Maßgabe der daraus entstandenen Probleme.

9.5.3
Literatur zur Therapie der Beinlängendifferenz

In den ersten 3 postoperativen Monaten empfehlen die meisten Autoren eine abwartende Haltung. Der Patient kann sich an die deutlich bemerkten neuen Differenzen gewöhnen, wenn sie nicht mehr als 1,5 cm betragen [2]. Auch der Ausgleich eines präoperativen funktionellen Beinlängenunterschieds kann den Patienten zunächst stören [2, 14]. Nach drei Monaten soll die Beinlängendifferenz definitiv festgelegt und (teilweise) ausgeglichen werden. Ab mindestens 2 cm empfiehlt Cameron eine Absatzerhöhung [2]. Operative Revisionen werden nur in den allerseltensten Fällen erwogen.

9.6
Schlussfolgerungen

Die Analyse der Beinlängendifferenzen kennt ihre Grenzen vor allem in der relativen Ungenauigkeit der verwendeten prospektiven Dokumentation. Wollen wir die Auswirkung neuer Planungsmethoden überprüfen, so ist es notwendig, genauere Fragen zu formulieren.

Planen wir einen hüftnahen Längenausgleich, sollte das Kräftedreieck Trochanter major, Trochanter minor und Kopfzentrum erhalten bzw. wiederhergestellt werden.

Die subjektive Zufriedenheit der Patienten zeigt eine deutliche Korrelation mit dem Vorliegen von postoperativen Beinlängendifferenzen. Besonders zufrieden ist ein Patient, dem ungleiche Beinlängen ausgeglichen wurden (Tabelle 9.3). Die Bewahrung gleicher Beinlängen hält der Patient für selbstverständlich. Verbleibt ein präoperativ bestehender Unterschied, so wird dies in der Regel „akzeptiert". Eine nicht vorbestehende Beinlängendifferenz wird von den Patienten am schlechtesten ertragen, vor allem dann, wenn sie 2 cm übersteigt. Tritt eine solche Differenz nach einer Primäroperation auf, kann es gegebenenfalls zu einer Klage von Seiten des Patienten kommen. Die Unterschiede bei Revisionseingriffen werden überraschenderweise noch deutlicher als negativ empfunden (Tabelle 9.3). Die subjektive Unzufriedenheit wird bei gleichzeitig vorhandenem Hinken verstärkt.

Literatur

1. Abraham WD, Dimon JH (1992) Leg length discrepancy in total hip arthroplasty. Orthop Clin North Am 23: 201–209
2. Cameron HU (1997) Managing length: the too long leg. Orthopedics 20: 791–792
3. Cameron HU, Eren OT, Solomon M, Gollish J: Nerve injury associated with leg lenghtening. Can J Surg. In press
4. Edeen J, Sharkey PF, Alexander AH (1995) Clinical significance of leg length inequality after total hip arthroplasty. Am J Orthop 24: 347–351
5. Engelbrecht E, Klüber D, Mahn M (1994) Intraoperative Beinlängenmessung bei totaler Hüftendoprothese. Der Chirurg 65: 1034–1041
6. Green WT, Wyatt GM, Anderson M (1946) Orthoroentgenography as a method of measuring the bones of the lower extremities. J Bone Joint Surg Am 28: 60–65
7. Hoikka V, Paavilainen T, Lindholm TS (1987) Measurement and restoration of equality in length of lower limbs in total hip replacement. Skeletal Radiol 16: 442–446
8. Jasty M, Webster W, Harris W (1996) Management of limb length inequality during total hip replacement. Clin Orthop 333: 165–171
9. Knight WE (1977) Accurate determination of leg lenghts during total hip replacement. Clin Orthop 123: 22–28
10. Love BRT, Wright K (1983) Leg lenght discrepancy after total hip replacement. J Bone Joint Surg Br 65: 103–107
11. McGee HMJ, Scott JHS (1984) A simple method of obtaining equal leg lenght in total hip arthroplasty. Clin Orthop 194: 269–270
12. Morscher E, Figner G (1977) Measurement of leg length. In: Hungerford DS (ed) Progress in orthopaedic surgery, vol 1. Springer, Berlin Heidelberg New York Tokio, pp 21–27
13. Nercessian OA, Piccoluga F, Eftekhar NS (1994) Postoperative sciatic and femoral palsy with reference to leg lengthening and medialization/lateralization of the hip joint following total hip arthroplasty. Clin Orthop 304: 165–171
14. Ranawat CHS, Rodriguez JA (1997) Functional leg length inequality following total hip arthroplasty. J Arthroplasty 12: 359–364
15. Turula KB, Freiberg O, Lindholm TS (1986) Lenght leg inequality after total hip arthroplasty. Clin Orthop 202: 163–168
16. Williamson JA, Reckling FW (1978) Limb lenght discrepancy and related problems following total hip replacement. Clin Orthop 134: 135–138

Hinken

P. Ferrat

Das Operationsresultat nach Hüfttotalprothesen ist in Bezug auf das Hinken nicht immer vorhersehbar. Verschiedene prä, peri- und postoperative Daten werden analysiert und in Bezug zum Hinken gesetzt.

In unserem Krankengut tritt ein deutliches Hinken nach Primärtotalprothesen in 6%, nach Revisionsoperationen in 20% auf. Weder das Geschlecht noch das Alter haben einen Einfluss auf die Häufigkeit. Patienten, die nicht hinken, sind zufriedener.

Bei Primäroperationen sind folgende Faktoren vermehrt mit Hinken gepaart: Femur- bzw. Schenkelhalsfrakturen, Voroperationen, Operationskomplikationen und Trochanterosteosynthesen. Bei Revisionen sind vor allem Zweit- und Mehrfachrevisionen ein Risiko für postoperatives Hinken.

Hinken tritt wie erwartet vermehrt bei Patienten mit verminderter Gehstrecke, verminderter Flexion und vermehrten Schmerzen auf. Ebenso hinken Patienten häufiger, die eine Gehhilfe benötigen oder eine Trochanterpseudarthrose aufweisen.

10.1 Definitionen

10.1.1 Allgemeines

Beim Hinken nach Hüfttotalprothesenimplantation lassen sich die verschiedenen Arten des Hinkens oft nur ungenau erkennen. In der Regel erfolgt auch keine vollständige Abklärung. Bedauerlicherweise sind die Daten unserer Hüftdokumentation prospektiv bezüglich des Hinkens nicht vollständig angelegt. So wurde das Hinken präoperativ auf den Dokumentationsbögen nicht erfasst und konnte somit auch nicht mit dem postoperativen Befund verglichen werden. Grundsätzlich ist aber der behindernde Schmerz ausschlaggebend für das Einsetzen einer Totalprothese. Somit ist es wahrscheinlich, dass viele Patienten vor der Operation ein mehr oder weniger starkes Hinken aufweisen.

10.1.2 Normaler Gang

Der normale Gang besteht aus einem abwechselnden, rhythmischen Vorschwingen und Aufsetzen der Füße unter Einbeziehung fast aller Gelenke und Muskeln des menschlichen Körpers. Der Schrittzyklus wird für jeden Schritt aufgeteilt in eine Schwung- (39%) und eine Standphase (61%). Die Schrittweite und der Fußaufsetzwinkel sind der einfachen Beobachtung zugänglich. Der Körperschwerpunkt beschreibt bei jedem Schritt die Bewegung eines wellenförmigen Auf und Ab von je etwa 2,5 cm. Er steht in der Mitte der Standphase am höchsten. Die Beobachtung des entkleideten Patienten während des Gehens erlaubt es, Abweichungen der erwähnten Parameter vom normalen Gang zu beobachten.

10.1.3
Hinken

Unter Hinken versteht man einen asymmetrischen Gang. Es ist ein überaus feines Zeichen, welches schon sehr geringe Gangstörungen verrät [4]. Bei der Beobachtung werden Harmonie und Rhythmus der Schritte, Abweichung von der zeitlichen und örtlichen Symmetrie, die Mitbewegung von Rumpf und Extremitäten und der Zeitpunkt, in dem die Abweichungen auftreten, analysiert.

Im Folgenden werden die verschiedenen Arten des Hinkens beschrieben:

▪ **Verkürzungshinken.** Es tritt bei funktionellen Beinverkürzungen und -verlängerungen auf (s. auch Kap. 9). Es kann zum Teil durch einen Ballengang auf der kürzeren Seite oder durch stärkeres Beugen des Knies auf der längeren Seite ausgeglichen werden. Die häufig vorkommende Flexionskontraktur gehört auch zu den Spielformen des Verkürzungshinkens, wobei der Oberkörper speziell nach vorne geneigt wird.

▪ **Schon- oder Schmerzhinken.** Zur Verminderung der Schmerzen wird die Standphase verkürzt und der Fuß unvollständig abgerollt. Durch ein Duchenne-Hinken (Neigen des Oberkörpers zur kranken Seite) und ein Trendelenburg-Hinken (Absenken der gegenseitigen Hüfte) wird der Körperschwerpunkt näher zur kranken Hüfte verlagert, um die Belastung und damit auch die Schmerzen zu senken.

▪ **Insuffizienzhinken.** Bei statischer oder dynamischer Instabilität des Hüftgelenks aufgrund eines ungenügenden Hebelarms der Muskulatur oder zu schwachen Abduktoren entsteht ein Insuffizienzhinken. In der Standphase des betroffenen Beins wird die schwungseitige Hüfte nicht angehoben (Trendelenburg) und der Oberkörper zur Standbeinseite verlagert (Duchenne). Die zum Gehen erforderliche und damit auch die auf die Hüfte einwirkende Kraft wird vermindert. Dies erklärt, warum das Hinken zur Schmerzverminderung ebenfalls ein positives Duchenne- und Trendelenburgzeichen aufweist. Das Lähmungshinken gehört zur Gruppe des Insuffizienzhinkens. Partielle oder totale schlaffe oder spastische Lähmungen sind dafür verantwortlich, dass das Gehbild in mannigfaltiger Weise verändert wird.

▪ **Versteifungshinken.** Ligamentäre oder muskuläre Kontrakturen und Ankylosen von Gelenken führen zu einer Vielfalt von Gehstörungen, denen gemeinsam ist, dass das Vorschwingen des Beins zwingend mit der Vordrehung des ganzen Beckens verbunden wird. Die Hüftflexions- und -adduktionskontraktur ergeben im Stehen und Gehen eine funktionelle Beinverkürzung, die Hüftabduktionskontraktur eine Beinverlängerung.

10.2
Häufigkeit

10.2.1
Häufigkeit in unserem Krankengut

Die nachfolgenden Daten beruhen auf den Werten, die anlässlich der Einjahreskontrolle prospektiv erhoben wurden. Von den 1098 Patienten mit Implantation einer Primärprothese konnten in Bezug auf das Hinken 381 Frauen und 487 Männer untersucht werden, von 330 Patienten mit Revisionsoperationen 81 Frauen und 167 Männer. Das Durchschnittsalter liegt bei 68 Jahren für die Primäroperierten und 71 Jahren für die Patienten mit Revisionen bei einer Streubreite für alle Patienten von 26 bis 90 Jahren.

Die Nachbehandlung erfolgte postoperativ durch Physiotherapie und 6 Wochen Teilbelastung an Unterarmstöcken. Nach der Operation besuchten die Patienten 3–4 Monate lang die Physiotherapie zur Gangschule und Muskelkräftigung.

Insgesamt ist bei 36% der Patienten mit Primärprothesen und bei 42% der Patienten nach Revisionen ein Hinken in leichter, mäßiger oder starker Form feststellbar (Tabelle 10.1). Für die weiteren Auswertungen haben wir die Patienten in nur zwei Gruppen unterteilt, nämlich in deutlich (mäßig und stark) hinkende Patienten und in Patienten, die nicht oder nur leicht hinken.

▪ **Primäroperationen.** Das Alter der hinkenden Patienten bei der Operation weicht mit 69 (31–80) Jahren nicht signifikant vom Alter der nicht hinkenden Patienten von 68 (29–90) Jahren ab. Das Hinken zeigt keine Korrelation zum Geschlecht. Hinkende Patienten sind eher übergewichtig. Der durchschnittliche Body-mass-Index (Gewicht dividiert durch Größe in Quadratmetern – BMI) betrug 26 mit einer Streubreite von 17–36. Normalerweise liegt der BMI bei 18–25.

Tabelle 10.1. Häufigkeit des Hinkens nach Primärprothesen und Revisionen

Hinken	(100%)	Kein	Leicht	Mittel	Stark
Primärprothesen	868	558 (64%)	258 (30%)	10 (1%)	42 (5%)
Revision	248	104 (42%)	95 (38%)	19 (8%)	30 (12%)

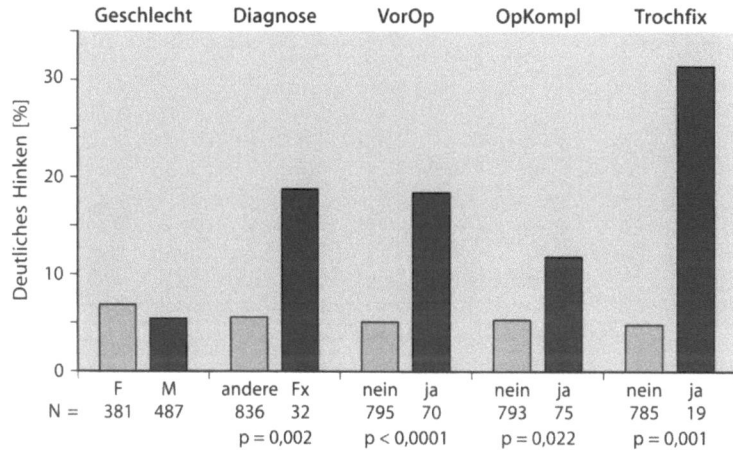

Abb. 10.1. Primäroperationen – Vorzustand: Anzahl hinkende Patienten in % im Vergleich der Geschlechter, bezogen auf frakturbedingte (*Fx*) und durch andere Diagnosen bedingte Totalprothesen, Voroperationen (*VorOp*), Operationskomplikationen (*Opkompl*) und Trochanterosteosynthesen (*Trochfix*). Alle Angaben gehen signifikant mit deutlichem Hinken einher. *n* Anzahl Patienten insgesamt, *p* Signifikanz

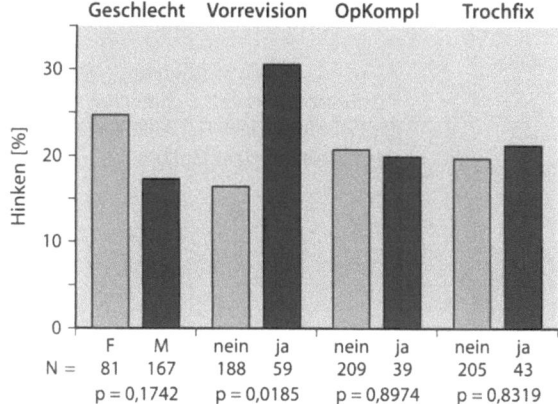

Abb. 10.2. Revisionsoperationen – Vorzustand: Analoge Untersuchung wie für Primäroperationen (s. Abb. 10.1). Nur für Patienten mit früheren Revisionen besteht bei erneuten Revisionen ein signifikanter Unterschied

Patienten hinken signifikant stärker, wenn sie eine Totalprothese wegen einer Fraktur erhielten oder im Bereich der Hüfte voroperiert waren, wenn Operationskomplikationen auftraten oder eine Trochanterosteosynthese durchgeführt werden musste (Abb. 10.1). Bei der Einjahreskontrolle fand sich bei schlechter Flexion des Hüftgelenks tendenziell, bei einer Trochanterpseudarthrose signifikant ein vermehrtes Hinken (Abb. 10.3). Bei Patienten mit verminderter Gehstrecke ist ein deutliches Hinken gehäuft, wogegen Patienten mit einer Gehstrecke von über einer Stunde nur selten ein mittleres bis starkes Hinken aufweisen. Patienten mit starken Schmerzen oder mit Gehhilfen zeigen ebenfalls signifikant häufiger ein deutliches Hinken (Abb. 10.5). Wir beurteilten auch den Einbeinstand der deutlich hinkenden Patienten. Dieser ist von verschiedenen Faktoren (Allgemeinzustand, Gleichgewicht, Kraft) abhängig. Deshalb lässt ein unsicherer Einbeinstand nicht einfach auf eine insuffiziente Muskulatur schließen. Ein Drittel der deutlich hinkenden Patienten kann nicht auf einem Bein stehen, knapp ein weiteres Drittel vermag dies problemlos. Der Rest weist entweder ein positives Duchenne-Hinken auf oder kann keine 4 Sekunden auf einem Bein stehen. 94% der nicht hinkenden und 67% der deutlich hinkenden Patienten beurteilen das Operationsresultat als ausgezeichnet bis gut. Insgesamt geben 92% der Patienten an, zufrieden zu sein (Tabelle 10.2).

▪ **Revisionen.** Das Durchschnittsalter der Patienten, welche nach Revision hinken, unterscheidet sich mit 70 (37–88) Jahren nur unwesentlich von dem der Patienten, die nicht hinken mit 72 (44–90) Jahren. Im Gegensatz zu den Primäroperationen beeinflussen

Tabelle 10.2. Primärprothesen: Beziehung zwischen der Zufriedenheit und dem Hinken

		Ausgezeichnet	Gut	Mäßig	Schlecht
Kein Hinken	100% (817)	56% (457)	38% (311)	5% (41)	1% (8)
Deutliches Hinken	100% (52)	21% (11)	46% (24)	21% (11)	12% (6)

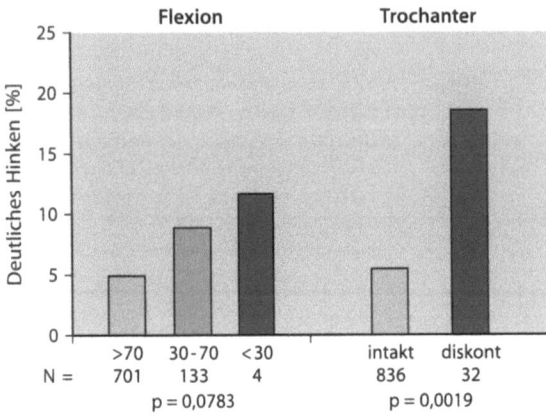

Abb. 10.3. Primärprothesenoperationen: Bei der Einjahreskontrolle finden wir ein tendenzielles Zusammenspiel von schlechterer Flexion und Hinken und ein signifikantes für Trochanterpseudarthrosen. *n* gesamte Anzahl Patienten, *p* Signifikanz

Abb. 10.4. Revisionsoperationen: Die schlechte Flexion hat eine signifikante Beziehung zum Hinken, die Trochanterpseudarthrose nicht

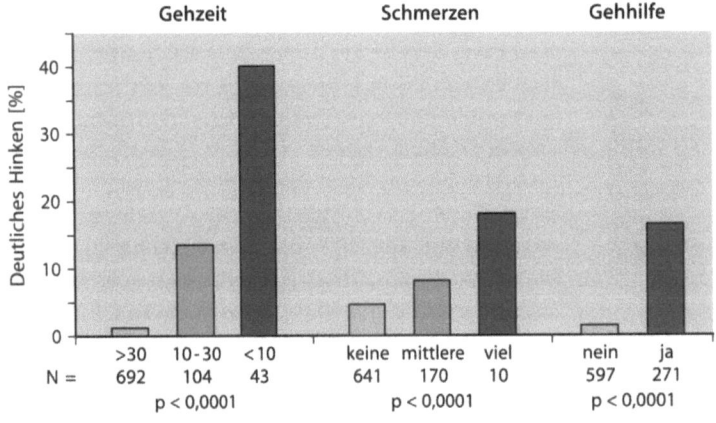

Abb. 10.5. Primärprothesenoperationen: Verminderte Gehzeit, Schmerzen und der Gebrauch einer Gehhilfe korrelieren signifikant mit dem Hinken

Geschlecht, Gewicht und Trochanterosteosynthesen das Hinken nicht signifikant, frühere Revisionen aber wohl (Abb. 10.2). Im Gegensatz zu den Erstoperationen beeinflusst eine schlechte Flexion bei Revisionen das Hinken signifikant. Da Patienten mit Revisionen oft Trochanterprobleme haben, führt eine Trochanterpseudarthrose im Vergleich zum restlichen Kollektiv nicht vermehrt zu Hinken (Abb. 10.4). Eine verkürzte Gehstrecke, Schmerzen, oder eine Verwendung von Gehhilfen verstärken das Hinken signifikant (Abb. 10.6). Die nach Revisionen deutlich hinkenden Patienten können zu einem Fünftel nicht auf einem Bein stehen, während ein weiteres Viertel damit keine Probleme hat. Im Vergleich zu den Primäroperationen haben mehr Patienten Probleme mit dem Einbeinstand über vier Sekunden. Auch können weniger Patienten uneingeschränkt auf einem Bein stehen. 89% der nicht Hinkenden und 73% der deutlich Hinkenden beurteilen das Operationsresultat als ausgezeichnet bis gut. Insgesamt bezeichnen 85% der Patienten das Resultat als ausgezeichnet bis gut (Tabelle 10.3).

Tabelle 10.3 Revisionsoperationen: Beziehung zwischen der Zufriedenheit und dem Hinken

		Ausgezeichnet	Gut	Mäßig	Schlecht
Kein Hinken	100% (199)	35% (70)	54% (108)	8% (16)	3% (5)
Deutliches Hinken	100% (49)	18% (9)	56% (27)	22% (11)	4% (2)

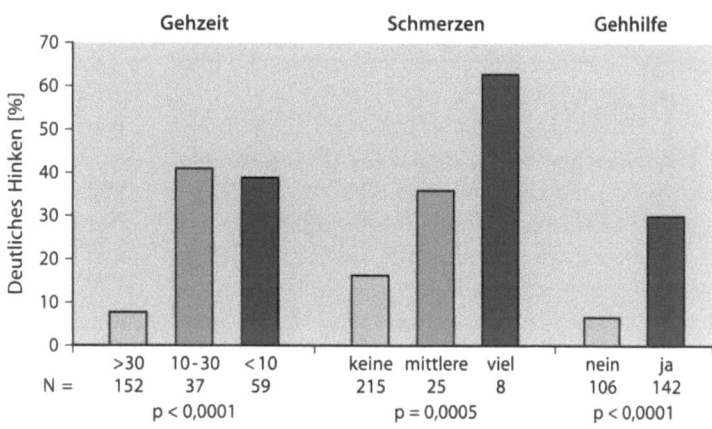

Abb. 10.6. Revisionsoperationen: In Bezug auf verminderte Gehzeit, Schmerzen und Gehhilfen entsprechen die Verhältnisse denjenigen bei Primärprothesen

10.2.2
Häufigkeit in der Literatur

In der Literatur finden sich Angaben zur Häufigkeit des Hinkens in Bezug zum Operationszugang, zu den Risikofaktoren und den postoperativen Beinlängendifferenzen.

■ **Operationszugang.** In einer Studie mit 100 Patienten, welche eine primäre Hüfttotalprothese erhielten, wurde der transtrochantere laterale Zugang mit einer Trochanterosteotomie nach Charnley mit dem transglutäalen Zugang – modifiziert nach Hardinge – verglichen [6]. Nach einem halben und einem Jahr wurden Schmerz, Funktion und Bewegungsumfang untersucht. 28% der Patienten hinkten nach einem halben Jahr, nach einem Jahr aber nur noch 18%. Die Gruppe mit dem Zugang nach Hardinge zeigte ein statistisch nicht signifiant vermehrtes Hinken. Bezüglich Schmerz, Funktion und Bewegungsumfang wurden keine Unterschiede festgestellt. Beim Vergleich eines direkten lateralen mit einem dorsalen Zugang unter insgesamt 50 Patienten konnte ebenfalls kein Unterschied festsellt werden [1]. Bei 306 Primäroperationen und 115 Revisionen wurden die Ergebnisse nach Verwendung eines lateralen Zugangs untersucht [11]. Das Auftreten von postoperativem Hinken nach Primäroperationen betrug 18%, bei den Revisionen 27%

■ **Risikofaktoren und Inzidenz.** Postoperatives Hinken ist, wie auch in unserem Krankengut feststellbar, abhängig von mehreren Faktoren. Vorhergehende operative Eingriffe [8] und Mehrfachrevisionen haben für das Hinken eine ungünstige Prognose. Im Gegensatz zu den Revisionsoperationen hinken nach Erstoperationen, bei denen eine Trochanterfixation durchgeführt wurde, oder bei denen andere Operationskomplikationen auftraten, deutlich mehr Patienten. In unserem Kollektiv weisen Patienten mit einer Trochanterpseudarthrose nach Revisionsoperationen kein gehäuftes Hinken auf, wohl aber nach Primäroperationen. Eine verminderte postoperative Flexionsmöglichkeit geht nach Revisionen mit vermehrtem Hinken einher, nach Primäroperationen nur angedeutet. Präoperative Beinlängendifferenzen größer als 2,7 cm, vorbestehende Deformitäten wie Hüftdysplasie [3] oder infolge Trauma, Arthrodesen und etablierte Trochanterpseudarthrose gehen postoperativ häufig mit Hinken einher (s. auch Kap. 8.6). Insgesamt 33 Patienten mit nicht zementierter Hüftprothese wurden vier bis sechs Jahre postoperativ untersucht [9]. Bei einer Serie nicht zementierter CLS-Prothesen wurde ein Hinken nur in 6% der Fälle festgestellt, was einen sehr günstigen Wert darstellt [13]. In einer Gruppe von 49 nicht zementierten Prothesen, implantiert durch einen dorsalen Zugang, reduzierte sich die Zahl hinkender Patienten nach 1 Jahr auf 24%, nach 2 Jahren auf 16% [2]. Die Ergebnisse von 70 nicht zementierten wurden mit 66 zementierten Hüfttotalprothesen nach durchschnittlich 4,3 Jahren verglichen [7]. Ein Hinken wird bei 26% bzw. 27% festgestellt. Die hinkenden Patienten beklagen sich über Schmerzen.

Unser Patientengut liegt mit der Inzidenz des Hinkens von 6% nach Primäroperationen und 20% bei Revisionen in einem akzeptablen Bereich, betrachtet man die Inzidenz der mittel bis schwer Hinkenden. Addiert man alle, auch die nur leicht Hinkenden, so liegt das Krankengut mit 36% bzw. 42% noch immer in einem Normbereich.

■ **Postoperative Beinverlängerung.** Eine postoperative Verlängerung des Beins kann zu neurologischen Ausfällen führen [12]. Es wird beobachtet, dass eine Verlängerung von 2,7 cm mit postoperativen Peronäusläsionen verbunden ist [5]. Verlängerungen im Bereich um 4,4 cm sind assoziiert mit Ischiadicuslähmungen (s. auch Kap. 11). Beides führt zu postoperativem Hinken. Paresen sollen vorwiegend infolge lokaler Schädigungen auftreten ([12]; s. Kap. 10, 11).

10.3
Risikofaktoren

Bei der Auswertung der Studie suchten wir zu ergründen, ob gewisse Faktoren das postoperative Hinken begünstigen. Idealerweise erkennt man die gefährdeten Patienten und leitet die präventiven Maßnahmen ein.

Nach der Implantation von Primärprothesen ergaben sich folgende Fakten:
- Signifikant gehäuft trat Hinken bei Patienten auf, bei denen die Protheseninkation eine Fraktur war (Abb. 10.1). Möglicherweise spielt hier der allgemeine Zustand eine wichtige Rolle, da in dieser Gruppe Menschen mit osteoporotischen Knochen aufgrund verschiedener Ursachen stürzen.
- Ebenso hinken Patienten, die Voroperationen im Bereich der Hüfte oder Operationskomplikationen hatten, sowie Patienten, bei denen eine Trochanterrefixation durchgeführt wurde, gehäuft (Abb. 10.1).

Das Hinken der Patienten, welche sich einer Revisionsoperation unterzogen haben, hängt vor allem von der Anzahl der Vorrevisionen ab (Abb. 10.2). Der Grad des Hinkens korreliert also mit der Anzahl der Revisionen.

10.4
Präventive Maßnahmen

Zur Senkung der Häufigkeit des postoperativen Hinkens ist als einfache Maßnahme eine präoperative Physiotherapie für den Muskelaufbau und eine Gangschule sinnvoll. Wüsste der Patient schon im Voraus, was auf ihn zukommt, könnte er die Übungen postoperativ korrekter und effektiver durchführen. Die durch Schonung atrophe Muskulatur wird wieder aktiviert und das postoperative Gehen erleichtert. In der Praxis wird dies jedoch in den meisten Fällen nicht durchgeführt. Zudem können die Patienten die Übungen – oft wegen den Schmerzen – präoperativ nicht korrekt durchführen.

Wie unten erwähnt spielt ein postoperativ diszipliniert eingehaltener Physiotherapieplan eine wichtige Rolle, damit das Hinken eingedämmt bzw. vermindert werden kann. Intraoperativ müssen die anatomischen Strukturen geschont werden, um postoperative Ausfallerscheinungen und Muskelschwächen zu vermeiden.

10.5
Therapie

■ **Beinlängendifferenzen.** Je nach Ausmaß besteht die Therapie aus einer Schuheinlage, einer Absatz- oder Sohlenerhöhung, ausnahmsweise in einer Orthese. Die Anpassung der Beinlängen soll erst definitiv erfolgen, nachdem man sich mit provisorischen Maßnahmen, z. B. mit dem Tragen zwei verschieden hoher Schuhe mit/ohne Sohleneinlage über das Ausmaß der notwendigen Korrektur klar geworden ist. Richtschnur sind eine ausgeglichene Wirbelsäule, das Verschwinden von Rückenschmerzen und das Wohlbefinden des Patienten (s. a. Kap. 9.5).

■ **Muskuläre Insuffizienz.** Die Krankengymnastik hat zum Ziel, zunächst die betroffenen Muskeln festzulegen und anschließend ein gezieltes Training zu erarbeiten, das durch den Patienten fortgeführt und mit überwacht werden kann. Wichtigste Voraussetzung dazu ist die Wahrnehmungsschulung des Patienten bezüglich seines Hinkens. Hauptziel des Trainings ist die Verbesserung der Ausdauer. Ein Erfolg ist nur dann möglich, wenn durch Training entwicklungsfähige Muskulatur vorhanden ist. In postoperativen Phasen ist dies aber meist der Fall, da durch die präoperativ vorhandenen Schmerzen oder die Bewegungseinschränkung im Hüftgelenk Muskeln falsch oder ungenügend gebraucht wurden. Die postoperative Physiotherapie dauert – abhängig von der Art des Hinkens – in der Regel 3–4 Monate. Eine fehlende Mitarbeit des Patienten und ausbleibender Fortschritt über einen längeren Zeitabschnitt sind Gründe für einen Therapieabbruch.

Allgemein lässt sich sagen, dass Patienten, welche nach einem Jahr noch deutlich hinken, eine schlechte Prognose bezüglich späterer Hinkfreiheit aufweisen. Oft hinken diese Patienten aufgrund der erwähnten Faktoren schon vor der Operation stark. Weitere Gründe sind schlechte Compliance oder seltener auch Operationskomplikationen, die durch eine direkte Muskelschädigung zum Hinken führen.

- **Nervenläsionen.** Nervenläsionen werden in Kap. 11 besprochen.

- **Schmerztherapie.** Die Bekämpfung der Schmerzen ist ein zentraler Baustein. Hier wird die Basistherapie mit NSAR durchgeführt und wenn nötig mit zentral wirkenden Schmerzmitteln unterstützt. Alternative und ergänzende Methoden sind physikalische Maßnahmen wie Hochvoltultraschall, Laser, Triggerpunktbehandlung, Massage oder Senkung des Muskeltonus durch Dehnung. Wenn nötig bringt die einfache Entlastung Linderung der Schmerzen.

10.6 Diskussion

- **Bedeutung des Hinkens für den Patienten.** Das Hinken stört den Patienten vor allem dann, wenn er Schmerzen verspürt. Aufgrund von Beobachtungen unserer Physiotherapeuten bemerken Patienten ihre Gangstörung oftmals nicht, wenn sie keine Schmerzen verursacht. Der kosmetische Aspekt tritt dann in den Hintergrund. Durch eine konstante Fehlhaltung können störende LWS-Beschwerden auftreten.

- **Zufriedenheit.** Die Frage nach der Zufriedenheit der Patienten ist komplex. Sie ist mit abhängig von Erwartungen, der präoperativen Aufklärung und dem objektiven Resultat. Von 267 über 2–3 Jahre hinweg begleiteten Patienten, die eine Hüfttotalprothese erhielten, sind über 89% zufrieden [10]. Die 11% unzufriedenen Patienten beklagen sich über bestehende Schmerzen, eine Beinlängendifferenz, ein neu aufgetretenes Hinken, sowie über Luxationen und notwendig gewordene Revisionen. Patienten, die eine nicht zementierte Prothese erhielten, sind deutlich unzufriedener. Unsere Patienten beurteilen das Resultat nach Primäroperationen in 92% bzw. nach Revisionen in 87% als ausgezeichnet oder gut.

Literatur

1. Barber Th, Roger DJ, Goodman SB, Schurman DJ (1996) Early outcome of total hip arhtroplasty using the direct lateral vs posterior surgical approach. Clin Orthop 19(10): 873–875
2. Barrack RL, Lebar RD (1992) Clinical and radiographic analysis of the uncemented LSF total hip arthroplasty. J Arthroplasty 7: 353–363
3. Cameron HU (1996) Influence of the crowe rating on the outcome of total hip arthroplasty in congenital hip dysplasia. J Arthroplasty 11: 582–587
4. Debrunner AM (1994) Orthopädie. Orthopädische Chirurgie. 3. Aufl. Huber Bern S. 95–103
5. Edwards BN, Tullos HS, Noble PC (1987) Contributory factors and ethiology of sciatic nerve palsy in total hip arthroplasty. Clin Orthop 218: 136
6. Horwitz B, Rockowitz N, Goll SR (1993) A prospective randomized comparison of two surgical approaches to total hip arthroplasty. Clin Orthop 291: 154–163
7. Hozack WI, Rothman RH, Booth RE (1993) Cemented versus cementless total hip arthroplasty. Clin Orthop 289: 161–167
8. Hussamy O, Lachiewicz PF (1994) Revision hip arthroplasty with the BIAS (Biologic Ingrowth Anatomic System) femoral component. Three to six-year results. J Bone Joint Surg Am 76: 1136–1148
9. Lins RE, Barnes BC, Callaghan JJ (1993) Evaluation of uncemented hip arthroplasty in patients with avascular necrosis of the femoral head. Clin Orthop 297: 168–173
10. Mancuso CA, Salvati EA, Johanson NA (1997) Patients expectations and satisfaction with hip arthroplasty. J Arthroplasty 12: 387–395
11. Moskal JT, Mann JW (1996) A modified direct lateral approach for primary and revision total hip arthroplasty. J Arthroplasty 11: 255–266
12. Nercassian OA, Piccoluga F, Eftekhar NS (1994) Postoperative sciatic and femoral nerve palsy with reference to leg lengthening and medialisation/lateralisation of the hip joint following total hip arthroplasty. Clin Orthop 304: 165–171
13. Robinson RP, Lovell TP, Green TM (1994) Hip arthroplasty using the cementless CLS stem. A 2-4-year-experience. J Arthroplasty 9: 177–192

Neurologische Komplikationen

Y. Thomann und H.-R. Stöckli

> Im Zusammenhang mit der Implantation einer Hüfttotalprothese kann eine Läsion des N. femoralis, N. ischiadicus, N. glutaeus superior und selten des N. obturatorius oder des N. cutaneus femoris lateralis auftreten.
>
> Die Nervenläsionen werden in der Regel durch Druck, Überdehnung, direkte Durchtrennung oder Überhitzung verursacht.
>
> Die Schweregrade der Nervenschädigung werden unterschieden in Neuropraxie, Axonotmesis und Neurotmesis. Eine Mischform der Läsionen ist die Regel.
>
> Es wird empfohlen, nach der Implantation einer Hüfttotalprothese die Patienten routinemäßig auf neurologische Ausfälle hin zu untersuchen. Wird eine neurologische Komplikation festgestellt, empfehlen wir folgendes Vorgehen: Regelmäßige klinische Untersuchung und zusätzlich elektrophysiologische Diagnostik der Paresen nach 2 bis 3 Wochen sowie nach 3, 6 und 12 Monaten.
>
> An unserer Klinik wurde das Krankengut betreffend neurologischer Komplikationen im Zeitraum zwischen 1988–1996 systematisch untersucht und bei Verdacht auf eine Läsion dem Neurologen vorgestellt. In diesem Zeitraum wurden 870 primäre Totalprothesen eingesetzt. 296 Totalprothesen wurden ganz oder teilweise gewechselt oder nach Girdlestone-Operation reimplantiert. Die durchschnittliche Rate der Nervenläsionen lag bei 1,9. Wir fanden am häufigsten Läsionen des N. femoralis (1,3%) und Schädigungen des N. ischiadicus (0,3%). Von den Primäroperationen waren 2,1%, von den Revisionsoperationen 1,4% betroffen.
>
> Eine neurologische Komplikation nach Hüfttotalprothese ist sowohl für den Patienten als auch für den Operateur psychisch oft sehr belastend. Die Erholungsphase dauert bis zu 2, ausnahmsweise sogar 3 Jahre, und die Ungewissheit über die erreichbare Besserung bleibt lange bestehen. Es werden detaillierte Angaben zu Risikofaktoren und prophylaktischen Maßnahmen gemacht.
>
> Die Therapie ist mit wenigen Ausnahmen konservativ. Sie besteht in erster Linie aus Krankengymnastik und Schmerztherapie und gelegentlich in der Anpassung von Orthesen. Operative Maßnahmen sind selten.

Im Zusammenhang mit der Implantation einer Hüfttotalprothese kann eine Läsion des N. ischiadicus, N. femoralis, N. glutaeus superior, seltener des N. obturatorius oder des N. cutaneus femoris lateralis auftreten. Die damit verbundenen Paresen können die Betroffenen schwer beinträchtigen. Je nachdem, welcher Nerv geschädigt wurde, kann die Reinnervation 1 Jahr (N. glutaeus superior), oder auch bis zu 3 Jahren dauern. Die Wiederherstellung ist oft nicht vollständig. Die Patienten werden von der Komplikation vor allem dann überrascht, wenn sie nicht im Rahmen der präoperativen Aufklärung auf diese Möglichkeit hingewiesen wurden. Aber auch bei guter Patientenbegleitung ist für die Betroffenen das Durchstehen der langen Erholungsphase und die Ungewissheit über das zu erwartende Endresultat eine schwere Belastung.

Eine sorgfältige Untersuchung unmittelbar nach der Operation bzw. nach dem Nachlassen der Spinalanästhesie lässt schwerere Nervenschädigungen meist sofort erkennen. Leichtere Formen oder Paresen rein motorischer Nerven wie z. B. des N. glutaeus superior sind aber oft erst im Verlauf der Rehabilitation erkennbar oder werden nie diagnostiziert.

11.1
Definitionen

11.1.1
Die Schädigungsmechanismen

In Zusammenhang mit einer Hüftgelenksprothesenoperation sind folgende Nerven-Schädigungsmechanismen möglich:

- *Örtlicher Druck* auf den Nerven. Dieser reicht von leichter Irritation über eine Kompression bis zur schweren Quetschung, im schlimmsten Fall verbunden mit sekundären ischämischen Schädigung (Vasa nervorum). Gelegentlich kann auch ein Druck abseits der Hüftregion z. B. auf Höhe der Wirbelsäule (s. auch 11.7.3) die Schädigung verursachen.
- *Überdehnung* der Nerven mit funktioneller oder struktureller, evtl. auch damit verbundener ischämischer Schädigung.
- *Scharfe Gewalteinwirkung* durch Instrumente oder Schrauben mit teilweiser oder vollständiger Kontinuitätsunterbrechung.
- *Thermische Schädigung* durch Knochenzement.
- *Lagerungsschaden* während oder nach der Operation (z. B. Peronäusläsion).
- *Toxische (oder mechanische) Schädigung* durch Spinal- oder Periduralanästhesie.
- *Ischämische Schädigung* infolge Unterbruch der arteriellen Zirkulation z. B. im Rahmen eines Compartmentsyndroms.

Die Disposition jedes Nervs zu Läsionen ist entsprechend den anatomischen Gegebenheiten verschieden. Nerven mit wenig schützendem epi- und perineuralen Bindegewebe, sowie stark myelinhaltige und dicke Nervenfasern (motorische Faszikel) sind wesentlich anfälliger, ebenso vorgeschädigte Nerven (Polyneuropathie, radikuläre Läsionen etc.). Werden Nerven an Widerlager gedrückt (Knochen, Gelenke) oder verlaufen sie durch Engpässe, besteht eine zusätzlich erhöhte Verletzbarkeit.

11.1.2
Schweregrade der Nervenschädigung

Die Schweregrade der Nervenschädigung werden unterschieden in Neuropraxie, Axonotmesis und Neurotmesis (Abb. 11.1).

- *Neuropraxie*: Leitungsblock eines peripheren Nervs. Die Axone und deren Hüllstrukturen sind dabei nicht unterbrochen. Eine so entstandene Funktionsstörung bildet sich innerhalb von 2 Wochen bis 4 Monaten vollständig zurück.
- *Axonotmesis*: Die Axone sind unterbrochen. Die Hüllstrukturen, welche als Leitschiene für die Regeneration dienen, bleiben aber intakt. Die Regeneration spielt sich unter günstigen anatomischen Voraussetzungen ab und die Restitution ist in der Regel gut bis zufriedenstellend. Die Regenerationsgeschwindigkeit der Axone liegt erfahrungsgemäß bei etwa 1 mm/Tag. Die Erholung kann bis zu 2 Jahre, selten länger dauern. Sie kann weitgehend voll, oft aber auch nur partiell sein.
- *Neurotmesis*: Die Axone und das Hüllgewebe sind vollständig unterbrochen. Da den Axonen keine Leitstrukturen mehr zur Verfügung stehen, ist eine Regeneration nicht zu erwarten. Ein chirurgisches Vorgehen mit mikrochirurgischer Nervennaht ist hier angezeigt, wobei es dabei oft zu Fehlsprossungen mit erheblich verminderter Funktionalität kommt.
- *Mischformen*: In der Regel handelt es sich bei den klinisch beobachteten Paresen um Mischformen dieser Schädigungsmuster.

11.1.3
Schwere der Lähmungen

Die Schwere der Lähmung wird gemäß British Medical Research Council in 5 Grade eingeteilt:

Lähmungsgrad

0	Keine Aktivität im Zielmuskel zu erkennen
1	Sichtbare/Palpable Kontraktion ohne motorischen Effekt
2	Bewegungen unter Ausschaltung der Schwerkraft möglich
3	Bewegungen gegen die Schwerkraft möglich
3–4	Bewegungen gegen geringen Widerstand möglich
4	Bewegungen gegen mäßigen Widerstand möglich
4–5	Bewegungen gegen kräftigen Widerstand möglich, aber geringer als auf gesunder Seite
5	Volle Muskelkraft

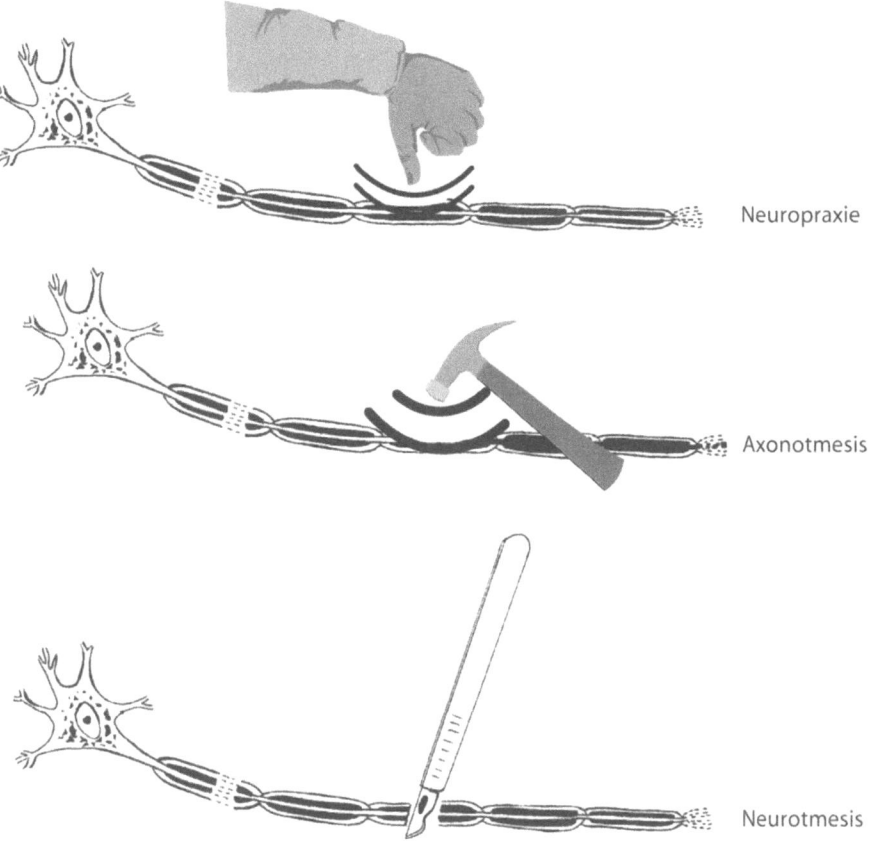

Abb. 11.1. Klassifikation der Nervenschädigungen. Bei der Neuropraxie sind die Axone, bei der Axonotmesis die Hüllstrukturen erhalten. Bei der Neurotmesis ist der Nerv vollständig oder mindestens über einen Teil seines Querschnittes unterbrochen

11.1.4
Schmerz und Nervenläsion

In vielen Fällen beschränkt sich das Bild einer Nervenläsion auf die neurologischen Ausfälle. Immer wieder kommt es aber vor, dass Patienten unter stark beeinträchtigenden Schmerzen, wie Hyperästhesien und lanzinierenden Schmerzen leiden. Gelegentlich können diese Schmerzen auch das Krankheitsbild dominieren und zu einem echten therapeutischen Problem werden (s. auch 11.7.2).

11.2
Krankheitsbilder und ihre klinische Diagnose

11.2.1
N. ischiadicus

Die Verletzung des N. ischiadicus ist die schwerwiegendste und meist gefürchtete Nervenläsion, die anlässlich einer Hüfttotalprothesenoperation auftreten kann (Abb. 11.2, 11.3).

■ **Anatomie.** Der N. ischiadicus liegt etwa in der Mitte der Verbindungslinie zwischen Tuber ischiadicum und Trochanter major (Abb. 11.2). Er innerviert motorisch die ischiocrurale Muskulatur sowie sämtliche Muskeln des Unterschenkels und des Fußes. Sensibel wird vom N. ischiadicus ein großer Teil der Haut an der lateralen und der dorsalen Fläche des Unterschenkels sowie der Fuß versorgt. Der N. ischiadicus besteht aus zwei Hauptästen, dem N. peronaeus communis und dem N. tibialis, welche schon weit proximal als selbständige Bündel im Hauptnervenstamm nebeneinander verlaufen. Der N. peronaeus communis liegt auf Höhe des Foramen infrapiriforme in der Regel lateral des N. tibialis.

Der N. peronaeus ist wegen seiner Fixation auf Höhe des Fibulaköpfchens wahrscheinlich rascher überdehnt als der N. tibialis. Dies erklärt zumindest teilweise die Tatsache, dass bei Ischiadicusverletzungen auf Höhe des Hüftgelenks der peronäale Anteil immer betroffen ist, während der tibiale Teil sogar unverletzt bleiben kann.

Bei vollständigem Ausfall des N. ischiadicus, aber intakter Funktion der Gesäßmuskeln sowie der Extensoren- und der Adduktorengruppe des Ober-

158 KAPITEL 11 Neurologische Komplikationen

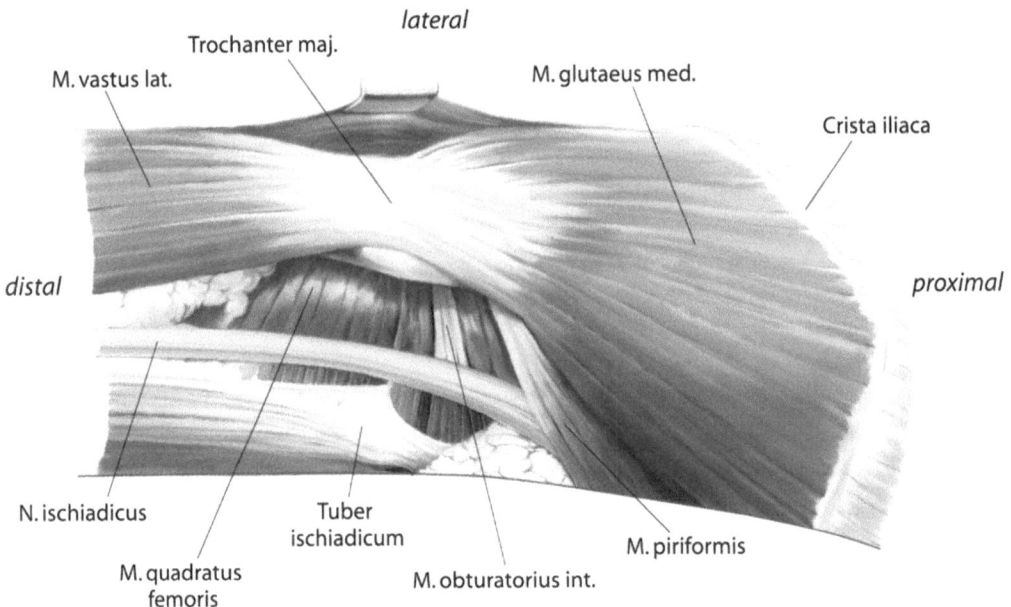

Abb. 11.2. Lage des N. Ischiadicus. Ansicht des linken Hüftgelenks von dorsal in Seitenlage. Der M. glutaeus maximus wurde abgetragen. Der N. ischiadicus erscheint am Unterrand des M. piriformis im Foramen infrapiriforme, um nach lateral-distal zu ziehen. Zwischen dem Femur und dem Nerv liegen die kleinen Außenrotatoren und der M. quadratus femoris

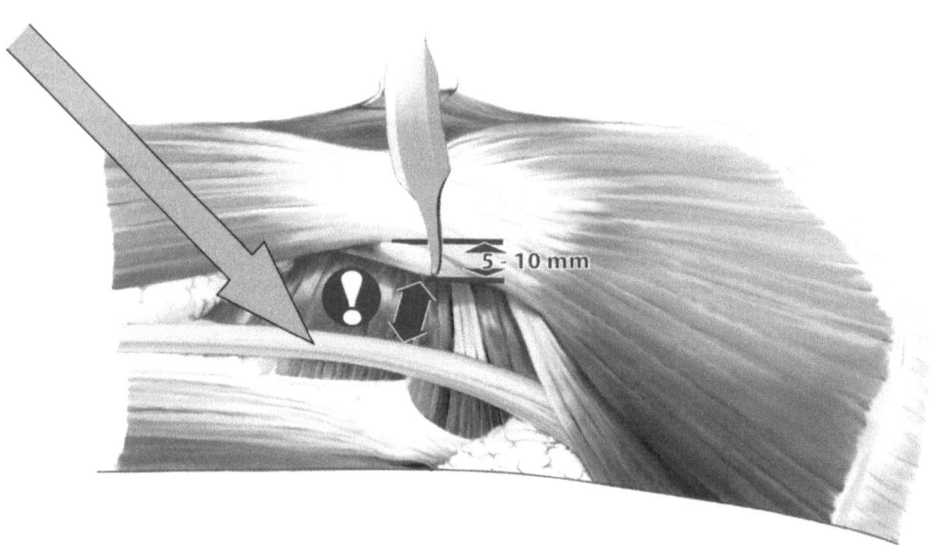

Abb. 11.3. Schutzmaßnahmen für den N. ischiadicus: Palpation des Nervs mit dem Finger gegen das Tuber ischiadicum. Einführen der Spitze von Knochenhebeln nicht mehr als 5–10 mm über die Crista intertrochanterica hinaus

schenkels ist das Gehen infolge fehlender Innervation der Unterschenkel- und Fußmuskulatur nur noch mühsam möglich. Fällt der N. peronaeus communis isoliert aus, beobachtet man aufgrund eines Fallfußes einen Steppergang.

- **Postoperative Untersuchung.** Sie erfolgt durch Fuß- und Zehenhebung (peronäaler Anteil), Fuß- und Zehensenkung (tibialer Anteil), durch die Funktionskontrolle des M. biceps femoris, sowie durch Überprüfung der zugehörigen Sensibilität und des Achillessehnenreflexes. Beim mobilen Patienten lässt sich später die motorische Funktion durch den Fersen- und Zehengang optimal prüfen.

- **Maßnahmen zur Vermeidung von Paresen.**
- Lateraler Zugang (Rückenlage): Bei der Osteotomie des Schenkelhalses in situ muss der Sägeschnitt durch stumpfe Knochenhebel geschützt, oder die Hüfte vor der Osteotomie luxiert werden. Soll der Trochanter major duch einen dorsalen Knochenhebel besser dargestellt werden, darf dieser die Crista intertrochanterica nur 5–10 mm nach medial überragen (Abb. 11.3). Plant man eine Beinverlängerung, so ist es ratsam, zunächst die Weichteile dorsal des Trochanter major durch Spreizen mit der Schere aufzulockern, worauf es gelingt, den N. ischiadicus mit dem Zeigefinger gegenüber dem Tuber ischii zu bewegen, oder davon abzuheben. Anlässlich der Verlängerung kann so einfach die Spannung des Nervs überprüft werden.
- Dorsaler Zugang (Seitenlage): Der N. ischiadicus kann einfach durch Präparation des Unterrands des M. piriformis an derjenigen Stelle gefunden werden, an der er aus dem Foramen infrapiriforme hervortritt (Abb. 11.3).

11.2.2
N. femoralis

Verletzungen des N. femoralis können verpasst werden, wenn man nicht nach ihnen sucht. Sie verunsichern den Patienten vor allem beim Auf- und Abwärtsgehen bzw. Treppensteigen (Abb. 11.4–11.7):.

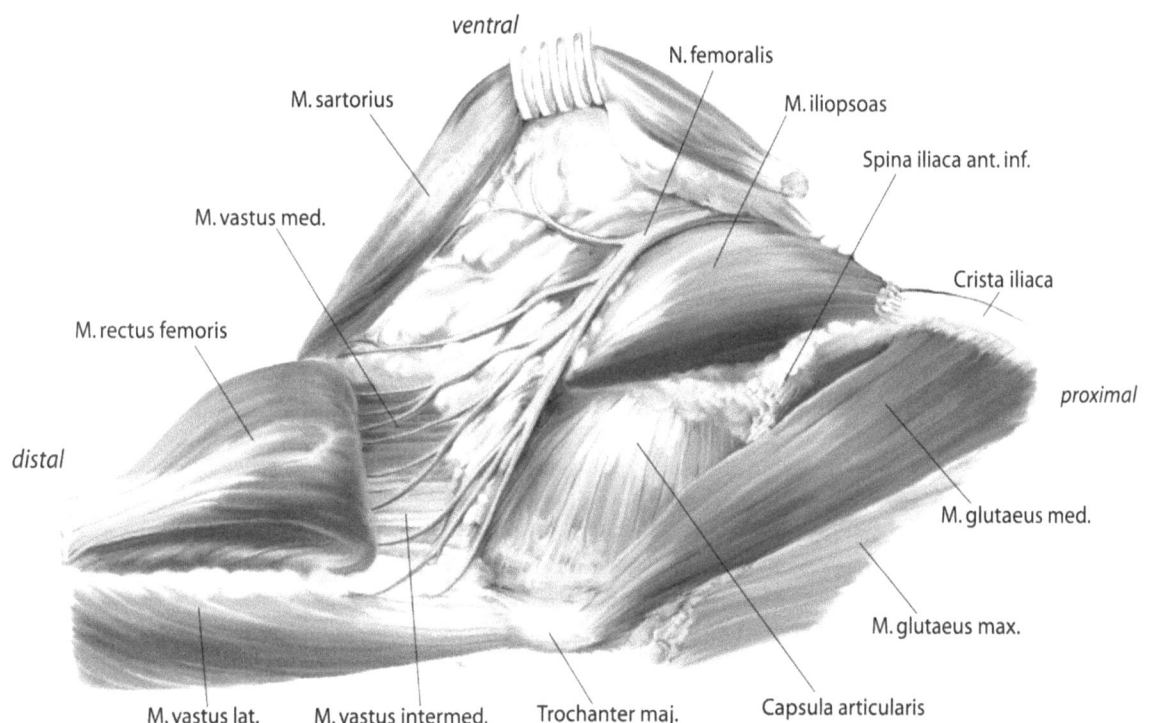

Abb. 11.4. Lage des N. femoralis. Linke Hüftregion von vorne. Der M. rectus femoris ist von der Spina iliaca anterior inferior abgelöst und nach distal geklappt. Auf dem M. iliopsoas verlaufend breitet sich der N. femoralis fächerförmig aus, um die verschiedenen Anteile des M. quadriceps femoris und den M. sartorius zu erreichen

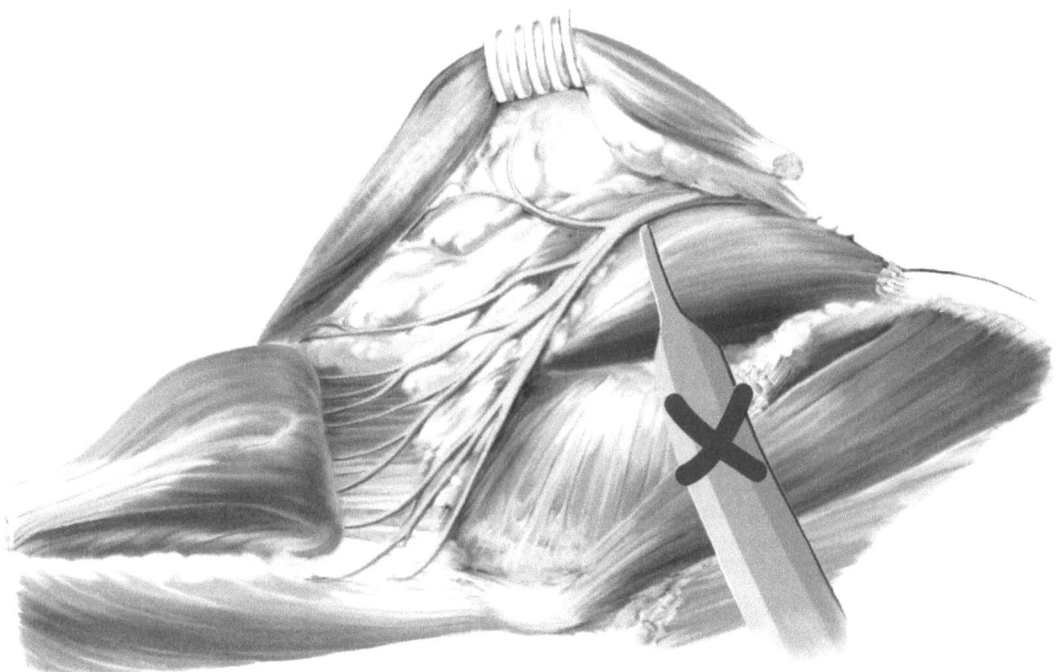

Abb. 11.5. Besondere Gefahr zur Schädigung des N. femoralis besteht, wenn ein Knochenhebel nicht direkt auf der Kapsel, sondern durch die Muskulatur nach medial über den Pfannenrand geschoben wird

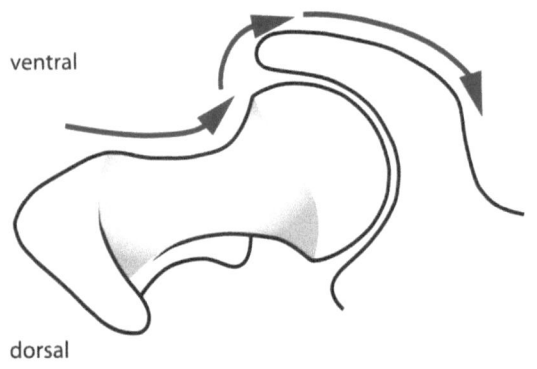

Abb. 11.6. Sagittalschnitt in der Richtung des Schenkelhalses durch das Hüftgelenk. Der Knochenhebel zur Einstellung des ventralen Pfannenrands wird unmittelbar ventral der Hüftgelenkkapsel und des Limbus nach medial über den Pfannenrand geschoben. Der N. femoralis bleibt so durch den M. iliopsoas vor direkter Gewalteinwirkung geschützt

- **Anatomie.** Der N. femoralis liegt auf Höhe des Leistenkanals in der Rinne zwischen dem M. psoas und dem M. iliacus. Er innerviert motorisch den M. iliopsoas und die Extensoren des Kniegelenks. Sensibel versorgt er die Haut an der Ventralfläche des Oberschenkels und an der medialen Fläche des Unterschenkels unter Einschluss der Region des Innenknöchels (N. saphenus). Der Inguinalkanal stellt ein ziemlich geschlossenes System dar. Eine Infiltration des Kanales mit Flüssigkeit kann eine gefährliche Drucksteigerung bewirken [25].

- **Klinik bei Paresen.** Eine Läsion des N. femoralis, die anlässlich einer Hüfttotalprothesenoperation entsteht, ist meist nach dem Abgang der Äste zum Iliopsoas lokalisiert. Es besteht dann eine Parese der Mm. quadriceps femoris, sartorius und pectineus. Bei Parese Grad 0 kann der Patient auf ebenem Boden mit leicht überstrecktem Knie noch knapp gehen, indem er das Bein gewissermaßen als Stelze einsetzt. Allerdings besteht dabei eine erhebliche Einknicktendenz, besonders bei unebenem Boden. Das Bergaufsteigen oder Treppensteigen ist bis zu Lähmungsgrad 3-4 mit dem betroffenen Bein voraus nicht möglich, während beim Hinuntersteigen das kranke Bein als Standbein vorangestellt werden muss. Ab Parese Grad 4 kann das Knie zwar gegen Widerstand gestreckt werden. Der Patient ist dennoch bei unebenem Boden, beim Bergan- und Bergabsteigen behindert und benötigt bei entsprechen-

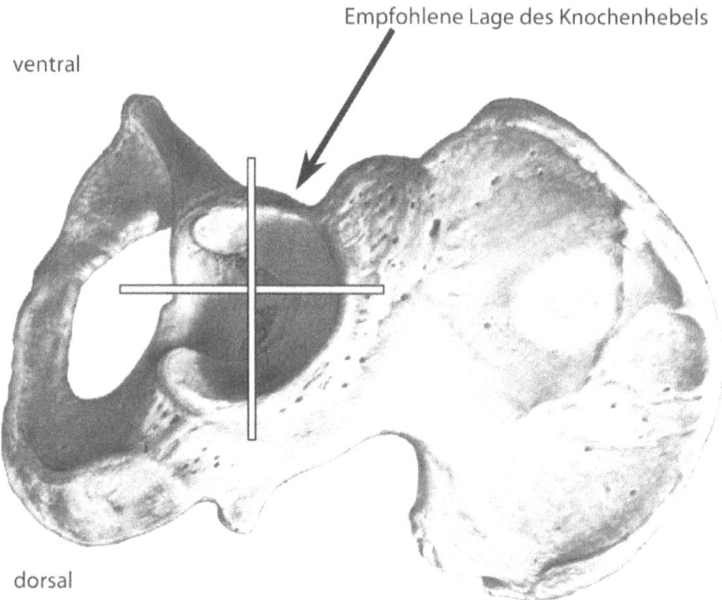

Abb. 11.7. Die Platzierung des ventralen Knochenhebels ist am sichersten proximal (*Pfeil*), da der N. femoralis gegenüber dem Acetabulum hier leicht nach medial versetzt verläuft. Eine Überdehnung kann so am sichersten vermieden werden

den Belastungen oft einen Stock. Solche Paresen ab Grad 4 werden oft erst nach Vollmobilisation, also lange nach der Operation manifest.

■ **Postoperative Untersuchung.** Der Untersucher legt dem Patienten die Hand unter die Kniekehle. Dieser wird dann aufgefordert, das Kniegelenk durchzustrecken. Selbst bei postoperativen Schmerzen wird der Patient in der Lage sein, den Quadriceps so weit zu innervieren, dass das höher Treten der Patella beobachtet werden kann. Bei mobilen Patienten lässt das Besteigen einer Treppenstufe auch geringergradige Schädigungen erkennen. Wichtige Informationen liefert die Untersuchung des Patellarsehnenreflexes sowie der Sensibilitätsstörungen, welche vorne am Oberschenkel, wie auch an der Innenseite des Unterschenkels zu suchen sind. Nicht selten sind begleitende Sensibilitätsstörungen mit neuralgiformen Schmerzen verbunden.

■ **Maßnahmen zur Vermeidung von Paresen.** Anlässlich der Operationsvorberitung kann der N. femoralis etwas entspannt werden, indem man das Knie mit einer Tuchrolle unter dem Oberschenkel etwas flektiert lagert. Diese Rolle wird während der ganzen Operation belassen (Abb. 3.16).

Der N. femoralis liegt auf Höhe des Acetabulums unmittelbar ventral des M. iliopsoas. Wird ein ventraler Knochenhebel versehentlich in diesen Muskel gesetzt, so besteht Verletzungsgefahr (Abb. 11.5). Nach Mehrfachoperationen oder bei Protrusionskoxarthrosen ist es besonders schwierig, diesen Hebel korrekt zu platzieren. Es ist dabei zu beachten, dass man schonend die Muskeln von der Hüftgelenkskapsel ablöst, bevor man den Knochenhebel vorschiebt (Abb. 11.6). Da der N. femoralis gegenüber dem Acetabulum von proximal medial nach distal lateral verläuft, empfiehlt sich eine eher proximale Hebellage (Abb. 11.7).

11.2.3
N. glutaeus superior

■ **Anatomie.** Der rein motorische N. glutaeus superior tritt durch das Foramen suprapiriforme, wo der Nerv scharf um die Incisura ischiadica major umbiegt, aus und zweigt sich danach fächerartig in der Bindegewebsschicht zwischen dem M. glutaeus medius und minimus auf (Abb. 11.8). Zuerst gibt er 4–10 kleine Äste an den M. glutaeus medius ab und verzweigt sich dann nochmals 1–3mal, um den M. glutaeus minimus zu innervieren. Einer dieser Äste, meistens der am cranialsten liegende, setzt sich weiter nach ventral fort, durchsticht die Vorderkante der vereinigten M. glutaei um schließlich den M. tensor fasciae latae zu versorgen. Der kaudalste Anteil des Nervs wird durchschnittlich 5 cm proximal des cranialsten Punkts des Trochanter major angetroffen und verläuft von dort weiter nach ventral und kaudal (Abb. 11.8).

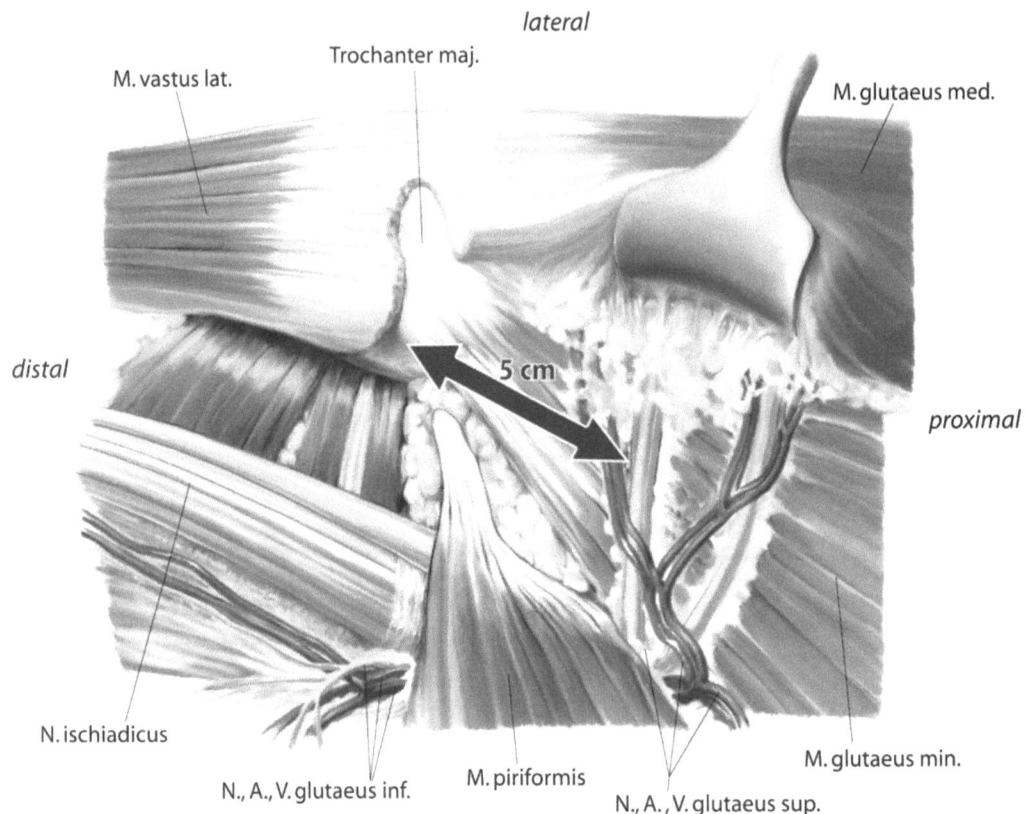

Abb. 11.8. Lage des N. glutaeus superior, Ansicht des linken Hüftgelenks von dorsal in Seitenlage. Der M. glutaeus maximus wurde nach dorsal-distal weggeklappt. Die Äste des N. glutaeus superior entspringen aus dem Foramen supra- piriforme. Während der Ramus superior kaum in Gefahr kommt, verläuft der Ramus inferior nur 5 cm proximal der Trochanterspitze

- **Klinik bei Paresen.** Bei vollständigem Ausfall besteht eine Abduktionsschwäche im Hüftgelenk. Beim Gehen kommt es zu einem unsicheren Gang, in schwereren Fällen zu einem Trendelenburg-Hinken.

- **Postoperative Untersuchung.** Unmittelbar postoperativ ist die Befunderhebung schwierig. Sind die postoperativen Schmerzen verschwunden, kann der Nerv in Seitenlage durch Abspreizen des Beins getestet werden. Durch den Doppelstockgang während der ersten postoperativen Wochen ist eine Muskelschwäche der Abduktoren nicht offensichtlich und wird deshalb oft verkannt. Nach dem Übergang zur Vollbelastung ist die Diagnose bei deutlichen Fällen aufgrund des positiven Trendelenburg-Zeichens zu stellen, wobei beachtet werden muss, dass es dafür auch eine andere Ursache geben kann. Eine verbleibende Muskelschwäche der Abduktoren wird oft als „Schwäche", welche oft nach Hüfttotalprothesen aufträte, abgetan und fehlinterpretiert (ungenügender Hebelarm etc.). Bei Persistenz einer Abduktionsschwäche empfehlen wir deshalb einige Wochen postoperativ eine neurologische und ggf. auch elektrophysiologische Untersuchung durch den Spezialisten.

- **Maßnahmen zur Vermeidung von Paresen.** Beim Zugang nach Watson-Jones in Rückenlage ist lediglich der Endast zum M. tensor fasciae latae der Gefahr einer Durchtrennung ausgesetzt. Der Hauptast kann ggf. durch den Trochanterhebel überstreckt werden. Beim transglutäalen Zugang darf der M. glutaeus medius keinesfalls mehr als 3–4 cm nach kranial gespalten werden, da sonst der Ramus inferior durchtrennt werden kann (Abb. 11.8; [7, 13]). Es ist zu beachten, dass bei sehr kleinen Patienten das Ausmaß der Inzision proportional angepasst werden muss. Es sollte daher nicht weiter proximal als das distale Drittel vom Trochanter major bis zur Crista iliaca inzidiert werden. Im Weiteren muss beim Weghalten der

Weichteile zur Darstellung der Hüftpfanne nach kranial, sowie bei der forcierten Adduktion des Oberschenkels bei der Zementierung des Schafts die dabei auftretende Überdehnung des Nervs beachtet werden. Bei einer Trochanterosteotomie wird in der Regel der Trochanter nach proximal – dorsal weggeklappt, wodurch der Nerv entspannt und einer Schädigung entzogen wird. Bei einem dorsalen Zugang wird der N. glutaeus sup. am ehesten geschädigt, wenn der Unterrand des M. glutaeus med. überdehnt wird.

11.2.4
N. obturatorius

Der Nerv verlässt den M. psoas an seinem medialen Rand, gelangt über das Iliosakralgelenk ins kleine Becken und zieht dann an seiner Seitenwand entlang zum Obturatoriuskanal (Abb. 13.11). Er innerviert die Adduktorenmuskelgruppe und versorgt ein Hautfeld an der medialen Fläche des Oberschenkels.

Die Funktionsprüfung erfolgt durch eine simple Oberschenkeladduktion. Möglicherweise lässt sich auch der Adduktorenreflex auslösen. Beim Gehen führt der Ausfall wegen des Überwiegens der Abduktoren zu einer vermehrten Zirkumduktion des Beines. Auch diese Nervenschädigung wird primär oft übersehen und erst nach Übergang von der Teil- auf Vollbelastung diagnostiziert, da durch den Doppelstockgang die Muskelschwäche der Adduktoren nicht offensichtlich wird.

■ **Maßnahmen zur Vermeidung von Paresen.** Belegt ist eine Verletzung des Nervs beim Durchbohren der medio-dorsalen Azetabulumwand zum Setzen einer Schraube [10]. Diesen Umstand konnten wir auch mittels anatomischer Präparationen bestätigen.

11.2.5
N. cutaneus femoris lateralis

Der Nerv verlässt 2 cm medial und caudal der Spina iliaca ant. sup. das Becken und gelangt unter die Fascia lata. Er ist ein rein sensibler Nerv und versorgt die Haut antero-lateral am mittleren und distalen Oberschenkel. Eine Schädigung ist am ehesten bei einer Knochenentnahme aus dem vorderen Beckenkamm oder bei einem vorderen Zugang zur Hüfte zu erwarten.

11.3
Neurologische Untersuchung

11.3.1
Klinische Untersuchung

Eine routinemäßige Untersuchung im Hinblick auf mögliche intraoperativ entstandene neurologische Komplikationen ist dringend zu empfehlen. Während grobe Ausfälle des N. ischiadicus und des N. femoralis einfach zu diagnostizieren sind, lassen sich Teilschädigungen oder eine Schädigung des N. glutaeus sup. bzw. des N. obturatorius in der postoperativen Frühphase oft nur schwer oder nicht erkennen (s. auch 11.2.1–11.2.5).

■ **Unmittelbar postoperative Untersuchung.** In den ersten Stunden ist das Bild oft durch die auslaufende Spinal- oder Periduralanästhesie gestört. Wegen der postoperativen Schmerzen ist die Muskelkraft nur bei groben Störungen genügend beurteilbar. Die gezielte Suche nach Sensibilitätsstörungen oder Reflexasymmetrien ist in dieser Frühphase erfolgversprechender. Das Fehlen von Sensibilitätsstörungen schließt aber motorische Ausfälle keineswegs aus, sind doch die motorischen Nervenfasern oft verletzlicher als die sensiblen.

■ **Erste Tage nach der Operation.** Beim meist noch bettlägerigen Patienten lassen sich Muskelfunktionen nur grob überprüfen. Eine solche kursorische Untersuchung erlaubt es, Schädigungen schwerer als Grad 3–4 des N. ischiadicus und des N. femoralis auszuschließen.

■ **Mobilisation mit Teilbelastung.** Schädigungen ernster Natur des N. ischiadicus und des N. femoralis können bei problemloser Mobilisation unter Einschluss des Treppensteigens ausgeschlossen werden. Allerdings ist es durchaus möglich, dass auch deutliche Paresen des N. glutaeus superior oder des N. obturatorius durch den Gebrauch zweier Stöcke noch vollständig versteckt bleiben.

■ **Vollbelastung.** Zeigt der Patient ein vor der Operation unbekanntes Duchenne-Trendelenburg-Hinken oder eine störende Gangunsicherheit, ist eine nochmalige neurologische Untersuchung durch einen Facharzt indiziert. Durch die Befragung des Patienten nach Schwierigkeiten beim Treppensteigen, Zehen- oder Fersengang werden auch geringgradigere Einbußen erfasst, die meistens eine günstige Prognose haben.

11.3.2
Elektrophysiologische Diagnostik und Methoden

Die elektrophysiologischen Methoden erlauben eine diagnostische Unterscheidung zwischen Neuropraxie und Axonotmesis, also zwischen einer reinen Leitungsblockade und einer strukturellen Nervenschädigung. Eine sichere Unterscheidung zwischen Axonotmesis und der prognostisch miserablen Neurotmesis ist leider nicht möglich.

Elektrophysiologische Methoden

Elektroneurographie (ENG)

■ **Motorische Früh-Neurographie.** Etwa 8–12 Tage nach gesetzter Läsion kommt es bei der motorischen Neurographie zum Amplituden-Zusammenbruch des motorischen Summenpotentials.

■ *Neuropraxie.* Ist trotz deutlicher Parese oder Plegie distal der Schädigung ein normalamplitudiges motorisches Summenpotential ableitbar, spricht dies für einen Leitungsblock. Die Läsionshöhe lässt sich durch Versetzung des Stimulus bis proximal der Läsion lokalisieren.

■ *Axonotmesis oder Neurotmesis.* Amplitudenabfall bei Reizung sowohl proximal wie distal der Läsionshöhe. Die Größe dieses Amplitudenabfalls (im Vergleich zur gesunden Seite) steht direkt proportional zum Grad des Nervenfaserausfalls bzw. zum Ausmaß der Waller-Degeneration. Sind alle Neurone degeneriert, lässt sich kein Potential mehr ableiten.

■ **Sensible Früh-Neurographie**

■ *Neuropraxie.* Die distalen sensiblen Potentiale bleiben erhalten. Es kommt zu keinem Amplitudenzusammenbruch.

■ *Axonotmesis, Neurotmesis.* Die Axonotmesis führt zu einer Abnahme des sensiblen Summenpotentials. Eine schwere Axonotmesis und obligat die Neurotmesis führen zum frühzeitigen Verlust des distalen sensiblen Summenpotentials.

Elektromyographie (EMG)

■ *Neuropraxie.* Die Myographie fällt „normal" aus, d. h. es finden sich keine so genannten „Denervationspotentiale" bzw. keine pathologische Spontanaktivität (Fibrillationen oder positive Wellen).

■ *Axonotmesis.* 15 bis 21 Tage nach gesetzter Läsion ist eine pathologische Spontanaktivität nachweisbar. Die Schwere der Läsion widerspiegelt sich im Ausmaß dieser pathologischen Spontanaktivität, ebenso im Nachweis von noch vorhandenen Willkürpotentialen. Im Lauf von Wochen oder Monaten ist mit „Reinnervationspotentialen" zu rechnen.

■ *Neurotmesis.* 15 bis 21 Tage nach Läsion identische pathologische Spontanaktivität wie bei Axonotmesis, aber ohne nachweisbare Willkürpotentiale (die aber auch bei einer schwersten Axonotmesis fehlen) und ohne spätere Zeichen der Reinnervation.

Andere elektrophysiologische Methoden

Somatosensorisch evozierte Potentiale (SSEP), Magnet-evozierte motorische Potentiale (MEP) und weitere Verfahren (z. B. F-Welle) können zur Suche und Objektivierung ganz proximaler Nervenläsionen hilfreich sein, werden aber kaum routinemäßig eingesetzt.

Zeitplan und Fragestellungen bei elektrophysiologischen Untersuchungen

- In den ersten Tagen:
  - ENG zwecks Höhenlokalisation bei starkem Verdacht auf scharfe Nervenverletzung (Neurotmesis),
  - Verifizierung vorbestehender Schäden durch alte traumatische Nervenläsionen, Wurzelschäden, Polyneuropathien etc.
- nach 10–12 Tagen:
  - ENG zwecks Differenzierung Neuropraxie vs. Axonotmesis/Neurotmesis (Amplitudenzusammenbruch).
- nach 15 bis 21 Tagen:
  - ENG zwecks Differenzierung zwischen Lei-

tungsblock und Axonotmesis/Neurotmesis,
- EMG:
zwecks Differenzierung zwischen Leitungsblock und Axonotmesis/Neurotmesis,
zwecks erster Quantifizierung der Denervation,
zwecks Erfassung ischämischer bzw. myopathischer Schäden,
zwecks erster prognostischer Beurteilung.
- nach 2 bis 3 Monaten und später:
  - zur Verlaufsbeurteilung,
  - zwecks Verifizierung und Quantifizierung von Reinnervationszeichen,
  - zur Erfassung von Sekundärverschlechterungen bei Nerveneinengungen durch Narben, Späthämatomen etc.

Da es sich bei den perioperativen Nervenschäden meist um Druck- und Quetsch-Schädigungen handelt, darf die elektrophysiologische Erstuntersuchung im Normalfall 3 Wochen nach dem Ereignis angesetzt werden. Die klinische Standortbestimmung hat jedoch so rasch wie möglich zu erfolgen.

11.4 Häufigkeit und Verlauf neurologischer Komplikationen

11.4.1 Vorkommen und Verlauf in unserem Krankengut

In den ersten Jahren der Dokumentation wurde postoperativ nicht systematisch nach neurologischen Komplikationen gesucht. Erst ab 1988 wurden die Patienten mit Verdacht auf Nervenläsionen systematisch dem Neurologen vorgestellt. Wir beschränken uns deshalb auf die Untersuchung des Krankenguts von 1988–1996 (Abb. 11.9). In diesem Zeitraum wurden 870 primäre Totalprothesen eingesetzt, 296 Totalprothesen wurden ganz oder teilweise gewechselt oder nach Girdlestone-Operation reimplantiert.

Von den Patienten erlitten 1,9% eine neurologische Komplikation, wobei jährliche Schwankungen zwischen 0 und 3,6% beobachtet wurden. Über die Jahre hinweg ist weder eine signifikante Zu- noch Abnahme festzustellen. Die häufigste Läsion betraf den N. femoralis (1,3%). Der N. ischiadicus (0,3%) und der N. glutaeus superior (0,3%) waren wesentlich seltener geschädigt (Tabelle 11.1). Neurologische Probleme zeigten 2,1% der Patienten mit Primär- und 1,4% mit Revisionsoperationen.

- *N. ischiadicus:* 3 Patienten erlitten eine Ischiadicusläsion:
  - 1-mal Zustand nach intertrochanterer Osteotomie,
  - 1-mal Totalprothesenwechsel als 4. Hüfteingriff,
  - 1-mal primäre Totalprothese als 5. Eingriff nach Hüftarthrodesierung (Abb. 11.10).

Zum Zeitpunkt der Diagnose handelte es sich durchwegs um schwere Läsionen mit Lähmungsgrad zwischen 0 und 3. Die Peronäalmuskulatur war von der Parese immer, die Tibialismuskulatur 2-mal betroffen, Sensibilitätsstörungen waren bei allen 3 Patienten vorhanden.

Nach 1 Jahr zeigte noch keiner der Patienten Zeichen der Erholung. Nach 2 Jahren haben sich 2 vollständig erholt. Bei Fall 3 hat sich der Zustand von einer vollständigen Lähmung der tibialen- und peronäalen Muskulatur zwar bis zum Lähmungsgrad 3 beider Muskelgruppen verbessert. Die Patientin war aber nur an einem Gehstock mit Steppergang zu mobilisieren (Abb. 11.10). Eine Beinverlängerung von 1,5 cm wurde beim ersten Fall verzeichnet.

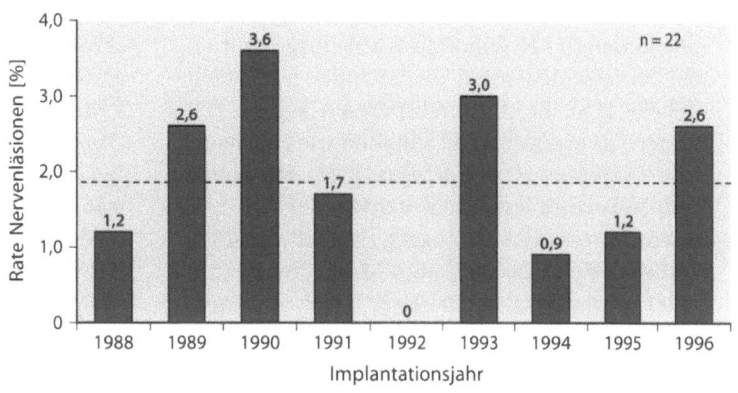

Abb. 11.9. Häufigkeit der neurologischen Komplikationen nach Hüfttotalprothesen in unserem Krankengut ausgedrückt in Prozent der pro Jahr eingesetzten bzw. gewechselten Prothesen

Kapitel 11 Neurologische Komplikationen

Tabelle 11.1. Nervenläsionen 1988–1996

	Primäre TP (n=870)		Revisionseingriffe (n=296)		total (n=1166)	
	(n)	[%]	(n)	[%]	(n)	[%]
N. femoralis	12	1,4	3	1	15	1,3
N. ischiadicus	2	0,2	1	0,3	3	0,3
N. glutaeus superior	4	0,5	0		4	0,3
N. obturatorius	0		0		0	
N. cutaneus femoralis lateralis	0		0		0	
Gesamt	18	2,1	4	1,4	22	1,9

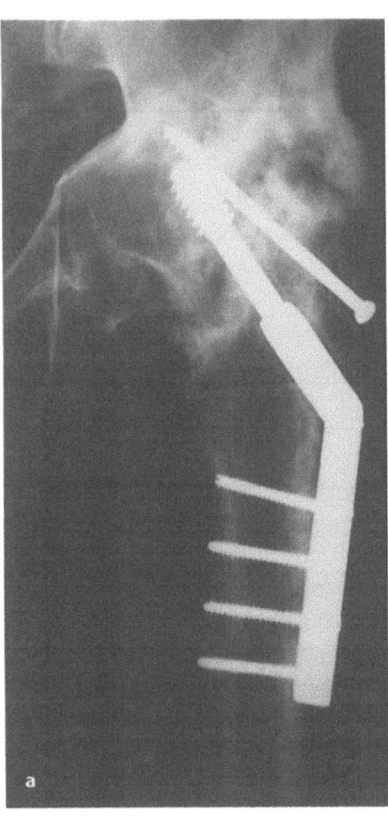
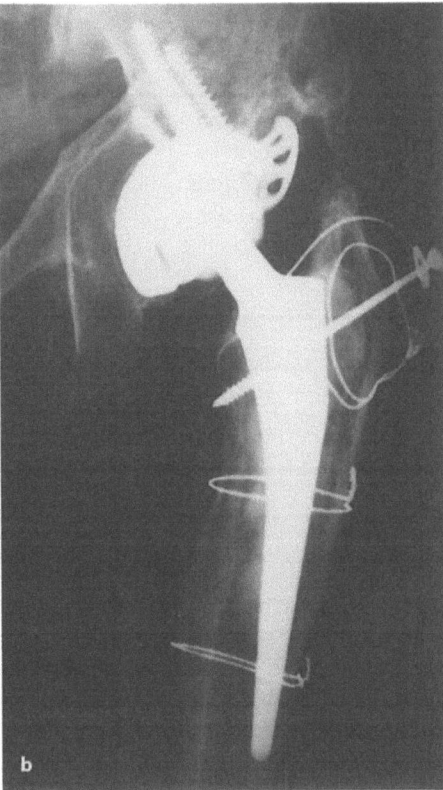

Abb. 11.10a,b. Unvollständige Erholung einer Ischiadicusparese 6 Jahre nach Implantation einer Hüfttotalprothese. SH. weiblich 67 Jahre (O 3228):
a Präoperative Situation mit Schenkelhalspseudarthrose nach Osteosynthese einer Fraktur bei Hüftarthrodese. Eine Hüfttotalprothese wurde anlässlich der 5. Operation eingesetzt
b Situation 6 Jahre später. Obschon das Elektromyogramm 2 Jahre nach der Läsion Reinnervationspotentiale zeigte, trat bis zu drei Jahre keine weitere Besserung über einen Lähmungsgrad 3–4 hinaus statt. Bei der 6-Jahreskontrolle subjektiv kaum gestört

- *N. femoralis:*
Eine Läsion des N. femoralis wurde insgesamt 15-mal bei verschiedensten Vorzuständen festgestellt (Tabelle 11.2). Bei Femoralisparesen konnte fast immer eine erschwerende Situation wie eine deutliche Dysplasie, eine Protrusion oder ein Status nach M. Perthes festgestellt werden. Bei Protrusionscoxarthrosen ist der Zugang zur Hüfte deutlich erschwert. Beim Zustand nach M. Perthes besteht in der Regel ventral ein massiver Wulst, weswegen mit dem Knochenhebel auf den Nerven vorne vermutlich ein zu großer Zug ausgeübt wurde. In keinem Fall mit so genannter „gewöhnlicher Coxarthrose" fanden wir eine Femoralisparese. Radiologisch ausgemessen fand sich bei einem einzigen Patienten mit Femoralisparese eine durch die Operation bedingte Beinverlängerung von 26 mm. Bei diesem Patienten handelte es sich um den erwähnten Zustand nach M. Perthes. Bei den verbleibenden Patienten wurde keine signifikante Beinverlängerung gemessen.

Verlauf: Zum Zeitpunkt der Diagnose handelte es sich 12mal um eine schwere Läsion mit einem Lähmungsgrad zwischen 0 und 3. In 3 Fällen bestand

Tabelle 11.2. Coxarthrosetyp bei Femoralisläsionen

Femoralisläsionen (n=15)	Anzahl Paresen (n)
Dysplasie-Coxarthrose	5
Protrusions-Coxarthrose	4
Status nach M. Perthes	1
Status nach intertrochanterer Osteotomie	2
Primäre Coxarthrose	0
Revisionseingriffe	3

Tabelle 11.3. Erholungstendenz bei Femoralisläsionen (n=15)

Lähmungsgrade postoperativ	Schwer (Grad 0–3): 12	Leicht (Grad 4): 3
Vollständig erholt nach 1 Jahr	3	3
Verbessert nach 1 Jahr	9	
Vollständig erholt nach 2 Jahren	7	
Lähmungsgrad 4 nach 2 Jahren	5	

lediglich eine leichte Muskelschwäche Grad 4 (Tabelle 11.3). Sensibilitätsstörungen wurden immer gefunden, was darauf hinweist, dass wir trotz systematischer Kontrollen nur eindeutige Fälle erfassten. Bei einem Drittel aller Patienten musste nach 2 Jahren eine Restlähmung ohne weitere Besserungstendenz festgestellt werden.

- N. glutaeus superior:
Eine Läsion des N. glutaeus sup. wurde insgesamt 4mal dokumentiert. Es handelte sich in allen Fällen um Primärprothesen. Die Diagnose wurde bei allen 4 Patienten erst sekundär beim Versuch des stockfreien Gehens aufgrund des Trendelenburg-Hinkens vermutet. Bei der Diagnosestellung handelte es sich immer um eine schwere Parese Grad 2–3.
Verlauf: Eine Besserungstendenz konnte nur während des ersten postoperativen Jahres festgestellt werden. Danach blieben die Restparesen konstant. Nur 1 Patient erholte sich vollständig, einer von Grad 2 auf Grad 3, einer von Grad 3 auf Grad 4. Beim 4. Patienten ist trotz chirurgischer Revision keine Verbesserung eingetreten. Es ist wahrscheinlich, dass vor allem leichte Läsionen des N. glutaeus superior übersehen werden, da der N. glutaeus superior kein Hautareal sensibel versorgt und Ausfälle deshalb schwierig zu diagnostizieren ist.

11.4.2
Häufigkeit in der Literatur

■ **Klinische-subklinische Nervenschädigungen.**
Neurologische Komplikationen nach Hüfttotalprothesen werden mit einer Rate von 0,08 bis 2,8% angegeben (s. Tabelle 11.4). Werden die klinisch oft nicht fassbaren Veränderungen intra- oder postoperativ elektrophysiologisch dokumentiert, so resultiert eine deutlich höhere Zahl von Nervenschädigungen (Tabelle 11.5). Bei 30 konsekutiv operierte Patienten wurde prä- und postoperativ eine Untersuchung mit dem Elektromyogramm angeschlossen, wobei man bei 21 (70%) eine Nervenalteration fand [27]. Bei insgesamt 290 konsekutiv operierten Patienten wurden intraoperativ somatosensorisch evozierte Potentiale des N. ischiadicus untersucht [21]. Die Auswertung ergab pathologische Veränderungen bei 31 (11%) der Patienten, die meist vorübergehender Natur waren.

■ **Risiko bei Primär- bzw. Sekundäreingriffen.** Das Risiko einer Nervenschädigung bei Revisionseingriffen im Vergleich zu Primäreingriffen ist verschiedenen Untersuchungen zufolge höher. Bei primären Totalprothesen wurden Läsionen bei 0,09 bis 1,7%, bei Revisionseingriffen bei 0 bis 5,6% der Eingriffe gefunden (Tabelle 11.4). Unser eigenes Krankengut mit weniger Läsionen nach Revisionsoperationen stellt hier eine Ausnahme dar (Tabelle. 11.1).

Tabelle 11.4. Literaturvergleich Nervenläsionen bei Hüfttotalprothesen

Autor	Studienaufbau	Primär-TP [%]	Revision [%]	Gesamt [%]
Weber et al. 1976 [27]	Retrospektiv			0,70
Schmalzried et al. 1991 [22]	Retrospektiv	1,30	3,20	1,70
Edwards et al. 1987 [8]	Retrospektiv			1,10
Navarro et al. 1995 [15]	Retrospektiv	0,50	1,10	0,80
Nercessian et al. 1994 [17]	Retrospektiv			0,45
Nercessian et al. 1994 [16]	Retrospektiv	0,9	0	0,08
Rasmussen et al. 1994 [21]	Prospektiv	1,10	5,60	2,80
Rasmussen et al. 1994 [21]	Retrospektiv	1,70	4,40	2,70
Beckenbaugh et al. 1978 [3]	Retrospektiv			1,20
Gesamt		0,90	2,70	0,93

Tabelle 11.5. Literaturvergleich der Nervenläsionen in Abhängigkeit vom operativen Zugang

Autor	Studienaufbau	Nervenläsion in Abhänigkeit vom Zugang [%]	Verletzter Nerv [%]
Weber et al. 1976 [27]	Retrospektiv	Lateral transtrochanter: 0,7	Ischias: 0,34, Femoralis 0,15, Ischias+Femoralis: 0,15, Obturatorius: 0;05
Weber et al. 1976 [27]	Prospektiv	Lateral transtrochanter: 70	Ischias: 20, Femoralis: 3, Obturatorius: 27, Ischias+Femoralis: 3, Ischias+Obturatorius: 17
Weale et al. 1996 [26]*	Prospektiv	Lateral: 20 Posterior: 0	Ischias: 10, Femoralis: 5, Obturatorius: 10
Schmalzried et al. 1991 [22]	Retrospektiv	Lateral transtrochanter: 1,7	Ischias: 1,3, Femoralis: 0,16, Ischias+Femoralis: 0,19
Ramesch et al. 1996 [20]*	Prospektiv	Lateral: 23	Glutaeus superior: 23
Edwards et al. 1987 [8]	Retrospektiv	Posterior: 1,14%	Ischias: 1,14
Navarro et al. 1995 [15]	Retrospektiv	Posterior: 0,5. lateral transtrochanter: 1,1	Ischias: 0,4, Femoralis: 0,2, Ischias: 0,9, Ischias+Femoralis: 0,2
Baker et al. 1989 [1]*	Prospektiv	Direkt lateral: 34,5% modifiziert lateral: 10,3% posterior:14,3%	Glutaeus superior: 34,5%, Glutaeus superior: 10,3%, Glutaeus superior: 14,3%
Black et al. 1991 [5]*	Prospektiv	Lateral: 11,8% posterior: 19,3%	Ischias:11,8%, Ischias: 19,3%
Beckenbaugh et al. 1978 [3]	Retrospektiv	Lateral transtrochanter: 1,2	Ischias: 1,2%
Kenny et al. 1999 [14]*	Prospektiv	Transgluteal: 47% transtrochanter: 56%	Glutaeus superior

*Mit prospektiver elektrophysiologischer Untersuchung

■ **N. ischiadicus.** Läsionen des N. ischiadicus sind gemäß den meisten Publikationen weitaus am häufigsten. In retrospektiv angelegten klinischen Studien werden Werte zwischen 0,09% [16] bis 2,7% [21], in prospektiven Studien mit elektrophysiologischer Untersuchung aller operierter Patienten Werte zwischen 2,8% [21] und 40% [27] angegeben. In unserem Krankengut sind dagegen diese schweren Komplikationen verhältnismäßig selten.

■ **N. femoralis.** Femoralisläsionen werden sowohl bei retro- als auch prospektiven Studien seltener mit 0 bis 0,35% [3, 8, 16, 22, 23] verzeichnet. Der in unserer Studie gefundene Prozentsatz von 1,3% erscheint hoch (Tabelle 11.1). Zwar haben wir uns besonders um die Erfassung dieser Komplikationen bemüht, was diese hohe Anzahl teilweise erklärt. Trotzdem muss es Ziel dieser Untersuchungen sein, Maßnahmen zur Verminderung dieser Zahl zu suchen (s. auch 11.2.2).

■ **N. glutaeus superior, N. obturaturius:** Zuverlässige Werte über die Häufigkeit von Obturatorius- und Glutaeus superior-Läsionen können wahrscheinlich nur nach konsequent durchgeführten elektrophysiologischen Untersuchungen aller operierten Patienten erhalten werden. Bei retrospektiven Studien ist der N. obturatorius und der N. glutaeus sup. selten erwähnt. Nach elektrophysiologischen Untersuchungen betragen die Verletzungsraten des N. obturatorius bis zu 43% [27], des N. glutaeus sup. bis zu 23% [20].

Der N. glutaeus superior scheint vermehrt beim lateralen Zugang gefährdet zu sein: Bei 23% der durch lateralen Zugang operierten Patienten wurden pathologische Werte im Elektromyogramm registriert, von denen sich über 50% auch nach 9 Monaten noch nicht erholt hatten [20]. Baker et al. [1] führten 2 Wochen postoperativ bei allen Patienten EMG-Messungen des N. glutaeus superior nach verschiedenen Zugängen durch: Nach lateralem Zugang waren 34,5% der Werte pathologisch, nach dorsalem Zugang lediglich 14,3%. Kenny et al. [14] konnten in einer prospektiven Studie keinen Unterschied der Läsionen des N. glutaeus superior beim direkt lateralen im Vergleich zum transtrochanteren Zugang finden. Interessanterweise fanden sie mittels EMG, dass schon präoperativ bei 48% der Patienten eine chronische Nervenläsion bestanden hatte. Postoperativ korrelierte das EMG eines akut geschädigten Nervs nicht mit klinischen Zeichen einer schwachen Hüftabduktion, dem „Harris hip score" oder einem positiven Trendelenburg-Zeichen. Sie betrachteten das Trendelenburg-Zei-

chen daher als Resultat multifaktorieller Ursachen, wobei ein Schaden des N. glutaeus superior lediglich einen Faktor darstellen kann.

Bei der intraoperativen EMG Ableitung des N. glutaeus superior konnten Siebenrock et al. [24] bei einem von 11 Patienten in 3 Situationen (Inzision des M. glutaeus superior, starke Retraktion beim Darstellen des Beckens, forcierte Adduktion des Femur beim Zementieren des Schafts) eine elektrische Reizung des Nervs beobachten. Sie betrachten daher diese 3 Situationen als potentiell gefährlich für eine Nervenläsion.

11.5
Risikofaktoren

Da es sich bei Nervenläsionen nur selten um eine Durchtrennung, d. h. eine Neurotmesis handelt, die als Einzige sicher von einer operativen Revision profitiert, werden die Schädigungsursachen nur selten durch einen operativ offen gelegten Befund erhellt. Selbst wenn eine örtliche Revision häufiger durchgeführt würde, dürfte es aufgrund örtlicher Vernarbungen oft nicht möglich sein, die Ursache zu erkennen. In der Literatur konnten wir nur ganz vereinzelt eine Bestätigung der Läsionsursache durch eine operative Revision finden. In den übrigen Publikationen, wie auch in unseren eigenen Analysen bleibt es bei der Feststellung von statistischen Häufungen, von wahrscheinlichen Ursachen, die oft nicht einmal als „sehr wahrscheinlich" gelten dürfen.

■ **Zugang.** Publikationen mit einem Vergleich der operativen Zugänge gibt es nur wenige. (Tabelle 11.5). Der laterale Zugang mit oder ohne Trochanterosteotomie scheint im Vergleich zum hinteren Zugang der gefährlichere zu sein. Nur eine Untersuchergruppe berichtet nach einem dorsalen Zugang über eine höhere Anzahl Ischiadicusläsionen als nach einem lateralen [5].

■ **Knochenhebel.** In mehreren Arbeiten werden das falsche Platzieren von Knochenhebeln bzw. die Überdehnung der Nerven durch zu starken Zug an den Hebeln bei der Darstellung der Hüfte als Ursache für Nervenläsionen genannt [2, 6, 16, 22, 23]. Es ist darauf hinzuweisen, dass praktisch alle Arbeiten Hinweise, aber keine sicheren Belege enthalten. Auch ist es kaum möglich, den Zug an einem Hebel zu quantifizieren. Trotzdem handelt es sich bei diesen Angaben um ernst zu nehmende Hinweise, muss doch zur Implantation einer künstlichen Hüfte das Gewebe bis in erhebliche Tiefe breit gespreizt werden. Während eines intraoperativ durchgeführten EMG konnten Siebenrock et al. [24] eine Reizung des N. glutaeus superior durch den Pfannendachhebel beobachten. Diese Tatsache war denn auch für uns Veranlassung, dem Thema Knochenhebel breiten Raum zu geben (s. Abschn. 11.2). Es sollte möglich sein, durch präzises Platzieren der Knochenhebel das Schädigungspotential deutlich zu senken (Abb. 11.3, 11.5).

■ **Protrusionskoxarthrosen.** Bei der Protrusionskoxarthrose traten Schädigungen des N. femoralis prozentual deutlich häufiger auf. Erfahrungsgemäß ist die intraoperative Übersicht bei diesen Patienten durch das vertiefte Acetabulum schlechter. Bei diesen engen Verhältnissen wird ein Knochenhebel am ventralen Pfannenrand eher falsch platziert und kann so zu einer Nervenverletzung führen.

■ **Hüftluxation, -subluxation, Beinverlängerung.** Eine Nervenüberdehnung aufgrund einer exzessiven Beinverlängerung ist eine häufig beschriebene Ursache, welche zu einer Muskelparese oder -plegie führen soll. Die Angaben, ab welcher Beinverlängerung mit einer neuralen Schädigung gerechnet werden muss sind kontrovers: Weber et al. [27] beschreiben in ihrer Serie von 2012 Patienten lediglich einen gesicherten Fall, bei welchem eine Beinverlängerung von 3,7 cm eine Parese der des N. ischiadicus und N. femoralis zur Folge hatte. Schmalzried et al. [22] postulieren, dass bei 13 von insgesamt 3126 operierten Patienten eine Beinverlängerung von 2,5 cm oder mehr zu neurologischen Ausfällen führte. Bei 5 Patienten waren der N. ischiadicus und des N. femoralis betroffen. Einzelfälle, bei denen eine Beinverlängerung von über 2 cm als wahrscheinliche Ursache der Neuropathologie angenommen wird, werden beschrieben [10, 15].

Genaue Wertangaben über das noch tolerable Ausmaß einer Verlängerung gibt es nicht. Sie variieren je nach Publikation. Gill et al. [11], die eine große Serie von 123 Patienten mit Hüfttotalprothese nach kongenitaler Hüftdysplasie nachuntersuchten, raten von einer Verlängerung, die zwei Zentimeter übersteigt, ab. Einen eigentlichen Beleg für ihre Aussage geben sie nicht an. Das Krankengut wurde deshalb noch ergänzt und durch eine zweite Gruppe vertieft auf diese Frage hin analysiert [9]. Dabei konnte erneut kein Zusammenhang mit der erzielten Verlängerung belegt werden. Dagegen wurde die Schwierigkeit der Operation auf den postoperativ ausgefüllten Dokumentationsbogen bei den 8 beobachteten Paresen statistisch signifikant als überdurchschnittlich bezeichnet. Edwards et al. [8] berichten über aufgetretene Peronäusläsionen bei einer durchschnittlichen Beinverlängerung von 2,7 cm und über das Auftreten von Ischiadicusläsionen nach Beinverlängerungen von durchschnittlich 4 cm.

■ **Hämatom.** Durch exzessive Hämatombildung wurden die Entstehung von 2 Ischiadicusläsionen beschrieben [27]. Zwei Nervenläsionen im Zusammenhang mit großem Hämatom aus einer Serie von insgesamt 7133 operierten Patienten beobachteten auch Nercessian et al. [17]. Nach erfolgter Hämatomausräumung haben sich die neurologischen Ausfälle vollständig zurückgebildet. Schmalzried et al. [22] beschreiben 8 Fälle von Nervenläsionen, bei denen differentialdiagnostisch ein großes Hämatom als Ursache postuliert wird.

■ **Revisionseingriffe.** Insgesamt ist das Risiko einer Nervenverletzung bei Revisionseingriffen im Vergleich zu primären Totalprothesen deutlich erhöht [5, 15, 21, 22]. Bedingt durch die Voroperationen bestehen vermehrt narbige Verwachsungen, wodurch ein Ausweichen oder eine ungestörte Dehnung der Nerven schlechter möglich ist. In unserem Krankengut ist die Rate der Nervenläsionen bei den Erstimplantationen mit 2,1% erstaunlicherweise höher als bei den Revisionsprothesen mit lediglich 1,4%.

■ **Andere Ursachen.** Folgende Ursachen werden in der Literatur außerdem beschrieben:

- Totalprothesenluxationen: 2 Ischiadicusläsionen [27],
- Bohrer/Schraube: eine Verletzung des N. obturatorius (operativ bestätigt; [10]),
- Knochenzement: 2 Femoralisläsionen [27], 2 Ischiadicusläsion (operativ bestätigt) mechanisch bzw. durch Hitze bedingt [4, 18],
- Nervenüberdehnung beim Ausraspeln des Femurschafts bzw. bei der Reposition der Totalprothese [10].

11.6 Präventive Maßnahmen

Zusammenfassend seien hier nur die wichtigsten Maßnahmen mit Querverweisen zu den entsprechenden Abschnitten in diesem Kapitel wiederholt.

Präoperativ gilt es, Patienten mit erhöhtem Risiko einer Nervenläsion zu erkennen. Es sind dies Patienten mit vorgeschädigten Nerven (z. B. radikuläre oder polyneuropathische Läsionen (s. auch 11.7.3), mit Protrusionskoxarthrosen, und mit geplanter Beinverlängerung (s. Abschn. 11.5). Auch bei Revisionsoperationen besteht in der Regel ein erhöhtes Risiko.

Intraoperativ zu treffende Maßnahmen zum Schutz der einzelnen Hauptnerven sind bereits in Abschnitt 11.2 dieses Kapitels erwähnt. Besonders hingewiesen sei auf das schonende Einsetzen von Knochenhebeln (Abb. 11.3, 11.5), auf die Wahl von Lagerungen mit größtmöglicher Entspannung der Hauptnerven (s. auch Abb. 3.16) und die sorgfältig kontrollierte und nicht zu ehrgeizige Beinverlängerung. (s. Abschn. 11.5). Besonderer Vorsicht bedarf es beim transglutäalen Zugang, der eine Spaltung des M. glutaeus medius über die Trochanterspitze hinaus nur über 4 cm zulässt, ohne die Gefahr einer Schädigung des N. glutaeus superior (Abb. 11.8).

11.7 Therapie bei Nervenschädigungen

Die Bandbreite der neurologischen Komplikationen bewegt sich von der offensichtlichen, teils schwer beeinträchtigenden Plegie bis hin zur vorübergehenden leichten Parese ohne Sensibilitätsstörungen, wobei Letztere meist unerkannt innerhalb von wenigen Monaten im Rahmen des normalen Rehabilitationszeitraums wieder verschwindet.

Ist eine neurologische Komplikation nach Implantation einer Hüfttotalprothese eingetreten, welche das Resultat über die übliche Rehabilitationszeit von 3 Monaten hinaus beeinträchtigt, bedeutet dies sowohl für den Patienten als auch für den Operateur eine große psychische Belastung. Die Heilungsverläufe sind oft sehr lang und die Unsicherheit über das Ausmaß des zu erwartenden Restschadens bleibt groß. Nach der Diagnosestellung einer Nervenläsion soll deshalb mit dem Patienten ein ausführliches und einfühlsames Gespräch über die Problematik mit ihren Folgen geführt werden. Durch eine optimale Arzt-Patient-Beziehung ist die gesamte Nachbehandlung, die viel Zeit in Anspruch nimmt, leichter.

Die Beeinflussbarkeit des Verlaufs ist sehr gering, was für den Patienten schwer zu ertragen ist. Gerade deshalb ist es sinnvoll, die Betreuung gemeinsam mit einem Neurologen zu übernehmen. Damit steht dem Patienten eine Fachkraft zur Seite, die ihn mit Rat unterstützen und das Besondere von neurologischen Heilungsabläufen besser verständlich machen kann.

11.7.1 Grundlagen zur Therapie

Die wichtigsten Grundlagen für eine gezielte Begleitung sind:

- Unmittelbar postoperativ sorgfältige Funktionsprüfung der Hauptnerven(s. Abschn. 11.2, 11.3);
- in regelmäßigen Zeitintervallen erneute Suche nach leichteren Schädigungen der Hauptnerven N. ischiadicus und N. femoralis sowie bei Vollbelastung nach Schädigungen des N. glutaeus superior und des N. obturatorius;
- bei erkannten neurologischen Komplikationen regelmäßige Begleitung gemäß Abschn. 11.3;
- in der Regel kann von einer Neuropraxie oder einer Axonotmesis ausgegangen werden; die Therapie ist deshalb mit wenigen Ausnahmen konservativ;
- eine fachkundige Krankengymnastik.

11.7.2 Therapiebausteine

■ **Lagerung.** In der Akutphase kann der Schaden einer Ischiadicusläsion evtl. begrenzt werden, indem der Nerv durch Strecken des Hüft- und Flexion des Kniegelenks entspannt wird. Umgekehrt wird der N. femoralis durch Flexion des Hüftgelenks gelockert.

■ **Krankengymnastik**
- *Betreuung der geschädigten Muskulatur.* Als Basis für diese Betreuung dient eine Standortbestimmung bezüglich der Kraft der betroffenen Muskeln (s. 11.1.3), die im Verlauf der weiteren Therapie zunächst wöchentlich, dann in immer größeren Abständen wiederholt wird. Die wieder aufkeimende Muskelkraft soll gefördert, aber nicht überlastet werden. Kompensatorische Muskeln, die nicht betroffen sind, dürfen auf Kraft trainiert werden.

- *Antagonisten.* Zur Vermeidung von Kontrakturen bedürfen diese regelmäßiger Dehnung.
- *Gehschulung.* Die Gehschulung hat zum Ziel, den Patienten mit seinen verbleibenden Möglichkeiten vertraut zu machen und ihm durch Training Gehsicherheit zu vermitteln. Ein wesentlicher Auftrag besteht zudem in der Schulung des Patienten, Gefahrensituationen zu erkennen und zu vermeiden. Bei Läsionen des N. femoralis steht die Sicherung des Knies im Vordergrund, besonders beim bergan und bergab Gehen, sowie im unebenen Gelände. Bei Verletzungen des N. ischiadicus gilt es in erster Linie mit dem Fallfuß zurecht zu kommen.

Zwei Fallbeispiele von Verletzungen bei Läsionen des N. femoralis:
- Im Rahmen der sukzessiven Besserung einer Läsion des N. femoralis wird die Patientin wieder unternehmungslustiger und stürzt nach einem Jahr wegen Unsicherheit in einer unerwarteten Situation, wobei sie sich die Patella bricht.
- Eine Patientin zeigt nach einem Prothesenwechsel und einer Osteosynthese bei vorbestehender Trochanterpseudarthrose eine Femoralisparese. 3 Monate später stürzt sie und erleidet eine Malleolarfraktur der Gegenseite.

Unfälle wie die beiden genannten sind recht häufig und stehen in direktem Zusammenhang mit der erlittenen Nervenschädigung. Auch eine Quadriceps-sehnenruptur und eine distale Radiusfraktur – beide bei Ischiadicusparesen – haben wir beobachtet.

■ **Schmerzbehandlung.** Nach eingetretener Nervenläsion können ausgeprägte Schmerzen den Patienten über Monate plagen. Diese neuralgiformen Beschwerden können im frühen Stadium durch den Einsatz von tri- oder tetrazyklischen Antidepressiva (z. B. Clomiparim, Imipramin, Fluoxetin) gelindert werden, evtl. kombiniert mit Neuroleptica (z. B. Haloperidol, Levopromazin). Ebenso kann der Einsatz von Carbamazepin, Gabapentin, Phenytoin oder Valproat, sowie evtl. von Mexilitene und Capsaicin-Salbe in Betracht kommen [12]. Alle diese Präparate, insbesondere die Antiepileptica sind vorsichtig einschleichend aufzudosieren. Oft sind höhere Dosen erforderlich.

■ **Orthesen**
- *Fallfuß bei Ischiadicusparesen.* Die klassische Heidelberg-Schiene und auch direkt am Schuh montierte Fußheber sind oft unbequem und ästhetisch

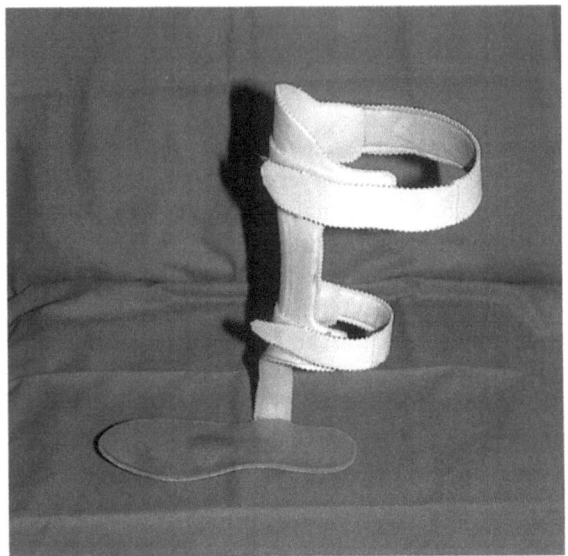

Abb. 11.11. Karbonschiene als Vorschlag zur Kompensation von Fußheberschwächen

wenig befriedigend. Moderne Karbonschienen sind viel leichter und wegen ihrer Anlage auf der Innenseite auch wesentlich weniger auffällig (Abb. 11.11).
- *Kniestabilisierung bei Femoralisparesen.* Eine Knieorthese ist besonders in der ersten Mobilisation als provisorischer Behelf wichtig. Aufgrund der Erfahrungen beim einzelnen Patienten ist daraufhin zu entscheiden, ob ein spezieller Behelf angefertigt werden soll. Bei der Indikation spielen die Erholungsneigung des Nervs, die Geschicklichkeit des Patienten und seine allgemeine Gebrechlichkeit eine wichtige Rolle.

■ **Operative Maßnahmen.** Operative Maßnahmen stellen die Ausnahme dar.
- Hämatomrevision: Besteht ein massives Hämatom, so soll dieses bei einer gleichzeitig bestehender Parese einer Revision zugeführt werden (s. 11.5).
- Direkte Nervenexploration: Falls die klinische, neurologische und elektrophysiologische Untersuchung eine vollständige oder partielle Nervendurchtrennung (Neurotmesis) vermuten lassen, ist eine operative Revision angezeigt. Dies ist allerdings selten. Nercessian et al. [16] beschreiben in einer Serie von Total 1284 eingesetzten Totalprothesen lediglich die operative Revision bei 1 Patienten nach Auftreten einer Ischiadicusläsion. Die Revision ergab eine partielle Durchtrennung des

Nervs. Der Nerv wurde mit mikrochirurgischer Technik genäht [17]. Ein anderer Fallbericht handelt von der Revision des N. obturatorius [10]. Der geschädigte Teil wurde reseziert und mit einem freien Nerveninterponat rekonstruiert. 2 Jahre nach Revision zeigte sich ein erfreuliches Ergebnis mit Verbesserung der Muskelkraft von ursprünglich Grad 2 auf Grad 4. Eine eigene Revision des N. glutaeus superior war ohne Erfolg.

- Ersatz- bzw. Palliativoperationen: Am ehesten ist der Ausfall des N. glutaeus superior eine Indikation für einen solchen Eingriff. Einmal versuchten wir die Beschwerden durch eine Traktopexie zu lindern, was aber nur vorübergehend gelang.

▪ **Elektrostimulation.** Die Elektrostimulation der vom Ausfall betroffenen Muskulatur ist in ihrer positiven Wirkung nicht stichhaltig belegt und kann deshalb nur bedingt empfohlen werden. Auf die Erholung der Nerven hat sie keinen Einfluss.

11.7.3
Begleitende Wirbelsäulenprobleme

Ein vorgeschädigter Nerv ist gegenüber einer zusätzlichen Schädigung empfindlicher (so genanntes „double crush syndrome"). In diesem Sinne führt ein evtl. bereits vorbestehender, klinisch geringfügiger oder kaum fassbarer Schaden zu einer erhöhten Verletzbarkeit des Nervs. Pritchett et al. [19] berichten über 21 Patienten mit hochgradiger spinaler Stenose, bei welchen nach Implantation einer Totalprothese neurologische Ausfälle aufgetreten waren. Vor der besagten Operation klagte keiner der Patienten über ein Schwächegefühl der unteren Extremitäten. Bei 16 der 21 Patienten erfolgte eine lumbale Dekompression, 6 dieser Patienten erholten sich von ihren Defiziten vollständig, 6 erlebten zumindest eine partielle Erholung. Bei 4 Patienten ist auch nach erfolgter lumbaler Dekompression keine Änderung der neurologischen Ausfälle eingetreten, ebenso bei allen 5 Patienten, welche nicht operativ dekomprimiert wurden.

Literatur

1. Baker AS, Bitounis VC (1989) Abductor function after total hip replacement. An electromyographic clinical review. J Bone Joint Surg Br 71: 47-50
2. Bauer R, Kerschbaumer S, Poisel S (1986) Operative Zugangswege in Orthopädie und Traumatologie. Georg Thieme, Stuttgart New York, 112-113
3. Beckenbaugh RD, Ilstrup DM (1978) Total hip arthroplasty. A review of three hundred and thirty-three cases with long follow-up. J Bone Joint Surg Am 60: 306-313
4. Birch R et al. (1992) Cement burn of the sciatic nerve. J Bone Joint Surg Br 74: 731-733
5. Black DL, Reckling FW, Porter SS (1991) Somatosensory-evoked potential monitored during total hip arthroplasty. Clin Orthop 262: 170-177
6. Bos JC et al. (1994) The surgical anatomy of the superior gluteal nerve and anatomical radiologic bases of the direct lateral approach to the hip. Surg Radiol Anat 16: 253-258
7. Comstock C, Imrie S, Goodman SB (1994) A clinical and radiographic study of the „safe area" using the direct lateral approach for total hip arthroplasty. J Arthroplasty 9: 527-531
8. Edwards BN, Tullos HS, Noble PC (1987) Contributory factors and etiology of sciatic nerve palsy in total hip arthroplasty. Clin Orthop 218: 136-141
9. Eggli S, Hankemayer S, Müller ME (1999) Nerve palsy after leg lengthening in total replacement arthroplasty for developmental dysplasia of the hip. J Bone Joint Surg Br 81: 843-845
10. Fricker RM, Troeger H, Pfeiffer KM (1997) Obturator nerve palsy due to fixation of an acetabular reinforcement ring with transacetabular screws. J Bone Joint Surg Am 79: 444-446
11. Gill TJ, Sledge JB, Müller ME (1998) Total hip arthroplasty with use of an acetabular reinforcement ring in patients who have congenital dysplasia of the hip. J Bone Joint Surg Am 80: 969-979
12. Hans G (1998) Recent Advances in the Therapy of Nerve-Injury Pain. Neurol Clin 16: 951 - 965
13. Jacobs GH, Buxton RA (1989) The course of the superior gluteal nerve in the lateral approach to the hip. J Bone Joint Surg Am 71: 1239-1243
14. Kenny P, O'Brian CP, Synnott K, Walsh MG (1999) Damage to the superior gluteal nerve after two different approaches to the hip. J Bone Joint Surg Br 81: 979-981
15. Navarro RA et al. (1995) Surgical approach and nerve palsy in total hip arthroplasty. J Arthroplasty 10: 1-5
16. Nercessian OA, Piccoluga F, Eftekhar NS (1994) Postoperative sciatic and femoral nerve palsy with reference to leg lengthening and medialization/lateralization of the hip joint following total hip arthroplasty. Clin Orthop 304: 165-171
17. Nercessian OA, Macaulay W, Stinchfield FE (1994) Peripheral neuropathies following total hip arthroplasty. J Arthroplasty 9: 645-651

18. Oleksak M, Edge AJ (1992) Compression of the sciatic nerve by methylmethacrylate cement after total hip replacement. J Bone Joint Surg Br 74: 729–730
19. Pritchett JW (1994) Lumbar decompression to treat foot drop after hip arthroplasty. Clin Orthop 303: 173–177
20. Ramesh M et al. (1996) Damage to the superior gluteal nerve after the hardinge approach to the hip. J Bone Joint Surg Br 78: 903–906
21. Rasmussen ThJ (1994) Efficacy of corticosomatosensory evoked potential monitoring in predicting and/or preventing sciatic nerve palsy during total hip arthroplasty. J Arthroplasty 9: 53–61
22. Schmalzried ThP, Amstutz HC, Dorey FJ (1991) Nerve palsy associated with total hip replacement. J Bone Joint Surg Br 73: 1074–1080
23. Schmalzried ThP, Noordin S, Amstutz HC (1997) Update on nerve palsy associated with total hip replacement. Clin Orthop 344: 188–206
24. Siebenrock KA, Rösler KM, Gonzalez E, Ganz R (2000) Intraoperative electromyography of the superior gluteal nerve during lateral approach to the hip for arthroplasty. J Arthroplasty 15: 867–870
25. Slater N, Singh R, Senasinghe N, Gore R, Goroszenink T, James D (2000) Pressure monitoring of the femoral nerve during total hip replacement: an explanation for iatrogenic palsy. J R Coll Surg Edinb 45: 231–233
26. Weale AE et al. (1996) Nerve injury after posterior and direct lateral approaches for hip replacement. J Bone Joint Surg Br 78: 899–902
27. Weber ER, Daube JR, Coventry MB (1976) Peripheral neuropathies associated with total hip arthroplasty. J Bone Joint Surg Am 58: 66–69

Periartikuläre Verknöcherungen

J. Vaeckenstedt

Periartikuläre oder trochanternahe Verknöcherungen nach einer Hüfttotalprothesenimplantation treten gehäuft bei Männern und bei etwa einem Drittel der Patienten auf. Ihre Entstehung ist nur teilweise geklärt. Das Ausmaß der Verknöcherungen korreliert nur teilweise mit beobachteten Bewegungseinschränkungen. Die Häufigkeit und Ausprägung konnten in unserem Krankengut durch die prophylaktische Einnahme von Ibuprofen bei Männern nicht genügend beeinflusst werden, so dass dieses Medikament wieder abgesetzt wurde. Die Literatur über die nicht steroidalen Antirheumatica wird kritisch beleuchtet.

Zahlreiche Risikofaktoren, die die Ossifikationen begünstigen, sind bekannt, aber nur wenige haben zwingenden Charakter. Die sicherste und gleichzeitig am wenigsten aufwändige Prophylaxe scheint nach neueren Studien eine unmittelbar präoperative Bestrahlung zu sein.

Die Operationstechnik zur Entfernung behindernder Verknöcherungen wird beschrieben.

12.1 Einführung

Periartikuläre Ossifikationen (PO) treten nach der Implantation von Hüfttotalprothesen mit unterschiedlicher Häufigkeit und mit unterschiedlichem Schweregrad auf. Es handelt sich dabei um die Bildung echten Knochens im periartikulären Weichteilgewebe, der sich radiologisch gegenüber Verkalkungen abgrenzen lässt. Die Literatur über dieses Gebiet umfasst unzählige Titel, die sich vor allem mit der medikamentösen Prophylaxe befassen.

Die Pathogenese der periartikulären Ossifikationen ist nur teilweise geklärt. Es wird postuliert, dass sich Mesenchymzellen zu Osteoblasten differenzieren und nicht mineralisierte Knochengrundsubstanz, das Osteoid, bilden [7, 8]. Zudem besteht die Möglichkeit, dass beim Ausfräsen der Pfanne bzw. dem Ausraspeln des Schafts lebende Knochenpartikel in die die Hüfte umgebende Muskulatur gelangen und Ausgang für die Knochenbildung sind. Neuere Untersuchungen widersprechen aber dieser Auffassung. (s. Abschn. 12.8).

Bei einer weltweiten Zunahme der Implantation von Hüfttotalprothesen sind in neuerer Zeit viele Publikationen erschienen, die sich mit der Prophylaxe von PO beschäftigen. Wir unterscheiden die medikamentöse von der radiologischen (Bestrahlung) Prophylaxe. Letztere wurde von uns nur ausnahmsweise verwendet (Abb. 12.1). Am eigenen Krankengut wurde aber prospektiv untersucht, welchen Wert Ibuprofen als Ossifikationsprophylaxe darstellt.

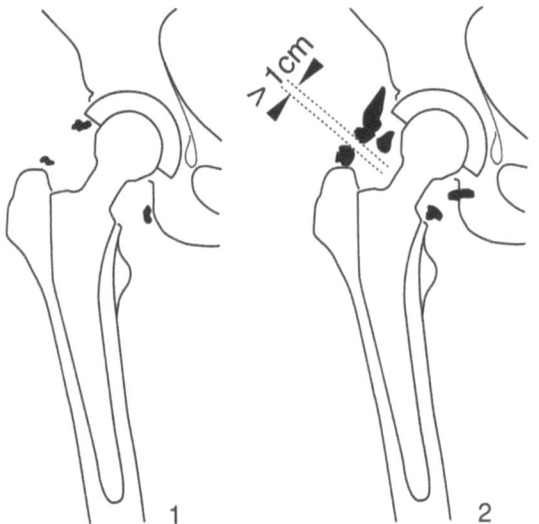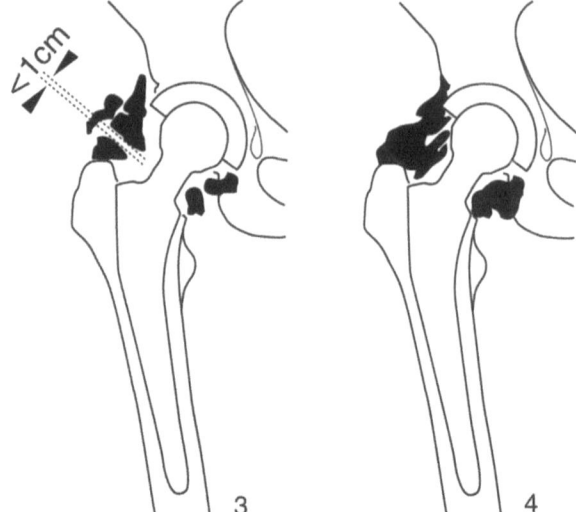

Abb. 12.1. Einteilung der Verknöcherungen nach Brooker [5]: Grad 1: Knochenneubildungen innerhalb des periartikulären Weichteilmantels; Grad 2: Knöcherne Ausziehungen vom Os ilium und/oder Trochanter major; Grad 3: Wie Grad 2, Ossifikationen liegen näher beieinander; Grad 4: „Ankylose". Diese Bezeichnung betrachten wir als irreführend. Mehrere Knocheninseln können eine Überbrückung vortäuschen und mit einer ansprechenden Beweglichkeit einhergehen

12.2
Definitionen

- **Periartikuläre Ossifikationen** sind extraossäre, in Gelenknähe auftretende Verknöcherungen, die sich in der Muskulatur und im Bereich von Sehnen- und anderem Bindegewebe bilden, wobei sie histologisch nicht von orthotopem Knochen unterschieden werden können. Die Tendinitis calcarea, die Pseudogicht und neoplastische Knochenneubildungen zählen nicht dazu [7].

- **Trochanterverknöcherungen** stehen in direkter Beziehung zum Trochanter major und sind gemeinsam mit den periartikulären Verknöcherungen zu nennen, insofern sie sich Richtung Gelenk ausbreiten. Als eine eindeutige Ursache ist hier aber das Abheben von Knochenlamellen beim transglutäalen Zugang zu nennen.

12.3
Klassifikation

Eine klinische Klassifikation existiert nicht. Lediglich nach radiologischen Kriterien hat sich die Einteilung nach Brooker [5] am Hüftgelenk international etabliert. Hierbei muss die postoperativ angefertigte Röntgenaufnahme mit einer präoperativen Aufnahme verglichen werden, um nicht bereits vorhandene Knocheninseln fälschlicherweise als heterotope Ossifikationen zu klassifizieren. In der Originalarbeit von Brooker werden vier Grade unterschieden (Abb. 12.1).

Eine Aussage oder Prognose zum klinischen Verlauf ist mit dieser Einteilung nicht möglich. Das Ausmaß der radiologisch sichtbaren Verknöcherung korreliert im Einzelfall nicht mit der Bewegungseinschränkung (Abb. 12.2; [1]). Bei einer radiologischen Grad IV-"Ankylose" handelt es sich oft um eine Überprojektion verschiedener Verknöcherungsinseln, die eine Überbrückung vortäuschen und mit einer akzeptablen Beweglichkeit einhergehen. Die eindeutige Diagnose einer ankylosierenden Verknöcherung ist nur durch eine Röntgendokumentation in zwei Projektionen und die Untersuchung der Hüftbeweglichkeit möglich. Das genauere Computertomogramm ist durch die Implantate beeinträchtigt.

Abb. 12.2. Periartikuläre Verknöcherungen Grad 3 nach Brooker *rechts*, Grad 2 *links*. WE männlich 58 Jahre (O. 649) Zustand 5,5 Jahre nach der Primäroperation. Flexion rechts 105 Grad, links 100 Grad

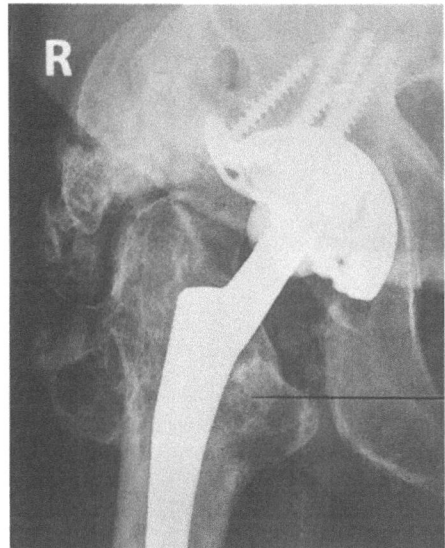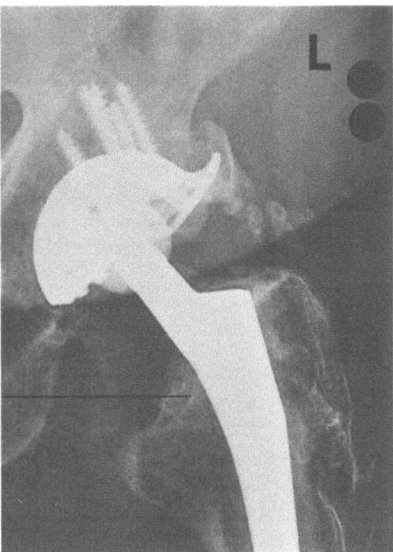

12.4
Entstehung

Bei der bereits in der Einleitung erwähnten Differenzierung von Mesenchymzellen zu Osteoblasten [6] werden zwei Arten von Vorläuferzellen beschrieben, die sich nach einem Gewebstrauma zu Osteoblasten differenzieren können [8]:

- „inducible osteogenic progenitor cells": Knochenvorläuferzellen, die migrieren und zirkulieren und sich differenzieren können. Hierbei sind verschiedene Differenzierungsfaktoren (z.B. BMP: Bone-morphogenic-Protein) beteiligt.
- „determined osteogenic progenitor cells": örtliche Zellen aus dem Knochenmark, die sich zu Osteoblasten differenzieren können. Es wird vermutet, dass diese Zellen bei autologen Spongiosaplastiken für die Knochenneubildung verantwortlich sind.

12.5
Klinik und radiologisches Erscheinungsbild

Das radiologische Bild einer periartikulären Ossifikation lässt nicht direkt auf das klinische Befinden des Patienten schließen. In den ersten 3-6 Monaten nach Implantation einer Hüfttotalprothese werden bei sich bildenden Ossifikationen gelegentlich störende, irritierende unspezifische Beschwerden angegeben. Dann beobachtet der Patient eine sukzessive Abnahme der Beweglichkeit (Abb. 12.3). Im Röntgenbild zeigen sich anfangs unscharf begrenzte Verdichtungsstrukturen wie Watteflocken. Nach 3-6 Monaten werden diese Schatten dichter, mineralhaltiger und weisen eine schärfere Begrenzung auf (Abb. 12.3).

Trotz massiven Verknöcherungen kann die Beweglichkeit ganz ordentlich bleiben (Abb. 12.2). Nur selten entwickelt sich eine massiv zunehmende Bewegungsbeeinträchtigung, die dann allerdings bis zur Ankylose ausarten kann (Abb. 12.4). Eine operative Entfernung bleibt die Ausnahme und ist bei starker Beeinträchtigung des Bewegungsausmaßes vor allem in Flexion oder bei starken lokalen Irritationen indiziert.

178 KAPITEL 12 Periartikuläre Verknöcherungen

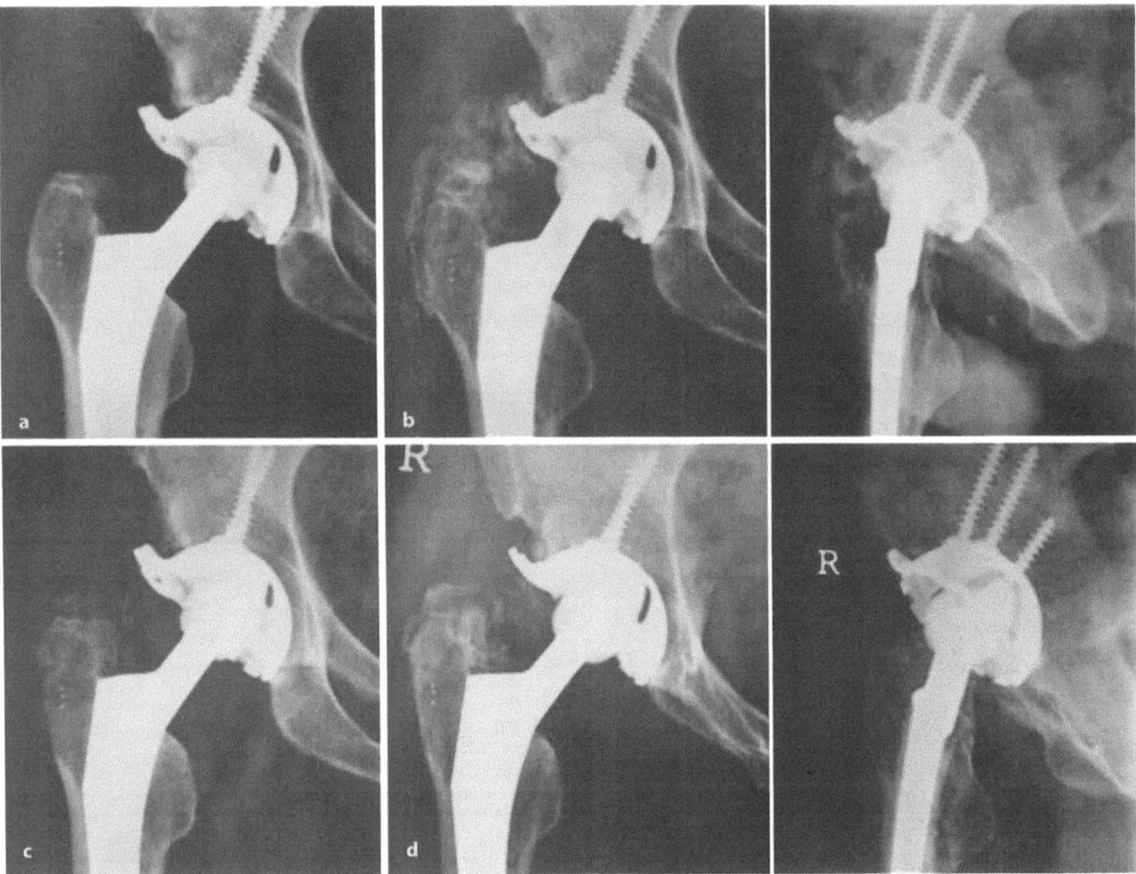

Abb. 12.3a–d. Entfernung von Verknöcherungen 2,5 Monate nach Primär-TP mit Vorbestrahlung. BH männlich 58 Jahre (O. 13172)
a Bei einer Flexion/Extension von 90–5–0 wird eine Totalprothese eingesetzt. Bei der Entlassung beträgt die Beweglichkeit 100–0–0

b Nach 2,5 Monaten. reduziert sich die Beweglichkeit bei massiven Verknöcherungen auf 40–5–0
c Zustand nach Vorbestrahlung und Entfernung der Verknöcherungen
d 4 Monate später Beweglichkeit von 100–0–0, gelegentlich Ermüdungsschmerz

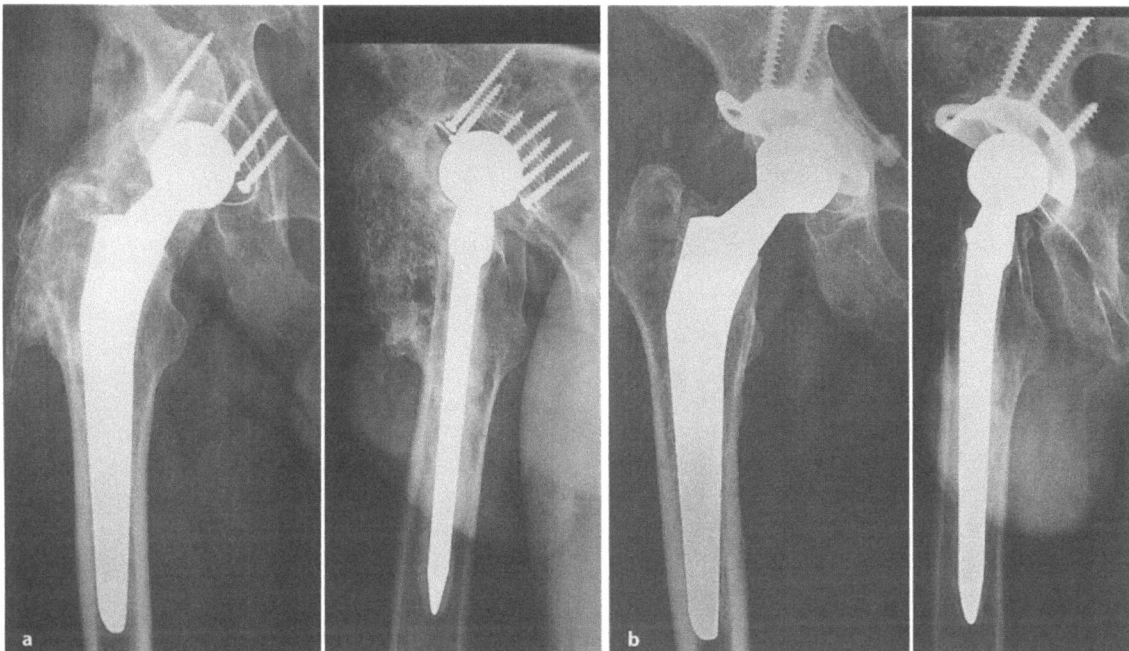

Abb. 12.4a,b. Entfernung einer vollständigen knöchernen Überbrückung nach Vorbestrahlung. MG männlich 47 Jahre (O. 16862)
a Praktisch vollständig versteifte Hüfte, schmerzhaft in einer minimal beweglichen Pseudarthrose ventral der Pfanne
b Zustand 2 Jahre nach Entfernung der Verknöcherungen nach Vorbestrahlung mit 700 Grad. Gelegentlich leichte Schmerzen. Flexion/Extension 110-0-0, Innen-/Außenrotation 15-0-40

12.6 Häufigkeit

12.6.1 Häufigkeit in unserem Krankengut

Material und Methodik

Bei 528 Primärhüftprothesen versorgt mit der SL-Pfanne und dem Geradschaft wurden prospektiv der Ossifikationsgrad und das Flexionsausmaß nach 1 Jahr bestimmt. Die Einteilung erfolgte in leichte, mittlere und starke Ossifikationen, anlehnend an die Klassifikation der Stadien I-III nach Brooker ([5]; Abb. 12.1). Unter diesem Aspekt wurden die auf Initiative von M. E. Müller erstellten Nachkontrollbögen für Hüftprothesen (IDES) ausgewertet.

In einer Dosierung von 400 mg (3×1), beginnend mit einem Dragee am Vorabend der Operation und zwei Dragees am Operationstag, wurde Ibuprofen vom 1.-18. postoperativen Tag verabreicht.

In den Jahren 1989–1991 wurde keine Ossifikationsprophylaxe durchgeführt, im Zeitraum von 1993–1995 hingegen bei allen Männern. Die während der beiden Perioden nicht behandelten Frauen dienten als Vergleichsgruppe zur Ermittlung, ob die beiden Zeiträume vergleichbare Kollektive darstellen. Das Durchschnittsalter betrug bei den Frauen 69,5 (40–89) Jahre und bei den Männern 67 (41–85) Jahre. Insgesamt 145 Männer ohne Behandlung standen 156 mit Behandlung gegenüber. Die Vergleichsgruppe der Frauen umfasste 227 Hüften.

Ergebnisse

Bei den 227 Frauen zeigten in beiden Kollektiven 24% Ossifikationen, davon 15% leichte, 3% mäßige und 6% starke.

Bei den 145 Männern ohne Ibuprofen zeigten 35,5% Ossifikationen, davon 23% leichte, 3% mäßige, 9,5% starke (Abb. 12.5).

Bei den 156 Männern mit Ibuprofen wiesen noch 23% der Männer Ossifikationen auf, davon 14% leichte, 5% mittlere und 4% starke (Abb. 12.6).

Diese Reduktion der Ossifikationen ist statistisch

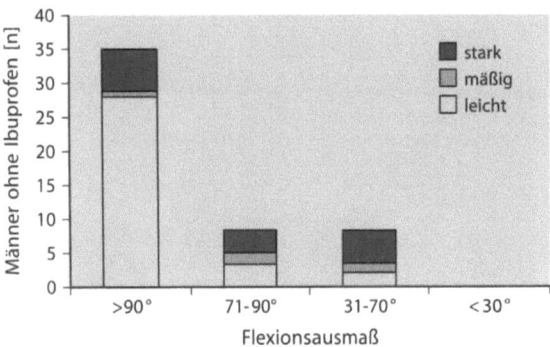

Abb. 12.5. Flexion bei Männern ohne Prophylaxe mit Ibuprofen in Abhängigkeit vom Ausmaß der Verknöcherungen

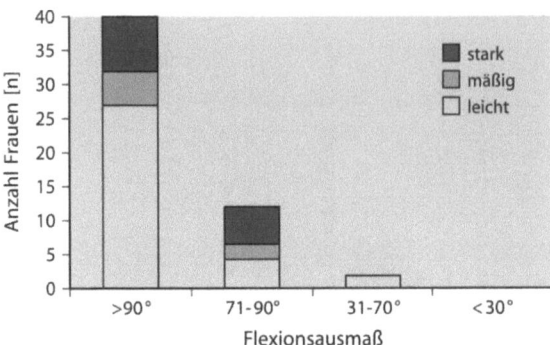

Abb. 12.7. Flexion bei Frauen in Abhängigkeit vom Ausmaß der Verknöcherungen

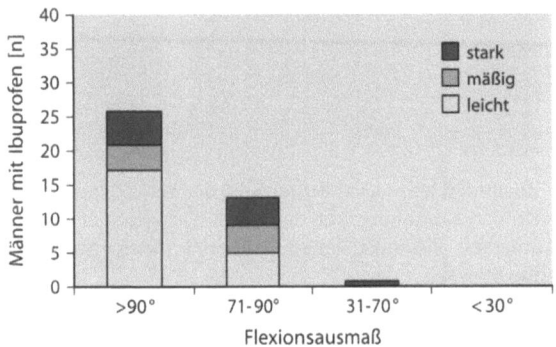

Abb. 12.6. Flexion bei Männern mit Prophylaxe mit Ibuprofen in Abhängigkeit vom Ausmaß der Verknöcherungen

nicht signifikant ($p<0,6$). Eine Ankylosierung wurde im ausgewerteten Zeitraum nicht beobachtet. Die Klassifizierung der Ossifikationen erfolgt nach Auswertung des bereits erwähnten Nachkontrollbogens für Hüftprothesen nach M.E. Müller. Leichte Ossifikationen entsprechen auf diesem Bogen Brooker-Grad 1, mittlere Grad 2 und starke Verknöcherungen werden durch die Grade 3 und 4 nach Brooker zusammengefasst.

Bezüglich der Flexion wurde bei den Frauen mit Ossifikationen unabhängig vom Ossifikationsgrad bei 40 Patientinnen eine Flexion >90° beobachtet (74%) (Abb. 12.7).

Bei Männern ohne Ibuprofeneinnahme zeigten 16 Patienten (31%) eine Verminderung der Flexion, je zur Hälfte in den eingeschränkten Flexionsgruppen. Ossifikationen höheren Grades (starke) waren annähernd gleichmäßig in allen Gruppen vorhanden (Abb. 12.5).

Bei den Männern mit Ibuprofengabe waren 13 in der Flexionsgruppe 71–90° (28%), lediglich ein Patient mit schweren Ossifikationen flektierte nur zwischen 31–70° (Abb. 12.6).

Zusammenfassend zeigten Männer und Frauen ohne Ossifikationen zu 90% eine Flexion >90°. Mit Ibuprofen konnte das Flexionsausmaß bei den Männern mit Ossifikationen etwas verbessert werden (13% mehr flektierten >90°, aber nur einer mehr >70°). Diese Verbesserung ist statistisch nicht signifikant ($p<1,2$). Eine fehlende Osteointegration der SL-Pfanne konnte aufgrund der Ibuprofenapplikation nicht festgestellt werden, wobei je 7-mal eine Saumbildung um die SL-Pfanne bei den Männern mit und ohne Ibuprofen auftrat.

12.6.2
Häufigkeit in der Literatur

Die Angaben zur Häufigkeit schwanken in der Literatur erheblich, wobei grundsätzlich etwa jeder dritte Patient nach der Implantation einer Hüfttotalprothese mit Verknöcherungen rechnen muss [2, 5]. In der Bundesrepublik Deutschland werden jährlich über 80000 Hüfttotalprothesen implantiert. Somit weisen jährlich etwa 25000 Patienten neu periartikuläre Ossifikationen auf [2].

Die Häufigkeit der Beeinträchtigungen ist umstritten. Ahrengart [1] konnte beispielsweise zeigen, dass unter 145 Patienten nach Hüfttotalprothesenersatz Patienten mit Ossifikationen Grad 3 und 4 nach Brooker 2 Jahre postoperativ in Flexion eine höhere Muskelkraft bei fehlendem Flexionsdefizit aufwiesen als Patienten ohne oder mit leichten Ossifikationen. Hinsichtlich der Ossifikationsverteilung entsprechen die prozentualen Schweregrade der Ossifikationen jenen größerer Studien mit 29% Ossifikationen, davon 11% schwerwiegenden bei Männern [16].

12.7 Risikofaktoren

Prädisponierende Faktoren der PO sind laut Literatur verschiedene Skeletterkrankungen (z. B Dysostosen) sowie schwerwiegende Traumata und Erkrankungen des Gehirns oder Rückenmarks mit komatösen Zuständen der Patienten und mit Paresen der Extremitäten [1,3,5,7]. Bekannte Risikofaktoren sind nachfolgend aufgeführt:

- bestehende periartikuläre Ossifikationen (ipsi- oder kontralateral),
- ankylosierende Spondylitis,
- männliches Geschlecht, massive Osteophyten des Hüftgelenks,
- Totalendoprothesenwechsel bzw. mehrmalige Voroperationen an der Hüfte,
- diffuse idiopathische Hyperostosen (M. Forestier),
- posttraumatische Arthritis.

12.8 Präventive Maßnahmen

12.8.1 Übersicht der möglichen Maßnahmen

Zur Verfügung stehende prophylaktische Maßnahmen können entsprechend dem Zeitpunkt ihrer Anwendung eingeteilt werden:

Intraoperative Maßnahmen:
- atraumatisches Operieren,
- sorgfältige Blutstillung,
- Exzision devitalisierten Gewebes,
- Extraktion kleiner Knochenpartikel,
- Vermeidung von Infektionen.

Perioperative Maßnahmen:
- medikamentös (z. B. Indometacin, Ibuprofen),
- prä- bzw. postoperative Bestrahlung der Hüfte (10 Gy fraktioniert oder 8 Gy Einzeldosis).

12.8.2 Literatur zu den prophylaktischen Maßnahmen

Intraoperative Maßnahmen

- **Allgemeine Verhaltensmaßregeln.** Maßnahmen während der Operation sind schwierig quantifizierbar und deshalb oft erwähnt, aber bis auf den Spülvorgang kaum untersucht.

- **Spülen.** Eine neue randomisierte Untersuchung über das intraoperative Spülen liegt vor [22]. Die eine Patientengruppe wurde intraoperativ ohne besonderen Aufwand mit 500 ml, die andere mit „jet lavage" von 3 l Ringerflüssigkeit gespült. Es konnte kein nennenswerter Unterschied festgestellt werden. Die Schlussfolgerung, dass in den Weichteilen zurückbleibende Knochenpartikel kaum ernsthafte Verknöcherungen auslösen, überrascht, ist aber nicht von der Hand zu weisen.

Perioperative Maßnahmen

- **Nichtsteroidale Antirheumatica.** Bei unseren Untersuchungen unterscheidet sich die Männergruppe mit Ibuprofeneinnahme nicht signifikant von derjenigen ohne, weder in Bezug auf die Ossifikationen selbst, noch im Hinblick auf die mögliche Flexion.

Zahlreiche Varianten bezüglich der Art und Applikationsdauer nichtsteroidaler Antiphlogistika sind erprobt worden [7, 12, 15]. Biochemisch erfolgt eine Hemmung der Cyclooxygenase und somit eine Reduktion der Arachnoidonsäureabkömmlinge (Prostaglandine). Der genaue Zusammenhang mit einer Reduktion der Ossifizierung konnte allerdings bisher biochemisch noch nicht nachgewiesen werden.

Eulert [7] weist in einer größeren Übersichtsarbeit auf unterschiedliche Erfolgsangaben hinsichtlich der medikamentösen Prophylaxe bei heterotopen Ossifikationen hin. In einer eigenen prospektiven Studie wurden 685 Patienten randomisiert 4 verschiedenen medikamentösen Therapieregimen zugeführt: Eine Indometazinprophylaxe über 7 und 14 Tage (2×50 mg) sowie eine Applikation von Diclofenac (2×75 mg) zeigten signifikante Unterschiede hinsichtlich der Ossifikationsentwicklung. Signifikant schlechter war der Verlauf bei Gabe von Aspirin 3×750 mg über 14 Tage. Ob hierbei auch eine Verschlechterung der Flexion eintritt, lässt sich der Arbeit nicht entnehmen. Es wurde lediglich die radiologische Klassifikation nach Brooker ausgewertet. Als Beispiel einer gegliederten statistischen Auswertung sei die Arbeit von Amstutz [3] erwähnt, der bei einem Risikokollektiv 10 Tage postoperativ Indometacin applizierte. Nach einem Jahr berichtet er über signifikante Unterschiede hinsichtlich schwerwiegender Ossifikationen bei Erst- und Zweiteingriffen. Das Indometacin zeigt in der Literatur am konstantesten signifikante Unterschiede [3, 7, 12, 13, 15, 16, 18, 19], ist jedoch aufgrund der ausgeprägten gastrointestinalen Nebenwirkungen in der Praxis oft ungeeignet [16].

Ibuprofen ist im Vergleich zu Indometacin mit weniger gastrointestinalen Problemen belastet. Auch die Osteointegration der Pfanne scheint Ibuprofen nicht negativ zu beeinflussen [6, 9, 12]. Es wurde gezeigt, dass sich bei Einnahme von Naproxen und Ibuprofen über vier Wochen während der folgenden 5 Jahre die Häufigkeit aseptischer Lockerungen nicht erhöht. Allerdings können unsere Untersuchungen, welche nicht auf einem Risikokollektiv basieren, keine signifikanten Unterschiede hinsichtlich der Ossifikationen und des Flexionsausmaßes aufzeigen.

■ **Perioperative Bestrahlung.** Die postoperative Röntgenbestrahlung, fraktioniert oder als Einzeldosis, sollte innerhalb der ersten 5 postoperativen Tage erfolgen bzw. beginnen [2, 4]. Nach anderen Untersuchungen nimmt die Wirksamkeit der Bestrahlung mehr als 72 Std. postoperativ ab [21]. Pluripotente Mesenchymzellen müssen hierbei in einem frühen Differenzierungsstadium an der Umwandlung zu Osteoblasten gehindert werden. Diese Bestrahlungen werden vorwiegend an Patienten durchgeführt, bei denen bereits operativ Verknöcherungen entfernt wurden oder auf der kontralateralen Seite vorhanden sind.

Neuere Arbeiten belegen, dass die Bestrahlung auch bis 4 h präoperativ erfolgen kann. In 3 prospektiv randomisierten Studien zeigte sich, dass eine präoperative Einmalapplikation von 7 Gray keine signifikanten Unterschiede betreffend der auftretenden Ossifikationen nach Brooker im Vergleich zur postoperativen Bestrahlung aufweist [10, 11, 20]. Auch eine Bestrahlung bis zu 16–20 Stunden präoperativ hat eine gewisse Wirksamkeit [14], die aber gegenüber einer Bestrahlung 4–8 Stunden präoperativ geringer ist [21]. Eine präoperative Bestrahlung sollte demnach am Operationstag erfolgen. In 2 dieser Studien wurde zur funktionellen Überprüfung als klinischer Parameter auch der „Harris hip score" ausgewertet [11, 20]. Für das Pflegeteam und den Patienten ist diese Anwendung wesentlich einfacher. Unsere diesbezüglichen Erfahrungen sind günstig, obwohl die entsprechenden Untersuchungen noch nicht vollständig abgeschlossen scheinen.

Aufgrund der Strahlennebenwirkungen wird davon abgeraten, jüngere Patienten und Patienten mit Kinderwunsch routinemäßig derartig zu bestrahlen [2].

12.9
Therapie bei Verknöcherungen

12.9.1
Vorgehen an unserer Klinik

Grundsätzlich gilt Folgendes:
- Eine operative Entfernung von periartikulären Verknöcherungen erfolgt bei einer radiologisch klar begrenzten Verknöcherung, in der Regel nicht vor 6–9 Monaten nach der Primäroperation.
- Das operative Vorgehen:
  - Lagerung des Patienten in Rücken- oder Seitenlage je nach Lokalisation der Hauptverknöcherung.
  - Keine Deperiostierung der Verknöcherungen vornehmen, sondern sorgfältig, schrittweise unter Belassen einer feinen Gewebeschicht die Verknöcherung mit Messer oder Schere darstellen. Die Muskeln sollen sorgfältig von den Verknöcherungen abgehoben werden. Bei der Entfernung der Verknöcherungen empfiehlt es sich, so große Stücke wie möglich abzumeißeln. Allerdings ist es oft auch nötig, die Abtragung zur Schonung anliegender Nerven und zwischen den Verknöcherungen liegender Muskelstränge stückweise vorzunehmen.
  - Nach Entfernung aller Verknöcherungen sehr ausgiebig spülen und eine sorgfältige Blutstillung vornehmen.
  - Gute Drainage mit dicken Drains vornehmen, diese 3–4 Tage belassen und evtl. sukzessive entfernen.
  - Intraoperativ ggf. den Cellsaver einsetzen. Postoperative Blutrückgewinnung ausnutzen.
  - Bestrahlung am 1. postoperativen Tag einmalig mit 600 rad (Abb. 12.7) oder evtl. präoperativ.
  - Krankengymnastik: in der 1. Woche volle Streckung erreichen, in der 2. Biegung und Rotation in den Vordergrund stellen.

Die Resultate nach der operativen Entfernung kombiniert mit einer Vor- oder Nachbestrahlung sind befriedigend bis sehr gut. Eine massive Reduktion der

Abb. 12.8a-d. Mäßige Funktionsverbesserung nach Entfernung der Verknöcherungen und Nachbestrahlung. LF männlich 70 Jahre (O. 1364)
a Zustand nach der Primäroperation
b Unscharf begrenzte Verknöcherungen nach 4 Monaten, Flexion/Extension 70-25-0
c 5 Jahre postoperativ, Flexion/Extension 50-20-0
d 1/2 Jahr nach Entfernung der Verknöcherungen und Nachbestrahlung, Flexion/Extension 70-20-0

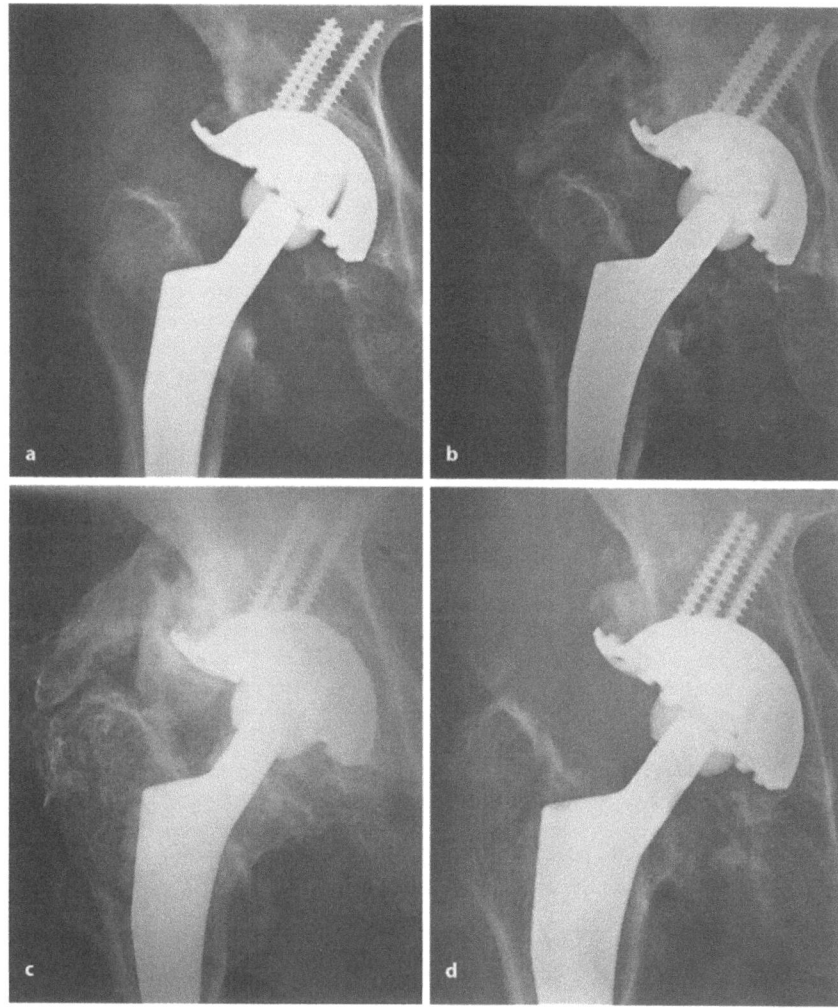

Verknöcherungen wird meist erreicht. Gelegentlich kommt es auch zu einer eindrücklichen Verbesserung der Beweglichkeit (Abb. 12.3, Abb. 12.4). In anderen Fällen ist der Beweglichkeitsbeginn mäßig trotz Erfolg bezüglich der Ossifikationen (Abb. 12.8).

12.9.2
Literatur zur Therapie bei Verknöcherungen

Es existieren keine operationstechnischen Detailbeschreibungen über das Entfernen von periartikulären Ossifikationen im Hüftbereich. Riska [17] berichtete 1979 über lediglich 6 Patienten, bei denen nach Hüfttotalprothese extraartikuläre Ossifikationen entfernt wurden, wobei eine freie Fett-Transplantation nach Exzision der Ossifikationen erfolgreich vorgenommen wurde.

12.10
Schlussfolgerungen

Aufgrund unserer Untersuchungen haben wir den Einsatz von Ibuprofen als Prophylaxe aufgegeben. Bei Patienten mit funktionell behindernden Verknöcherungen und bei Patienten mit Verknöcherungsentfernung nach einer Totalprothese auf der einen Seite führen wir eine unmittelbar präoperative Bestrahlung durch. Auch Patienten mit starker Verknöcherungstendenz, z. B. mit M. Bechterew, oder mit geplanter Entfernung der Verknöcherungen werden vorbestrahlt (Einmaldosis 600 rad).

Die operative Entfernung der Verknöcherungen betrifft nur eine sehr kleine Patientenzahl.

Literatur

1. Ahregart L, Lindgren U (1989) Functional significance of heterotopic bone formation after total hip arthroplasty. J Arthroplasty 4: 125-131
2. Alberti W, Krahl H, Quack G, Löer F, Pohl M (1995) Strahlentherapie nach endoprothetischem Hüftgelenksersatz. Dtsch Ärztebl 92: A1236-1243
3. Amstutz HC, Fouble VA, Schmalzried TP, Dorey FJ (1997) Short-course indometacin prevents heterotopic ossification in a high-risk population following hip arthroplasty. J Arthroplasty 12: 126-131
4. Ayers DC, Pellegrini VD, Evarts CM (1991) Prevention of heterotopic ossification in high-risk patients of radiation therapy. Clin Orthop 263: 87-93
5. Brooker AF, Bowerman JW, Robinson RA, Riley LH Jr (1973) Ectopic ossification following total hip replacement. Incidence and a method of classification. J Bone Joint Surg [Am] 55: 1629-1632
6. DeLee JG, Charnley J (1976) Radiological demarcation of cemented sockets in total hip replacement. Clin Orthop 121: 20-32
7. Eulert J, Knelles D, Barthel T (1997) Heterotope Ossifikationen. Unfallchirurg 100: 667-674
8. Friedenstein AJ (1995) Marrow stromal fibroblasts. Calcified Tissue Int 56: Suppl 1: 17
9. Gebuhr P, Skovgaard K, Sperling K (1997) Naproxen given to prevent heterotopic ossification does not increase prosthetic loosening. Orthopaedics 5: 21-23
10. Gregoritch SJ, Chada M, Pelligrini VD, Rubin P, Kantorowitz DA (1994) Randomized trial comparing preoperative versus postoperative irradiation for prevention of ossification following prosthetic total hip replacement: Preliminary results. Int J Radiat Oncol Biol Phys 30: 55-62
11. Kantorowitz DA, Muff NS (1998) Preoperative vs. postoperative radiation prophylaxis of heterotopic ossification: a rural community hospital experience. Int J Radiat Oncol Biol Phys 40: 171-176
12. Keller JC, Trancik TM, Young FAS, Mary E (1989) Effects of indometacin on bony ingrowth. J Orthop Res 7: 28-34
13. Kjaersgaard-Andersen P, Nafai A, Teichert G (1993) Indometacin for prevention of heterotopic ossification. A randomized controlled study in 41 hip arthroplasties. Acta Orthop Scand 64: 639-642
14. Kölbl O, Knelles O, Barthel Th, Raunecker F, Flentje M, Eulert J (1998) Preoperative irradiation versus the use of non steroid anti-inflammatory drugs for prevention of hetero topic ossification following total hip replacement: the result of a randomized trial. Int J Radiation Oncology Biol Phys 42: 397-401
15. McMahon JS, Waddell JP, Morton J (1991) Effect of short course indometacin on heterotopic bone formation after uncemented total hip arthroplasty. J Arthroplasty 6: 259-264
16. Metzenroth H, Publig W, Knahr K, Zandl C, Kuchner G, Carda C (1991) Ossifikationsprophylaxe nach Hüfttotalendoprothesen mit Indometacin und ihr Einfluss auf die Magenschleimhaut. Z Orthop 129: 178-182
17. Riska EB, Michelsson JE (1979) Treatment of para-articular ossification after total hip replacement by excision and use of free fat transplants. Acta Orthop Scand 50: 751-754
18. Ritter MA, Vaughan RB (1983) Ectopic ossification after total hip arthroplasty. Predisposing factors, frequency, and effect on results. Science 220: 680-686
19. Schmidt SA., Kjaersgaard-Andersen P, Pedersen N, Kristensen SS, Pedersen P, Nielsen JB (1988) The use of indometacin to prevent the formation of heterotopic bone after total hip replacement: a randomized, double-blind clinical trial. J Bone Joint Surg [Am] 70: 834-838
20. Seegenschmiedt MH, Martus P, Goldmann AR, Wölfel R, Keilholz L, Sauer R (1994) Preoperative versus postoperative radiotherapy for prevention of heterotopic ossification(HO): First results of a randomized trial in high-risk patients. Int J Radiat Oncol Biol Phys 30: 63-73
21. Seegenschmiedt MH, Makoski H, Micke O (2001) Radiation prophylaxis for heterotopic ossification about the hip joint – a multicenter study. Int J Radiation Oncology Biol Phys 51: 756-765
22. Sneath RJS, Bindi FD, Davies J, Parnell EJ (2001) The effect of pulsed irrigation on the incidence of heterotopic ossification after total hip arthroplasty. J Arthroplasty 16: 547-551

Gefäßverletzungen

P. E. Ochsner und B. Nachbur

Gefäßverletzungen bei Hüfttotalprothesenoperationen können potentiell lebensbedrohend sein, stellen aber in der Regel vor allem eine schwere Gefährdung des betroffenen Beins dar. Es handelt sich intraoperativ um offene oder verdeckte Massenblutungen, die zum Schock führen können, perioperativ um heimtückische, weil leicht zu übersehende thrombotische Gefäßverschlüsse und postoperativ um Pseudoaneurysmen und arterioarterielle Embolien, die zu einem Ischämiesyndrom des betroffenen Beins Anlass geben. In aller Regel sind besonders schlimme Bedrohungen bereits während oder am Ende des Eingriffs erkennbar. Später auftretende Folgen sind nicht akut lebensbedrohlich und es besteht die Möglichkeit, präzisere diagnostische Maßnahmen durchzuführen.

Der Zeitpunkt der Bedrohung richtet sich nach der Art und dem Mechanismus der vorangegangenen Gefäßverletzung. Am häufigsten sind die A. iliaca externa, die A. femoralis communis und ihre hüftnahen Äste bzw. deren Begleitvenen verletzt. Verursacht werden die Schädigungen in erster Linie durch spitze Knochenhebel am ventralen Pfannendach, sowie durch Pfannenimplantate bzw. Zementbrocken, welche ins kleine Becken protrudieren. Auch Schraubpfannen bzw. deren Gewindeschneider, Schrauben, Meißel und selbst Führungsdrähte kommen als Verletzungsursache in Frage.

Zahlenmäßig sind bedrohliche Gefäßverletzungen relativ selten. Die Häufigkeit beträgt etwa 0,2%. Prophylaktisch sind Knochenhebel ventral am Azetabulum unter Sicht- oder Fingerschutz zu platzieren. Das Eindringen von Zement ins kleine Becken soll unbedingt vermieden werden, wobei überschüssiges Material sorgfältig zu entfernen ist. Schrauben zur Fixation von Pfannenimplantaten sollen, wenn immer möglich, in Richtung des Iliosakralgelenks eingebracht werden. Bei der Pfannendachschale und der Stützschale ist besondere Vorsicht geboten. Bei intraoperativ auftretenden Massenblutungen und Schock muss mit allen Mitteln lokal tamponiert und unverzüglich durch eine vordere untere Lumbotomie retroperitoneal die A. iliaca externa aufgesucht und gedrosselt werden. Die arterielle Rekonstruktion soll dem Gefäßchirurgen überlassen werden.

13.1
Einleitung, Definitionen

Gefäßverletzungen im Rahmen von Hüfttotalprothesenimplantationen sind zwar selten, dafür besonders gefährlich, können sie doch zu Amputationen und zum Tod des Patienten führen und bei spät erfolgender Gefäßrekonstruktion kaum therapierbare neurogene Schmerzen vom deefferenten Typ (Abb. 13.5) verursachen. Will man sich eine Übersicht über die Problematik verschaffen, so helfen ein Literaturstudium sowie ein Einblick in Haftpflichtgutachten. Nebst einigen zusammenfassenden Publikationen mit einer Literaturübersicht [3, 6, 7, 13, 14, 16, 18] liegen zahlreiche Fallbeschreibungen vor, von denen nur eine Auswahl zitiert wird.

Die Einteilung der Verletzungen kann erfolgen nach
- dem Zeitpunkt der klinischen Manifestation,
- der Art der Gefäßverletzung,
- der Schädigungsursache,
- der betroffenen Arterie/Vene.

13.1.1
Zeitpunkt der klinischen Manifestation

Die Prognose schwerer Gefäßverletzungen hängt von der raschen Erkennung möglichst unmittelbar nach ihrer Entstehung und den richtigen Sofortmaßnahmen ab. Bei Blutungen, die sich verspätet entwickeln, bleibt in der Regel Zeit für eine vertiefte Diagnostik bzw. die Hinzuziehung eines Gefäßchirurgen.

■ **Intraoperative Massenblutung.** Manifeste Massenblutungen erfolgen in das Operationsgebiet hinein. Sie lassen sich nicht übersehen, sind in der Regel einer Tamponade zugänglich, während derer von einem separaten Zugang aus (vordere retroperitoneale Lumbotomie; s. auch 13.5.1) in wenigen Minuten die A. iliaca externa zwecks Beherrschung der Blutung gedrosselt wird.

Bei den eher seltenen verdeckten bzw. okkulten Massenblutungen ergießt sich das Blut ins kleine Becken. Dieses Geschehen manifestiert sich durch Blutdruckabfall und Kreislaufkollaps und ist wegen anfänglicher Fehlinterpretation und Unterschätzung sehr gefährlich, kann aber grundsätzlich durch Ultrasonographie rasch geklärt werden (s. auch 13.3.2, Fall 5).

■ **(Unmittelbar) postoperative Manifestation eines Ischämiesyndroms.** Bei der postoperativen Überwachung fallen ein wachsendes massives Hämatom, ein Kreislaufzusammenbruch, eine periphere Ischämie oder eine Kombination dieser Symptome auf. Sind diese Zeichen deutlich, so besteht eine akute Gefahr für das Überleben bzw. die Vitalität der gleichseitigen Extremität. Ist eine größere Blutung erst nach Stunden aufgrund von zunehmender Tachykardie, Druckabfall und schwindendem Dopplersignal zu erkennen, bleibt in der Regel gerade noch genügend Zeit für genauere Abklärungen (z. B. Kontrastmittelangiogramm, MRI mit Gadolinium, Computertomographie).

■ **Bedrohliches Ischämiesyndrom ohne Blutung.** Besonders heimtückisch und auch in Bezug auf die Haftpflicht gefährlich sind die durch Intimafraktur von arteriosklerotischen Plaques entstehenden Dissektionen, die zu vollständigem oder subtotalem thrombotischen Verschluss und zu totalem oder subtotalem Ischämiesyndrom Anlass geben, wenn etwa die Femoralisgabel betroffen ist.

Heimtückisch sind diese thrombotischen Verschlüsse von Arterien an strategisch wichtiger Stelle deshalb, weil keine Blutung nach außen oder innen den routinemäßig befriedigend verlaufenden Hüftgelenksersatz stört und sich deshalb bei unveränderten Blutdruckverhältnissen kein Verdacht regt. Das Ischämiesyndrom ist bei sorgfältiger Untersuchung jedoch schon am Ende der Operation erkennbar. Die vom Patienten geklagten Beschwerden (Schmerzen am Unterschenkel) werden indes oft als normale Operationsfolge unterschätzt, mit größeren Dosen von Opiaten unterdrückt, dann möglicherweise als Thrombophlebitis fehlgedeutet und schließlich erst zu einem zu späten Zeitpunkt gefäßchirurgisch korrigiert. Es resultieren – wenn das Bein erhalten werden kann, was oft gelingt – u. U. lebenslängliche, in hohem Maße invalidisierende neurogene Schmerzen vom deafferenten Typ, die funktionell wesentlich schlimmere Folgen haben als eine Unterschenkelamputation mit guter prothetischer Versorgung.

Allerdings geben in dieser Situation die Patienten fast ausnahmslos einem schmerzhaften, gefühllosen und gebrauchsunfähigen Fuß den Vorzug gegenüber einer funktionell und bezüglich sozialer und physischer Rehabilitation wesentlich vorteilhafteren Unterschenkelamputation.

■ **Verzögerte Manifestation.** Bei einer verzögerten Manifestation treten unerwartet nach einigen Tagen bis Wochen auffällige bis alarmierende Zeichen einer Minderdurchblutung bzw. eines Tumors mit Strömungsgeräusch auf. Ein kausaler Zusammenhang mit der Hüftoperation ist meist offensichtlich.

■ **Spätmanifestation.** Durchblutungsstörung, die sich oft erst nach Jahren einstellt, z. B. im Zusammenhang mit der Wanderung einer gelockerten Pfanne. Da die Störungen eher in Form eines langsamen Crescendo auftreten, kann planmäßig abgeklärt werden.

13.1.2
Art der Gefäßverletzung

Die entstehenden Gefäßverletzungen können sehr vielfältig sein [13].

■ **Arterienverletzungen.** In Frage kommen direkte Verletzungen der gesamten Wanddicke meist durch spitze Gegenstände, Intimaverletzungen meist durch stumpfe Gewalt, Thrombosen verursacht durch Intimadissektion oder Polymerisationshitze von Knochenzement, ein Aneurysma spurium, eine arteriovenöse Fistel und arterioarterielle Embolien (von einem Thrombus im Hüftbereich sich lösender Embolus, der weiter distal zu einem Verschluss führt).

Ein besonders eindrückliches Phänomen ist die bei Extraktion einer eingesunkenen Hüftpfanne plötzlich entstehende arterielle Blutung, meist bedingt durch das Aufschlitzen der A. iliaca externa durch eine anliegende scharfe Zementzacke.

- **Venenverletzungen.** Venenverletzungen sind seltener so gefährlich, dass sie zu Revisionen führen; sie lassen sich in der Regel besser tamponieren, können sich aber wie unzähmbare Tiere gebärden und besondere Gefahr heraufbeschwören. Es ist auch schon vorgekommen, dass Beckenvenen durch einen rotierenden Kirschnerdraht aufgewickelt wurden. Die Blutstillung ist bei derartigen Venenverletzungen wesentlich schwieriger als bei Arterienverletzungen. Mit einer funktionellen Beckenvenensperre und den klinischen Folgen eines so genannten postthrombotischen Syndroms ist zu rechnen [13].

13.1.3
Schädigungsursache

- **Instrumente.** Im Vordergrund stehen Knochenhebel, Bohrer und Gewindeschneider für Schraubpfannen, daneben Küretten, Meißel, Kirschnerdrähte und anderes.

- **Implantate.** Von besonderer Bedeutung sind Knochenzement, Schrauben und Schraubpfannen, gegebenenfalls ein ganzes in Protrusion wanderndes Pfannenimplantat mit anhaftendem Knochenzement. Knochenzement kann zu mechanischen und thermischen Schädigungen von großen Arterien führen.

- **Intraoperative Manipulation.** Luxations- und Repositionsmanöver wirken durch ein Überdehnen der Gefäße vor allem dann schädigend, wenn stark arteriosklerotisch vorgeschädigte Gefäße in Leidenschaft gezogen werden. Besonders gefährlich ist die Entfernung von Pfannenimplantaten und scharfen Zementzacken, welche beim Ersteingriff ins kleine Becken eingedrungen sind. Deshalb ist Sorgfalt bei der Entfernung überschüssigen Zements notwendig (s. 13.1.2). Allenfalls wird er besser belassen.

13.1.4
Betroffene Arterien/Venen

Es besteht Übereinstimmung, dass am häufigsten die A. iliaca externa, gefolgt von der A. femoralis communis verletzt werden. Deutlich seltener werden die A. profunda femoris, die A. femoralis superficialis, die A. circumflexa femoris lateralis/medialis und die begleitenden Venen betroffen. Verletzungen der Äste der A. iliaca interna oder die A. obturatoria stellen eine Ausnahme dar [3, 7, 13, 18]. Die Gabelung der A. femoralis communis ist in ihrer Höhenlokalisation variabel [22], was erklärt, dass z.B. durch die Spitze eines Knochenhebels, der ventral des Azetabulums eingebracht wird, verschiedene Gefäße verletzt werden können (Abb. 13.1).

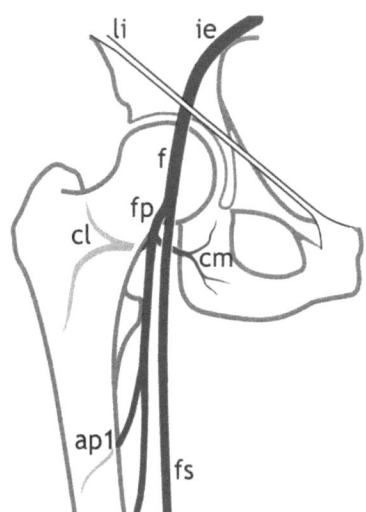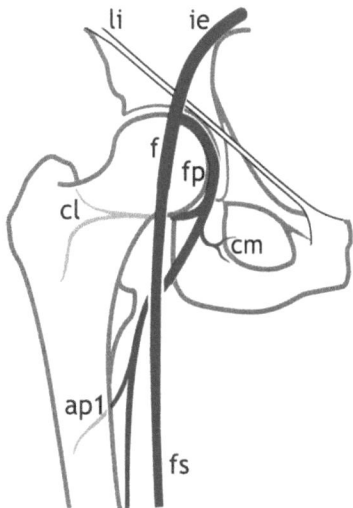

Abb. 13.1. Die arterielle Gefäßversorgung rund um das Hüftgelenk und eine ihrer zahlreichen Varianten (rechts) [22].
li Ligamentum inguinale,
ie A. iliaca externa,
f A. femoralis communis,
fp A. femoralis profunda,
cl A. circumflexa lateralis,
cm A. circumflexa media,
fs A. femoralis superficialis,
ap1 A. perforans 1

13.2
Häufigkeit

13.2.1
Häufigkeit in unserem Krankengut

Im eigenen Krankengut traten insgesamt 3 ernsthafte arterielle Blutungen auf: eine anlässlich einer Primärimplantation, 2 anlässlich von Revisionen. Nur eine entsprach den typischen Zwischenfällen, die als hohe Risiken eingestuft werden müssen (s. auch 13.3.1).

13.2.2
Häufigkeit in der Literatur

■ **Häufigkeit der Gefäßverletzungen.** Zahlenangaben fanden sich nur bei Nachbur et al. [13, 14]. Die Autoren fanden unter 8000 Eingriffen eine Häufigkeit von 0,25%. Bei der zweiten Bearbeitung des Themas 10 Jahre später war die Zahl unter Zugrundelage des Krankengutes der M.E. Müller Stiftung eher etwas niedriger, obwohl die Revisionsoperationen prozentual zugenommen hatten. Revisionsoperationen führen deutlich häufiger zu Gefäßkomplikationen.

■ **Mortalitäts-, Amputationsrisiko.** Angaben finden sich in einigen Übersichtsarbeiten. In der Serie von Nachbur et al. [13] mit 25 Fällen verstarb kein Patient an der Komplikation. In zwei Literaturübersichten betrug die Mortalität bei 36 erfassten Fällen 14% [3] und bei 68 Fällen 7% [18]. Das entsprechende Amputationsrisiko betrug 4%, 8% bzw.19%. Die divergierende Mortalitätsstatistik mag das Maß der Zusammenarbeit zwischen Orthopäden und Gefäßchirurgen widerspiegeln. Todesfälle werden zudem eher vor Gerichten verhandelt und nach meiner Erfahrung nur ausnahmsweise zur Publikation freigegeben.

13.3
Bekannte Ursachen von Gefäßverletzungen

13.3.1
Eigene Fälle

■ **Fall 1.** Verletzung der arteriosklerotisch veränderten A. iliaca externa/A. femoralis communis mit einem Knochenhebel.

GA weiblich 80 Jahre (O. 1680). Wegen schwieriger Sicht ins Azetabulum wird nebst dem üblichen Knochenhebel ventral des Pfannendachs ein zusätzlicher spitzer Hebel ventral und so medial wie möglich auf das vordere Pfannendach eingesetzt. Beim Spannen kommt es kurz zu einer Blutung. Bei der Suche nach einer Quelle mittels eines mehrfach versetzten Langenbeck-Hakens findet man keine Ursache, so dass die Operation fortgesetzt wird. Innerhalb einer Viertelstunde kommt es zu einem massiven Blutdruckabfall. In der Annahme einer intrapelvinen Blutung wird die Operationswunde tamponiert, der Gefäßchirurg alarmiert, die Bauchwand frisch abgedeckt und eine vordere, untere Lumbotomie (Abb. 13.12) angelegt. Oberhalb des Leistenbands wird nur eine mäßige, distal desselben eine massive Blutung gefunden. Kompression im Bereich der Blutung bis zur Ankunft des Gefäßchirurgen. Ein 6 cm langes, stark arteriosklerotisches Arterienstück wird bis kurz vor der Bifurkation der A. femoralis communis reseziert und durch eine entsprechend lange Goretex-Prothese von 8 mm Durchmesser ersetzt. Das resezierte Stück weist einen ca. 2 cm langen Riss auf. Bei einer Kontrolle 7 Jahre später ist der Femoralispuls in beiden Leisten palpabel, wenn auch seitengleich abgeschwächt, dies möglicherweise aufgrund vorbestehender arterieller Durchblutungsstörungen bei der greisen Patientin. Auf der operierten Seite besteht ein arterielles Strömungsgeräusch auf Höhe des Adduktorenkanals, wahrscheinlich Ausdruck einer vorbestehenden obliterierenden Arteriopathie. Die Fußpulse fehlen beidseits. Auch nach 10 Jahren ist die Patientin aber in Bezug auf Hüfte und Arterien beschwerdefrei.

■ **Fall 2.** Arterielle Blutung aus einem Ast der A. profunda femoris, aufgetreten bei einer iatrogenen Schaftperforation.

SE weiblich 81 Jahre (O. 12036). Bei einer gebrochenen Bogenschaftprothese nach Müller aus Stahl kann zwar die Spitze des Prothesenschafts von proximal angebohrt gefasst und ausgeschlagen werden. Beim

Entfernen der Zementreste kommt es aber zu einer Schaftperforation und Schaftspaltung, worauf ein Ast der A. profunda femoris massiv zu bluten beginnt. Durch die Schaftfragmente hindurch scheint bei gebogenem Bein eine Durchstechung zu gelingen. Postoperativ nach Setzen einer Wagner-Revisionsprothese kommt es zu einer massiven Nachblutung mit nötiger Hämatomrevision. Zwar tritt ein Frühinfekt mit der Notwendigkeit einer Revision und Spülsaugdrainage auf. Danach kommt es aber zur Ausheilung. Heute wäre die Behandlung dieser postoperativen Blutung wohl einer Embolisation zugänglich (s. auch Abschn. 13.4.3).

■ **Fall 3.** Intraoperativ behobene Blutung der A. glutaea superior: CM männlich, 36 Jahre (O. 15924). Zustand nach zwei vorhergehenden Wechseloperationen wegen Infekt mit riesigem azetabulären Defekt von Faustgröße und besonders ausgedehnter Zerstörung der Beckenhinterwand. Bei Operation in Seitenlage gelingt es zwar, das Pfannenimplantat zu entfernen, anlässlich der Kürettage des Pfannenbetts entsteht aber am Hinterrand der Höhle eine massive Blutung aus dem Hauptast der A. glutaea superior. Es gelingt, diese zu fassen, aber erst nach sorgfältigem Wegmeißeln von angrenzenden Knochenteilen kann sie umstochen werden. Postoperativ gibt es keine weiteren Probleme.

13.3.2
Zur Verfügung gestellte Fälle mit tödlichem Ausgang

■ **Fall 4.** Der folgende äußerst instruktive Fall wurde durch Dr. A. Siegel, Endoklinik Hamburg, konsiliarisch untersucht, dokumentiert und zur Verfügung gestellt.

Im Alter von 68 Jahren leidet eine Patientin bei massiver Dysplasiekoxarthrose Jahre nach einer Schanz-Osteotomie unter starken Schmerzen (Abb. 13.2a). Eine nicht zementierte Prothese wird eingesetzt (Abb. 13.2b). Fünf Jahre später wird der Patientin bei leichten Schmerzen und sich anbahnender Pfannenlockerung (Abb. 13.2c) ein Pfannenwechsel empfohlen.

Im Operationsbericht zum Pfannenwechsel wird eine sehr dicke Neokapsel des Gelenks beschrieben, die entfernt wird. Ein Knochenhebel wird sorgfältig (ventral?) gesetzt, wobei das Knie zur Schonung des Gefäßnervenbündels in eine Beugestellung von 35° gebracht wird. Das Pfannenbett wird nun bis zur Fräsengröße 64 aufgefräst. Beim Einschrauben der Pfanne kommt es zu einer massiven Blutung. Der zentrale Venendruck fällt auf -3 cm Wassersäule und ein Blutverlust von 4 l wird angegeben.

In der darauffolgenden Stunde versucht der Operateur zunächst durch Abstopfen mit einem Bauchtuch und anschließender Kauterisierung, dann mit Umstechungsnähten die Blutung zu stillen. Nach zwischenzeitlicher Erholung tritt nochmals ein Blutdruckabfall ein. Anschließend lässt sich die Blutung durch zahlreiche Gefäßklemmen zwar stoppen. Nach dieser Stunde kommt es bei einem Blutverlust von ca. 6,5 l trotzdem zum Kreislaufstillstand und zur Reanimation, welche wieder zu Herztätigkeit führt. Eine halbe Stunde später kann der in der Zwischenzeit herbeigeholte Gefäßchirurg eine vordere, untere Lumbotomie als Zweitzugang anlegen. Örtlich sind die V. und A. iliaca externa durch die Gewindegänge der Schraubpfanne erfasst und zwischen diesen und dem Knochen eingedreht worden. Der Venendefekt von ca. 6 cm wird durch eine körpereigene Vene, der Unterbruch der Arterie von etwa 3 cm durch eine Dacronprothese überbrückt. Vom Blutungsbeginn bis zum Operationsende werden 23 Blutkonserven und zusätzlich Plasma verabreicht.

Trotz all dieser Maßnahmen werden die Pupillen der Patientin nach gut drei Stunden als weit und lichtstarr beschrieben. Bis zum Tod zwei Tage später besteht eine massive Gerinnungsstörung mit großen Blutverlusten, so dass sich der Kreislauf nie richtig stabilisieren lässt. Die Sektion ergab nur dem Alter der Patientin angemessene Herzbefunde.

■ *Kommentar.* Dieser Fall illustriert, dass Schraubpfannen vor allem bei Revisionsfällen den ventralen Rand des Azetabulums verletzten können. Ein Schutz dieser Stelle durch Knochenhebel erscheint wichtig, so dass das Eindrehen des Implantates unter Sicht geschehen kann. Zwar konnte der Operateur die offene Massenblutung durch den Hüftzugang nach einer Stunde durch das Abklemmen der großen Gefäße zum Stoppen bringen. Der Kreislaufkollaps führte aber zu einer irreversiblen Hirnschädigung. Dieser Zwischenfall unterstreicht die nachstehende Empfehlung, bei unklaren, massiven Blutungen sofort als zweiten Zugang eine vordere untere Lumbotomie anzulegen (s. auch 13.5.1, Fall 1, Abb. 13.12).

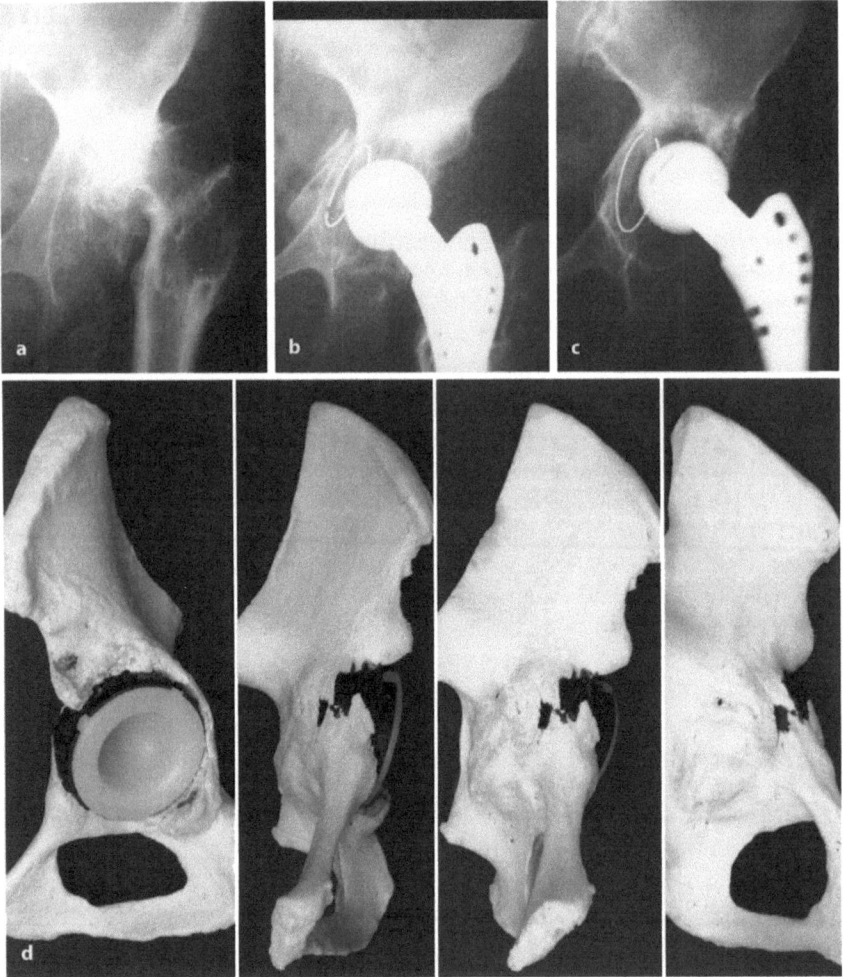

Abb. 13.2a–d. Zerreißung der A. und V. iliaca externa beim Eindrehen einer Zweymüller-Schraubpfanne mit tödlichem Ausgang
a Massive Dysplasiekoxarthrose 24 Jahre nach einer Schanz-Osteotomie bei hoher Subluxation
b Vor dem Fräsen und der Implantation einer Endler-Schraubpfanne aus Polyäthylen mit einem Durchmesser von 54 mm wird der Pfannengrund mit einem Stößel in das kleine Becken getrieben, um die Pfanne zentraler einbringen zu können
c 5 Jahre später ist die Pfanne mäßig gelockert. Die Knochenkonturen stehen deutlich ins kleine Becken vor und erscheinen nach kranial ausgeweitet
d Mazerationspräparat der operierten Beckenhälfte mit einer Zweymüller-Schraubpfanne von 64 mm Durchmesser. Die Schraubpfanne sitzt genau in den für sie geschnittenen Gewindegängen. Ventrokranial und unmittelbar lateral der Spina iliaca anterior inferior hat sie das Azetabulum gesprengt und steht mit ihren Gewindezähnen 1–3 mm über die Außenkontur des Knochens in die Weichteile vor

■ **Fall 5.** Der folgende wichtige Fall basiert auf einer persönlichen Mitteilung.

An einer isoliert stehenden orthopädischen Klinik wird bei einer 57 Jahre alten Patientin in gutem Allgemeinzustand ein Pfannenwechsel durchgeführt. Das Azetabulum wird mit drei Knochenhebeln eingestellt, wovon einer ventral des Pfannendachs platziert wird. Die gelockerte Pfanne wird entfernt, worauf der Anästhesist einen hypovolämischen Schock meldet. Der Operateur findet keine Blutungsquelle im Operationsgebiet, auch nicht am vorderen Pfannenrand. Ein Durchbruch durch die Knochenwand in Richtung kleines Becken findet sich nicht. Man entscheidet sich, die Operation abzuschließen, wobei es dem Anästhesisten nur mit großer Mühe gelingt, den Kreislauf zu stabilisieren.

Nach der Extubation der Patientin kommt es innerhalb von 20 min zu einer abdominalen Schmerzsymptomatik mit erneutem Schockzustand. Eine Ultraschalluntersuchung ergibt die Diagnose eines Hämatoperitoneums.

Die Patientin wird notfallmäßig ins Zentrumspital verlegt. Dort wird das Abdomen mittels einer medianen Laparotomie exploriert. Bei der Exploration der Leiste finden sich zwei kurze Risse am Übergang der A. und V. iliaca externa zur A. und V. femoralis communis, die versorgt werden. Damit wird der Kreislauf primär stabilisiert. Als Verletzungsursache kommt eigentlich nur der Knochenhebel ventral am Pfannendach in Frage.

Kurz darauf entsteht ein erneuter Kreislaufzusammenbruch. Ein zur Schockbehandlung eingelegter Katheter verursachte durch die Verletzung des Truncus brachiocephalicus und der benachbarten Vene ein Mediastinalhämatom. Die Katheterplatzierung am Hals war wegen einer früheren Operation bei malignem Schilddrüsentumor erschwert. Auch eine notfallmäßige Sternotomie konnte den Tod der Patientin nicht verhindern.

■ *Kommentar.* Aus dem Fall lassen sich folgende Schlüsse ziehen:

- Selbst beim Fehlen einer markanten Blutung ins Operationsgebiet kann eine Gefäßverletzung aufgrund der Operation Ursache eines plötzlich auftretenden hypovolämischen Schocks sein.
- Verdeckte Massenblutungen können auch durch Knochenhebel am vorderen Pfannenrand und nicht nur durch Perforationen der knöchernen Wand zum kleinen Becken mit Schrauben, Bohrern und Kirschnerdrähten ausgelöst werden.
- Ist die Situation lebensbedrohend, ist eine aktive Abklärung mittels einer vorderen unteren Lumbotomie (13.5) indiziert.
- Ist eine Orthopädische Klinik nicht in ein Zentralspital eingebettet, so sind die Notfallmaßnahmen bei Gefäßverletzungen und die Erreichbarkeit des Gefäßchirurgen sicherzustellen.

13.3.3
Kasuistik aus der Literatur

Im Folgenden werden Situationen beschrieben, die teils wegen ihrer relativen Häufigkeit, teils wegen ihrer besonderen Gefährlichkeit ausgewählt wurden.

Während oder unmittelbar nach der Operation (Massenblutung, Schock, Ischämie):

- Ein Knochenhebel ventral des Azetabulums kann die A. iliaca externa, die A. femoralis communis oder deren Äste unmittelbar nach der Bifurkation verletzen [7, 13, 21]. Ein Autor beschreibt beim Versuch einer Umstechung der vermuteten Blutungsquelle, dass die A. femoralis communis mehrfach ligiert wurde. Bei der Revision fand sich auch eine Läsion des N. femoralis [3].
- Die Entfernung lockerer Pfannenimplantate bei Wechseloperationen, besonders bei vorliegender Protrusion oder großen intrapelvinen Zementbrocken kann zu Blutungen und Thrombosen führen [13, 14, 17, 18]. Die Verletzung aller intrapelvinen Gefäße ist möglich (Abb. 13.3).
- Beim Auffräsen des Azetabulums [12], Gewindeschneiden für konische Schraubpfannen, Einsetzen selbstschneidender konischer Schraubpfannen kann es zu Massenblutungen [4] oder zu

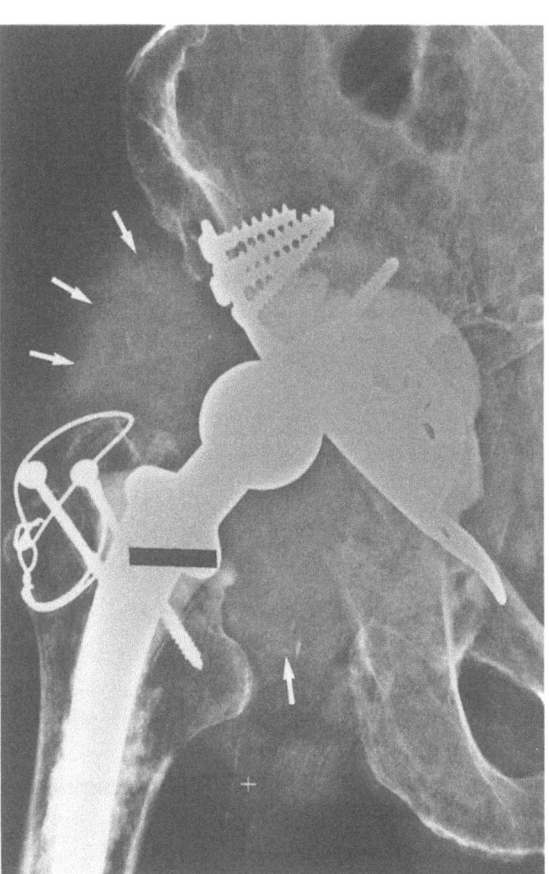

Abb. 13.3. Zentraler Durchbruch einer Stützschale ins kleine Becken Jahre nach deren Implantation und gleichzeitige Prothesenluxation. Kugeliger Weichteilschatten (*Pfeile*), von einem massiven Hämatom herrührend. Bei der Entfernung dieses Implantats wurde die Hinterwand der A. iliaca externa durch die scharfen Zementkanten aufgeschlitzt

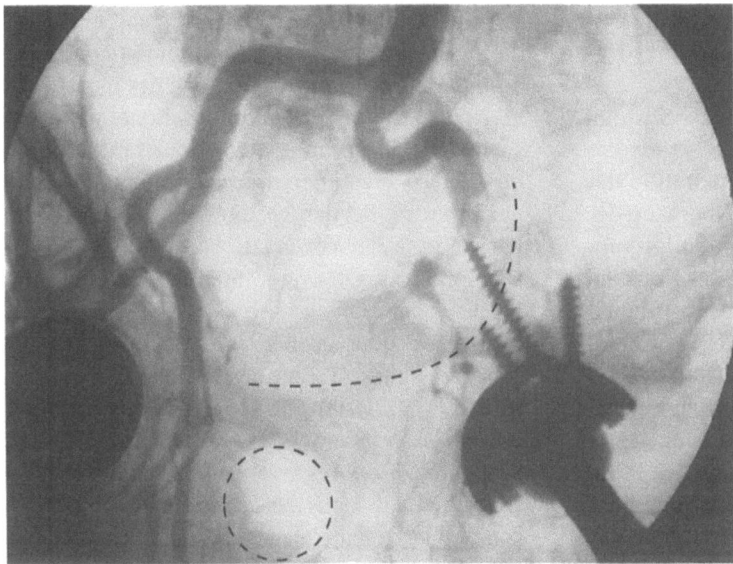

Abb. 13.4. Intimadissektion der A. femoralis communis anlässlich der Verschraubung einer nicht zementierten Pfanne. *Gestrichelt markiert*: Linea terminalis pelvis. Aufsteigender thrombotischer Verschluss bis zur Gabelung der A. iliaca communis. Die sofort beobachtete Ischämie konnte durch eine unmittelbar anschließende Endarterektomie und Thrombektomie vollständig behoben werden

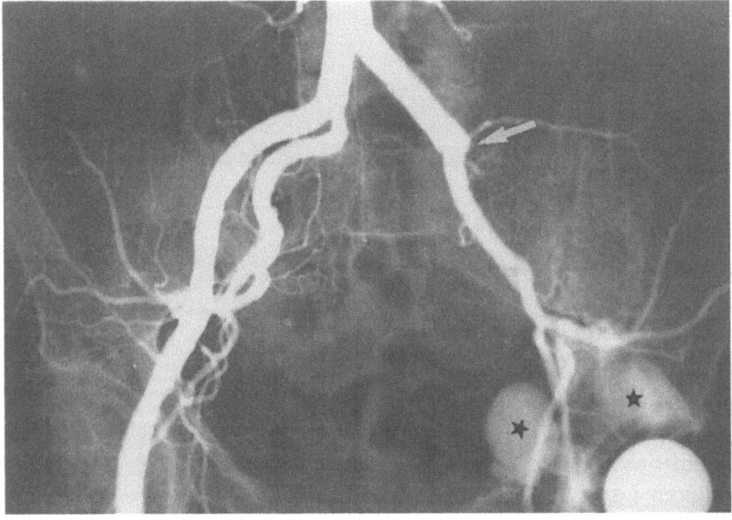

Abb. 13.5. Thrombotischer Verschluss der A. iliaca externa, hochsteigend bis zur Aufzweigung der A. iliaca communis (→), wahrscheinlich als Folge der Polimerisationshitze des durch einen Knochendefekt in das kleine Becken vorgedrungenen Zements (∗). Klinisch leidet die Patientin schon beim Erwachen aus der Narkose unter starken Dauerschmerzen, vor allem in den Zehen, die im Spital als normale Operationsschmerzen interpretiert werden. Der Internist stellt bei der ersten Kontrolle nach Spitalentlassung Pulslosigkeit des Beines fest. Die notfallmäßige operative Rekanalisation führte zu einem normalen Knöchelarterienverschlussdruck. Die Patient in litt aber als Folge des ischämischen Schadens der Nerven an kaum therapierbaren Neuralgien, wahrscheinlich im Sinne einer hartnäckigen deefferenten Neuropathie

Thrombosen [11] kommen. Mit einer selbstschneidenden Pfanne wurde nicht nur die A. und V. iliaca externa, sondern auch gleichzeitig der N. femoralis lädiert [11].

- Eine Schraubenfixation von Pfannenimplantaten führt gelegentlich zur Verletzung von Gefäßen (Abb. 13.4). Auch hier sind besonders die A. iliaca externa und ihre Äste betroffen [7, 9, 8, 10]. Selbst ein ins kleine Becken vorgedrungener Kirschnerdraht mit Gewindespitze verursachte im Rahmen der Versorgung mit einer DHS eine tödliche Blutung durch die Verletzung der V. iliaca externa [19].

Abb. 13.6. Arteriographische Darstellung eines Aneurysma spurium (*), wahrscheinlich verursacht durch das Vorbohren für die oberste Schraube (→) im Rahmen einer intertrochanteren Osteotomie. Die Behandlung bestand in der Ligatur des deszendierenden Astes der A. circumflexa femoris lateralis

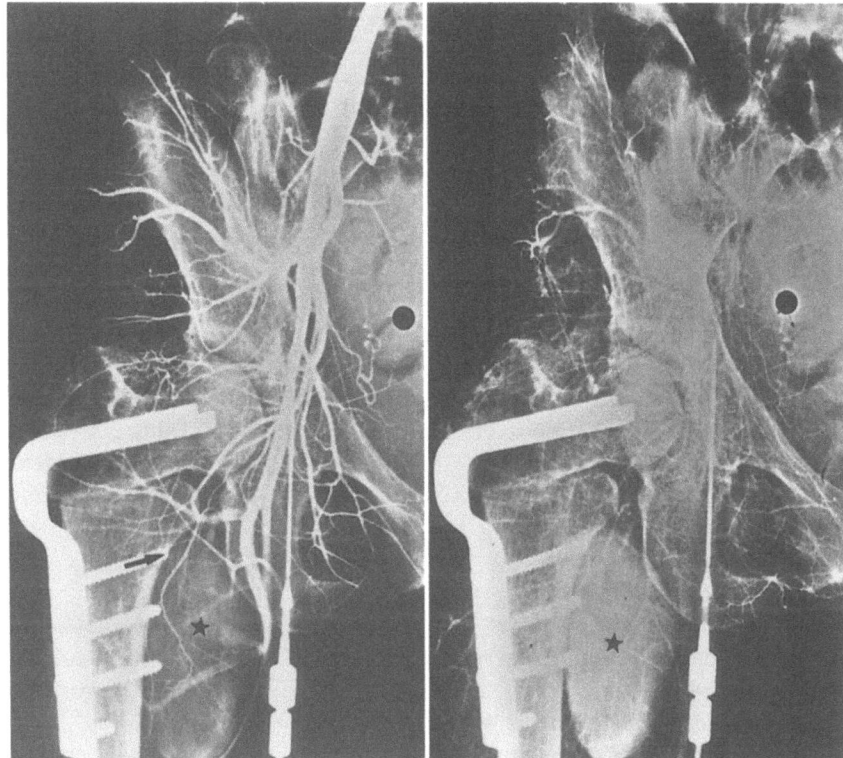

Erste Tage/Wochen (Ischämie, massives Hämatom):
- Ins kleine Becken vorspringende Pfannenimplantate und Zementbrocken, Schrauben (Abb. 13.4), Knochenhebelspitzen können eine Zirkulationsstörung durch örtlichen Druck auf Arterien und Venen, mechanisch oder hitzebedingte (Abb. 13.5) Intimaschädigung [7, 13, 17] oder ein Aneurysma spurium (Abb. 13.6) verursachen [13].
- Heftige Beinmanipulationen, z. B. bei der Luxation/Reposition der Hüfte werden als Ursache für Intimarisse und Thrombosen von Arterien und Venen vermutet [18, 20], besonders beim Vorliegen einer fortgeschrittenen Arteriosklerose (Abb. 13.7).
- Die Entfernung einer Gentamicin-Zementkette endete im Aufreißen der V. femoralis mit anschließend notwendiger Exartikulation [5], z. T. wohl auch als Folge der bestehenden Hüftgelenksinfektion.

Nach Monaten/Jahren (Ischämie):
- Die zunehmende Protrusion lockerer Pfannenimplantate kann zu einer Kompression einer großen Arterie mit Strömungsunterbruch führen [1, 17]
- Arterioarterielle Embolien ausgehend von intravasalen Thromben sind beschrieben, welche zu

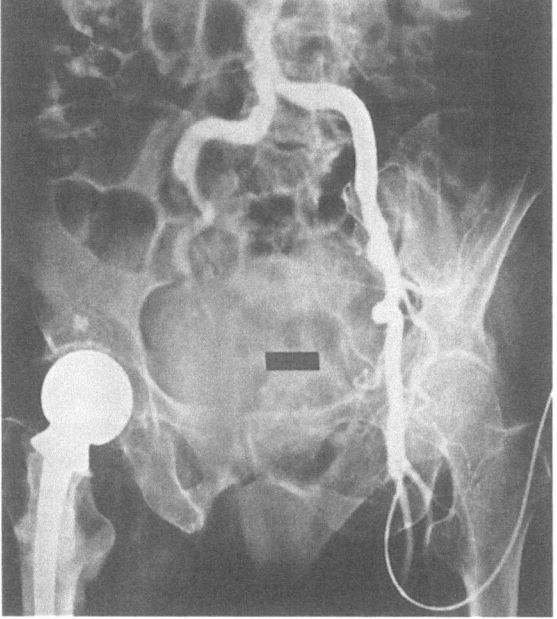

Abb. 13.7. Thrombotischer Verschluss der A. iliaca externa und der A. femoralis communis wahrscheinlich verursacht durch die Überdehnung eines degenerativ vorgeschädigten Gefäßes im Rahmen der Manipulationen während der Totalprothesenimplantation. Dabei kam es zu einem Intimaeinriss mit Appositionsthrombus

einem peripheren Verschluss führen [15]. In der Regel manifestiert sich dabei zuerst die Symptomatologie des akuten arteriellen Verschlusses, der operativ behoben wird. Erst sekundär wird die Quelle entdeckt.

13.4
Präventive Maßnahmen

Es ist möglich, durch gezielte Maßnahmen die Wahrscheinlichkeit einer Gefäßverletzung, aber auch das Risiko eines Todesfalls bzw. einer Amputation beim Auftreten dieser Komplikation zu vermindern.

13.4.1
Maßnahmen zur Reduktion der Verletzungshäufigkeit

Es gilt, die häufigsten Ursachen zu vermeiden (s. auch 13.3.3).
- *Knochenhebel*: Knochenhebel sollen ventral nur unter Sichtkontrolle bzw. unter Kontrolle mit einem die Hebelspitze begleitenden Finger und möglichst laterokranial direkt über den Knochenrand und unter den M. iliopsoas über den Pfannenrand geschoben werden. Diese Vorsichtsmaßnahme entspricht derjenigen zum Schutz des N. femoralis (Abb. 11.5–11.7). Bei Pfannenrevisionen mit zerstörtem ventralen Pfannendach empfiehlt es sich, die Weichteile nur mit einem Weichteilhaken (z. B. einem Langenbeck-Haken) anzuheben.
- *Zementierung*: Bei der Zementierung ist dringend zu vermeiden, dass Zement ins Innere des kleinen Beckens gelangt (Abb. 13.5). Akzidentelle Durchbrechungen der Beckenwand bei Primärprothesen sollten durch Knochen aus dem Femurkopf verstopft werden. Bei Revisionsoperationen hat es sich bei uns seit Jahren bewährt, ein gegebenenfalls nach der Pfannenentfernung erhaltenes mediales Periost nie zu entfernen und Defekte des Pfannengrunds mit dünnen Knochenscheiben aus allogenen tiefgefrorenen Femurköpfen abzudichten.
- *Konische Schraubpfannen und deren Gewindeschneider*: Beim Eindrehen des Gewindeschneiders oder der Schraubpfanne kann es zur Zerstörung der ventralen Azetabulumkontur unmittelbar neben der Spina iliaca anterior inferior kommen (Abb. 13.2d). Es wird deshalb dringend empfohlen, diese Stelle mit einem Knochenhebel so einzustellen, dass dieser Vorgang unter Sicht geschieht. Um bei Rückenlage eine Überstreckung des N. femoralis zu vermeiden, ist dabei der Oberschenkel mit einer Rolle etwas zu flektieren (Abb. 4.16). Ist in Revisionssituationen der besagte Anteil des Azetabulums bereits zerstört, empfiehlt sich die Verwendung eines anderen Pfannentyps.
- *Entfernung von lockeren Pfannenimplantaten mit deutlicher Protrusion und intrapelvinen Zementbrocken*: Die Durchführung der Operation an einem Haus mit Gefäßchirurgie ist sicherer. Die Entfernung isolierter Zementbrocken im kleinen Becken sollte auf Fälle mit klinischer Notwendigkeit (Abb. 13.3), wie z. B. bei gleichzeitigem Infekt beschränkt werden. Der Einsatz spitzer bzw. scharfer Instrumente birgt Gefahren in sich.

13.4.2
Prophylaxe vor Verletzungen bei der Verschraubung der verwendeten Pfannenimplantate

Den durch uns eingesetzten SL-Pfannen, Pfannendachschalen und Stützschalen ist gemeinsam, dass die zur Verankerung verwendeten Löcher hauptsächlich in Richtung des tragenden Knochenstocks verschraubt werden (Abb. 3.1). Die Schraubenlöcher werden in der Regel nach kranial mit einer Medial- und Dorsalabweichung von je 20° gebohrt (Abb. 3.2). Ein stufenweises Bohren wird dringend empfohlen (Abb. 3.21).

Mit den drei genannten Implantaten haben Heiner Reichlin und Mathias Klein einen nicht publizierten Leichenversuch mit der Fragestellung unternommen, welche Gefäße und Nerven einer Schädigung ausgesetzt werden können. In je zwei repräsentativen Größen wurden die Implantate gemäß den Empfehlungen in Kapitel 3 implantiert. In zwei Löcher der kranialen Lasche der Stützschale und in alle Schraubenlöcher im Inneren der Implantate wurden so lange Schrauben eingesetzt, dass sie die gegenseitige Kortikalis, falls technisch möglich, überragten.

- *Nicht zementierte SL-Pfanne* (Abb. 13.8): Bei der korrekten Implantation der SL 1-Pfannen Größe 52 (Abb. 2.6, Abb. 3.1c) sind keine Gefäße und Nerven, allenfalls der M. psoas gefährdet. Wird die Pfanne zu steil implantiert, ist eine Perforation der Schrauben nach medial möglich. Ventrale Schrauben könnten dann die A. und V. iliaca externa gefährden.

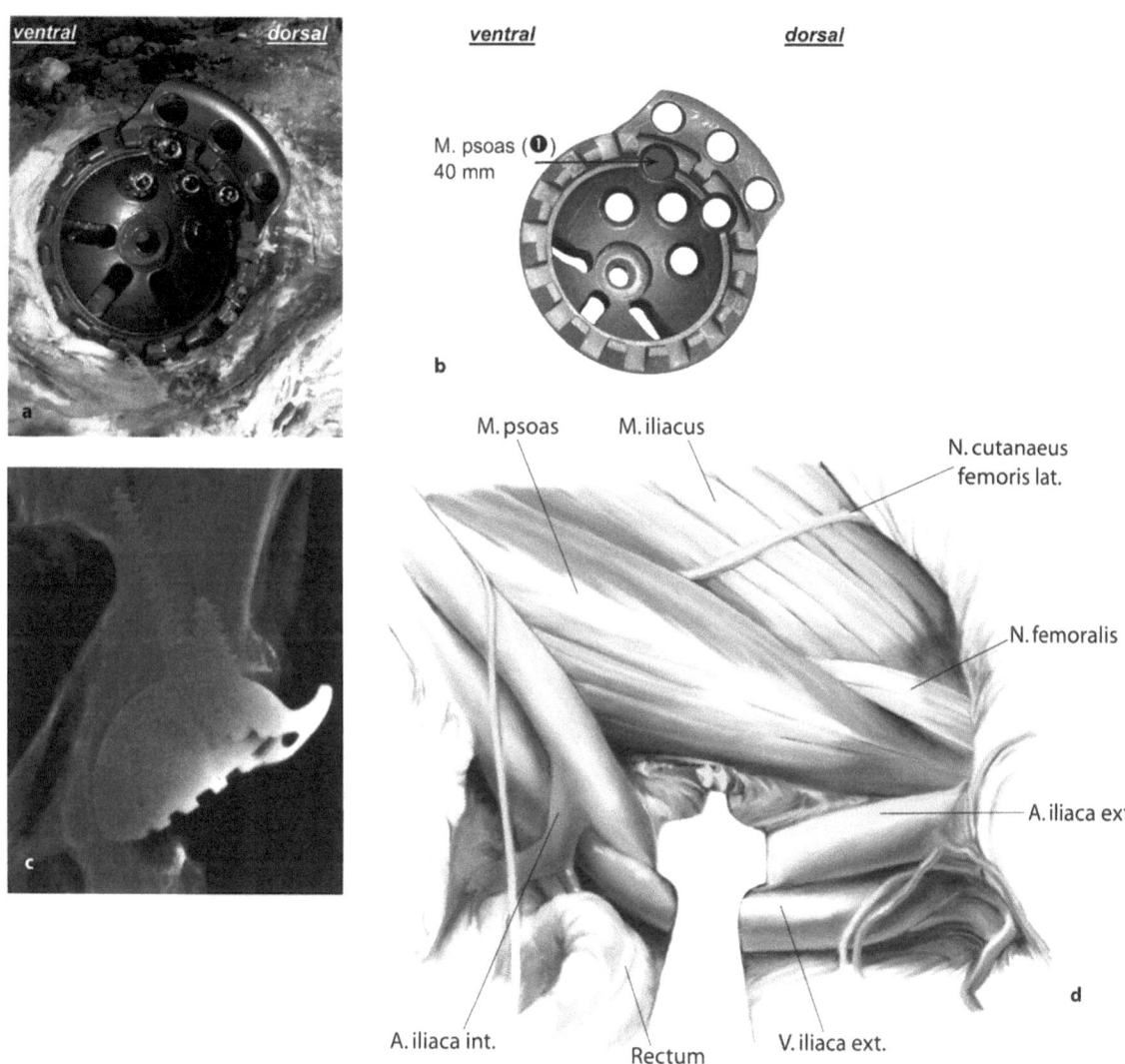

Abb. 13.8a–d. SL-Titanschale 1 (52 mm Ø; s. auch Abb. 2.6). Die Nummern in den Teilabbildungen bezeichnen die identischen Schrauben
a SL-Pfanne links eingesetzt
b Schematische Darstellung: Eine gefährliche Schraube. Millimeterangabe: Distanz bis zur angegebenen Struktur
c Röntgenaufnahme a.p.: Die Schrauben wurden absichtlich so weit wie möglich nach medial gerichtet. Eine der sich überlagernden langen Schrauben entspricht der Schraube 1
d Innenseite des kleinen Beckens, kranial des Azetabulums mit Sicht auf die A. iliaca externa und die Begleitvene: die ventrale der lateralen beiden Schrauben perforiert nach 40 mm in den M. psoas

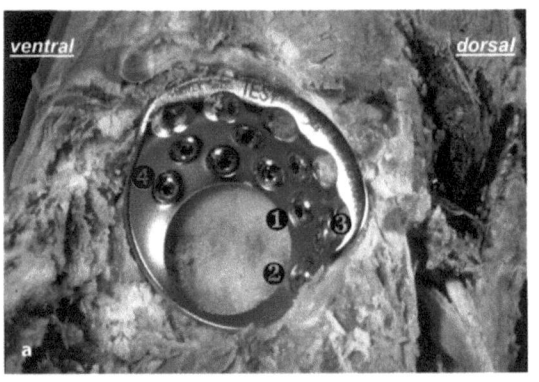
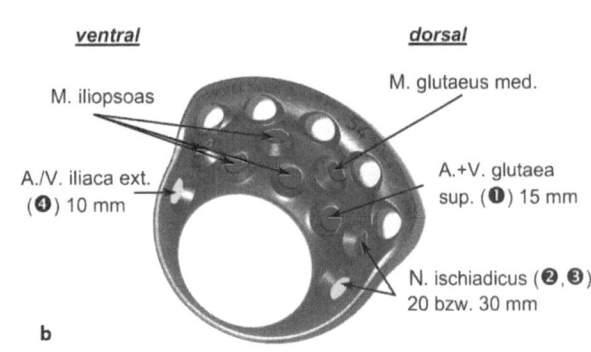
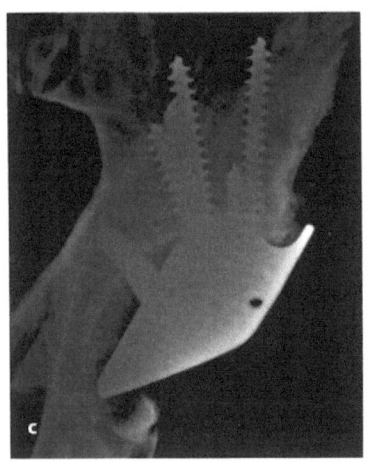
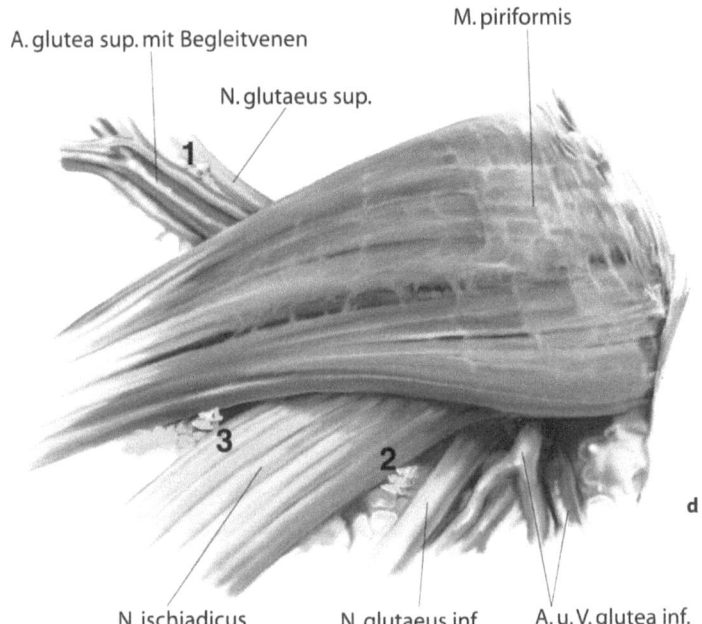

Abb. 13.9a–d. Pfannendachschale (alt) nach M.E. Müller. Größe 54 (Ø 58 mm; s. auch Abb. 13.9). Die Nummern in den Teilabbildungen bezeichnen die identischen Schrauben
a Pfannendachschale links eingesetzt
b Schematische Darstellung: Schrauben sind besonders medial ventral und medial dorsal gefährlich. Die gelb markierten Löcher sind in der heutigen Version weggelassen
c Röntgenaufnahme a.p. Alle Schrauben wurden zur Perforation gebracht
d Innenansicht des kleinen Beckens, dorsaler Anteil: Es bestehen Verletzungsmöglichkeiten der A. und V. glutaea superior (*1*), sowie des N. ischiadicus (*2, 3*), der unter dem M. piriformis zum Vorschein kommt

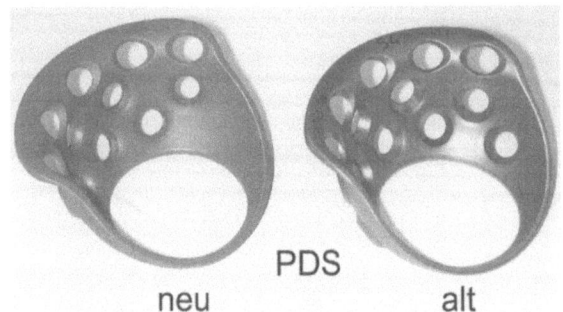

Abb. 13.10. Pfannendachschale nach M.E. Müller in der aktuellen (*links*) und der neuen Variante. Beim neuen Modell wurden die am meisten ventral und dorsal gelegenen Schraubenlöcher zur geringeren Gefährdung der A. und V. iliaca externa und des N. ischiadicus weggelassen. Gleichzeitig wurde die Außenseite des aus Titan gefertigten Implantats gröber strukturiert

13.4 Präventive Maßnahmen

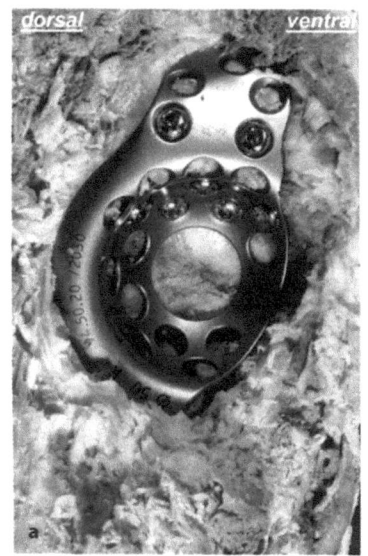

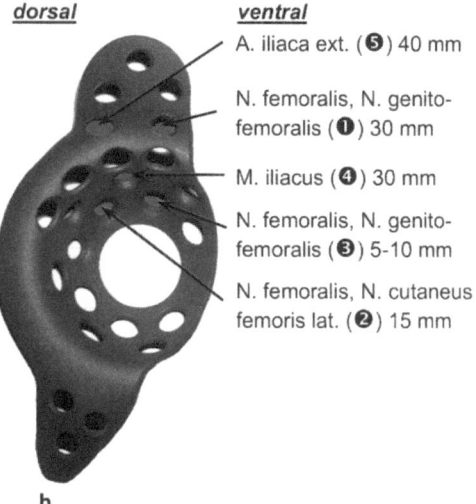

dorsal / **ventral**
- A. iliaca ext. (❺) 40 mm
- N. femoralis, N. genitofemoralis (❶) 30 mm
- M. iliacus (❹) 30 mm
- N. femoralis, N. genitofemoralis (❸) 5-10 mm
- N. femoralis, N. cutaneus femoris lat. (❷) 15 mm

Abb. 13.11a-d. Stützschale nach Burch-Schneider Größe 50 (Ø 54 mm; s. auch Abb. 3.10). Die Nummern in den Teilabbildungen bezeichnen die identischen Schrauben
a Stützschale rechts eingesetzt. Die Lasche zeigt nach kranial-ventral
b Schematische Darstellung: viele Schrauben können empfindliche Strukturen erreichen

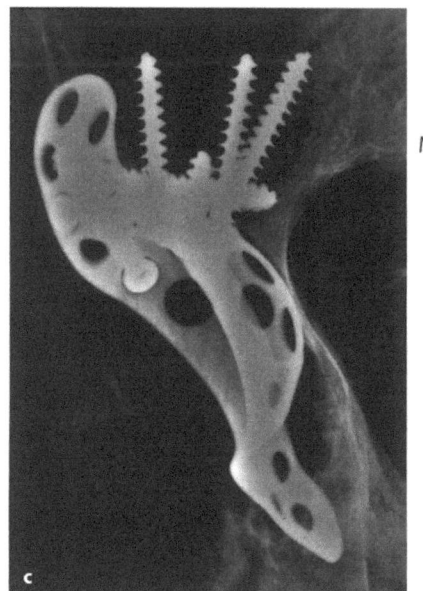

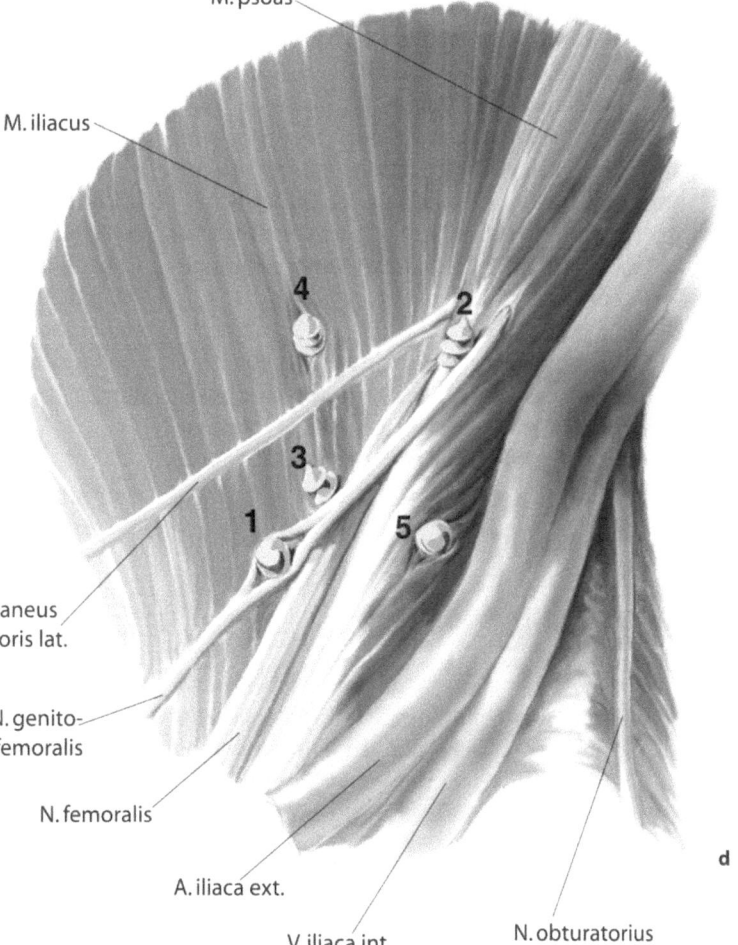

c Röntgenansicht a.p.
d Innenansicht des kleinen Beckens. Alle nummerierten Schrauben führen bei relativer Überlänge in die unmittelbare Nähe empfindlicher Strukturen. Schraube 1 perforiert den N. genitofemoralis. Schraube 2 liegt unmittelbar neben dem N. cutaneus femoris lateralis

Bei der neuen SL 2-Pfanne (Abb. 2.6) sind die Schraubenlöcher im selben Bereich angeordnet.
- *Pfannendachschale* (Abb. 13.9, 13.10): Die Pfannendachschale erlaubt es, die Schraubenfixation in Revisionsfällen den vorgefundenen Knochenverhältnissen bestmöglich anzupassen. Da viel mehr Schraubenrichtungen möglich sind, sind auch mehr Strukturen potentiell gefährdet. Besonders zu ventral und zu dorsal liegende Schrauben erreichen bereits nach 10–15 mm die A. iliaca externa, bzw. nach 20–30 mm den N. ischiadicus. Ein stufenweises Bohren ist deshalb gerade bei diesem Implantat sehr wichtig:
Als implantatseitige Vorsichtsmaßnahme haben wir auf die am meisten ventral bzw. dorsal liegenden Schraubenlöcher verzichtet (Abb. 13.10).
- *Stützschale nach Burch-Schneider* (Abb. 13.11): Hier gilt das Gleiche wie für die Pfannendachschale. Die meisten Schrauben müssen allerdings vor der Gefährdung von Gefäßen und Nerven eine etwa 1 cm messende Muskelschicht durchstoßen, sodass bei stufenweisem Bohren das Risiko deutlich vermindert werden kann. Wegen der oft sehr schwierigen Knochenverhältnisse kann bei der Stützschale nicht auf einen Teil der Schraubenlöcher verzichtet werden. Als Vorsichtsmaßnahme empfehlen wir, kritische Löcher unter radiologischer Kontrolle zu bohren.

Zusammenfassend darf die Verschraubung einer SL-Pfanne als sehr risikoarm bezeichnet werden, während bei der Pfannendachschale und der Stützschale – besonders bei größeren Knochendefekten – Vorsicht geboten ist.

13.4.3
Allgemeine Vorsichtsmaßnahmen

- Angiostatus der unteren Extremitäten präoperativ durchführen, Kontrolle unmittelbar postoperativ, am einfachsten durch dopplersonographische Messung (und Aufzeichnung) des Knöchelarterienverschlussdrucks. Auf die untersucherabhängige Angabe von getasteten (Fuß)pulsen ist wenig bis kein Verlass.
- Bei offensichtlichen Risiken (z. B. bei ins kleine Becken luxierter lockerer Pfanne) den Gefäßchirurgen vororientieren.
- Großzügige Abdeckung des Operationsfelds, sodass ein iliofemoraler Zugang bzw. eine vordere Lumbotomie ohne Probleme angelegt werden kann (Abb. 13.12).
- Postoperativ gleich nach Ende des Eingriffs beginnend und während der ersten Tage den Angiostatus auch ohne erkennbaren Schaden vergleichend überprüfen. Dabei ist der prä- und postoperativ gemessene und aufgezeichnete Knöchelarterienverschlussdruck der beste Schutz gegen Anwürfe von außen (s. oben).

13.5
Therapie bei Gefäßverletzungen

13.5.1
Intraoperative Massenblutung

Zeitgerechtes Erkennen

Die *offene Massenblutung* ist nicht zu verkennen (s. auch Abschn. 13.3.2). Demgegenüber ist auch bei mäßiger oder geringer Blutung dann an eine massive *verdeckte Massenblutung* intrapelvin zu denken, wenn der Anästhesist einen plötzlichen Blutdruckabfall mit Anstieg der Pulsfrequenz vermeldet (s. auch 13.3.1, Fall 1; 13.3.2, Fall 5).

In der Regel neigt man dazu, intraoperativ die Dringlichkeit der Situation zu unterschätzen, wenn nicht eine offene Massenblutung vorliegt. Die Ultrasonographie kann als einzige Zusatzuntersuchung in dieser Situation eine Zusatzinformation liefern.

Intraoperative Notfallversorgung: Vordere, untere Lumbotomie

Grundsätze der Versorgung:

1. Die Beherrschung der Blutung hat *oberste Priorität!*
2. Akzidentelle arterielle Blutungen sind am sichersten durch arterielle Drosselung auf der *nächst höheren Etage* kontrollierbar.
3. Weil es meist nicht genügt, nur den arteriellen Afflux zu drosseln, sondern wenn möglich auch den arteriellen Reflux, muss das lädierte arterielle Segment ausgeklemmt werden.
4. Zu diesem Zweck soll nicht davor zurückgeschreckt werden, einen genügend großen Zugang zu den Beckenarterien zu schaffen, der die nachfolgende arterielle Rekonstruktion erleichtert.

5. Der sicherste Weg zur raschen Beherrschung einer offenen oder okkulten Blutung ist die vordere *untere Lumbotomie* (s. unten).

Sowohl bei der offenen wie bei der okkulten Massenblutung dauert eine rasche und gezielte Unterbrechung der Blutung unter Verwendung des Hüftzuganges zu lange. Eine definitive Versorgung ist über diesen Weg nicht möglich (s. auch 13.3.2, Fall 4).

Ablauf der Sofortversorgung:

1. lokale Tamponade mit Tüchern und Faustdruck in der Leiste. Überprüfung der Wirksamkeit.
2. Alarmierung des Gefäßchirurgen.
3. Zusatzbeschaffung von Blut und frisch gefrorenem Plasma. Falls nicht schon im Betrieb Einrichtung einer Blutrückgewinnungsanlage.
4. Umlagerung des Patienten auf den Rücken und Erweiterung der Abdeckung (Abb. 13.12).
5. Vordere, untere Lumbotomie (Abb. 13.12) durch den Orthopäden mit Darstellung der A. und V. iliaca externa, Abklemmen derselben mit Gefäßklemmen (s. unten).
6. Stoppt dadurch die Blutung je nach Erfahrung des Orthopäden vorbereitendes Aufsuchen der Gefäße distal und stoppen des Reflux. Stoppt die Blutung nicht, kann ein Ast der A. iliaca interna bzw. diese selbst oder der V. iliaca externa evtl. interna betroffen sein, was eine energische Tamponade der Blutungsquelle(n) selbst erfordert. Kompression proximal, medial im kleinen Becken.
7. Definitive Darstellung und Überbrückung der Defekte durch den Gefäßchirurgen. Dabei kommen in erster Linie Venentransplantate, allenfalls Kunststoffimplantate zur Anwendung. Ligaturen der Stammgefäße sollten vermieden werden, handelt es sich doch häufig um Patienten mit bereits ausgesprochener Arteriosklerose und einer potentiell vorbestehenden peripheren arteriellen Verschlusskrankheiten.

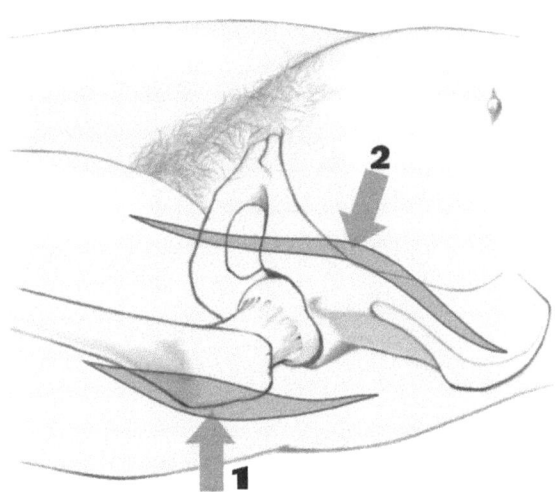

Abb. 13.12. Vordere, untere Lumbotomie als Zweitzugang (2) zur notfallmäßigen Sanierung von intraoperativ festgestellten Gefäßverletzungen, welche unabhängig vom lateralen (oder dorsalen) Zugang für die Totalprothesenimplantation (1) gelegt wird. Die Inzision folgt der Leistenfurche mit einem Abstand von ca. 2 Querfingern, um dann im Bereich des Hiatus saphenus geschweift nach distal abzubiegen

Durchführung der vorderen unteren Lumbotomie (s. auch Abb. 13.12)

1. Leicht geschwungener Hautschnitt im seitlichen Unterbauch bis etwa zwei Fingerbreiten zur Leistenfurche reichend (etwa 10–12 cm lang, abhängig von den Körpermassen des Patienten)
2. Spalten der Aponeurose des M. obliquus externus in Faserrichtung.
   Spalten des M. obliquus internus ebenfalls in Faserrichtung, gegebenenfalls zur besseren Übersicht quere Durchtrennung dieses Muskels mit dem Thermokauter (*Cave*: Eintritt in die Bauchhöhle mit okkulter Darmverletzung). Deshalb nur die Muskelfasern bis an die Faszie des M. transversus heran durchtrennen. Diese wird vorsichtig eröffnet und dann nach Einführen zweier Finger mit der Schere separat soweit erforderlich aufgeschnitten.
3. Eindringen in das Retroperitoneum durch stumpfes Abschieben des uneröffneten Peritonealsacks mittels Stieltupfer oder manuell. Der Ureter, der weiter proximal die A. iliaca communis im Bereich des Abganges der A. iliaca interna überkreuzt, wird dabei geschont, ebenso die Samenstranggebilde.
4. Die Blutungsquelle kann jetzt lokalisiert werden und das weitere Procedere richtet sich danach. Wenn keine Venenverletzung vorliegt, erübrigt sich die Präparation der Beckenvenen, die etwas heikler ist als diejenige der robusteren Arterie.
5. Sofort ist das blutende Gefäß mittels atraumatischer Klemme proximal zu drosseln, dann auch distal der Gefäßläsion, um das Segment auszuklemmen und den Reflux zu verhindern. Venenverletzungen bedürfen einer Kombination von Tamponade und gezielten Umstechungen. Eine anatomische Rekonstruktion kann aufwändig sein.
6. Wenn eine gelenküberschreitende Gefäßrekonstruktion notwendig ist, werden unterhalb des Leistenbands die Lymphknoten mit den Lymphgefäßen als Paket von lateral nach medial von den Stammgefäßen weggeschoben, worauf eine Detailpräparation der A. und V. femoralis möglich wird.

13.5.2
Erkennen einer postoperative Blutung oder Ischämie

■ **Alarmzeichen.** Auf die Blutung deuten das rasch anwachsende Hämatom, der Kreislaufzusammenbruch, ein kalter oder gefühlsgestörter Unterschenkel oder Fuß. Auf eine reine Ischämie ohne örtliche Blutung bei Intimaverletzungen oder einem Aneurysma deuten massive Schmerzen hin, welche oft durch Opiate unterdrückt und unterschätzt werden.

■ **Abklärung.** In erster Linie wird ein Pulsstatus erhoben. Bei fehlenden Fußpulsen wird dopplersonographisch der Knöchelarterienverschlussdruck gemessen. Diese Untersuchungsmethode sollte das orthopädische Team selbst beherrschen und interpretieren können. Die Ultrasonographie kann ebenfalls rasch wertvolle Informationen liefern.

Liegt der Wert des Knöchelarterienverschlussdrucks unter der kritischen Größe von 40–50 mmHg, gilt es, einen vermuteten Verschluss zu lokalisieren. Es obliegt dem sofort zuzuziehenden Gefäßchirurgen, bei unmittelbar postoperativen Alarmsituationen zu entscheiden, was für Zusatzuntersuchungen vor einer chirurgischen Sanierung noch Zeit haben, ohne dass eine definitive Schädigung der Extremität zu befürchten ist.

Das wichtigste diagnostische Mittel ist die Kontrastmittelangiogramm. Sie kann bei Blutungen außerhalb der Stammgefäße auch gleich zur Embolisation verwendet werden (s. auch Abschn. 4.3, Abb. 4.2). Die farbkodierte ultrasonographische Untersuchung nimmt mehr Zeit in Anspruch und ist für die Dokumentation weniger geeignet. Bei vorgeschädigter Nierenfunktion kann die MRI-Untersuchung mit Kontrastmitteldarstellung die Methode der Wahl sein.

■ **Fallbeschreibung.** KA männlich 54 Jahre (O.26565). Zwei Tage nach Implantation einer Hüfttotalprothese auswärts wird ein Hämatom revidiert, welches sich sekundär als infiziert entpuppt. Eine Antibiotikatherapie wird eingeleitet. Im Verlaufe der nächsten vier Wochen werden wegen eines Hämatomrezidivs zwei weitere Revisionen vorgenommen. Zwei Tage nach der letzten Revision wird der Patient so unstabil, dass er auf die Überwachungsstation verlegt werden muss. Trotz Flüssigkeits- und Blutersatz kommt es zu einem Blutdruck- und Hämoglobinabfall, weswegen der Patient verlegt wird. Eine Arteriographie ergibt eine stark blutende Verletzung des Ramus ascendens der A. circumflexa femoralis lateralis, welcher selektiv mittels zweier „coils" von 4 mm embolisiert werden kann. Im Anschluss daran bleibt der Kreislauf stabil. Zehn Tage später, nach Stabilisierung des Allgemeinzustands, wird ein abgekapseltes Hämatom ausgeräumt.

Literatur

1. Al-Salman M, Taylor DC, Beauchamp CP, Duncan CP (1992) Prevention of vascular injuries in revision total hip replacements (comment). Can J Surg 35: 261–264
2. Bergqvist D, Carlsson AS, Ericsson BF (1983) Vascular complications after total hip arthroplasty. Acta Orthop Scand 54: 157–163
3. Bindewald H, Ruf W, Heger W (1987) Die Verletzung der Iliacal- und Femoralgefäße – eine lebensbedrohliche Notfallsituation in der Hüftprothesenchirurgie. Chirurg 58: 732–737
4. Bullrich A, Miltner E (1989) Tödliche Blutung bei TEP-Reimplantation. Kasuistik und rechtliche Gesichtspunkte. Unfallchirurg 92: 187–190
5. Fiddian NJ, Sudlow RA, Browett JP (1984) Ruptured femoral vein: a complication of the use of Gentamicine beads in an infected excision arthroplasty of the hip. J Bone Joint Surg [Br] 66: 493–494
6. Freischlag JA, Sise M, Quinones-Baldrich WJ, Hye RJ, Sedwitz MM (1989) Vascular complications associated with orthopaedic procedures. Surg Gynecol Obstet 169: 147–152
7. Fruhwirth J, Koch G, Ivanic GM, Seibert FJ, Tesch NP (1997) Gefäßläsionen in der Hüftgelenkchirurgie. Unfallchirurg 100: 119–123
8. Hwand SK (1994) Vascular injury during total hip arthoplasty: the anatomy of the acetabulum. Int Orthop 18: 29–31
9. Keating EM, Ritter MA, Faris PM (1990) Structures at risk from medially placed acetabular screws. J Bone Joint Surg [Am] 72: 509–511
10. Kirkpatrick JA, Callaghan JJ, Vandemark RM, Goldner RD (1990) The relationship of intrapelvic vasculature to the acetabulum: implications in screw-fixation of acetabular components. Clin Orthop 258: 183–190
11. Krenzien J, Gussmann A (1998) Arterielle Gefäßverletzungen bei Hüftprothesenimplantation. Zentralbl Chir 123: 1292–1296
12. Mallory TH (1972) Rupture of the common iliac vein from reaming the acetabulum during total hip endoprosthesis: a case report. J Bone Joint [Am] Surg 54: 276
13. Nachbur B, Meyer RP, Baumgartner J (1989) Vaskuläre Komplikationen in der Hüftgelenkchirurgie. Orthopäde 18: 552–558
14. Nachbur B, Meyer RP, Verkkala K, Zürcher R (1979) The mechanisms of severe arterial injury in surgery of the hip joint. Clin Orthop 141: 122–133
15. Neal J, Wachtel TL, Garza OT, Edwards WS (1979) Late arterial embolization complicating total hip replacement: a case report. J Bone Joint Surg [Am] 61: 429–430
16. Reiley MA, Bond D, Branick jr, Wilson EH (1984) Vascular complications following total hip arthroplasty. A review of literature and a report of two cases. Clin Orthop 186: 23–28
17. Schätzer A, Heilberger P, Möllers M, Stedtfeld H-W, Raithel D (1997) Arterielle Gefäßläsionen nach totalem Hüftgelenkersatz. Unfallchirurg 100: 531–535
18. Shoenfeld NA, Stuchin SA, Pearl R, Haveson S (1990) The management of vascular injuries associated with total hip arthroplasty. J Vasc Surg 11: 5496555
19. Siegel A, Schulz F, Püschel K (2001) Tödliche Beckenvenenverletzung durch Führungsdraht bei Anwendung der dynamischen Hüftschraube (DHS). Unfallchirurg 104: 182–186
20. Stamatakis JD, Kakkar VV, Sagar S, Lawrence D, Nairn, D, Bentley PG (1977) Femoral vein thrombosis and total hip replacement. Br Med J 2: 223–225
21. Todd BD, Bintcliffe IW (1990) Injury to the external iliac artery during hip arthroplasty for old central dislocation. J Arthroplasty (Suppl) 5: S53–S55
22. Töndury G (1981) Angewandte und topographische Anatomie. 5. Aufl. Thieme, Stuttgart

Schmerzen

P. E. Ochsner

Schmerzen nach Hüfttotalprothesen bedeuten einen Misserfolg der Therapie. Sind die üblichen Ursachen – Hämatom, Infekt, Lockerung, Trochanterpseudarthrosen, sich bildende Verknöcherungen – ausgeschaltet, beginnt oft eine zeitraubende Suche nach der Ursache. Helfen können eine detaillierte Anamneseerhebung, regelmäßige standardisierte Röntgenkontrollen, eine Hüftpunktion und Arthrographie, Ultraschalluntersuchungen, eine neurologische Untersuchung, probatorische Infiltrationen und gegenenfalls eine Schmerzanalyse. Gelegentlich ist ein MRI hilfreich.

Als seltene Ursachen kommen bei Leistenschmerzen mechanische Reizungen am vorderen Pfannenrand und Impingementprobleme in Frage. Trochanterschmerzen können ihre Ursache in einem Schnappen oder fehlender Muskeleinheilung haben. Oberschenkelschmerzen können von einem Fehleinheilen einer nicht zementierten Prothese, einem Bruch eines Prothesenstiels oder einem Zementaustritt aus dem Schaft herrühren. An Folgeschmerzen einer Nervenschädigung oder einer Ischämie ist ebenso zu denken wie an eine Polymyalgia rheumatica. Gelegentlich entstehen Narbenschmerzen. Besonders wichtig ist die differentialdiagnostische Einbeziehung des Rückens. Es kommt leider immer wieder vor, dass Schmerzen nicht oder nur teilweise beeinflussbar bleiben.

Das Einsetzen einer Hüfttotalendoprothese dient in erster Linie der Schmerzbekämpfung. Verbleibende Schmerzen in der operierten Hüfte werden deshalb durch den Patienten zu Recht als Misserfolg gewertet. Besonders unglücklich ist der Patient dann, wenn Schmerzen schon unmittelbar nach der Operation oder kurze Zeit später den Gebrauch der Hüfte behindern. In erster Linie ist dann an die häufigeren Ursachen zu denken, vor allem an ein Hämatom, einen Frühinfekt, sich entwickelnde Verknöcherungen u.a.. Finden sich dafür keine Anhaltspunkte, lohnt es sich, den Patienten gezielt krankengymnastisch zu betreuen und nach 1–3 Monaten nochmals eine Kontrolluntersuchung anzuberaumen. Nicht selten sind die Schmerzen dann tatsächlich verschwunden oder deutlich gebessert. Im gegenteiligen Fall ist eine weitere Abklärung notwendig, die u. U. sehr aufwändig werden kann. In aller Regel lohnen sich aber diese Bemühungen. Der Patient fühlt sich ernst genommen und verliert auch nicht seine Bereitschaft, bei einer glaubwürdigen Erklärung zu genesen. Bleiben Schmerzen, verspürt der Patient, dass auch der behandelnde Arzt aktiv suchen muss, um eine Erklärung zu finden. Er gewinnt dadurch Vertrauen und schöpft nicht den Verdacht, der Arzt könnte etwa eine wohl bekannte Ursache verheimlichen. Vermisst der Patient ein aktives Engagement des Arztes, ist er bald geneigt, den Arzt zu wechseln.

14.1
Abklärungsmöglichkeiten – Untersuchungen

■ **Anamnese.** Wichtigstes Werkzeug bei der Ursachenabklärung ist die Anamneseerhebung. Sie dient zur Erfassung der Entwicklung, des Zeitpunkts, der Intensität und der Lokalisation der Beschwerden. Ist die Geschichte des Patienten zu komplex, so hat es sich bewährt, den Patienten zu bitten, über eine gewisse Zeit ein Schmerztagebuch zu führen.

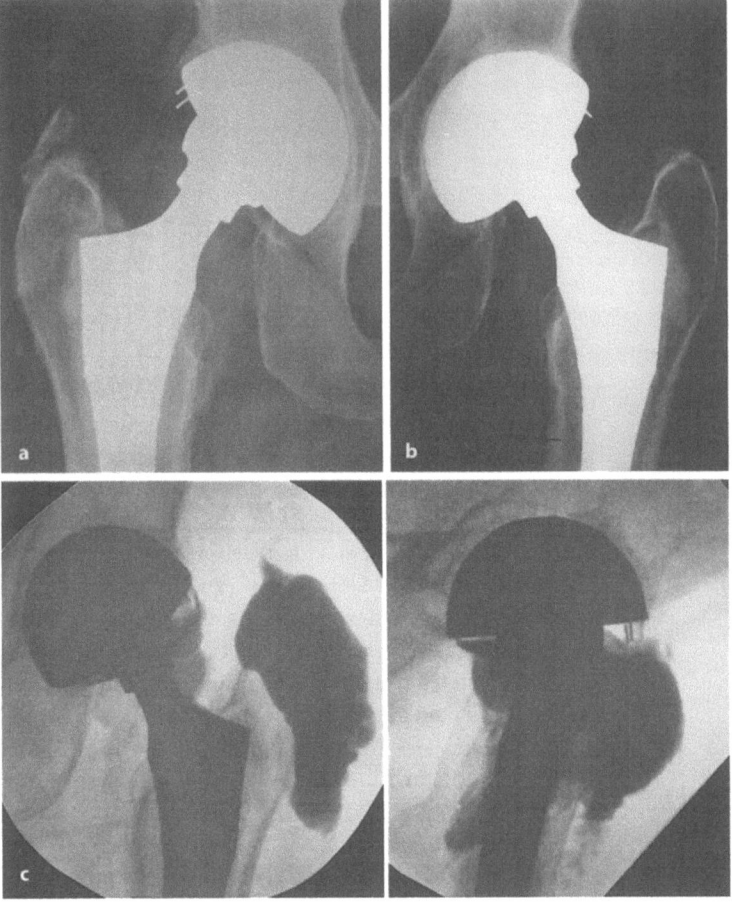

Abb. 14.1a-c. Schmerzen wegen Pfannenlockerung (*rechts*), Trochanterglatze (*links*). MM weiblich 58 Jahre (O. 13795). Fall 3
a Leistenschmerz bei einer PCA-Hüftpfanne rechts mit Saum. Durch einen Pfannenwechsel (Pfannendachschale, zementierte Polyethylenpfanne) konnte die Situation nicht gebessert werden
b Hüftschmerz und Trendelenburg-Hinken links bei einer Hüftpfanne mit Saum kraniolateral
c Arthrographisch wird das fehlende Einheilen der pelvitrochanteren Muskulatur belegt durch die Umspülung des ganzen Trochanter major mit Kontrastmittel. Keine Sanierung vom Patienten gewünscht wegen fehlendem Sanierungserfolg *rechts*

■ **Standardröntgenbilder.** Basis jeder Verlaufsbeobachtung eines mit Schmerzen betroffenen Patienten ist eine wiederholte und standardisierte Röntgenuntersuchung (s. auch Abschn. 3.4.1). Der Vergleich mit dem postoperativen Bild erlaubt den Ausschluss offensichtlicher Ursachen. Bei hartnäckigen Schmerzen und dem Vorliegen mehrerer standardisierter Röntgenbilder lohnt sich auch eine Wanderungsmessung (EBRA, s. auch Abschn. 3.3.1), um eine spontan nicht sichtbare Lockerung nachzuweisen. Sinnvoll ist ebenfalls die Überprüfung der Implantatstellung, speziell der Anteversion der Pfanne und der Torsion des Schafts, wodurch Hinweise auf ein mögliches Impingement (s. auch Kap. 6) gewonnen werden können.

■ **Funktionelle Untersuchung unter dem Bildverstärker.** Bei Verdacht auf Subluxationen und Impingement lassen sich solche Phänomene gelegentlich verifizieren.

■ **Hüftpunktion und Arthrographie.** Diese Untersuchungen dienen vor allem dem Ausschluss eines Infekts (s. auch Abschn. 5.2.3 und 5.2.5, Abb. 5.7), können aber auch Überraschungsbefunde zeitigen, wie ein fehlendes Einheilen der Hüftabduktoren (Abb. 14.1).

■ **Ultraschall.** Mit der Ultraschalluntersuchung ist es besser als mit den anderen bildgebenden Verfahren möglich, Weichteilstrukturen in der unmittelbaren Nachbarschaft der Implantate zu untersuchen. Es gelingt damit, eine Bursa am ventralen Pfannenrand nachzuweisen, die von einer mechanischen Reizung zwischen dem vorstehenden Implantat und der Sehne des M. iliopsoas herrührt. Es lohnt sich aber, auch nach Überraschungsbefunden wie einer Trochanterbursa und anderen Weichteilveränderungen zu forschen. Die Bedeutung derselben ist nicht immer zum Vornherein klar.

■ **Szintigraphie.** Die Skelettszintigraphie zeigt im ersten Jahr nach der Implantation fast immer eine Hyperaktivität an, deren Rückgang sehr individuell abläuft. Ihr Wert wird oft überschätzt.

- **Neurologische Untersuchung.** Lassen sich Schmerzen nach Totalprothesen über längere Zeit nicht beeinflussen, ist eine ergänzende neurologische Untersuchung sinnvoll, besonders bei gleichzeitigem Hinken. Auch an neurogene Schmerzen ist zu denken.

- **Magnetresonanztomographie (MRI).** Eine MRI-Untersuchung ist trotz liegender Prothese in der Lage z. B. Aufschluss über den Zustand der Hüftabduktoren zu geben. Muskelausfälle, Fehlinsertionen und anderes sind zu diagnostizieren. Kranial der Implantate lassen sich Abszesse und andere Weichteilschwellungen diagnostizieren.

- **Probatorische Infiltration.** Eine probatorische Infiltration mit Lokalanästhetika kann zwar die Lokalisation des Schmerzes, nicht aber unbedingt dessen Ursache erhellen. Eine Kombination mit Röntgenkontrastmittel und die Untersuchung unter dem Bildverstärker kann die Aussage verbessern (Abb. 14.1).

- **Schmerzanalyse.** Sind die Mittel der somatischen Abklärung erschöpft, sollte man nicht zu lange mit der Untersuchung durch einen Schmerzspezialisten zögern, dessen Chancen auf eine Heilung mit zunehmender Verzögerung sinken.

14.2
Schmerzen im Rahmen häufiger organischer Komplikationen

Häufigste Schmerzursachen kurz nach der Operation sind ein Hämatom (Kap. 4), ein früher oder verzögerter Infekt (Kap. 5), eine Trochanterpseudarthrose (Kap. 8) oder sich entwickelnde periartikuläre Verknöcherungen (Kap. 12). Verzeichnet der Patient in den Monaten nach der Operation Schmerzen, so wird man sich zunächst darum bemühen, die genannten häufigeren Ursachen auszuschließen. Treten die Schmerzen erst nach Jahren auf, ist am ehesten an eine Prothesenlockerung zu denken.

Fehlen offensichtliche Zeichen, die Schmerzen erklären könnten, besteht eine nicht ungefährliche Situation. Da therapiebedürftige Schmerzen selten sind, ist der behandelnde Arzt, besonders aber der Operateur geneigt, diese zu bagatellisieren und dem Patienten nicht genügend Glauben zu schenken. Es lohnt sich gerade als Operateur, sich einige Gedanken über andere mögliche Ursachen zu machen.

14.3
Fremdkörpergefühl

Während viele Patienten bei Wohlbefinden gar nicht daran denken, dass sie ein künstliches Hüftgelenk tragen, sind sich andere sehr wohl bewusst, dass etwas in der Hüfte „anders" ist, ohne dass sie den Unterschied genau bezeichnen können. Besonders bei Hartpaarungen, wie Metall-Metall oder Keramik-Keramik kann es vorkommen, dass bei der Wiederaufnahme einer Aktivität nach Entspannung gelegentlich ein mehr oder weniger deutlicher Klick verspürt wird. Das Phänomen wird vermutlich bedeuten, dass bei einer (noch) schlaffen Hüftkapsel durch wieder einsetzende Muskelaktivität ruckartig ein vollständiger Gelenkschluss erzielt wird. So verspürte z. B. ein Patient – Träger eines Metall-Metall-Gelenks – regelmäßig ein quietschendes Geräusch. Er fühlte sich so stark gestört, dass er es mittels eines Tonbandgeräts in der Hosentasche aufzeichnete und in der Sprechstunde dem Arzt vorspielte. Da gleichzeitig Schmerzen durch einen zementierten Titanschaft verursacht wurden, entschloss man sich zum Schaftwechsel unter gleichzeitiger Verwendung einer Polyethylen-Keramikpaarung, worauf alle Beschwerden beseitigt waren. Bis auf den genannten Patienten fühlte sich kein weiterer durch ein Fremdkörpergefühl wirklich behindert.

14.4
Seltene Schmerzphänomene

Eine nicht unerhebliche Anzahl Patienten leidet trotz einer gut funktionierenden Totalprothese unter zum Teil subjektiv als sehr erheblich empfundenen Schmerzen. Sie melden sich immer wieder beim Operateur, welcher trotz der Suche nach den klassischen Ursachen nichts findet. Im Folgenden sollen aufgrund der eigenen Kasuistik Hinweise auf mögliche Ursachen gegeben werden. Die Auswahl der Fälle soll auch verdeutlichen, dass nicht in jedem Fall Schmerzfreiheit zu erzielen ist. Die Gliederung der Fälle erfolgt nach der Hauptlokalisation der Schmerzen.

14.4.1
Leistenschmerzen

- **Mechanische Reizung der Sehne des M. Iliopsoas durch die Kunstpfanne.** Es wird davon ausgegangen, dass bei der Primärimplantation der vordere Rand

206 KAPITEL 14 Schmerzen

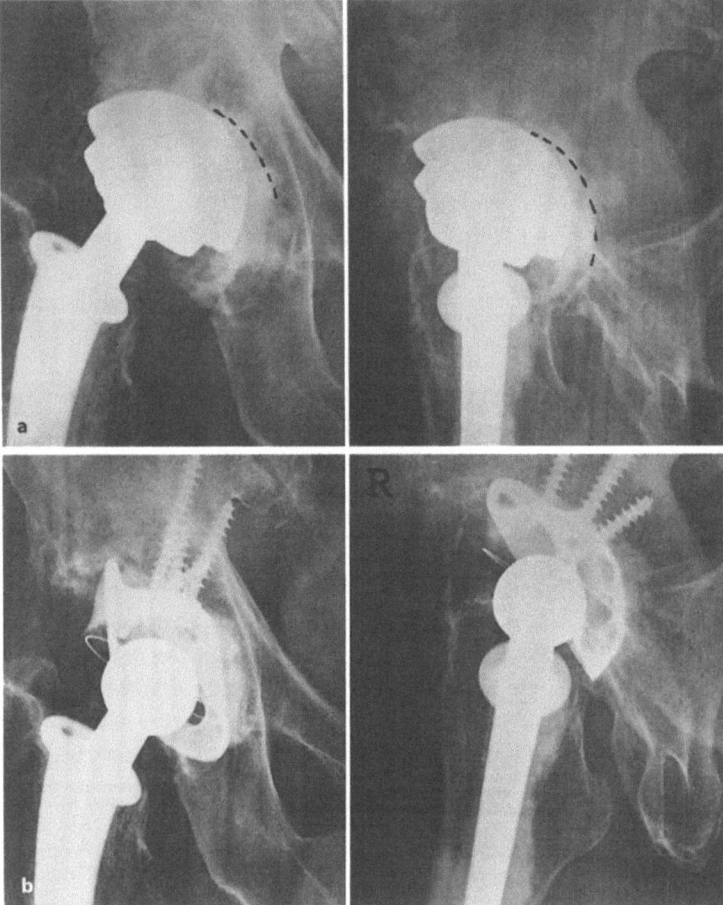

Abb. 14.2a,b. Leistenschmerz bei ventrolateraler Fehlposition des Pfannenimplantats. RF männlich 75 Jahre (O. 2295), Fall 1
a Stark ventrolateral vorstehende Kunstgelenkpfanne mit großem Abstand dorsal und distal gegenüber dem knöchernen Pfannengrund (*gestrichelt*). Seit der Implantation zunehmendes schmerzhaftes Schnappen beim Bewegen der Hüfte, besonders beim Drehen des gestreckten Beines. Zusätzlich leidet der Patient unter belastungsabhängigen Adduktions- und Leistenschmerzen
b Nach dem Pfannenwechsel bleibt der Patient dauernd beschwerdefrei. Röntgenkontrolle nach 5 Jahren

Abb. 14.3a–h. Leisten-Oberschenkelschmerz – Impingement – Luxation. IE weiblich (O. 7). Fall 2. Patientin mit zusätzlich Tendovaginitiden, Karpaltunnelsyndrom, Varusgonarthrose, Arthrose oberes Sprunggelenk
a Schmerzen in der Leiste, in den Oberschenkel ausstrahlend, Gehstrecke 3–400 m
b 4 Monate nach Totalprothesenimplantation mit Metall-Metall-Gelenk und zementiertem Schaft ist die Patientin bis auf eine sich rasch erholende Femoralisparese beschwerdefrei. Das „faux profil" zeigt eine Retrotorsion
c Bei erneuten Oberschenkelschmerzen findet man nach 4,5 Jahren einen 9 mm eingesunkenen Schaft. Dieser wird durch einen Virtec-Schaft ersetzt. Akzidentelle Beinverlängerung von 1 cm. Man findet in einer von drei Proben Bacillus subtilis. Nach mühsamer Rehabilitation mit Spannen im Oberschenkel und Gesäß ist die Patientin wieder beschwerdefrei
d Bei wieder auftretenden Oberschenkelschmerzen findet sich ein Saum proximal um den Zement, der als Schmerzursache betrachtet wird
e Der gering gelockerte Schaft wird gegen eine SL-Revisionsprothese ersetzt. Gleichzeitig Wechsel der Metallpaarung. Nach der Revision gibt die Patientin heftige Schmerzen in der Leiste und Subluxationsphänomene an, vor allem bei Flexion
f 1 Jahr nach der Revision dorsale Luxation
g Revision durch Einzementieren einer Polyethylenpfanne mit deutlicher Anteversion – erkennbar durch den Drahtring – in die feste SL-Pfanne. Nachdem die frühere Femoralisparese vorübergehend wieder schlimmer war, wird die Patientin weitgehend beschwerdefrei
h Die vor 4 Jahren entfernte Metallpaarung wird nachträglich analysiert, wobei man Zeichen eines deutlichen Impingement mit Schleifspuren am Metallpfannenrand und einer ventralen Kerbe am Hals (*Pfeile*) findet

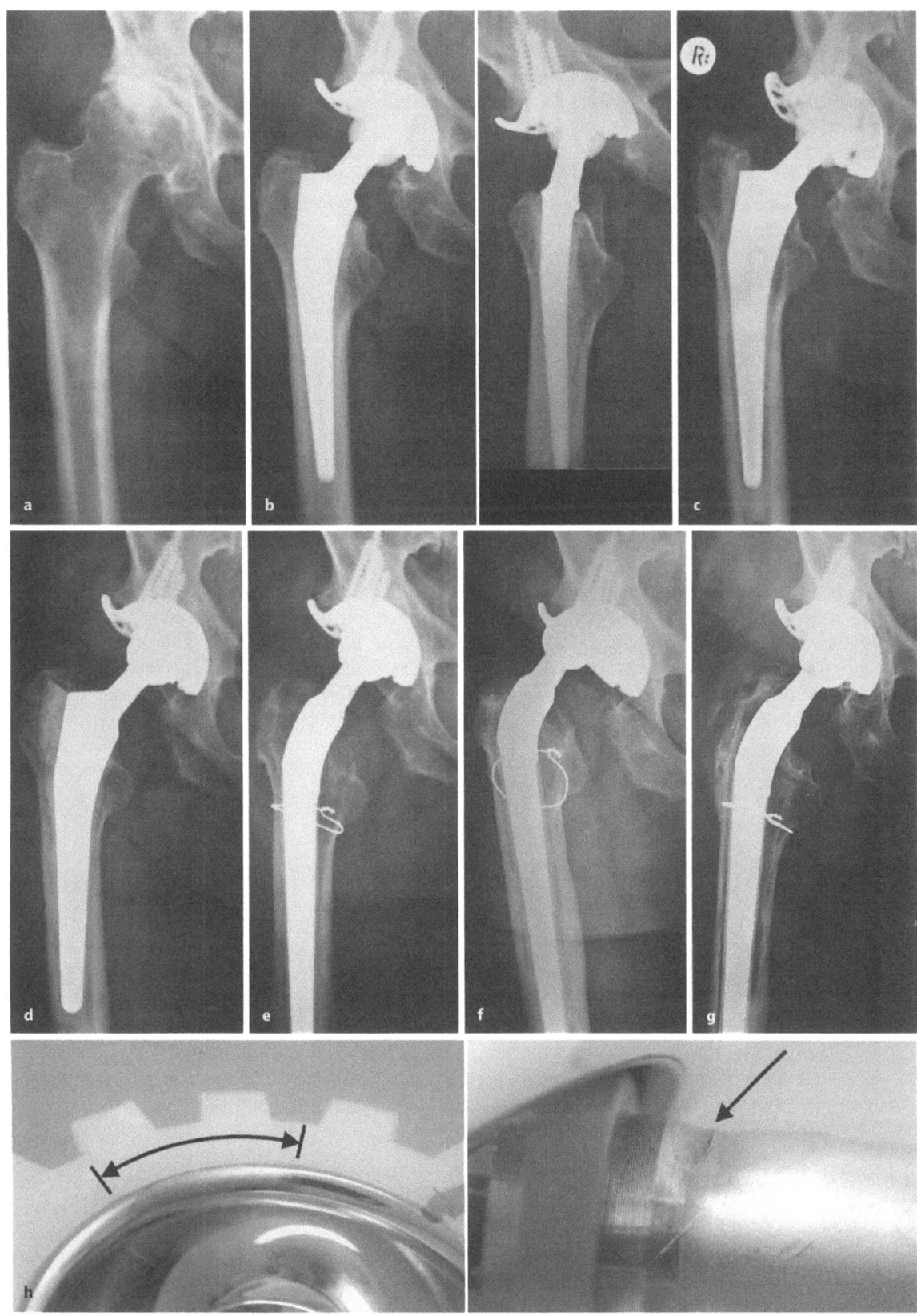

der Kunstpfanne durch den knöchernen Rand des Acetabulums geschützt wird. Die Sehne des M. iliopsoas kann dabei ungehindert in ihrer gewohnten Furche gleiten. Allerdings ist anzunehmen, dass nach Pfannenwechseloperationen ein direkter Kontakt zwischen der Sehne und dem Pfannenimplantat nicht ungewöhnlich ist. Es ist deshalb nicht mit Sicherheit anzunehmen, dass eine entsprechende mechanische Reizung tatsächlich zu Leistenschmerzen führt. Einzelne Fälle bestätigen aber, dass dies der Fall sein kann. Wichtige Hinweise können die Ultraschalluntersuchung (Bursa-Bildung) und die Lokalinfiltration (vorübergehende Schmerzfreiheit) geben.

■ *Fall 1.* Der Wechsel einer zu lateral und ventral implantierte Pfanne führt zur Beseitigung eines regelmäßigen Schnappens in der Leiste (Abb. 14.2). Leistenschmerzen und Leistenschnappen klären wir ab mit „Faux-profil-Aufnahmen", Ultraschalluntersuchung, Hüftarthrographie und Testinfiltrationen mit Lokalanästhetika.

■ **Impingement.** Ein Impingement (s. auch Kap. 6) allein kann bereits als Schmerz empfunden werden. Dabei kann es sich um einen schmerzhaften Klick bei einer Hartpaarung, oder aber um nicht klar bestimmte Leistenschmerzen handeln. Hinweise auf eine Beschwerdeursache können eine Funktionsuntersuchung unter dem Bildwandler mit oder ohne Arthrographie geben.

■ *Fall 2.* Leisten- und Oberschenkelschmerzen werden lange als Lockerungszeichen verkannt, bis eine Impingement-Symptomatik zum Vorschein kommt (Abb. 14.3).

■ **Pfannenlockerung.** Bekanntlich werden Leistenschmerzen am häufigsten durch eine Pfannenlockerung verursacht. Aber selbst Pfannenlockerungen erheblichen Ausmaßes mit zum Teil schon fortgeschrittener Zerstörung des Knochenstocks führen nur fakultativ zu Schmerzen. Besonders bei nicht zementierten Hüftpfannen ist der Nachweis einer Lockerung im kranialen Abschnitt oft schwierig. Gewisse nicht zementierte Pfannen, wie beispielsweise die Harris-Galante-Pfanne [3] und gelegentlich die Sulmesh-Pfanne können einen Saum zeigen, der zwar auf eine fehlende knöcherne Integration hinweist. Bei einem Wechsel kann sich aber eine recht feste fibröse Verhakung finden. Ein Pfannenwechsel führte entsprechend nicht immer zum Verschwinden der störenden Schmerzen.

Hinweise für eine schmerzhafte Lockerung können durch eine Arthrographie mit gleichzeitiger Verabreichung von langwirkenden Lokalanästhetika gefunden werden.

■ *Fall 3.* Die Sanierung einer Pfannenlockerung mit gleichzeitig vermuteter Irritation der Iliopsoas-Sehne bringt keine Besserung (Abb. 14.1).

14.4.2
Gesäßschmerzen

Gesäßschmerzen sind nicht selten mit einer Protrusionskoxarthrose verbunden. Sie können aber auch isoliert als postoperatives Phänomen beobachtet werden und stören den Patienten beim Sitzen, beim aufrecht Stehen und werden z. B. als Stechen empfunden. Sie können im Verlauf des ersten Jahres spontan verschwinden. Differentialdiagnostisch kommen von der Wirbelsäule ausgehende Beschwerden in Frage.

■ *Fall 4.* Ein 47-jähriger Patienten (NW O. 4323) ist 6 Wochen nach Implantation einer nicht zementierten Prothese (SLS-Pfanne, CLS-Schaft) beschwerdefrei, leidet aber mit zunehmender Belastung unter starken Schmerzen dorsal des Trochanter major, die ihn monatelang zu einem Trendelenburg-Hinken zwingen. Erst bei der Jahreskontrolle geht es ordentlich, nach 2 Jahren gut. Nach 9 Jahren ist er immer noch vollständig beschwerdefrei.

14.4.3
Trochanterschmerzen

Neben den bereits behandelten Trochanterproblemen (Kap. 9) im Zusammenhang mit Trochanterfrakturen, -osteotomien und -pseudarthrosen werden gelegentlich Patienten von Trochanterschmerzen, die mit einem Schnappen einhergehen können, geplagt. Vier Fälle seien beschrieben:

■ *Fall 5.* Vermehrtes Vorstehen des Trochanter major nach Totalprothese. Bei einer grazil gebauter Patientin von 47 Jahren wird wegen einer Dysplasiekoxarthrose beiderseits eine Varisationsosteotomie durchgeführt. Es entstehen Schmerzen im Trochanterbereich, die nach Entfernung der Winkelplatte und später nach dem Einsetzen einer CDH-Prothese nur teilweise verschwinden.

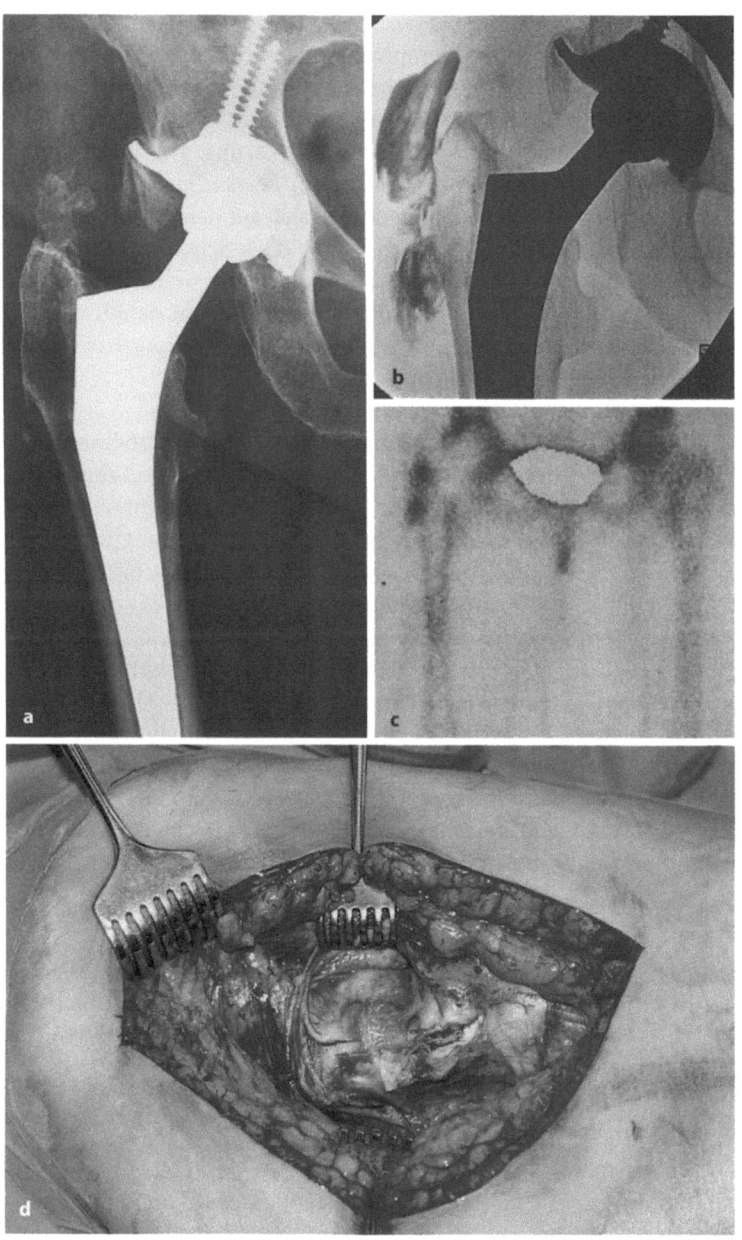

Abb. 14.4a–d. Schmerzen bei „Trochanterglatze". WR weiblich 70 Jahre (O. 12814). Fall 7
a Im Anschluss an eine Totalprothesenimplantation verbleiben Trochanterschmerzen und ein Trendelenburg-Hinken
b Eine örtliche Kontrastmitteldarstellung ergibt eine ausgedehnte Trochanterbursa. Die Schmerzen verschwinden vorübergehend nach einer Infiltration
c Bei einer Skelettszintigraphie findet sich eine Anreicherung vorwiegend im Bereich des Trochanter major. Eine Infiltration des Trochantergebietes lindert die Beschwerden
d Intraoperativ findet man eine ausgedehnte Trochanterglatze. Fast die ganze pelvitrochantere Muskulatur ist ohne Kontakt zum Trochanter major. Sorgfältige transossäre Verankerung der Muskulatur. 3 Monate postoperativ deutliche Besserung

- *Fall 6.* Bei einer Patientin mit schwerer zerebraler Schädigung nach einer Schussverletzung wird wegen einer Femurkopfnekrose eine Totalprothese eingebaut, wobei eine Lähmung des N. glutaeus sup. eintritt. Ein insuffizienter M. glutaeus medius und ein deutlich prominenter Trochanter major führen zu Trochanterschmerzen und -schnappen. Eine Traktopexie kann das Leiden etwas lindern.

- *Fall 7.* Trochanterglatze: Fehlende Insertion der Trochantermuskulatur. Durch eine Traktopexie wird die Situation gebessert (Abb. 14.4).

Verbleibende Adduktionskontraktur nach einer Totalprothese wegen einer Koxarthrose nach Azetabulumfraktur. Keine Besserung nach einer Traktopexie (s. Fall 13).

Hartnäckige Trochanterschmerzen können auch nach mehrfachem Sanierungsversuch verbleiben. Beispielsweise behält eine Patientin ihre Beschwerden sowohl nach Stabilisierung einer Trochanterpseudarthrose, wie auch nach einer zusätzlichen Traktopexie. Störende Trochanterschmerzen bleiben ein ernstzunehmendes, die Patienten gelegentlich hartnäckig begleitendes Problem.

14.4.4
Oberschenkelschmerzen

■ **Diffuse Schmerzen ohne Lockerung.** Nicht immer sind bei nicht zementierten Schäften Oberschenkelschmerzen Ausdruck einer fehlenden Einheilung. So kam es z. B. an unserer Klinik im Rahmen der Implantation von 36 nicht zementierten SL-Prothesen nach M.E. Müller mit aufsteckbarem Kragen (Abb. 2.9a) zu sieben Fällen mit langdauernden Oberschenkelschmerzen, wobei nur bei zwei Patienten bei nachweisbaren Lockerungszeichen ein Wechsel durchgeführt wurde. In den anderen Fällen wartete man bei fehlender Lockerung zu. Heute, mehr als 10 Jahre nach der Implantation sind diese Prothesen alle fest und die Patienten weitgehend bis vollständig beschwerdefrei.

■ *Fall 8.* Nach Implantation einer nicht zementierten SL-Prothese nach M.E. Müller beschreibt eine Patientin in den Oberschenkel ausstrahlende Oberschenkelschmerzen, die erst nach mehreren Jahren nachlassen, aber nicht vollständig verschwinden. Die Prothese bleibt über eine Beobachtungsperiode von 10 Jahren immer fest. Die umgebende Kortikalis wird aber über die ganze Länge des Kontakts mit der Prothese zunehmend spongiosiert.

■ **Titanprothesen.** Nach der zementierten Implantation von Titanprothesen beobachtete man einerseits eine erhöhte Lockerungsrate [2], andererseits auch diffuse, zum Teil zermürbende Oberschenkelschmerzen ohne erkennbare Lockerung. Die Beschwerden verschwanden nach dem Prothesenwechsel. Bei anderen Patienten fanden sich auf dem Prothesenschaft *Korrosionsspuren* [5]. Ob diese Schmerzen direkt mit der Korrosion in Zusammenhang stehen, oder ob das gegenüber Kobalt-Chrom und Stahl deutlich niedrere Elastizitätsmodul des Titan die Hauptrolle spielt, ist nicht einfach zu entscheiden.

■ **Schaftlockerung.** Oberschenkelschmerzen sind das klassische Leitsymptom für eine Schaftlockerung. Bei bewährten zementierten Systemen sind sie in den ersten 10 Jahren ein seltenes Ereignis. Mit der Einführung der nicht zementierten Schäfte wurden sie wesentlich häufiger. Einige nicht zementierte Schäfte heilen in einem erheblichen Prozentsatz nicht oder verzögert ein, so dass die betroffenen Patienten schon kurz postoperativ mit Oberschenkelschmerzen konfrontiert sind. Nach einer Phase von Ruheschmerzen können die Schmerzen auch bei einem verzögerten Infekt sukzessive den Charakter von belastungsabhängigen Oberschenkelschmerzen annehmen. Dies steht im Zusammenhang mit der sich einstellenden Prothesenlockerung.

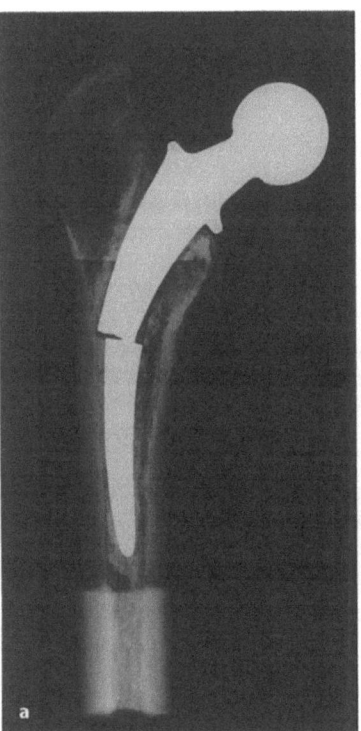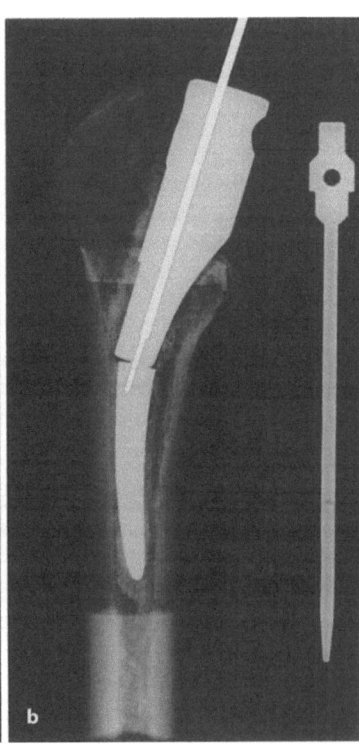

Abb. 14.5a,b. Ermüdungsbruch des Prothesenstiels. Mazerationspräparat (Path. Institut des Kantonsspitals Liestal, Prof. Wegmann) Fall 9.
a Ermüdungsbruch einer aus Stahl gegossenen Bogenschaftprothese nach M.E. Müller. Der gelockerte proximale Teil ist in Varus abgekippt. Das distale Stück ist fest im Zement verankert.
b Ein dem proximalen Prothesenteil nachempfundenes Zentrierstück wird auf die distale Spitze aufgeschlagen. Durch eine zentrale Bohrung wird mit einem Hartstahlbohrer ein Loch ins distale Stück gebohrt, in das ein konisches Gewinde (rechts im Bild) eingedreht wird. Verbunden mit einem Ausschlaghammer wird das distale Stück entfernt

- **Bruch des Prothesenstiels.** Betroffen sind vor allem Patienten, die ihre Prothese schon einige bis viele Jahre tragen. Kommt es zu einer sukzessiven Lockerung des Schafts von proximal her und bleibt dabei die Spitze des Schafts stabil zementiert, führt dies zu einer Ermüdungsbelastung im Grenzbereich (Abb. 14.5). Die Prothesen der ersten Generation waren meist gegossen. Zudem waren sie im Hinblick auf ihre Ermüdungsresistenz nicht genügend getestet. Deshalb kam es in einzelnen Fällen zum Ermüdungsbruch. Obwohl er vom Patienten meist nicht als Bruchereignis empfunden wird, zieht er doch meist unmittelbar deutliche Schmerzen nach sich.

- *Fall 9.* Beispiel eines Prothesenbruchs, gefunden in der Pathologie (Abb. 14.5).

- **Bruch einer Keramikkomponente.** Den Bruch einer Keramikkomponente verspürt der Patient in der Regel als heftigen Knall. Zum Bruch können Materialunregelmäßigkeiten des Kopfes, Konusverletzungen und bei der Keramikpfanne Fehlbelastungen infolge zu starker Inklination führen.

- **Zementaustritt aus dem Schaft.** Als Prophylaxe gegen eine Fettembolie bringen wir zur Ermöglichung eines Druckausgleichs ca. 2 cm distal des Zementzapfens ein Entlüftungsloch mit einem Durchmesser von 3,2 mm an (s. auch Kap. 3). Platziert man dieses Loch etwas zu proximal, kann es bei der Schaftzementierung zum Austritt einer gewissen Menge Zement kommen. In der Regel verursacht diese kleine Vorwölbung auch dann keine Beschwerden, wenn wir ihr Bestehen dem Patienten erläutern. Gelegentlich werden Schmerzen angegeben.

- *Fall 10.* Eine Patientin litt an Oberschenkelschmerzen im Zusammenhang mit einer zementierten Titanprothese (s. auch Abschn. 14.3, 14.4). Anlässlich des Prothesenwechsels wollten wir durch eine Schaftbiopsie besseren Einblick in die Problematik erhalten. Durch das kleine Loch trat aber Zement aus, welcher Schmerzen verursachte (Abb. 14.6). Nach Entfernung dieses Zements waren die Beschwerden deutlich gebessert. Die Patientin wandte sich wegen des Problems an einen Rechtsanwalt, der aber auf eine Klage verzichtete.

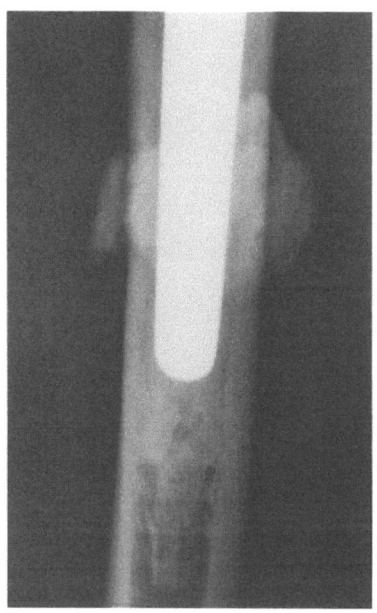

Abb. 14.6. Oberschenkelschmerzen wegen Zementaustritt aus dem Schaft. GR weiblich 73 Jahre (O. 1187). Fall 10. Bei einem Schaftwechsel wird wegen deutlicher Korrosion des entnommenen Titanschafts eine Bohrbiopsie der Kortikalis auf der Höhe der Korrosion mit einem Durchmesser von 5 mm entnommen. Beim Zementieren kommt es zu einem Austritt von Zement, der den Schaft mantelartig zu drei Vierteln umfließt. Nach anfänglich unspezifischen Schmerzen entwickeln sich örtliche Schmerzen

14.4.5
Narbenschmerzen

Gelegentlich kann ein Patient seine Narbe als ganz besonders schmerzhaft empfinden. Eine Patientin mit einer Komplexsymptomatik war derart gestört, dass wir eine Narbenevision durchführten (s. auch Fall 13).

14.4.6
Schmerzen nach Gefäß- und Nervenverletzungen

- **Neurogene Schmerzen nach der Parese eines großen Nervs.** Während bei einer durch die Prothesenimplantation verursachten Parese in der Regel der motorische Ausfall dominiert, kann es gelegentlich zu ausgeprägten Schmerzen kommen, die den Patienten monatelang plagen (s. auch Kap. 10.5)

- **Neurogene Schmerzen vom deefferenten Typ nach einem chronischen Ischämiesyndrom.** Wird eine akute Ischämie im Zusammenhang mit dem Un-

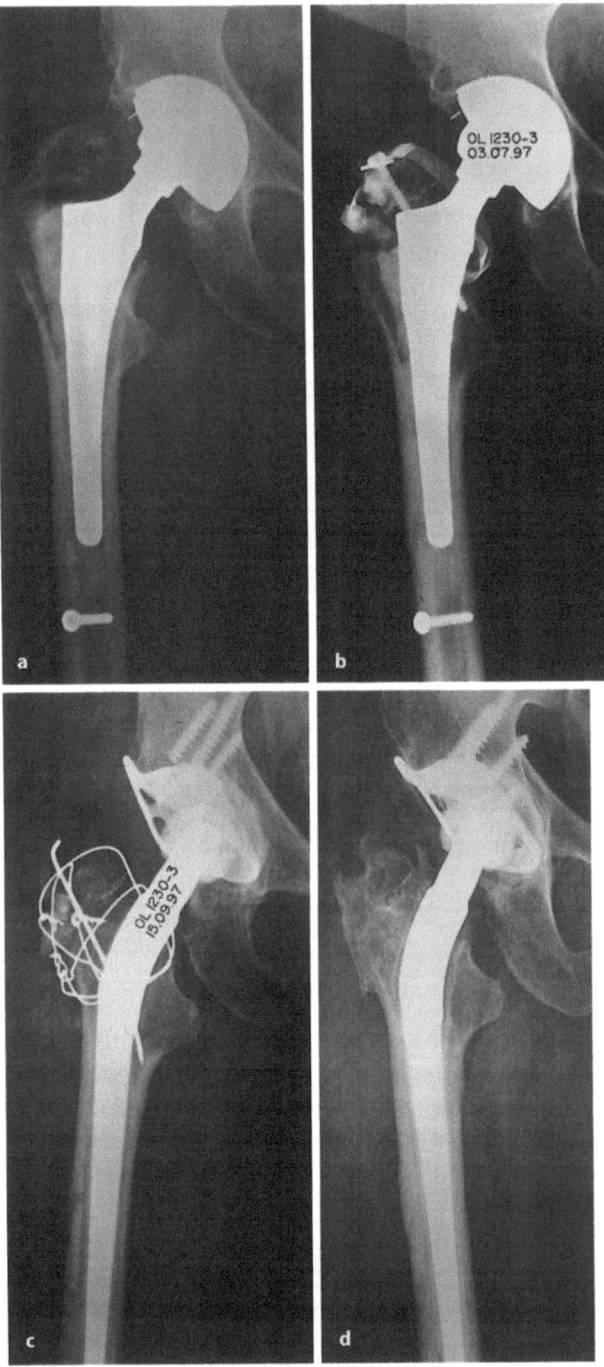

Abb. 14.7a–d. Trochanterpseudarthrose, Pfannenlockerung, „Low-grade-Infekt" und enger Spinalkanal. FS weiblich (O. 14200). Fall 11

a Bei bekannten Hüft-und Rückenschmerzen wird der Patientin eine PCA-Prothese implantiert. Der irrtümlich zu groß gewählte Schaft muss – da zementiert – sofort wieder entfernt und durch ein kleineres Implantat ersetzt werden. Es resultiert trotzdem eine leichte Überlänge und postoperativ findet sich eine Trochanterfraktur

b Wegen persistierender Schmerzen im Trochanterbereich wird versucht, die Trochanterpseudarthrose mit Titanbändern zu stabilisieren. Ein halbes Jahr später (Bild) persistiert die Pseudarthrose. Zudem zeigt die Pfanne einen Saum und eine Wanderung Richtung kleines Becken. Durch das Trendelenburg-Hinken werden die Rückenschmer-zen deutlich verschlimmert. Die Patientin kann nur auf dem Rücken liegen und mit zwei Stöcken gehen

c Pfannen-, sowie Schaftwechsel mit Verkürzung und Trochanterosteosynthese (analog Abb. 8.10). Ein Infekt mit Koagulase-negativen Staphylokokken wird 3 Monate lang behandelt mit Ciproxin (2×750 mg/Tag) und Rimactan (2×450 mg/Tag). Nach der Ausheilung der Pseudarthrose Sanierung des engen Spinalkanals mit einer Spondylodese L4/S1

d 2,5 Jahre später Metallentfernung am Trochanter major. Nur bedingte Besserung. Weiterhin sind für längere Strecken 2 Stöcke nötig, was sich auch nach einer zusätzlichen Dekompression L3/L4 und einer Metallentfernung L4/S1 nicht ändert. Die Patientin trägt sich mit dem Gedanken, die durch den Stockgebrauch aktivierte beidseitige Rhizarthrose und die zunehmende Koxarthrose der Gegenseite sanieren zu lassen. Es stellt sich die Frage, für welche Behandlungsmaßnahmen die für die erste Operation zuständige Haftpflichtversicherung aufzukommen hat

terbruch eines Stammgefäßes, etwa der A. femoralis communis, nicht kurzfristig behoben, erholt sich zwar die Ischämie oft trotzdem. Verbleibende Schmerzen können aber so heftig sein, dass sie bis zur Amputation führen können (s. auch Kap. 13).

14.4.7
Rückenprobleme

Bereits bei der Indikation zur Totalprothesenimplantation ist die Wirbelsäule obligatorisch in die Untersuchung miteinzubeziehen. In Flexionskontraktur versteifte Hüften können wesentlich zur Entstehung von Kreuzschmerzen beitragen. Nach einem einzeitigen Ersatz beider Hüften können sie vor allem deshalb verschwinden, weil das Extensionsdefizit aufgehoben wird. Haben die Rückenbeschwerden aber vorwiegend eine neurogene Ursache, wie Wurzelkompressionen durch einen engen Spinalkanal, bzw. verengte Foramina intervertebralia, so trägt eine Totalprothese kaum zur Linderung der Schmerzen bei. Die entsprechenden Beschwerden werden im Gegenteil durch die postoperativ gesteigerte Aktivität noch vermehrt. Wurde vor der Hüftoperation keine Abklärung der Wirbelsäule unternommen, ist diese bei verbleibenden Schmerzen in jedem Fall durchzuführen.

■ *Fall 11.* Bei einer Patientin mit Hüft-und Rückenschmerzen entstehen durch Komplikationen nach der Hüftprothesenimplantation stärkere Schmerzen in beiden Gebieten (Abb. 14.7).

14.4.8
Polymyalgia rheumatica

Die Polymyalgie ist ein ätiologisch unklares Krankheitsbild, das ältere Patienten betrifft. Es ist gekennzeichnet durch unspezifische Gliederschmerzen (Nacken, Schulter, Oberarme, Gesäß, Oberschenkel [1]), oft begleitet durch ein erhöhtes C-reaktives Protein [4], allenfalls durch eine Arthritis temporalis. Morgensteifigkeit von mehr als einer Stunde gehört dazu. Sie reagiert gut und rasch auf die Medikation kleiner Dosen von Cortison.

■ *Fall 12.* Ein 66-jähriger Patient (SC männlich O. 2378) ist 6 Wochen nach Implantation einer Hüfttotalprothese örtlich beschwerdefrei, klagt aber über Rückenschmerzen. Nach 2,5 Monaten klagt er über zunehmende Muskelschmerzen bei Belastung in den Schultern und am Brustkorb bei einer Blutsenkung von 92 in der ersten Stunde. Der konsultierte Rheumatologe beginnt eine probatorische Therapie mit Cortison (20 mg/Tag), woraufhin der Patient schlagartig beschwerdefrei wird. Heute, 15 Jahre später, ist er von Seiten der Hüfte und der Polymyalgie vollkommen beschwerdefrei bei einer Cortisondosis von 2,5 mg/Tag.

14.5
Komplexe Krankheitsbilder

Ausnahmsweise kombinieren sich in fataler Weise die verschiedensten Probleme und Schmerztypen in seltsamer Verknüpfung in einem einzigen Patienten. Scheinbar zusammenhanglose Probleme verketten sich oder plagen den Patienten gleichzeitig und gönnen ihm kaum je wirklich Ruhe. Kommt es bei den einen sukzessive zu einer Besserung, werden andere dauernd durch die gleichen oder neue Schmerzen belastet. Glücklicherweise handelt es sich dabei nur um wenige Patienten. Es lohnt sich, diesen Patienten immer wieder zur Verfügung zu stehen, nicht, um stetig wieder zu einer Operation zu raten, sondern um immer wieder neu zu versuchen, mit einem Gespräch oder einer einfachen Maßnahme zu helfen. Wichtig ist, dass diese Patienten gelegentlich auch einem Kollegen einer anderen oder der gleichen Disziplin vorgestellt werden, der vielleicht mit anderen Augen eine andere Diagnose zu stellen vermag.

■ *Fall 13.* Verbleibende Schmerzen im Trochanterbereich trotz zahlreicher Therapieversuche: Abb. 14.8.

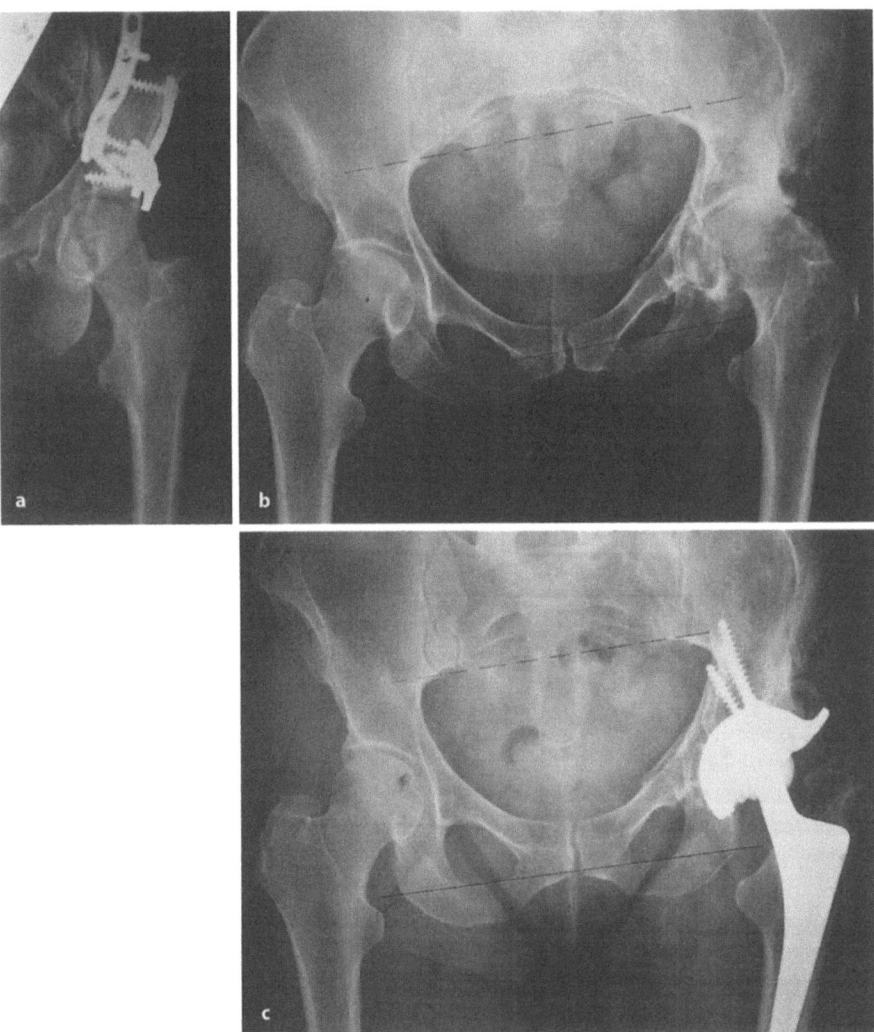

Abb. 14.8a–c. BB weiblich (O. 10803). Fall 13
a Nicht sehr befriedigende Osteosynthese einer Azetabulumfraktur links im Alter von 20 Jahren. Zwar hinkt die Patientin bei einer Adduktionskontraktur immer etwas, macht aber Hochtouren von 6 und mehr Stunden bis zum Alter von 42 Jahren. Die Patientin leidet unter Asthma
b Mit 45 Jahren deutliche Schmerzzunahme. Funktionelle Beinverkürzung von 1,5 cm bei persistierender Adduktionskontraktur und Extensionsdefizit von 10 Grad

c Ein Jahr nach Hüfttotalprothesenimplantation ist die Prothese zwar gut eingebaut. Immer noch hat die Patientin eine Adduktionskontraktur. Ständige Schmerzen dorsal des Trochanter major verhindern jegliche körperliche Aktivität über das nötigste hinaus. Es wurden versucht: Infiltrationen, Gehschulung, Narbenrevision und Traktopexie, Schmerztherapie, verschiedenste Analgetika, Psychotherapie, alles ohne eigentlichen Erfolg. 3 Jahre nach Totalprothesenimplantation leidet die Patientin trotz Konsultation verschiedenster Ärzte immer noch unter denselben Schmerzen

Literatur

1. Bird HA, Esselinckx W, Dixon AS, Mowat AG, Wood PNH (1979) An evaluation of criteria for polymyalgia rheumatica. Ann Rheum Dis 38: 434–439
2. Maurer TB, Ochsner P, Schwarzer G, Schumacher M (2001) Increases loosening of cemented straight stem prosthesis made from titanium alloys. An analysis and comparison with prostheses made of cobalt-chromium-nickel alloy. Int Orthop (SICOT) 25: 77–80
3. Petersilge WJ, D'Lima DD, Walker RH, Colwell CW (1997) Prospective study of 100 consecutive Harris-Galante porous total hip arthroplasties. J Arthroplasty 2: 185–193
4. Vaith P, Hänsch GM, Peter HH (1988) C-reactive protein-mediated complement activation in polymyalgia rheumatica and other systemic inflammatory diseases. Rheumatol Int 8: 71–80
5. Willert, HG, Brobäck LG, Buchhorn GH, Jensen PH, Köster G, Lang I, Ochsner PE, Schenk R (1996) Crevice corrosion of cemented titanium alloy stems in total hip replacements. Clin Orthop 333: 51–73

Revisionsraten aufgrund aseptischer Lockerung nach Primär- und Revisionsoperationen*

P. E. Ochsner, U. Riede, M. Lüem, T. Maurer und R. Sommacal

In diesem Kapitel wird unser Gesamtkollektiv einer Grobkontrolle der Revisionen bzw. Re-Revisionen wegen aseptischer Lockerung unterzogen. Die Resultate nach Primärprothetik wurden am ungünstigsten durch die Verwendung eines zementierten Titanschafts beeinflusst. Die Geradschaftprothese in ihrer Kobalt-Chromvariante bleibt bis heute das erfolgreichste von uns verwendete Schaftimplantat, wobei eine randomisierte Vergleichsstudie mit dem Virtec-Schaft innerhalb von 5 Jahren noch keinen Unterschied erkennen ließ. Der entsprechende SL-Schaft zeigte etwas weniger günstige Resultate. Unter den Pfannenkomponenten schnitten die zementierte Polyethylenpfanne, die Pfannendachschale und die SL-Pfanne in der Primärprothetik günstig ab, während sich die Pfannendachschale und die Stützschale bei Revisionen bewährten. Für die Schaftrevision bestätigte sich in erster Linie die zementierte Technik mit einem Standardschaft, während sich die nicht zementierte SL-Revisionsprothese für Situationen mit großen Defekten empfiehlt. Wenige, aber früh notwendige Wechsel bei einem Patientenkollektiv mit hoher Mortalität sind ungünstig.

Die präsentierten Daten eignen sich in erster Linie zum Quervergleich unter sich selbst. Eine Gegenüberstellung mit anderen Daten, wie beispielsweise denjenigen des schwedischen Hüftregisters sind nicht unproblematisch.

Die Revisionsraten unseres Patienteguts und der verschiedenen von uns verwendeten Implantate werden bezüglich aseptischer Lockerung analysiert. Die Implantate sollen unter Einbeziehung der Indikation eine vergleichende Wertung erfahren. Ein Vergleich unserer Kurven mit anderen Publikationen ist nur statthaft, wenn die Voraussetzungen der Untersuchungen gleich oder zumindest ähnlich sind.

Die Lebensqualität der Prothesenträger wird an dieser Stelle nicht untersucht. Dies war und wird Aufgabe gesonderter Arbeiten sein, wie sie bereits für den SL-Revisionsschaft [1], die Geradeschaft- und die SL-Prothese aus Titan- bzw. Kobalt-Chromlegierung und die Stützschale [9] bestehen.

15.1 Definitionen

■ **Revision aufgrund aseptischer Lockerung.** Definiert wird als Revision jeder operative Eingriff, bei dem mindestens die Pfanne oder der Schaft aufgrund eines aseptischen Problems, meist einer Lockerung, vollständig gewechselt wird. Teilwechsel, wie Inlay-Wechsel auf der Pfannen-, bzw. Kopfwechsel auf der Schaftseite werden nicht gezählt.

■ **Reoperation.** Als Reoperationen werden alle Operationen bezeichnet, bei denen weder der Schaft noch die Pfanne vollständig ausgewechselt wird. Es handelt sich um Hämatom-, Infekt-, Fraktur-und Trochanterrevisionen ohne Komponentenwechsel, wie auch um die Entfernung periartikulärer Verknöcherungen. Diese Reoperationen sind in den vorhergehenden Kapiteln aufgezählt und behandelt.

---

* Einige weitere ehemalige Mitarbeiter haben im Verlaufe der Jahre besonders viel zur Erarbeitung der Datenbank, auf der dieses Kapitel basiert, beigetragen: Andreas Krieg, Urs Müller, Eva Ott, Bodo Purbach, Melanie Strohmaier und Uwe Wittig.

15.2
Entstehung der Kurven

Die in den abgebildeten Kurven dargestellten Daten basieren auf (s. auch Kap. 1):
- persönlichen Nachkontrollen mit Röntgenbildern (Standardkontrollen nach 1, 2, 5, 10, 15 Jahren und zusätzlichen individuell festgelegten Zwischenkontrollen),
- Nachkontrollen mittels Fragebogen, die vom Patienten zu Hause ausgefüllt werden,
- Nachfragen der Dokumentationssekretärin bei Nichterscheinen der Patienten zur Kontrolle oder fehlender Antwort auf den Fragebogen,
- Todesmeldungen, die wir von der Zeitung, den Gemeindebehörden oder den Angehörigen erhalten bzw. erfragen.

Unser Dokumentationssekretariat ist so organisiert, dass mit Ausnahme einer verschwindend kleinen Zahl von nicht erreichbaren, meist im Ausland wohnhaften Patienten alle Patienten im Sinne einer der oben genannten 4 Gruppen für die Überlebenskurven auswertbar sind.

Miteinbezogen werden ausnahmslos alle Primäroperationen und alle aseptischen Revisionen. Angesichts der relativ bescheidenen Zahlen ist eine zusätzliche Aufgliederung nach Geschlecht, Altersgruppen und präoperativen Diagnosen statistisch höchstens bei größeren Gruppen sinnvoll. Die Geschlechtsverteilung und das Durchschnittsalter sind aber bei allen Kurven angegeben. Die septischen Revisionen werden in Kap. 5 analysiert.

Wir verwenden die Kaplan-Meier-Kurve. Nachteil dieser Kurve ist es, dass der Todesfall eines Patienten genauso gewertet wird wie ein Patient, der aus anderen Gründen aus der Kontrolle verloren geht. Damit erhält ein Prothesenwechsel zu einem späten Zeitpunkt ein übermäßiges Gewicht, wie aus dem Vergleich der Abb. 15.9 mit der Abb. 15.12 hervorgeht. Eine gewisse Korrektur dieses Fehlers ist möglich durch die Analyse des „competing risk" [7]. Bei dieser durch uns mitgetragenen Methode wird die Mortalität gegenüber der Revision kompetitiv ausgewertet (s. auch 15.5.6).

■ **Kurvendarstellung.** Die dargestellten Kurven sollen einen möglichst transparenten Einblick ermöglichen (s. Legenden zu Abb. 15.1, 15.2).

■ **Besondere Einflüsse auf die Resultate.** *Revisionen* werden in unserer Statistik immer sofort erfasst. Demgegenüber erscheinen die Patienten ohne Wechsel erst in der Statistik, wenn sie nach den festgelegten Zeitintervallen zwischen den Kontrollen, die 1–5 Jahre betragen, untersucht werden. Die Verzögerung der Integration der guten Resultate lässt erwarten, dass die Resultate im noch nicht definitiven Bereich der Kurven in den darauf folgenden Jahren tendenziell noch etwas besser werden. *Vergleich mit dem Schwedischen Register*: Durch Verbindung zum zentralen Personenregister des Landes kann jedes Jahr erfasst werden, welche Patienten noch leben bzw. verstorben sind [5]. Die maximale Verzögerung bei der Erfassung guter Resultate beträgt deshalb ein Jahr.

Durch die systematischen Kontrollen und zusätzlichen Zwischenkontrollen bei fraglichen Befunden werden Problempatienten früh erfasst. Wechsel werden entsprechend frühzeitig, oft dafür mit weniger großem operativen Aufwand und nach kurzer Leidenszeit des Patienten durchgeführt. Die Wartelisten sind mit 2–3 Monaten unbedeutend. Diese Kontroll- und Wechselpolitik führt zu tendenziell höheren Revisionszahlen. *Vergleich Schwedisches Register*: Die Patienten werden nicht zu regelmäßigen Kontrollen bestellt. Ein Wechsel erfolgt in der Regel nur, wenn sich der Patient wegen Problemen spontan beim Arzt meldet, eine Revision als dringlich erklärt wird und der Patient je nach Warteliste tatsächlich operiert wird.

In unserem Krankengut besteht ein überraschender Überhang von männlichen Patienten, welche bei den Primäroperationen mit 55%, bei den Revisionsoperationen mit 63% dominieren (s. auch Kap. 2). Da in allen Statistiken Wechsel bei Männern durchschnittlich früher anfallen als bei Frauen, entsteht daraus für die Resultate ein Negativfaktor.

Die hier präsentierten Zahlen sind vergleichsweise klein. Dominierendes Negativereignis in unserem Patientengut ist der Misserfolg mit den zementierten Titanschäften [6, 8]. Wie wir erläutern werden, beeinflusst dieses Ereignis auch die Überlebenskurven anderer Komponenten. Die vielen Schaftwechsel erlaubten es uns umgekehrt, zahlreiche stabile Pfannenimplantate „in situ" zu überprüfen.

Aus dem Gesagten geht hervor, dass die hier dargestellten Kurven vor allem von vergleichendem Wert unter sich selbst sind, während beim Vergleich mit auswärtigen Kurven Vorsicht geboten ist. Dies gilt sinngemäß auch für das schwedische Hüftregister. Die Kurven gewinnen bedeutend an Wert, wenn man ihre Grundlagen genau kennt.

15.3
Analyse der Revisionen nach Primäroperationen

15.3.1
Gesamtübersicht

Das Gesamtkollektiv der Primärprothesen 1984–2000 wurde je in eine Gruppe mit und eine ohne zementierten Titanschaft aufgeteilt. Diese Gliederung wurde vorgenommen, da die Revisionsrate nach der Primärimplantation zementierter Titanschäfte gegenüber den übrigen Versorgungen deutlich höher war [6]. Zementierte Titanschäfte wurden zeitlich beschränkt zwischen Juli 1987 und November 1993 verwendet (Abb. 1.2, Kap. 2).

- **Hüftprothesen ohne zementierten Titanschaft.** Die Kurvenform ist gekennzeichnet durch eine langsame Zunahme der Revisionsraten im Lauf der Zeit (Abb. 15.1). So wurden in der ersten Fünfjahresperiode 3,2%, in der zweiten 5,8% und in der dritten 7,6% der Prothesen teilweise oder ganz gewechselt. Insgesamt scheint die Pfanne revisionsanfälliger als der Schaft zu sein, stehen doch 9 Schaftwechsel 15 Pfannenwechseln gegenüber.

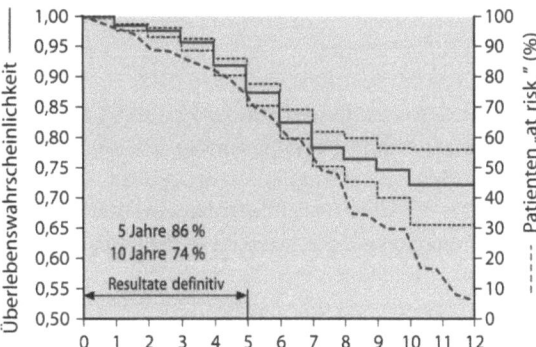

Abb. 15.2. Alle primären Totalprothesen mit zementierten Titanschäften. n=564; 506 Patienten (1987–1993), weiblich: 45,2%, Durchschnittsalter: 68 Jahre (SD: 10,1 Jahre). 104 Revisionen (80 Schaft-, 4 Pfannen- und 20 Totalprothesenwechsel). Anmerkung zur Kurve: Bei Implantaten, welche wie hier nur eine Zeit lang Verwendung fanden, ist der Abschnitt, in dem keine Änderungen der Kurve mehr zu erwarten sind (d.h. alle Patienten bereits kontrolliert wurden), mit „Resultate definitiv" gekennzeichnet

- **Hüftprothesen mit zementiertem Titanschaft.** In den ersten 5 Jahren ist die Revisionsrate fast so groß (Abb. 15.2) wie in den ersten 15 Jahren beim Kollektiv mit anderen Schäften (Abb. 15.1). Demgegenüber nimmt die Revisionsrate mit der Zeit langsam ab. In der ersten Fünfjahresperiode wurden entsprechend 13,9%, in der zweiten 12% der Prothesen ganz oder teilweise revidiert. Es ist trotzdem unwahrscheinlich, dass sich die Kurven später kreuzen werden. Die Revisionen betrafen vorwiegend den Schaft.

15.3.2
Schaftkomponenten

Als Routineimplantate wurden die Geradschaft-, die SL-, und die Virtec-Prothese – alle zementiert – verwendet (Abb. 2.9a, Abschn. 3.3.2). Von den ersten zwei liegen in der Titan- und der Kobalt-Chromversion genügend Resultate zum Vergleich vor. Die Virtec-Prothese ist erst seit 1996 routinemäßig im Einsatz (Abb. 2.8). Von den übrigen Implantaten sind teils die Stückzahlen zu klein, teils die Einsatzarten zu wenig vergleichbar, um eine Überlebenskurve zu ermöglichen.

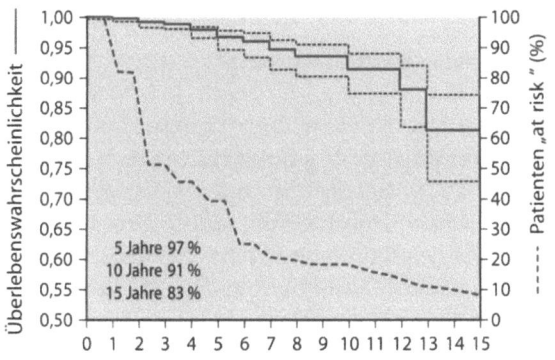

Abb. 15.1. Alle primären Totalprothesen ohne zementierte Titanschäfte. n=1006; 890 Patienten (1984–2000), weiblich: 45,1%, Durchschnittsalter: 67,6 Jahre (SD: 10,7 Jahre). 21 Revisionen (5 Schaft-, 11 Pfannen- und 4 Totalprothesenwechsel). Anmerkungen zur Kurve: Die Überlebenskurve verarbeitet die Ereignisse (Wechsel) in Jahresschritten. Begleitend ist das 95% Vertrauensintervall feingestrichelt eingezeichnet. Für die Fünfjahresgrenzen sind die Überlebensdaten nummerisch angegeben. Die Anzahl Patienten „at risk", auf der die Kurve zum jeweiligen Zeitpunkt basiert, ist zudem mit einer grob gestrichelten Kurve angegeben (*Skala rechts*; s. auch Anmerkung zur Kurve Abb. 15.2)

Geradschaftprothese

Der Wert der Geradschaftprothese (Abb. 15.3, 15.4) in der Chrom-Kobaltvariante ist in der Literatur schon vielfach belegt [4]. Bezüglich der histologischen Integration bestehen gewisse Kontroversen. Während eine Autorengruppe über mäßige histologische Integrationen berichtete [2], konnten wir aus dem eigenen Material mit durchschnittlich über 10-jährigem Verlauf histologische Bilder mit sehr guter Integration von Zement und Prothese beobachten (Abb. 3.4. c,d). Die beiden Varianten „Standard" und „Lateralisierend" werden zusammen ausgewertet.

- **Chrom-Kobaltvariante.** Diese Prothese weist ein ausgezeichnetes Langzeitverhalten auf (Abb. 15.3). Die Zunahme der Revisionsrate in Abhängigkeit von der Zeit ist sehr langsam. Die Kurve bleibt günstig.

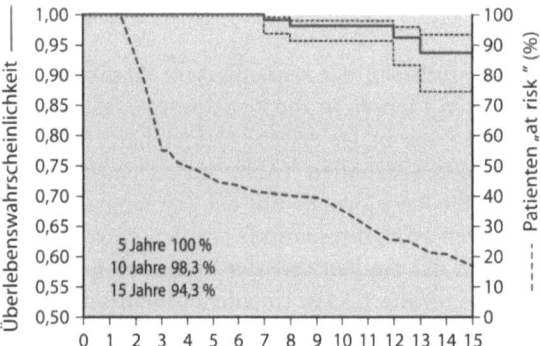

Abb. 15.3. Schaft, primär: Geradschaftprothese aus Chrom-Kobalt. n=401; 382 Patienten (1984–2001), weiblich: 42,9%, Durchschnittsalter: 68,8 Jahre (SD: 9,9 Jahre). 4 Schaftwechsel. Anmerkungen: s. Abb. 15.1

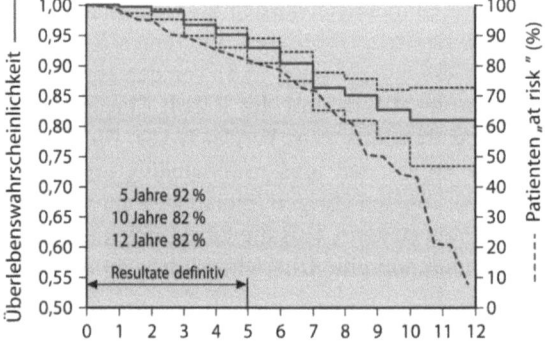

Abb. 15.4. Schaft, primär: Geradschaftprothese aus Titanlegierung. n=272; 248 Patienten (1987–1993), weiblich: 49%, Durchschnittsalter: 68,8 Jahre (SD: 9,3 Jahre). 37 Schaftwechsel. Anmerkungen: s. Abb. 15.1, 15.2

Dies ist angesichts des im Vergleich zu anderen Untersuchungen sehr hohen Männeranteil von 57% zusätzlich bemerkenswert. Männerkollektive weisen gegenüber Frauengruppen durchschnittlich eine schlechtere Überlebensrate auf. Die frühen Implantate waren mit einem 32 mm-Kopf aus Kobalt-Chrom oder Keramik ausgestattet. Gegenüber den heute verwendeten 28 mm-Köpfen verursachten erstere mehr Abrieb. Es entstand deshalb auch mehr Granulationsgewebe, das zur Lockerung beiträgt (Abb. 3.4d).

- **Titanvariante.** Die Wechselrate der ersten 5 Jahre ist bereits höher als diejenige der ersten 15 Jahre bei der Chrom-Kobaltvariante (Abb. 15.4). Die eindrücklichen Wechselraten der ersten 5 Jahre sind bereits definitiv gesichert. Die spätere Abflachung der Kurve kann sich noch etwas verändern. Die Resultate liegen in der Größenordnung nicht zementierter PCA-Prothesen [5]. Die Gründe dafür sind nicht vollständig geklärt. Die beobachtete Korrosion [11] ist vermutlich nur ein Frühstadium der Lockerung. Im Vordergrund steht die wesentlich größere Elastizität der Titanlegierung, die wahrscheinlich zu einer ungünstigen Ermüdungsbelastung des Zementes führt [6]. Die häufigeren Lockerungen bei Männern mit schwerer körperlicher Arbeit und bei kleinen Prothesengrößen unterstützen diese Ansicht. Diese Prothese wurde 1993 zurückgezogen.

SL-Prothese, proximal grob gestrahlt

Diese Prothese wurde in ihrer Titanvariante nur mit einem proximal grob gestrahlten Schaft hergestellt (Abb. 15.5, 15.6). Bei der Chrom-Kobaltvariante wurde die proximale Grobstrahlung aufgegeben, nachdem wir im Vergleich zur feingestrahlten Geradschaftprothese vermehrt Osteolysen fanden. Die heute verkaufte Prothese ist ganzflächig feingestrahlt. In dieser Variante wurde sie in unserer Klinik nicht eingesetzt.

- **Chrom-Kobaltvariante.** Die Überlebenskurve für diese Prothese ist über die ersten 5 Jahre bereits definitiv (Abb. 15.5). Wir haben dieses Implantat wegen des Auftretens vermehrter Osteolysen zugunsten der vorher verwendeten Geradschaftprothese aufgegeben. Heute, 5 Jahre nach diesem Entschluss, ist die Revisionsrate zwar vertretbar, aber größer als bei der klassischen Geradschaftprothese (Abb. 15.3). Auch die Anzahl Osteolysen hat weiter zugenommen [8]. Wie sich die Abschaffung der Grobstrahlung auswirkt, ist uns mangels einer Vergleichsgruppe nicht bekannt.

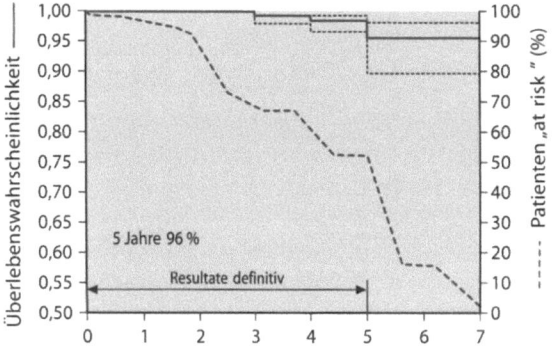

Abb. 15.5. Schaft, primär: SL-Schaft aus Chrom-Kobalt, proximal grob gestrahlt. n=255; 235 Patienten (1993–1996), weiblich: 38,3%, Durchschnittsalter: 66,7 Jahre (SD: 11,0 Jahre). 3 Schaftwechsel. Anmerkungen: s. Abb. 15.1, 15.2

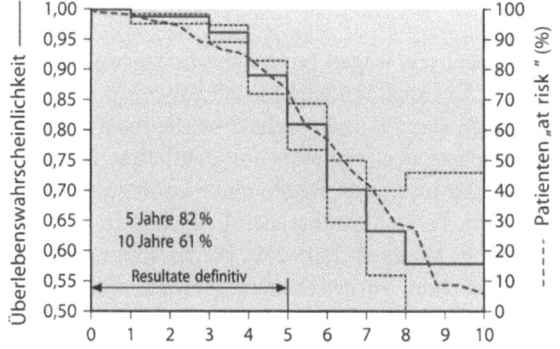

Abb. 15.6. Schaft, primär: SL-Schaft aus Titanlegierung, proximal grob gestrahlt. n=233; 217 Patienten (1990–1993), weiblich: 37,3%, Durchschnittsalter: 69,1 Jahre (SD: 9,5 Jahre). 56 Schaftwechsel. Anmerkungen: s. Abb. 15.1, 15.2

- **Titanvariante.** Diese Prothese ist für die schlechteste Serie in unserem Krankengut verantwortlich (Abb. 15.6). Die Revisionsrate dieses Schafts ist in den ersten 10 Jahren gegenüber der Geradschaftprothese aus Kobalt-Chrom etwa 20-mal, gegenüber der Geradschaftprothese aus Titan zweimal größer. In den letzten zwei Jahren scheint sich glücklicherweise eine Verflachung der Wechselrate anzubahnen. Es ist nicht eindeutig, welche der Form- und Oberflächenunterschiede gegenüber der Geradschaftprothese die wichtigsten sind, nämlich das Fehlen einer zentralen Furche (Verhinderung einer Varus-Verkippung), die proximale Grobstrahlung (in der Praxis schlechtere Integration mit dem Zement) oder der fehlende Zementabstützkragen (Stabilisierung gegen das Einsinken). Aufgrund des viel schlechteren Abschneidens der beiden Titanvarianten ist aber die größere Elastizität des Titans in Kombination mit Zement als besonders ungünstig zu betrachten [6].

Virtec-Prothese

Diese Variante eines Geradschafts, welche im Unterschied zum klassischen Geradschaft einen ovalen Querschnitt aufweist (Abb. 2.9a, Abb. 3.4e), wird seit Juli 1996 randomisiert parallel zur Geradschaftprothese eingesetzt. Während der ersten 4,5 Jahre der laufenden Studie musste bisher kein Schaft der beiden Gruppen wegen aseptischer Lockerung gewechselt werden. Die jährlich überprüften klinischen Ergebnisse lassen bisher keine Unterschiede zwischen den beiden Prothesen erkennen. Für eine definitive Aussage ist es noch zu früh.

CDH-Prothese

Die CDH-Prothese ist ein Reserveimplantat für schwierige Fälle, wofür sie sich besonders wegen ihrer kleinen Dimensionierung, ihrem ovalen Querschnitt und dem kleinen CCD-Winkel eignet (Abb. 2.9a, 3.8, 7.4). Die Verläufe in unserem Krankengut sind im Durchschnitt kurz, da uns Patienten mit entsprechend schwierigen Versorgungsproblemen erst mit zunehmender Erfahrung gehäuft zugewiesen werden. Die Gesamtzahl von 79 Primärimplantaten verteilt sich zudem auf drei Legierungen (Kobalt-Chrom, Titan und Stahl, Abb. 1.2) Wegen der kleinen Dimensionierung war dieses Implantat bei der Herstellung aus Titan von der großen Elastizität ganz besonders betroffen (Abb. 6.3). Anstelle der eigenen Daten verweisen wir auf Arbeit über das Krankengut von M.E. Müller [3].

15.3.3
Pfannenkomponenten

Sieht man von den zementierten Titanschäften ab, so mussten Wechseloperationen nach Primärimplantationen eher aufgrund von Pfannen- als von Schaftlockerungen vorgenommen werden. Als Routineimplantat wurden auf der Pfannenseite zunächst die Polyethylenpfanne, dann die Polyethylenpfanne mit Pfahlschrauben und später die nicht zementierte SL-Pfanne in der ersten und zweiten Variante verwendet (Abb. 2.5, 2.6). Für Situationen mit einem schlechten Knochenstock des Acetabulums implantierten wir von Anfang an die Pfannendachschale, bei drastischen Fällen gelegentlich die Stützschale (s. auch Abschn. 3.3.1).

Polyethylenpfanne (PE)

■ Zementierte Polyethylenpfanne (PE). Die zementierte PE-Pfanne (Abb. 15.7) wurde fast ausschließlich mit einem zementierten Geradschaft aus Chrom-Kobalt kombiniert. Geschlechtsverteilung und Durchschnittsalter dieser beiden Gruppen stimmen fast überein. Vergleicht man die beiden Kurven (Abb. 15.3), so fällt auf, dass bei ähnlicher Kurvenform der Abfall für die PE-Pfanne etwas steiler, die Revisionsrate also etwas größer ist. Angesichts der kleinen Zahlen überschneiden sich die Vertrauensintervalle. Bei der detaillierten Betrachtung der Röntgenserien besteht der noch nicht wissenschaftlich verifizierte Eindruck, dass bei einer dicken Zementlage kranial der PE-Pfanne die Lockerungstendenz geringer ist, als wenn sie an dieser Stelle dünn bzw. kaum sichtbar ist. Alle 5 gewechselten PE-Pfannen wiesen einen Saum auf, bei 3 von ihnen beträgt der lineare Abrieb über 2 mm. Da Abrieb über Granulationsgewebe die Lockerung fördert, ist bei zementierten PE-Pfannen schon durch eine günstigere Gleitpaarung eine Verbesserung der Resultate zu erwarten.

Angesichts der guten 10-Jahresresultate implantieren wir die zementierte PE-Pfanne wieder bei Patienten ab 75 Jahren.

■ Zementierte Polyethylenpfanne (PE) mit Pfahlschrauben. Die PE-Pfanne mit Pfahlschrauben (Abb. 15.8) wurde mehrheitlich gemeinsam mit zementierten Titanschäften eingesetzt (Abb. 2.5, 2.8). Die höhere Wechselrate gegenüber der gewöhnlichen PE-Pfanne muss deshalb genauer analysiert werden. 5 der 12 Pfannenwechsel wurden im Rahmen eines

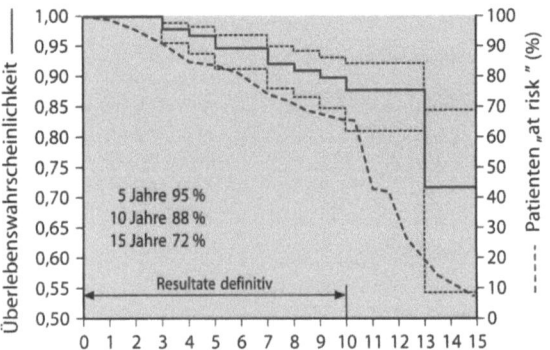

Abb. 15.8. Pfanne, primär: Zementierte Polyethylenpfanne mit Pfahlschrauben. n=111; 103 Patienten (1984–1989), weiblich: 42%, Durchschnittsalter: 68,4 Jahre (SD: 9,4 Jahre). 12 Pfannenwechsel. 5 Wechsel begleiteten dabei Schaftwechsel wegen Lockerung des Schafts, 4-mal wegen eines zementierten Titanschafts. Anmerkungen: s. Abb. 15.1, 15.2

Schaftwechsels wegen einer Schaftlockerung durchgeführt. Viermal handelte es sich dabei um einen Titanschaft. Der Pfannenwechsel wurde in diesen Fällen teilweise wegen einer schon deutlichen Pfannenabnutzung und nicht wegen einer Lockerung vorgenommen. Es ist unwahrscheinlich, dass in diesen 5 Fällen bei festem Schaft eine Wechseloperation der Pfanne schon vorgenommen worden wäre. Auch nach Abzug dieser 5 Fälle bleiben die Resultate aber schlechter als diejenigen der zementierten PE-Pfanne ohne Pfahlschrauben.

Pfannendachschalen nach M. E. Müller

Die Pfannendachschale (Abb. 15.9) kommt bei uns seit 1984 vorwiegend bei kleinem Acetabulum und defektem Knochenstock zur Anwendung (s. auch Abschn. 3.3.1, Abb. 2.5). Sie beschert uns ausgezeichnete Resultate. Diese Patientengruppe ist unsere einzige mit überwiegend weiblichen Patienten. Dadurch fällt das Resultat wahrscheinlich noch etwas positiver aus als erwartet. Bis zur 10-Jahreskontrolle ist es demjenigen der zementierten PE-Pfanne wohl überlegen, während für die Zeit bis zu 15 Jahren eine vergleichende Aussage wegen der zu kleinen Zahl kontrollierter Patienten noch nicht möglich ist. Einen Einfluss des Wechsels von Stahl zu Titan als Werkstoff konnten wir bei insgesamt nur zwei Wechseln nicht ermitteln.

Der Vergleich der beiden Kurven (PE-Pfanne vs. Pfannendachschale) ist zum besseren Verständnis der Kaplan-Meier-Kurve aufschlussreich. Der numerische Wert ist für die PE-Pfanne bei viel kleinerem Basiskollektiv und 5 Wechseln nach 15 Jahren besser als derje-

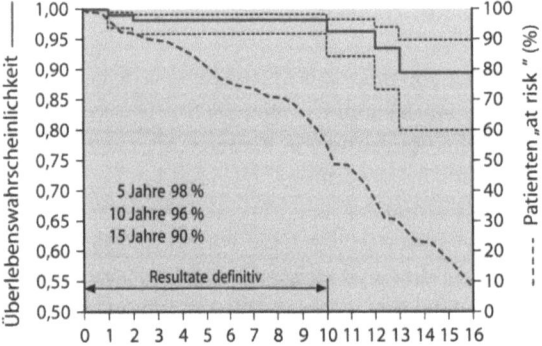

Abb. 15.7. Pfanne, primär: Zementierte Polyethylenpfanne. n=115; 109 Patienten (1984–1988), weiblich: 42%, Durchschnittsalter: 67,3 Jahre (SD: 9,7 Jahre). 5 Pfannenwechsel. Anmerkungen: s. Abb. 15.1, 15.2

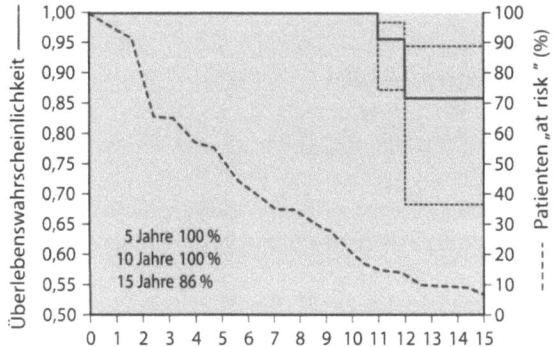

Abb. 15.9. Pfanne, primär: Pfannendachschale nach ME Müller. *n*=286; 260 Patienten (1984–2000), weiblich 63%, Durchschnittsalter: 66 Jahre (SD: 12 Jahre). 2 Pfannenwechsel. Anmerkungen: s. Abb. 15.1

nige der Pfannendachschale mit mehr als doppelt so großer Implantatzahl und nur 2 Wechseln. Bei der Pfannendachschale wurden die beiden Wechsel erst nach 10 und 11 Jahren durchgeführt. Zu diesem Zeitpunkt war das Vergleichskollektiv bereits sehr klein. Die Überlebenskurve wurde dadurch wesentlich stärker belastet, als diejenige der PE-Pfanne mit zum Teil schon früh durchgeführten Wechseln. Hier wird einer der Gründe für die Einführung der „Competing-risk-Kurve" [7] erkennbar (s. auch 15.5.6).

SL-Pfanne nicht zementiert, Variante I und II

Diese Pfanne ist die am meisten eingesetzte Einzelkomponente in unserem Krankengut (Abb. 15.10a,b). Da die SL2-Pfanne erst 1997 eingeführt wurde, wird sie in dieser Auswertung noch gemeinsam mit der SL1-Pfanne analysiert. Die Bewertung wird erschwert durch die Kombination mit den zementierten Titanschäften und der Paarung mit Metasulgelenken (Abb. 15.10a).

- **Kombination mit zementierten Titanschäften.** 14 Pfannen, die in dieser Zeit eingesetzt wurden, wurden in der Folge gleichzeitig mit einem gelockerten Titanschaft gewechselt. Immer dann, wenn ein Verdacht auf eine fehlende knöcherne Verbindung bestand, wurde die Pfanne auch bei fehlenden Beschwerden gewechselt. Nur bei eindeutiger knöcherner Integration der Schalen, was nach Entfernung des Inlays durch Kontrolle aller Schrauben und das Einwachsen von Knochen in die medialen Schlitze der Pfanne überprüft wurde, wurde nur ein neues Inlay eingesetzt. Diese Hüften wurden nicht als Pfannen-

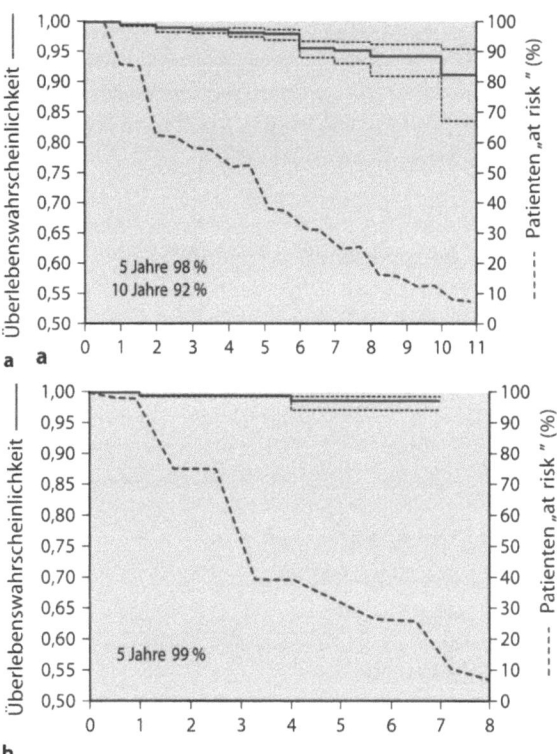

Abb. 15.10a,b. Pfanne, primär: SL-Pfanne 1 und 2
a Gesamtkrankengut: *n*=1034; 883 Patienten (1989–2000), weiblich: 41%, Durchschnittsalter: 68 Jahre (SD: 10 Jahre). 20 Pfannenwechsel, davon 6 alleinige Pfannenwechsel und 14 im Rahmen von Schaftwechseln bei aseptischen Lockerungen von Titanschäften. Anmerkungen: s. Abb. 15.1
b Kasuistik nach dem Wechsel zum zementierten Schaft aus Kobalt-Chrom: *n*=567; 515 Patienten (1993–2000), weiblich: 43%, Durchschnittsalter: 69 Jahre (SD: 9,4 Jahre). 2 Pfannenwechsel

wechsel gezählt. Bei der Testung der Festigkeit wurden auch einzelne sich im Nachhinein als fest erweisende Pfannen durch eine ruckartige Kippbewegung mit dem Setzinstrument im Rahmen der erweiterten Stabilitätsprüfung vom Grund weggesprengt.

- **Paarung mit Metasul.** In 111 (11%) der Fälle wurde die SL-Pfanne mit der Metasulgelenkpaarung kombiniert. Es kam dabei zu 4 Pfannen- und 3 Totalprothesenwechseln. Seit uns diese Entwicklung bekannt wurde, verwendeten wir die Metasulpaarung erst wieder nach Einführung der stabiler verankerten SL2-Pfanne und in Anwesenheit eines kräftigen Knochenstocks.

- **Paarung mit zementierten Kobalt-Chromschäften und PE-Inlay.** Untersucht man diese seit 1993 gewählte Standardkombination, so beträgt die Überlebensrate nach 5 Jahren 99% (Abb. 15.10b).

Aus diesen Aussagen lässt sich schließen, dass die SL-Pfanne mittelfristig ausgezeichnete Ergebnisse liefert, dass aber die Langzeitresultate wegen der beschriebenen Überlagerungen leider noch nicht schlüssig beurteilt werden können.

Stützschale nach Burch-Schneider

Die Stützschale nach Burch-Schneider (Abb. 2.5, 2.6, 3.1) wurde bisher nur 11-mal primär eingesetzt und nach durchschnittlich 5,5 (0–14) Jahren noch nie gewechselt.

15.4 Analyse der Re-Revisionen nach Revisionsoperationen

15.4.1 Gesamtübersicht

Die Graphik (Abb. 15.11) erfasst alle Patienten, bei denen eine Erstrevision durchgeführt wurde. Nach 10 Jahren kamen noch 82% ohne Re-Revision aus. Diese Zahlen entsprechen in ihrer Größenordnung etwa den durch die Schwedenstudie publizierten Daten [5]. Wegen der kleinen Zahl der länger untersuchten Patienten ist die weitere Entwicklung noch zu überprüfen (s. auch Abschn. 15.2).

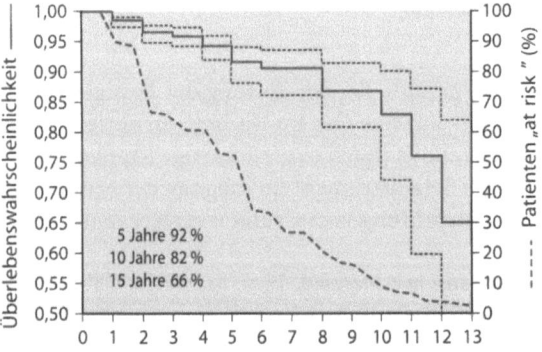

Abb. 15.11. Alle Erstrevisionen aufgrund aseptischer Lockerungen. n=381; 328 Patienten (1984–2000), weiblich: 37%, Durchschnittsalter: 70,3 Jahre (SD: 9,8 Jahre). 21 Rerevisionen (13 Schaft-, 1 Pfannen- und 7 Totalprothesenwechsel). Anmerkungen s. Abb. 15.1

15.4.2 Schaftkomponenten

Entscheidend für die Gesamtkurve (Abb. 15.11) ist weit mehr die Wechselrate der Schäfte, als diejenige der Pfannen. Damit verhalten sich die Revisionen gegenüber den Primärprothesen gerade umgekehrt.

■ **Nichtzementierter SL-Revisionsschaft.** Der SL-Revisionsschaft (Abb. 15.12): erzielt mit 92% gute 5- und 10-Jahresresultate. Bei den notwendigen Wechseln handelte es sich aber ausnahmslos um Frühlockerungen, die schon im ersten Jahr zu einem Fehlresultat führten. Ein Patient suchte sich lediglich durch Zuwarten einem empfohlenen Wechsel zu entziehen. Die 10-Jahreswechselrate von 8% traf deshalb genau 8% aller Patienten, welche diese Prothese erhielten, da alle Patienten das Risikoereignis zeitlich erlebten (s. auch 15.5.6). Gemessen am Knochendefekt und der oft schlechten Ausgangslage sind andererseits die klinischen Resultate und die Zufriedenheit der Patienten erstaunlich gut [1].

■ **Zementierte Schäfte.** Nach einem zementierten Schaftwechsel (Abb. 15.13) überleben 97% der Implantate 5 Jahre und 89% 10 Jahre ohne weiteren Wechsel. Analysiert man die Mortalitätskurve des gleichen Kollektivs, so überleben nach 5 Jahren 83%, nach 10 Jahren nur noch 55% und nach 13 Jahren lediglich noch 32% der Patienten (Abb. 15.14). Wegen der drastischen Abnahme der Patienten aufgrund der Mortalität bleiben nach 10 Jahren nur noch sehr wenige Patienten unter Kontrolle, wodurch die entsprechenden Überlebensdaten sehr unsicher werden.

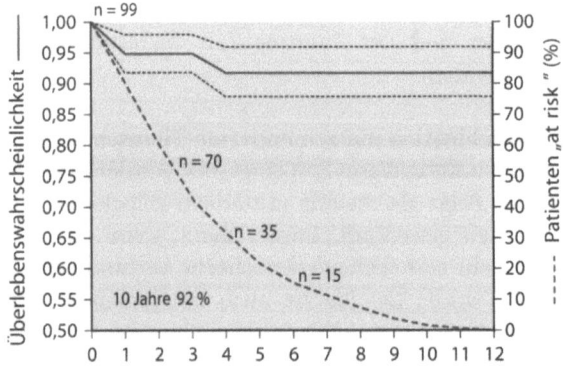

Abb. 15.12. Schaftrevisionen: nicht zementierter SL-Revisionsschaft (Wagner). Eingeschlossen sind Erst- und Mehrfachrevisionsfälle. n=99; 85 Patienten (1988–1999), weiblich: 44%, Durchschnittsalter: 71 Jahre (SD: 10,7 Jahre). 6 Schaftwechsel. Anmerkungen s. Abb. 15.1

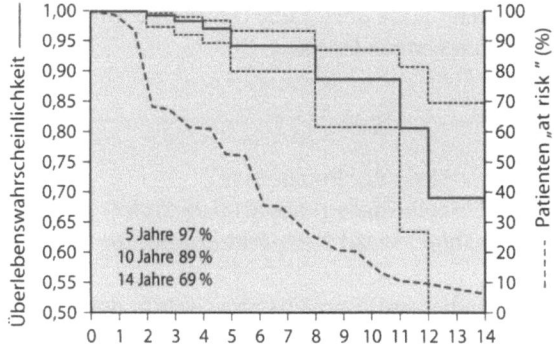

Abb. 15.13. Erstrevisionen des Schafts: zementierte Schäfte. n=221; 209 Patienten (1984–2000), weiblich 28%, Durchschnittalter: 70,3 Jahre (SD: 10 Jahre). 9 Schaftwechsel. Anmerkungen: s. Abb. 15.1

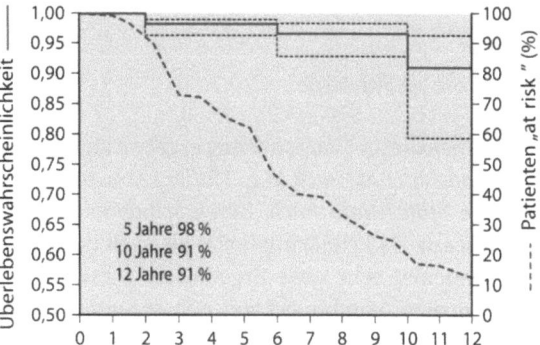

Abb. 15.15. Pfannenrevisionen: Pfannendachschale nach ME Müller. n=203; 192 Patienten (1984–2000), weiblich: 43%, Durchschnittsalter: 72 Jahre (SD: 10,4 Jahre). 3 Pfannenwechsel. Anmerkungen: s. Abschn. 15.1

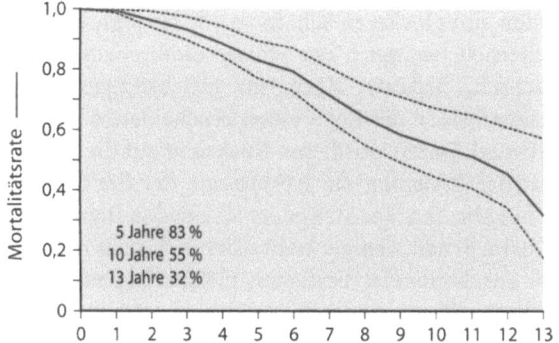

Abb. 15.14. Mortalitätskurve der Patienten von Abb. 15.13, gleiches Patientengut. Anmerkung: Diese Kurve hat einen anderen Maßstab und ist geglättet

15.4.3
Pfannenkomponenten

- **Pfannendachschale nach M.E. Müller.** Die Pfannendachschale (Abb. 15.15) ist bei Wechseloperationen der Pfannenseite unser Hauptimplantat mit einem Anteil von 59%. Sie wird bei eindeutigen Defektsituationen, wenn auch nicht bei den schwersten eingesetzt (Abb. 2.7, 3.1d). Die Überlebensraten von 98% nach 5 und 91% nach 10 Jahren sind angesichts der ansehnlichen Zahl ein gesichertes Ergebnis. Die Resultate wurden weit überwiegend mit den aus Titan gefertigten Schalen erreicht; nur etwa ein Sechstel der Implantate waren aus Stahl hergestellt. Der Einfluss der 1998 eingeführten Grobstrahlung ist noch nicht erkennbar (Abb. 13.10).

- **Stützschale nach Burch-Schneider.** Von den 66 bisher bei Revisionen vor durchschnittlich 5 (1–15) Jahren eingesetzten Stützschalen (Abb. 2.6, 2.7, 3.1e) musste keine einzige wegen aseptischer Lockerung und nur eine wegen Lockerung bei einem fistelnden Spätinfekt gewechselt werden [9]. Das bei schweren Defektsituationen eingesetzte Implantat ist gleichzeitig auch eines unserer erfolgreichsten. Auch das ursprünglich von einem der Entwickler und unserem Berater – Burch – operierte Krankengut wurde überprüft und zeigt noch nach durchschnittlich 12 (8–21) Jahren ebenso gute Ergebnisse [10].

- **Übrige Pfannenimplantate.** Die übrigen, viel seltener implantierten Pfannen (zementierte PE-Pfannen, SL-Pfannen) wurden nur angewendet, wenn keine Defektsituation vorlag. Sie können weder statistisch ausgewertet werden, noch sind sie für die übliche Revisionssituation repräsentativ.

15.5
Schlussfolgerungen

Die vorliegende Studie hat den Vorteil einer geschlossenen Patientenserie aus einem einzigen Haus. Es ist entscheidend, dass die Kurven über die Revisions- bzw. Überlebensraten den funktionellen Resultaten gegenübergestellt werden. Dies ist wegen des hohen Anteils persönlich nachkontrollierter Patienten möglich. Aus den vorgelegten Zahlen und den schon publizierten Detailuntersuchungen resultieren folgende Ergebnisse:

15.5.1
Bestätigte Implantate

Im Rahmen dieser Untersuchung ergeben sich für die *Pfannendachschale nach M.E. Müller* (Abb. 15.9, 15.15) und die *Stützschale nach Burch-Schneider* sowohl beim Einsatz als Primärimplantat als auch bei Wechseloperationen sehr gute Ergebnisse. Diese beiden Komponenten, kombiniert mit den entsprechenden Operationstechniken, behalten ihren festen Platz zum Erreichen primärer Stabilität (Abschn. 3.3.1).

15.5.2
Aufgegebene Implantate

Zu schlechten Ergebnissen führten *alle zementierten Titanschäfte (Geradschaft, SL und CDH)* (Abb. 15.4, Abb. 15.6), weshalb alle drei Implantate aufgegeben wurden. Wegen schlechterer Resultate im direkten Vergleich wurde *der SL-Schaft aus einer Kobalt-Chromlegierung mit proximaler Grobstrahlung* (Abb. 15.5) zugunsten des klassischen Geradschafts (Abb. 15.3) und die *zementierte Polyethylenpfanne mit Pfahlschrauben* (Abb. 15.8) zugunsten derjenigen ohne Pfahlschrauben (Abb. 15.7) aufgegeben.

15.5.3
Wieder eingeführte Implantate

Aufgrund der Langzeitergebnisse wurde die klassische *Geradschaftprothese aus Kobalt-Chromlegierung* (Abb. 15.3) als Standardprothese und die *zementierte Polyethylenpfanne* (Abb. 15.7) mit verbesserter Zementierung als Alternative für ältere Patienten wieder eingeführt.

15.5.4
Noch ausstehende Entscheidungen

Die *SL-Pfanne in ihrer Variante 1 und 2* ist noch nicht definitiv beurteilt, da die Überschneidung mit den schlechten Resultaten der zementierten Titanschäften die Beurteilung der Langzeitergebnisse erschwerte (Abb. 15.10a). Die mittelfristigen Ergebnisse sind aber vielversprechend, seitdem die zementierten Titanschäfte aufgegeben wurden (Abb. 15.10b).

Die 1996 begonnene *randomisierte Studie* zwischen *Geradschaft* und *Virtec-Schaft* hat innerhalb der ersten 5 Jahre noch keine Unterschiede in den Resultaten erkennen lassen.

15.5.5
Schwierigkeit der Beurteilung einer Einzelkomponente als Gegenüber einer schlechteren Partnerkomponente

Wird ein besseres Implantat gleichzeitig neben einer Komponente getestet, die sich als besonders schlecht entpuppt, so sind unfehlbar negative Auswirkungen auf seine Beurteilung zu erwarten. Dies gilt besonders für eine anscheinend bessere Pfanne, wie dies für die PE-Pfanne mit Pfahlschrauben und die SL-Pfanne der Fall war, die gemeinsam mit zementierten Titanschäften implantiert wurden. Anlässlich der Revision eines lockeren Schafts wurde bei jeglicher Unsicherheit bezüglich der Pfanne diese ebenfalls gewechselt, bedeutet doch ein gleichzeitiger Pfannenwechsel in der Regel einen bescheidenen Zusatzaufwand. Damit wurde mit Rücksicht auf die Sicherheit des Patienten die Wechselrate der Pfannen erhöht (Abb. 15.8, 15.10). Anders als bei den Pfannen ist es beim Schaft weniger wahrscheinlich, dass man ihn bei anscheinender Festigkeit gleichzeitig mit einer lockeren Pfanne wechselt, ist doch der entsprechende Aufwand viel beträchtlicher und das Operationsrisiko für den Patienten entsprechend höher.

15.5.6
Vergleichende Beurteilung der Kaplan-Meier- und der „Competing-risk-Kurve"

Eine *Revision kurz nach der Implantation* trifft mit ihrer Wahrscheinlichkeit das ganze Patientenkollektiv (Abb. 15.12). Die Gesamtzahl der Revisionen ist deshalb relativ groß; die Uhr der Revisionszeit beginnt schon kurz nach der Primäroperation zu ticken. Die Wahrscheinlichkeit einer Re-Revision steigt dadurch erheblich. Zudem sind Patienten, bei denen eine Revision schon nach 1-2 Jahren nötig wird, fast immer unzufrieden. Die Kaplan-Meier-Kurve bleibt aber relativ wenig angetastet (Abb. 15.12).

Bei zunehmend höherem Implantationsalter nimmt die Mortalität der Patienten zu. Beim Revisionspatienten beträgt sie in unserer Statistik nach 10 Jahren bereits 41% (Abb. 15.14). Eine Revision 10 oder mehr Jahre nach der Implantation bei einem Kollektiv mit hoher Mortalität trifft nur noch einen kleinen Teil der operierten Patienten, da ein bedeutender Anteil der Patienten ohne Wechsel verstorben ist (Abb. 15.13). Dabei ist festzustellen, dass ein Patient in der Regel zufrieden ist, wenn eine erneute Revision erst nach Jahren nötig wird. Die Kaplan-Meier-Kurve sinkt aber sehr viel deutlicher ab als bei einem frühen Wechsel. Dies ist darin begründet, dass sich ein später Wechsel nur noch auf ein relativ kleines Kollektiv bezieht (Abb. 15.13). Eine mindestens partielle Kompensation ist durch die neu vorgestellte „Competing-risk-Kurve" [8] möglich (Abb. 15.16, 15.17), in der der Tod eines Patienten als konkurrierendes Ereignis gegenüber der Revision gewertet wird. Die damit errechnete Ausfallquote nach 10 Jahren fällt nach nicht zementierten SL-Revisionsschäften mit 8% entsprechend höher aus als nach zementierter Schaftrevision von 6%. Nachdem wir die Bedeutung der „Competing-risk-Kurve" intensiv geprüft haben, sind wir der Meinung, dass sie ganz allgemein die Kaplan-Meier-Kurve bei der Beurteilung von Operationsresultaten dann ersetzen muss, wenn der Todesfall des Patienten nicht selbst als Vergleichskriterium überprüft wird.

15.5.7
Beurteilung der großzügigen Wechselpolitik

Wir vertreten die Auffassung, dass durch regelmäßige Patientenkontrollen nach 1, 2, 5, 10, 15 Jahren und gegebenenfalls notwendige Zwischenkontrollen bei auffälligen Befunden eine zeitgerechte Problemerkennung möglich wird. Dies erlaubt es, einen Wechsel dann durchzuführen, wenn der Patient noch nicht längere Zeit unter seiner Problemprothese leidet. So fühlt sich auch derjenige Patient gut betreut, der einem Wechsel unterzogen werden muss. Dies lässt sich auch mit Zahlen belegen. Von den bei uns durchgeführten 479 Wechseloperationen betrafen 29,2% Patienten die bei uns voroperiert wurden. Nur 11 Patienten (12%) dieser Patienten zogen eine Revisionsoperation andernorts vor.

Eine neue Studie ergibt, dass unter unseren Patienten mit zementierter Titanprothese diejenigen, die keinen Wechsel nötig hatten und diejenigen, die in der Zwischenzeit einen Wechsel durchmachten, 10 Jahre nach der Primäroperation nahezu identische klinische Ergebnisse haben.

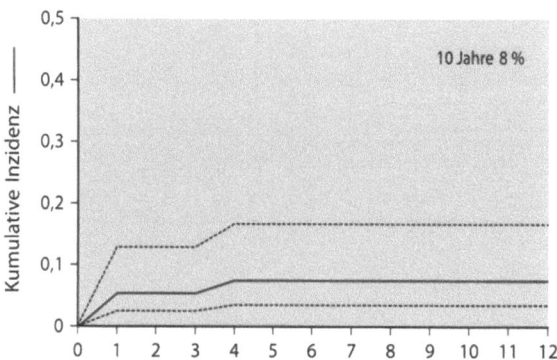

Abb. 15.16. "Competing-risk-Kurve" der Schaftrevisionen mit dem nicht zementierten SL-Revisionsschaft (Wagner, Abbildungen. Gleiche Zahlengrundlagen wie bei Abb. 15.12). Anmerkung: Bei dieser Kurve werden die Ereignisse (Revisionen) gezählt. Daher entsprechen die Prozentangaben der Anzahl revidierter Prothesen. Sie sind komplementär zu denjenigen in den Kaplan-Meier-Kurven.

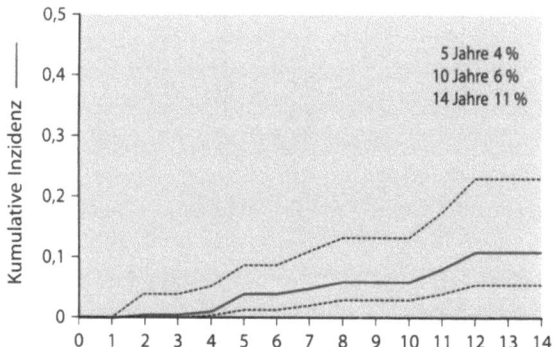

Abb. 15.17. „Competing-risk-Kurve" der Erstrevisionen mit zementierten Schäften. Gleiche Zahlengrundlagen, wie bei Abb. 15.13. Anmerkung: s. Abb. 15.16. (Die Berechnung und Gestaltung der Abb. 15.14, 15.16 und 15.17 verdanken wir Herrn G. Schwarzer, Institut für Medizinische Biometrie und Medizinische Informatik der Universität Freiburg)

Literatur

1. Bircher HP, Riede U, Lüem M, Ochsner PE (2001) Der Wert der SL-Revisionsprothese nach Wagner zur Überbrückung großer Femurdefekte. Technik und Resultate. Orthopäde 30: 294–303
2. Draenert K, Draenert Y, Garde U, Ulrich CH (1999) Manual of cementing technique. Springer, Berlin
3. Gill TS, Sledge JB, Müller ME (1998) Tital hip arthroplasty with the use of an acetabular reinforcement ring in patients who have congenital dysplasia of the hip. J Bone Joint Surg [Am] 80: 969–979
4. Lützner J, Ochsner PE (2000) Langzeitergebnisse mit der Orginal M.-E. Müller-Geradschaftprothese aus CoNiCrMo-Schmiedelegierung (Protasul-10). Orthop Praxis 36: 416–421
5. Malchau H, Herberts P (1998) Prognosis of total hip replacement. The national hip arthroplasty registry. University of Göteborg, Sweden

6. Maurer ThB, Ochsner PE, Schwarzer G, Schumacher M (2001) Increased loosening of cemented straight stem prostheses made from titanium alloys. An analysis and comparison with prostheses made of cobalt-chromium-nickel-alloy. Int Orthop (SICOT) 25: 77–80
7. Schwarzer G, Schumacher M, Maurer TB, Ochsner PE (2001) Statistical analysis of failure times in total joint replacement. J Clin Epidemiol 54: 997–1003
8. Schweizer A, Riede U, Ochsner PE (2002) Comparative five year results of two cemented straight stem models produced in two different alloys (kobalt-chrome and titanium). (eingereicht)
9. Van Koeveringe AJ, Ochsner PE (2002) Revision cup arthroplasty using Burch-Schneider anti-protrusio cage. Internat Orthop (im Druck)
10. Wachtl SW, Jung M, Jakob RP, Gauthier E (2000) The Burch-Schneider antiprotrusio cage in acetabular revision surgery. A mean follow up of 12 years. J Arthoplasty 15: 959–963
11. Willert HG, Brobäck LG, Buchhorn GH, Jensen PH, Köster G, Lang I, Ochsner PE, Schenk R (1996) Crevice corrosion of cemented titanium alloy stems in total hip replacements. Clin Orthop 333: 51–73

Präoperative Aufklärung

P. E. Ochsner

Die präoperative Aufklärung beinhaltet vor allem Angaben zum Nutzen der Operation, zu Alternativen, Behandlungsablauf, Risiken und Kosten. In der orthopädischen Chirurgie ist es das Ziel der Aufklärung, dass der Patient aufgrund seiner Informationen in der Lage ist, selbst über die Notwendigkeit eines Eingriffs zu entscheiden. Die Ausführlichkeit muss dem Patienten, dem geplanten Eingriff und den möglichen Komplikationen angepasst werden. Der Arzt hat sich vor der Aufklärung mit der Person und den Problemen des Patienten zu beschäftigen. Die Aufklärung erfolgt am besten vor der Hospitalisation des Patienten. Wenn sie nicht durch den Operateur selbst durchgeführt wird, so ist trotzdem eine persönliche Vorstellung des Operateurs beim Patienten notwendig. Eine Protokollierung des Gesprächs in der Krankengeschichte oder auf einem besonders vorbereiteten Blatt stellt einen wichtigen Nachweis dar.

Neben allgemeinen Komplikationen findet man nach Hüfttotalprothesenoperationen gehäuft Hinken, Beinlängendifferenzen und Hämatome. Besonders schwerwiegend sind die seltenen Todesfälle, Nervenschädigungen und Probleme wie Infekte oder rezidivierende Luxationen, die Reoperationen notwendig machen. Mittel- bis langfristig ist am wahrscheinlichsten mit aseptischen Prothesenlockerungen zu rechnen.

16.1
Ziel und Inhalt der Aufklärung

Im Jahr 1991 formulierte das Schweizer Bundesgericht zum Thema *Aufklärung*: „Der Patient soll über den Eingriff oder die Behandlung so weit unterrichtet sein, dass er seine Einwilligung in Kenntnis der Sachlage geben kann. Die Aufklärung darf jedoch keinen für seinen Gesundheitszustand schädlichen Angstzustand hervorrufen". Diese beiden Sätze sind sehr ausgewogen und gelten als Leitlinie für die Ausführungen in diesem Kapitel. Von richterlicher Seite wurde die Aufklärung zur Pflicht erklärt. Gleichzeitig werden aber auch Grenzen gesetzt.

Bei einem Aufklärungsgespräch sind einige allgemeine Richtlinien zu beachten, damit nichts Wesentliches vergessen wird:
- Was für einen *Nutzen* kann unser Patient konkret nach einer Operation erwarten? Wie steht es mit dem Nutzen bei einem nur mäßigen Operationsresultat?
- Welche *Alternativen* gibt es?
- Wie gestaltet sich der *Behandlungsablauf*?
- Welche besonders häufigen und welche besonders gefährlichen *Risiken* bestehen? Was bedeuten sie für unseren Patienten, wenn sie ihn betreffen?
- Welche *Kosten* erwarten den Patienten durch die Behandlung?

16.1.1
Zu erwartender Nutzen für den Patienten

Der Patient hat Anspruch darauf, dass ihm der zu erwartende Nutzen realistisch geschildert wird. Die Aufklärung muss den gegenwärtigen Allgemeinzustand des Patienten miteinbeziehen. Gerade beim orthopädischen Patienten ist zu berücksichtigen, dass er oft noch an anderen Krankheiten leidet, die einer vollen Nutznießung im Wege stehen können. Auch das Resultat bei einem nur mäßigen Gelingen der Behandlung soll angesprochen werden. Besonders bei häufigeren Eingriffen soll die Wahrscheinlichkeit eines Erfolgs angesprochen werden. Die Erläuterung der eigenen Ergebnisse hat dabei Vorrang vor Literaturzitaten. Sind die eigenen Erfahrungen mit der vorgeschlagenen Methode gering, so hat ein Patient das Recht, dies zu wissen.

16.1.2
Alternativen

Je eingreifender die vorgeschlagene Behandlung ist, desto wichtiger ist die Besprechung der Alternativen und ein Vergleich ihrer Resultate und Risiken. Nicht selten stellt beispielsweise ein Patient die Operation einer Hüfttotalprothese noch zurück, wenn man ihm den wellenförmigen Verlauf der Hüftschmerzen bei Koxarthrose erklärt oder versuchsweise Krankengymnastik vorschlägt.

16.1.3
Behandlungsablauf

Der Patient hat ein Anrecht darauf, über den Behandlungsablauf informiert zu werden. Die Dauer des Spitalaufenthalts und der geplanten Behandlung, aber auch die zu erwartenden Beeinträchtigungen sind nicht nur für ihn, sondern auch für seine Familie von Bedeutung, da viele Vorkehrungen für die Zeit nach der Hospitalisation getroffen werden müssen. Die Angehörigen müssen sich oft auf eine Zeit der Unselbstständigkeit des Patienten einstellen. Häufig werden Planungen wie Feriendisposition, Reservierung einer ambulanten Pflegeunterstützung nach dem Klinikaufenthalt, einer stationären Kur oder eines Rehabilitationsaufenthalts notwendig. Die Zeitdauer der Arbeitsunfähigkeit kann je nach Situation die Zukunft des Patienten erheblich beeinflussen. Eine präzise Aufklärung erlaubt es dem Patienten, die notwendigen Besprechungen und Koordinationen mit seinem Arbeitgeber vorzunehmen.

16.1.4
Risiken

Bei der Aufklärung über die Risiken einer Behandlung sind Offenheit und Fingerspitzengefühl gefragt. Die Wahrscheinlichkeit einer Komplikation sowie die häufigsten und gefährlichsten Komplikationen müssen in der einen oder anderen Form zur Darstellung kommen, damit der Patient in die Lage versetzt wird, sich selbst ein klares Urteil zu bilden. Wie im eingangs erwähnten Bundesgerichtsentscheid festgelegt, bleibt es eine individuelle Entscheidung, wie vollständig die Komplikationen Erwähnung finden sollen. Die Person des Patienten ist dabei besonders zu berücksichtigen. Ängstliche oder selbstsichere Patienten, mit vielen Krankheiten behaftete oder kerngesunde Patienten können nicht in einen Topf geworfen werden.

16.1.5
Kosten

Wenn der Patient für einen Teil der Behandlungskosten selbst aufkommen muss, soll die Kostenfrage angeschnitten werden. Ein Kostenvoranschlag hilft dem Patienten in dieser Situation am meisten, um sich bei der Versicherung Klarheit über die Deckung zu verschaffen.

Die Bilanzierung der obgenannten Informationen ist im Grunde genommen Aufgabe des Patienten, wobei der Arzt zur Mithilfe aufgerufen ist. Nochmals sei das schweizerische Bundesgericht zitiert, das in einem Urteil 1999 festhält: „Die Aufklärung ist ein Austausch zwischen Arzt und Patient. Sie verlangt nach einer beidseitigen Mitwirkung.

16.2 Rahmenbedingungen des Aufklärungsgesprächs

16.2.1 Ärztliche Abklärung des Umfelds

Es ist eine grundsätzliche ärztliche Aufgabe bei der Aufklärung, sich selbst ein möglichst genaues Bild über den Patienten und seine Umstände zu machen. Kenntnisse des zu behandelnden Leidens und seiner Folgen allein reichen in der Orthopädie als Entscheidungsbasis nicht aus. Zusatzinformationen über die Wohngemeinschaft, die Wohn- und Berufssituation, Hobbys, allgemeine Lebensgewohnheiten einerseits, und über den generellen Gesundheitszustand andererseits bilden den notwendigen Hintergrund für eine adäquate Beratung.

Der Patient kommt mit sehr unterschiedlichen Zielvorstellungen zum Orthopäden:
- Der Patient kommt mit der festen Überzeugung, dass eine Operation notwendig sei
- Der Hausarzt/die Freunde hätten gesagt, dass er eine Behandlung brauche
- Der Patient kommt mit der Schilderung eines Leidens und sucht ersten Rat
- Der Patient wird von der ärztlichen Beurteilung, dass eine Operation notwendig sei, überrascht

Die ärztliche Kunst besteht darin, die genannten Zusammenhänge sicher zu erkennen und aufgrund der Situationsbeschreibung das Gespräch in die *für den Patienten* zutreffende Richtung zu lenken.

Das Aufklärungsgespräch ist dazu geeignet, sachliche Probleme, die sich aus einer Behandlung ergeben, gemeinsam mit dem Patienten zu erfassen. Es trägt dazu bei, die persönliche Situation des Patienten und die Möglichkeit einer Zusammenarbeit auszuloten. Ziel einer geglückten Aufklärung ist es, dass der Patient im Team mit seinem Arzt die Behandlungsperiode und – schwieriger – auch die Überwindung auftretender Komplikationen übersteht. Die Tragweite dieses Gesprächs wird damit deutlich. Lässt sich keine ausreichende Vertrauensbasis aufbauen, kann es sinnvoll sein, dem Patient eine Zweitbeurteilung vorzuschlagen oder die Behandlung einem anderen Arzt zu übergeben.

16.2.2 Zeitpunkt der Aufklärung

Die Aufklärung ist – zeitlich gesehen – dann sinnvoll, wenn sie dem Patienten hilft, die für ihn richtige Behandlungsstrategie zu bestimmen. Es ist deshalb sinnvoll, die Aufklärung frühzeitig durchzuführen. Nach unserer Erfahrung ist die Aufklärung am besten in eine ambulante Vorbesprechung einzubauen, bei der auch die Details des Eingriffs besprochen werden. Wird daraufhin dem Patienten ein Besprechungsprotokoll mitgegeben (Abb. 16.1), kann er die Angelegenheit nochmals in Ruhe überdenken und sich ggf. wieder abmelden. Durch das Erscheinen zur Operation bestätigt der Patient zusätzlich den Willen zur Operation.

Bei Direktüberweisungen zur Operation ist eine ambulante Aufklärung nicht möglich. Sie findet in diesen Fällen erst beim Spitaleintritt statt. Ein Aufklärungsgespräch steht hier teilweise unter dem Eindruck des schon feststehenden Operationszeitpunkts, des gefassten Entschlusses. Für einen bereits hospitalisierten Patienten ist es schwierig, seinen Entschluss zur Operation zu revidieren. Zwar kommt dies vor, betrifft aber vorwiegend Patienten, denen die zuständigen Ärzte den Verzicht im Nachhinein empfehlen.

Bei Notfallsituationen kann das dargelegte Aufklärungsschema nicht zur Anwendung kommen. Trotzdem gehört die Aufklärung auch dann zum obligatorischen Aufgabenbereich der Ärzte. Selbst hier darf eine Entscheidung nur dann unter Zeitdruck getroffen werden, wenn eine medizinische Notwendigkeit dazu besteht.

16.2.3 Person des Aufklärers

Der in der Privatklinik tätige Orthopäde hat gegenüber dem Spitalarzt den Vorteil, dass er die Abklärung, die Operation und die Nachbehandlung in einer Person durchführt. Auch das Aufklärungsgespräch wird von ihm geleitet. Der Inhalt ist ihm bekannt, was die Betreuung des Patienten sogar bei Komplikationen vereinfacht.

In den orthopädischen Abteilungen der öffentlichen Spitäler ist die gute Aufklärung umso schwieriger , je mehr Ärzte dabei zusammenarbeiten. Bei einer Aufklärung anlässlich der ambulanten Voruntersuchung erfolgt das Gespräch in aller Regel durch einen Facharzt, oft durch den Operateur. Handelt es sich beim untersuchenden Arzt um einen Assistenten, so wird er in der Regel durch einen Facharzt unterstützt. Erfolgt die Orientierung erst beim Spitaleintritt, so ist der Ansprechpartner häufig ein Assistenzarzt. Gerade dann ist es bei Wahleingriffen besonders wichtig, dass der Patient trotzdem noch Gelegenheit hat, mit dem für ihn vorgesehenen Operateur persönlich zu sprechen. Dieser Kontakt dient nicht nur zur Aufklärung, sonder vor allem auch zur Beruhigung des Patienten. Er kann sich ein Bild über den Operateur und dessen Bemühungen um die bevorstehende Operation machen.

16.3
Rechtliche Aspekte der Aufklärung

16.3.1
Anspruch auf Aufklärung

Die Aufklärungspflicht basiert auf dem Recht des Patienten auf körperliche Integrität. Jede Behandlung ohne Einverständnis des Patienten ist rechtlich als Körperverletzung zu qualifizieren. Damit der Patient sein Einverständnis bindend geben kann, wird eine entsprechende Erläuterung, bzw. eine Aufklärung verlangt. Der Patient wird dadurch in die Lage versetzt, sein Einverständnis aufgrund der eigenen Kenntnisse zu geben (engl. „informed consent", franz. „choix éclairé"). Auch aus dem Vertragsrecht lässt sich die Pflicht zur Aufklärung ableiten. Privatrechtlich gesehen gehen Patient und Arzt mit dem Auftrag zur Behandlung ein Vertragverhältnis ein, auch wenn es nicht schriftlich festgehalten wird. Damit besteht für den beauftragten Arzt die Pflicht, den auftraggebenden Patienten über den Gegenstand des Auftrags zu informieren [4].

16.3.2
Umfang

Der Umfang des Aufklärungsgesprächs kann zeitlich oder inhaltlich definiert werden. Die Forderungen der Juristen als Vertreter klagender Patienten werden wohl immer höher sein als die Vorstellungen der Ärzte. Trotzdem lohnt sich eine kurze Analyse.

Über die Gesprächslänge lässt sich wenig Verbindliches festlegen. Bei gewissen Patienten ist durch eine sorgfältige Untersuchung und ein verbindliches Anamnesegespräch die Vertrauensbasis geschaffen. Das eigentliche Aufklärungsgespräch wird dann nicht mehr sehr lange dauern. Möchte ein Patient nach einer ausführlichen Untersuchung Bedenkzeit, fällt die Aufklärung bei der nächsten Konsultation vielleicht wesentlich ausführlicher aus. Bei Patienten, die uns zur Behebung von früheren Komplikationen aufsuchen, ist oft viel gegenseitige Geduld nötig.

Über das Ausmaß der Aufklärung bezüglich der möglichen Komplikationen bestehen tiefgreifende Meinungsunterschiede. Zwar ist unbestritten, dass häufige Komplikationen, aber auch seltenere mit schwerwiegenden Folgen Erwähnung finden sollen. Leider finden sich mehr medizinisch wissenschaftliche Publikationen über Erfolge als über das Auftreten von Komplikationen. Es ist deshalb nicht einfach, realistische Angaben über zu erwartende Komplikationen zu machen. Dieses Buch soll einen Beitrag in dieser Hinsicht leisten.

16.3.3
Protokollierung

Auch nach einer ausführlichen Aufklärung vergessen sowohl der Patient wie der Arzt viele der Besprechungspunkte. Erkundigt sich ein Patient beim Auftreten einer Komplikation, ob er tatsächlich über das mögliche Vorkommen orientiert wurde, braucht es oft mehr als nur eine mündliche Bestätigung von Seiten des Arztes. Schriftliche Unterlagen sind besonders wichtig im Falle einer rechtlichen Auseinandersetzung. Hier entscheidet letztlich der Richter über die Glaubwürdigkeit der Parteiaussagen. Solche Verhandlungen finden meist erst Jahre nach dem Ereignis statt. Da die Beweispflicht über die durchgeführte Aufklärung beim Arzt liegt, ergibt sich für ihn zwangsläufig die Notwendigkeit der Erstellung von Belegen. Dazu kommen in Frage:

- eine Protokollierung des Aufklärungsgesprächs in der Krankengeschichte,
- die Unterschrift einer Vollmachtserklärung durch den Patienten,
- die Erstellung eines (teilvorbereiteten) Protokolls mit anschließender Unterschrift durch den Patienten.

Die *Protokollierung in der Krankengeschichte* ist bis heute die am meisten gepflegte Vorgehensweise. Sie hat aber wegen der häufigen Unvollständigkeit und der Erstellung ohne Kenntnis des Patienten nur eine beschränkte Beweiskraft, die durch den Patienten angegriffen werden kann.

KANTONSSPITAL LIESTAL			Printer	
AUFNAHMEANMELDUNG				
ORTHOPÄDISCHE KLINIK	**Dauer** Operation			
Ortho.-Nummer:	Hospitalisation			
Kostenträger:				
Behandlungsart:	**Aufnahme** postop. stationär ○			
○ 1. Kl. ○ 2. Kl. ○ 3. Kl.	Vortag ○		Strasse:	
○ Hotelzuschlag	..... Tage vorher ○			
Für Aufgebotsstelle:	**Wann**		Wohnort:	
Eintritts-datum	Zeit	aufgeboten	**Spezielles** krank ○	
			Unfall ○	Telefon Privat: Geschäft:
			septisch ○	
Diagnose			Grobcode ICD10	**Eigenblutspenden:**
				○ 1 Bt. ○ 2 Bt.
				○ 3 Bt. ○ 4 Bt.
				Dauerantikoagulation:
Allergien:				○ ja ○ nein
				Hb[1]) ....gr%
Geplante	○ **Operation** ○ Kons. Therapie ○ Abklärung		○ rechts	Verantwortlicher
			○ links	Operateur:
			○ bds.	
Anschlussbehandlung	○ ambulant		**Beginn** ○ 6 Wochen postoperativ	
	○ Kuraufenthalt		○ Unmittelbar nach Hospitalisation KSL	
	○ Stationäre Rehabilitation[2])			
Zusätzlich notwendige Akten KSL	○ KG (amb./stat.) und Röntgenbilder Orthopädie/Traumatologie vor 1993: Jahre:..			
	○ KG anderer Kliniken KSL (Name, Jahr):			
	○ Auswärtige Röntgenbilder			
○ **Auswärtige Akten durch Sekretariat bestellen** (Ort, Jahr)	....			
○ **Operationsteam Orthopädie**	für Operation		○ bestellen	○ bereitstellen
Auftrag an Hausarzt geschickt	○ für Thorax		○ EKG	○ ....
Untersuchungen bei Eintritt	○ Normales Labor		○ Thorax	○ EKG
	○ Spez. Labor:		○ Konsilium:	
	○ Röntgen:			
Bemerkungen/Spezielles				
Datum:				Aufnahmearzt:
○ Zutreffendes bitte ankreuzen				

[1]) Nur bestimmen vor der Spende bei Verdacht, dass Hb unter 11 gr%.
[2]) Nur bei echter Behinderung/komplexeren Rehabilitationsproblemen indizieren.

Form. 3772/95

Abb. 16.1a,b. Aufnahme- und Orientierungsblatt an unserem Spital. **a** Zusammenstellung aller für die Patientenaufnahme dringenden Daten

| Patientenorientierung durchgeführt am: .... | Printer |
| durch: .... | |

Geplante Operation:
....
....

Als Alternative weniger empfohlen: ....
....

Patient wurde orientiert über das mögliche Vorkommen einer
- ○ Wundheilungsstörung, Hämatom   ○ Thrombose, Embolie
- ○ Infektion   ○ Nervenlähmung (z.B. N................................)
- ○ verzögerten Knochenheilung   ○ Durchblutungsstörung
- ○ Prothesenlockerung   (z.B. Tibialis anticus-Syndrom)
- ○ Prothesenluxation   ○ ....
- ○ Beinlängendifferenz   ○ ....

Patient kann erwarten:
- ○ volle Funktionstüchtigkeit   ○ Schmerzfreiheit
- ○ Funktionsverbesserung   ○ Schmerzverminderung
- ○ Hinkfreiheit nicht sicher   ○ ....
- ○ Bewegungsverbesserung   ○ ....

Ungefährer Behandlungsablauf:
1. Stationäre Behandlungsdauer   ca. .... Wochen
2. Vollbelastung nach   ca. .... Wochen
3. Totale Behandlungsdauer   ca. .... Wochen/Monate
4. ....
5. ....

Knochenbank:
Sind Sie einverstanden, dass bei der Operation notwendigerweise entfernter Knochen - falls dieser nicht für die eigene Operation gebraucht wird - für andere Patienten aufgearbeitet wird?
Wir machen Sie darauf aufmerksam, dass damit bei der 6-Monate-Kontrolle ein Bluttest auf AIDS und Hepatitis durchgeführt werden muss.

  ○ ja   ○ nein

Bei der Operation ist die Anwendung folgender neuer Implantate/Werkstoffe geplant:
- ○ Gabelplatte
- ○ Neue Prothesenmaterialien ....
- ○ Knochenzement ....
- ○ Knochen der Knochenbank für ....
- ○ Anderes: ....
  Gesprächsdauer: ....

Eine Kopie wird dem/der PatientIn ausgehändigt.   Unterschrift PatientIn: ....

Abb. 16.1b. Rückseite zur Protokollierung der Patientenorientierung

Die *Unterschrift einer vorbereiteten Vollmachtserklärung* haben wir Ärzte den Juristen abgeschaut. Bei uns wollen die Juristen das Kleingedruckte, die vorformulierten Erläuterungen nicht gelten lassen, da keine Gewähr dafür bestehe, dass der Patient das Geschriebene wirklich verstanden habe. Eine solche Aufstellung hat einen höheren Wert, wenn sie der Patient nicht nur unterschreibt, sondern zusätzlich bestätigt, dass ihm das Geschriebene verständlich mündlich erläutert wurde.

Die *Erstellung eines (teilvorbereiteten) Protokolls mit Unterschrift* durch den Patienten lässt eine Anpassung an den individuellen Fall des Patienten zu. Es lässt sich gleichzeitig mit dem mündlichen Gespräch erstellen, das den Hauptteil der Zeit beansprucht. Es liegt am Ende der Besprechung zur nochmaligen Durchsicht vor und kann dem Patienten als Kopie mit nach Hause gegeben werden (Abb. 16.1).

Keine der beschriebenen Lösungen ist voll befriedigend. Anderseits verlangt zumindest im europäischen Bereich niemand eine ausführliche schriftliche Individualabmachung. Angesichts der bestehenden Kostenexplosion wird man sich wohl hüten, hier einschneidende Bestimmungen zu formulieren. Wir Orthopäden stehen aber an exponierter Stelle. Die schweizerische Gesellschaft für Orthopädie hat deshalb eine Empfehlung über den Inhalt formuliert, der hier wiedergegeben sei [1]:

- Diagnose,
- Verlauf der Krankheit/des Unfalls mit/ohne Behandlung,
- geplante Operation (ungefährer zeitlicher Ablauf, Dauer der Arbeitsunfähigkeit),
- evtl. notwendige Operationserweiterungen,
- alternative Behandlungsmöglichkeiten,
- allgemeine Komplikationen, wie sie nach jeder Operation auftreten können,
- Komplikationen, die besonders nach dem geplanten Eingriff möglich sind,
- Besonderes,
- Dauer des Gesprächs, evtl. Zeugen,
- Bestätigung mit Datum und Unterschrift des Patienten, dass die aufgeführten Punkte mit ihm ausführlich und verständlich besprochen wurden und dass Fragen seinerseits zusätzlich beantwortet wurden.

Ein besonderes Problem stellt die Fremdsprachigkeit dar. Ist der Arzt zu einer einwandfreien mündlichen Besprechung in der Lage, so kann er dieses Gespräch protokollieren und ohne Unterschrift, aber mit dem Hinweis auf die Gesprächsumstände zu den Akten legen. Ist eine differenzierte Besprechung mit dem Patienten nicht möglich, so sollte man einen Übersetzer hinzuziehen, der dem Patienten die nötigen Erläuterungen geben kann.

16.4 Spezifische Aufklärung vor Hüfttotalprothesenoperationen

16.4.1 Komplikationen allgemeiner Natur

Von besonderer Bedeutung sind bei Hüfttotalprothesen Blutungen, die über notwendige Bluttransfusionen zu Infektionskrankheiten führen, sowie Thrombosen der großen Beinvenen, die Lungenembolien verursachen können. Da es sich um einen mittleren bis großen Eingriff handelt, bedeuten schwere, den Allgemeinzustand beeinträchtigende Vorerkrankungen ein zusätzliches Risiko. Spezielle Erwähnung finden sollte die Fettembolie der Lunge. Sie entsteht gehäuft nach Eingriffen in die Femurmarkhöhle [2]. Vorsorgemaßnahmen werden in Kap. 3 erläutert.

16.4.2 Lokale Komplikationen

Die bedeutendste lokale Komplikation nach der Implantation einer Hüfttotalprothese stellt die aseptische Prothesenlockerung dar (s. auch Kap. 15). Ihr Auftreten wird bildlich mit Überlebenskurven dargestellt (Abb. 15.1–17). Diese sind für den Patienten nicht einfach verständlich und bedürfen einer angepassten Erläuterung. Eine Übersicht über die übrigen lokalen Komplikationen geben die Abb. 2.11, 2.12, währenddem sich Details in den entsprechenden Kapiteln finden. Beinlängendifferenzen, Hinken und Hämatome stellen die häufigsten Komplikationen dar.

16.4.3 Spezifische Probleme bei Revisionsoperationen

Dank moderner Operations-, Anästhesie- und Transfusionstechniken wurde das Risiko, nach einer Revisionsoperation zu sterben, drastisch verringert. Trotzdem darf nicht übersehen werden, dass die für Revisionen vorgesehenen Patienten im Durchschnitt älter und gebrechlicher sind (Abb. 2.2, 2.3), mehr das

Operationsrisiko belastende Krankheiten aufweisen und im Durchschnitt eine größere Operation vor sich haben, als Patienten vor Primäroperationen. Vergleicht man die Wahrscheinlichkeit der einzelnen Komplikationen so sind nach Revisionen Beinlängendifferenzen, Hinken und postoperative Hämatome häufiger, als nach Primäroperationen. Demgegenüber sind in unserem Krankengut neurologische Komplikationen und periprothetische Frakturen eher seltener vorgekommen (Abb. 2.11, 2.12).

16.4.4
Beeinflussung der Lebensqualität durch die Komplikationen

Die verschiedenen Komplikationen werden durch die Patienten sehr unterschiedlich verarbeitet.

Besonders tragisch ist ein mit einer Hüftprothesenimplantation einhergehender Todesfall, sei es aufgrund einer Embolie, eines akuten Herzversagens, oder einer örtlichen Gefäßkomplikation. Trotz Aufklärungsgesprächen rechnet der Patient bei einem orthopädischen Wahleingriff nicht damit.

Sehr schwer verarbeitet werden im allgemeinen durch die Operation ausgelöste neurologische Ausfälle. Ein unsicherer Gang, der sich erst im Verlauf von 1 bis 2 Jahren langsam wieder bessert, stellt eine schwere Belastung dar. Es ist nur ungenau vorauszusagen, wie weit die Erholung geht. Zudem ist keine Therapie bekannt, die das Leiden spürbar beeinflusst. Die Entwicklung muss geduldig abgewartet werden (s. auch Kap. 11).

An nächster Stelle sind diejenigen Komplikationen zu nennen, die nach kurzer Zeit erneut zu operativen Eingriffen führen, wie die frühe oder verzögerte Infektion, eine operationsbedürftige Luxationsneigung, Trochanterpseudarthrosen oder eine Lokkerung schon in den ersten postoperativen Jahren.

Chronische Schmerzen sind ein weiterer Grund, die den Patient nicht froh werden lassen, ist doch die Schmerzfreiheit in den meisten Fällen das Hauptziel der Operation.

Hinken, Stockabhängigkeit, Bewegungseinschränkungen, ein Beinlängenunterschied und selbst eine später auftretende Fraktur rund um die Prothese beeinflussen in der Regel die Lebensqualität nur bedingt bzw. nur bei einzelnen Personen. Oft basieren sie auf einem Vorzustand, der nicht oder nicht vollständig behoben werden konnte. Diese Tatsache entbindet den Orthopäden aber nicht von der Pflicht einer sorgfältigen prä- und postoperativen Untersuchung, damit man den Ursachen im einzelnen auf den Grund gehen kann.

Literatur

1. Bereiter H (1996) Empfehlungen für die Patientenaufklärung. Bulletin der Schweizerischen Gesellschaft für Orthopädie 63: 18–23
2. Hirschnitz C, Ochsner PE (1996) Die klinische Relevanz von Fettembolien. Unfallchirurg 22: 57–73
3. Kuhn HP (2000) Operationsaufklärung – eine Optimierungsaufgabe. Schweizerische Ärztezeitung 34: 1838–1851
4. Ramer P, Rennhard J (1998) Patientenrecht. Beobachter-Buchverlag, Zürich

Sachverzeichnis

Fette Seitenzahlen weisen auf die genaue Begriffsdefinition hin

A

A. circumflexa femoris lateralis   62, 187, 193, 201
A. circumflexa media   187
A. femoralis communis   187, 188, 191, 193
A. femoralis profunda (siehe auch A. profunda femoris)   187
A. glutaea inferior   162, 196
A. glutaea superior   189, 196
A. iliaca externa   187–189, 191, 193–198
– thrombotischer Verschluss   192
A. iliaca interna   187, 195
A. obturatoria   187
A. profunda femoris   188
Abstopfen (siehe Tamponade)
Abszesssystem   82
Acetabulum (siehe Hüftgelenkspfanne)
Adduktionskontraktur   36, 137, 138, 209, 214
Alkoholismus   113
Amputationsrisiko   188
Anaerobier   85
Aneurysma spurium   186, 193
Angiographie   62, 200
Angiostatus   198
Antetorsion   51, 97
Anteversion   50, 97
Antibiotika   76–78, 82, 85, 88
– parenteral   84
– Prophylaxe   75
Antibiotikatherapie (siehe Antibiotika)
Antigranulozyten-Szintigraphie (siehe Szintigraphie)
Antikoagulation (siehe auch Thromboseprophylaxe)   56
Antirheumatica, nichtsteroidale (siehe auch Ibuprofen, Indometacin)   181
Arterieller Afflux   198
Arterieller Reflux   198, 199
Arterienverletzung   186
Arteriographie   193
Arthrographie   69, 71, 204
Aufklärungsgespräch   229, 231
– Alternativen   230
– Behandlungsablauf   230
– Kosten   230
– Nutzen der Behandlung   229
– Orientierungsblatt   233, 234
– Risiken   230
Aufklärungspflicht   232
Axonotmesis   **156**, 157

– Elektromyographie (EMG)   164
– motorische Früh-Neurographie   164
– sensible Früh-Neurographie   164

B

Becken-Röntgenbild   26–28
Behandlungskosten   230
Beinlängendifferenz   13
– funktionelle   140
– – Ausgleich   145
– idiopathische   143
– intraoperative Längenbestimmung (siehe auch intraoperative Referenzpunkte)   144, 145
– intraoperative Referenzpunkte   145
– juristische Konsequenzen   143
– Mischform   140
– postoperative   145
– präoperative Bestimmung   143, 144
– präoperative Planung   144
– reelle   **137**
– – Ausgleich   144
– Symptome   143
– Unzufriedenheit   143
– Zufriedenheit des Patienten   146
Beinverlängerung   171, 206
– Nervenläsion   170
Bewegungsausschlag   97
Blutdruckabfall   198, 200
Blutung   200
Bone Impactions Grafting   121
Brunswick-Pfanne   99, 105

C

CDH-Prothese   2, 9, 12, 26, 35, 221
CDH-Schaft (siehe CDH-Prothese)
Cerclage   108, 109
Chemotherapie   76
Competing risk-Kurve   218, 226, 227
Computertomographie   69, 186
Coxa vara   34, 36, 127, 138
C-reaktives Protein (CRP)   61, 69, 77, 84
CRP (siehe C-reaktives Protein)

D

Débridement   76, 77, 82
Desinfektionsmittel   75
Dokumentation   16

Drainage (siehe Wunddrainage)
Drogenabusus 76, 82, 88
Duchenne-Hinken 148
Dysplasiekoxarthrose 31, 190
- Schmerzen 208

E
EBRA (Einbildröntgenanalyse) 21, 39, 73
Einbildröntgenanalyse (siehe EBRA)
Elektroneurographie (siehe ENG) 164
Elektrostimulation 173
Embolie, arterioarterielle 186, 193
Endarterektomie 192
ENG (Elektroneurographie) 164
Entfernbarkeit der Implantate 16
Entlüftungsloch 50
Epiphyseolysis capitis femoris 34, 131
Erstrevision des Schafts 225
- zementierter Schaft 224
Exartikulation 193
Extension 76

F
Fallfuß 159, 172
Faux profil-Aufnahme 27, 28, 32, 206
Fehlplatzierung (siehe auch Fehlpositionierung)
- Pfanne 206
Fehlposition (siehe Fehlplatzierung)
Fehlpositionierung 102
Femuristhmus 37, 42
Femurkopfnekrose 137, 139
Fettembolie 50
Fissuren 108
- intraoperativ festgestellte 114
- bei nicht zementierten Prothesen 108
- bei zementierten Prothesen 108
Fistel 71, 78, 80 82
- arteriovenöse 186
Fistulographie 69, 82
Foramen suprapiriforme 161
Fraktur, periprothetische 108
- Cerclage 110, 114, 117, 120
- Gabelplatte 117
- intraoperativ festgestellte 112, 114
- Klassifikation 109
- Platte 110, 116–118
- Plattenfixation 115
- postoperativ festgestellte 117
- Schaftwechsel 119
- Trauma 112
Fremdkörpergefühl 205

G
Gadolinium 186
Gelenkpaarung 223
- Keramik-Keramik 97, 205
- Metall-Metall 97, 205, 206, 223
- Metasul (siehe Metal-Metal)
Gelenkpunktion 82

Gentamicin-Zementkette 193
Geradschaft nach ME Müller (siehe auch Geradschaftprothese) 2, 9, 26
Geradschaftprothese
- Chrom-Kobaltvariante 220
- - Revisionsrate 220
- Gemeinsamkeiten mit allen Systemen 22
- Histologie 24
- Kobalt-Chromlegierung 226
- Titanlegierung 220
- - Wechselrate 220
- Zeichnungsschablone 23
Gesäßschmerzen 208
Girdlestone-Hüfte 82, 88, 95, 139
Gramnegative Stäbchen 85

H
Haarrisse 107
Halsdurchmesser 97
Halslänge 97, 98
Hämatom 13, 59, 77
- Nervenläsion 170
- Schmerzen 205
Handschuhe, doppelte 75
Hemiparese 113
Hinken 13, 148
- Insuffizienzhinken 148
- Schon- oder Schmerzhinken 148
- Verkürzungshinken 148
- Versteifungshinken 148
HIV-Infekt 74, 88
Hüftgelenkspfanne (Acetabulum) 17, 18, 28
Hüftluxation (siehe Luxation)
Hüftluxationsrate 101
Hüftpunktion 204
Hüftsubluxation
- Nervenläsion 170

I
Ibuprofen 179, 180, 182, 183
Iliosakralgelenk 18
Immunsuppression 74, 76, 82
Impingement
- Pfannenlockerung 97
- Schmerzen 97, 206, 208
Implantate, Entfernbarkeit 16
Implantatinfektion 85
Indometacin 182
Infekt (s. auch Infektion der Hüfte)
- Schmerzen 205
Infektion 13, 40
- Abszess 72
- Algorhythmus zur Behandlung 76
- Behandlungserfolg 86
- Behandlungsmaßnahmen 87
- Erregerspektrum 85, 86
- exogene 65, 76
- Gewebeproben 71
- Gewebetransport 71

- hämatogene 65, 72, 76, 77
- Heilung 84
- Heilungsraten 88
- Hüfte 84
- implantatgebundene 66, 84
- intrapelviner Abszess 72
- Manifestationszeitpunkt 66
- Prothesenentfernung 82
- Prothesensitz fest/locker 76
- Schmerzen 69
- sichere 68
- Therapieabstinenz 82
- vermutete 68
- verpasste 72
- Weichteilverhältnisse 68, 69, 76, 78

Infektmanifestation
- frühe 66, 77, 87
- späte 66
- verzögerte 66, 77, 87

Infiltration 205
Inklination 50, 97
Instrumente 16, 187
- Bohrer 193
- - Gefäßverletzung 193
- - stufenweises Bohren 49, 194
- doppelt abgewinkelter Knochenhebel 46
- doppelt gespitzter Weichteilhebel 46
- Femurhebel mit Gewichtebügel 46
- gebogener Meißel 46
- geschweifter Weichteilhebel 46, 47
- Gewichthebel 47
- Hebel mit Einschlagloch 46
- Knochenhebel 188, 190, 191, 194
- - Gefäßverletzungen 188, 190, 191
- - Nervenläsionen 160, 169
- - Platzierung 194
- Richtinstrumentarium 48
- scharfer Löffel mit Zähnchen 55
- Schlagraffel 113
- Schlagraspel 51
- Schraubenmessgerät 49
- Schwanenhalsmeißel 54, 55
- Spiralbohrwelle 49
- Zemententfernungsmeißel 55
- Zementfasszange 55
- Zementspaltmeißel 55

Intimadissektion 186, 192
Intimaeinriss 193
Ischämie (siehe auch Ischämiesyndrom) 192, 200
Ischämiesyndrom 200
Ischiadicusparese 166
Isthmus femoris 42

K

Kaplan-Meier-Kurve 218, 226, 227
Keramikprothese
- Bruch 211

Knöchelarterienverschlussdruck 192, 198, 200
Knochenhebel 188
- Nervenläsion 160, 169

Knochenmühle 48, 49
Knochenplastik 37
Knochenspan, autologer 34
Knochenzement
- Gefäßverletzungen 187, 191
- intrapelviner 194
- Polymerisationshitze 186

Kontamination 68
Kontrastmittelangiogramm (siehe auch Angiographie) 189
Konus 97, 98
Kopfdurchmesser 97, 98
Kopfnekrose (siehe Temurkopfnekrose)
Kopfzentrum 17, 18, 31
- Verschiebung bei Pfannenlockerung 36

L

Lähmungsgrad 156, 160
Langschaftprothese, teilzementierte 37, 40
- Planung 41
Langschaftprothese, zementierte
- Planung 41
Leistenschmerz 205, 206, 208
Leukozyten-Szintigraphie (siehe Szintigraphie)
Ligamentum inguinale 187
Linea aspera 115
Lumbotomie
- untere vordere 186, 188, 191, 198–200
- vordere retroperitoneale
  (siehe Lumbotomie, untere, vordere)

Luxation 13, **91**, 99, 206
- anterolaterale 97
- Beckenbeingips 104
- Behandlungsmaßnahme 104
- dorsale 93, 206
- Erstluxation 103
- Frühluxation 105
- Hohmannbandage 104, 105
- Innenrotationsgips 104
- innere Prothesen- **95**
- Nervenläsion 170
- operative Revision 102
- permanente 96, **97**
- präoperative Diagnose 100
- Reposition 104
- rezidivierende 99, 103, 104
- Rezidivrate 101
- septische 80
- Spätluxation 104, 105

Luxationsmechanismus **91**, 99
Luxationsrate 105
- Kopfdurchmesser 101
- Pfanne 100
- Schäfte 101

Luxationsrichtung 97, 99, 100
Luxationsstellung **93**, 100, 101
Luxationstendenz **94**, 105
- intraoperative **94**, 99, 103

- postoperativ erworbene 94
Luxationszeitpunkt 94
- Frühluxation 94, 95, 99, 101
- Spätluxation 94, 95, 99, 101

M

M. iliacus 197
M. glutaeus medius 158–162, 196
M. glutaeus minimus 161, 162
M. iliopsoas 159, 161, 196
- Sehnenreizung 205
M. obturatorius int. 158
M. piriformis 158, 162
M. psoas 195, 197
M. quadratus femoris 158
M. tensor fasciae latae 161
M. vastus lat. 158, 159, 162
M. vastus med. 159
Magnetresonanztomographie (MRI) 69, 205
Markraumsperre 51, 52
Massenblutung
- intraoperative 186
- offene 198
- verdeckte 198
Metallpaarung (siehe auch Gelenkpaarung)
- Metall-Metall 206
Methylenblau 82
Mischflora 85
Mobilisation 56
Morbus Perthes 127
Mortalitätskurve 225
Mortalitätsrisiko 188
MRI mit Gadolinium 186
MRI-Untersuchung 200

N

N. cutanaeus femoris lat. 163, 195, 197
N. femoralis 45, 46, 191, 195, 197
- Anatomie 159, 160
- Paresen 160
- - Häufigkeit 166, 169
- - Vermeidung 45, 161
- Platzierung des ventralen Knochenhebels 161
- postoperative Untersuchung 161
N. genito-femoralis 197
N. glutaeus inferior 162, 196
N. glutaeus superior 162, 163, 196
- Anatomie 161, 162
- Paresen 162, 209
- - Häufigkeit 167, 169
- - Vermeidung 162
- postoperative Untersuchung 162
- Ramus inferior 162
N. Ischiadicus 162, 196, 198
- Anatomie 157, 158
- Paresen
- - Häufigkeit 165, 169
- - Vermeidung 159
- postoperative Untersuchung 159

N. obturatorius 163, 170, 197
- Häufigkeit von Paresen 169
N. peronaeus communis 157, 159
N. tibialis 157
Narbenrevision 214
Narbenschmerzen 211
Nervenläsion 166
Neuropraxie **156**, 157
- Elektromyographie (EMG) 164
- motorische Früh-Neurographie 164
- sensible Früh-Neurographie 164
Neurotmesis **156**, 157
- Elektromyographie (EMG) 164
- motorische Früh-Neurographie 164
- sensible Früh-Neurographie 164
Normaler Gang 147

O

Oberschenkelschmerzen 206, 208, 210
- Zementaustritt 211
Operationsablauf, standardisierter 16
Operationsfolie 75
Operationshelm 76
Operationsplanung **26**
Operationszugang (siehe Zugang)
Orientierungsblatt 233, 234
Orthese 172
Osteoporose 113, 127
Osteotomie des Trochanter major (siehe Trochanterosteotomie)

P

Patellarsehnenreflex 161
Pathogenität **67**
PCR, eubakterielle 71
PE Pfanne (siehe Polyethylenpfanne)
- zementieren 50
Perforation **108**
- postoperativ festgestellte 117
- Platte 118
Periartikuläre Verknöcherung **176**
- Beweglichkeit 177
- Entfernung 178, 179, 182, 183
- Pathogenese 175, 177
- perioperative Bestrahlung 182, 183
- - postoperativ 182
- - präoperativ 182, 183
- Schmerzen 205
- Vorbestrahlung 178, 179
Periprothetische Fraktur 13, 113
- Häufigkeit 111
- Osteosynthese 108, 110
- Risikofaktoren 113
Pfanne, SL- 18
Pfannendachschale 9, 18, 21, 35, 48, 50, 80, 196
- Verschraubung-Gefahren 196, 198
Pfannendachschale nach M.E. Müller 8, 10, 20, 226
- Pfannenrevision 225
- Pfannenwechsel 222, 223, 225

Pfannendefekt 17
Pfannenimplantat 8
Pfannenlockerung
- Schmerzen 208, 212
Pfannenplatzierung 47
Pfannenrand 97, 98, 206
Pfannenverschraubung (siehe auch Verschraubung) 17, 18, 20, 48
Pfannenwanderung 20, 21, 81
Pfannenzentrum 38
PF-Prothese 2
Planung 26
Polyethylenpfanne (PE-Pfanne) 10, 18, 21
Polyethylenpfanne mit Pfahlschrauben
- Pfannenwechsel 222
Polyethylenpfanne, zementierte 226
- Pfannenwechsel 222
Polymyalgia rheumatica 213
Port-a-cath-System 84
Primäroperation 28
- Alter bei Operation 6
- Fissur 120
- Frakturen 111, 112, 120
- Hinken 148, 149, 150
- Hospitalisationsdauer 6
- Nervenläsionen 166, 168
- Patientengut 5
- Pfannenimplantate 7
- Platte 112
- postoperative Beinlängendifferenz 141, 142
- postoperatives Hinken 142
- primäre Hüfttotalprothese (PTP) 126
- Schaftimplantat 11
- Trochanterfraktur 126
- Trochanterosteotomie 126, 128
Primärprothese (siehe auch Primäroperation)
- zementierte 37
Primärstabilität 17, 18
Primärtotalprothese (siehe Primäroperation)
Prothese
- CDH- 26
- SL- 26
- Virtec- 26
Prothese, lockere
- Fraktur 119
Prothesenentfernung 54
Protheseninfekt (siehe auch Infektion) 77
Prothesenlockerung
- Schmerzen 205
Protrusionskoxarthrose 31, 32, 127, 161, 171
- Nervenläsion 170
Pseudomonas aeruginosa 85
Pulsfrequenz 198
Pulsstatus 200
Punktion
- Hämatom 61
- Hüftgelenk 70

R

Raspel, pneumatische 111
Reimplantation
- nach Girdlestone-Hüfte 84, 105
Reinraumtechnik 75
Reoperation **217**
Retrotorsion 206
Revision bei
- Flüssigkeitsretention 84
- Frühluxation 103
- Luxation 103, 206
- Spätluxation 104
Revisionsoperation 36, 102, 120
- Alter bei Operation 6
- Entfernung von periartikulären Verknöcherungen 182
- Fissur 119
- Fraktur 111, 112, 119
- Hinken 149–152
- Hospitalisationsdauer 6
- Nervenläsionen 166, 168
- Patientengut 5
- Pfannenimplantat 9
- Platte 112
- postoperative Beinlängendifferenz 141, 142
- postoperatives Hinken 143
- Schaftimplantat 11, 12
- Trochanterfraktur 126
- Trochanterosteotomie 126, 128
Revisionprothese (siehe Revisionsoperation)
Revisionseingriff (siehe Revisionsoperation)
Röntgenbild 69, 204

S

Schaft, zementierter
- Wechsel 225
Schaftlockerung
- Oberschenkelschmerzen 210
Schaftprothese
- Ermüdungsbruch 210
Schanz-Osteotomie 110, 190
Schenkelhalspseudarthrose 166
Schmerzanalyse 205
Schmerzen
- gefäßbedingt 192
- Hinken 150, 151
Schmerzen, neurogene 211
- nach chronischem Ischämiesyndrom 211
- nach Parese 211
Schnapppfanne 99
Schock, hypovolämischer 191
Schraubenbruch 20
Schraubenfixation (siehe Verschraubung)
Schraubpfanne
- Endler- 190
- Gefäßverletzung 189–191
- Massenblutung 191
- Platzierung 194
- Zweymüller- 190

Sklerosezone, subchondrale 18, 28
SL-Geradschaft 2
SL-Kragenprothese nach M.E. Müller 26
SL-Pfanne nach M.E. Müller (siehe auch Pfanne) 8, 10, 48, 206, 226
- nicht zementiert 223
- Pfannenwechsel 223
- Verschraubung-Gefahren 194, 195
SL-Prothese 26
- Chrom-Kobaltvariante 220, 221
- Revisionsrate 220
- Titanlegierung 221
- Titanvariante (siehe Titanlegierung)
SL-Revisionsprothese nach Wagner 26, 42, 206
SL-Revisionsschaft, nicht zementiert 57, 78, 80, 81 224
- Wechsel 224
SL-Schaft (siehe auch SL-Prothese) 9
- Kobalt-Chromlegierung 226
SL-Schale nach Müller-Ochsner 8
SL-Titanschale (siehe SL-Pfanne)
Spacer 40, 76, 78, 81, 82
- Herstellung 83
Spätinfekt 87
Spätinfektion 66, 73, 78–80
Spina iliaca anterior inferior 28, 163, 194
Spinalkanal, enger 212
Spongiosa, autologe 18, 32
Spülsaugdrainage 40, 76–78, **82**, 83
Staphylococcus aureus 78, 88
- Methicillin-resistent 77, 85
Staphylokokken, koagulase-negative 85
Steppergang 159
Steroide 76
Steroidtherapie 74, 82
Streptococcus spp. 85
Streptokokken, hämolytische 82
Stützschale nach Burch-Schneider 8, 10, 18, 22, 37, 38, 42, 78, 81, 224–226
- Verschraubung-Gefahren 197, 198
Subluxation **95**, 190
Subluxation, hohe 34
- Planung 34
Szintigraphie 70, 204

T
Tamponade 188, 189, 199
Thrombektomie 192
Thromboseprophylaxe 61
Thrombotischer Verschluss 192, 193
Titanprothese, zementierte
- Schmerzen 205, 210
Titanschaft, zementierter 219, 226, 227
Totalprothese
- primäre 219
- - Wechsel 219
Traktopexie 209, 214
Trendelenburg-Hinken 148, 209, 212

Trendelenburg-Zeichen 162
Treppensteigen 160
Trochanter maj. 158, 159, 162
Trochanterbursa 209
Trochanterfraktur **125**
- Osteosynthese 127, 130
- Pseudarthroserate 133
- Risikofaktoren 127
Trochanterglatze 209
Trochanterosteotomie 34, 101
- dachförmige **123**
- digastrische Flip osteotomy **125**, 133
- flache **123**
- Flip-Osteotomie (siehe auch digastrische) 88, 125
- Indikationen 128
- Nervenläsion 169
- Pseudarthroserate 133
- V-förmige **123**, 124
Trochanterplatte 131
Trochanterpseudarthrose
- Osteosynthese 130–132
- Schmerzen 205, 209, 212
Trochanterschmerzen 208, 209
Trochanterverknöcherung **176**

U
Ultraschalluntersuchung 191, 198, 200, 204
Ultrasonographie (siehe auch Ultraschalluntersuchung) 186

V
V. femoralis communis 191
V. glutaea inf. 162, 196
V. glutaea sup. 162, 196
V. iliaca externa 191, 194–196
V. iliaca interna 197
Varisationsosteotomie, intertrochantere 131, 139, 208
Venentransplantat 199
Venenverletzung 187
Verband 75
Verknöcherung (siehe auch periartikuläre Verknöcherung und Trochanterverknöcherung) 176
- Einteilung 176
Verschlusskrankheit, periphere arterielle 199
Verschraubung (siehe auch Pfannenverschraubung)
- Gefäßverletzung 192, 194
Virtec-Prothese 2, 9, 26, 221, 226
Virtec-Schaft (siehe auch Virtec-Prothese) 206
Virulenz 67, 76

W
Wasserwage 45
Wechseloperation (siehe auch Revisionsoperation)
- einzeitig 76, 78, 79
- zweizeitig 76, 78, 83
Weichteilverhältnisse 78
Wunddrainage 60, 75

Z

Zementbrocken (siehe Knochenzement)
Zemententfernung 53–55
Zementieren
- Pfannendachschale 50
Zementierung
- Femurkomponente 51, 52
- Gefäßschonung 194
Zugang
- antero-lateraler 101
- dorsaler 159
- – Vermeidung von Paresen 159
- dorsolateraler 101
- Hinken 151
- hinterer 101
- lateraler 46, 101, 159
- – Vermeidung von Paresen 159
- Nervenläsionen 168, 169
- transfemoraler 54, 57, 78, 79, 82, 93, **123**, 124
- transglutäaler 46, 54, 56
- vordere, untere Lumbotomie 198–200

Bildnachweis:

Abbildung 3.2., 3.3.:
Zur Verfügung gestellt von Sulzer Orthopädie AG, Baar

Abbildung 13.2., 13.4., 13.5., 13.6.:
Originalabbildungen erhalten von Prof. B. Nachbur, bereits publiziert in den im Kapitel 13 zitierten Arbeiten 13 und 14.

Alle übrigen Abbildungen wurden speziell für dieses Buch an der Orthopädischen Klinik des Kantonsspitals Liestal hergestellt, die Abbildungen 11.2., 11.3., 11.4., 11.5., 11.8. gemeinsam mit dem Kantonalen Institut für Pathologie in Liestal (Prof. W. Wegmann), die Abbildungen 13.7., 13.8., 13.10. gemeinsam mit dem Anatomischen Institut der Universität Zürich (Prof. P. Groscurth).

If you have any concerns about our products,
you can contact us on
ProductSafety@springernature.com

In case Publisher is established outside the EU,
the EU authorized representative is:
**Springer Nature Customer Service Center GmbH
Europaplatz 3, 69115 Heidelberg, Germany**

Printed by Libri Plureos GmbH
in Hamburg, Germany